U0324716

妇产科常见疾病的中西医诊疗与护理

郑颖　郝秀丽　马永征　孙艳敏　葛明秀　李芳　主编

天津出版传媒集团

天津科学技术出版社

图书在版编目（CIP）数据

妇产科常见疾病的中西医诊疗与护理 / 郑颖等主编
. -- 天津 ： 天津科学技术出版社，2023.6
　　ISBN 978-7-5742-1345-6

　　Ⅰ．①妇… Ⅱ．①郑… Ⅲ．①妇产科病－常见病－中
西医结合－诊疗②妇产科病－常见病－中西医结合－护理
Ⅳ．①R71②R473

中国国家版本馆CIP数据核字(2023)第113371号

妇产科常见疾病的中西医诊疗与护理
FUCHANKE CHANGJIAN JIBING DE ZHONGXIYI ZHENLIAO YU HULI
责任编辑：张　跃
责任印制：兰　毅

出　　版：天津出版传媒集团
　　　　　天津科学技术出版社
地　　址：天津市和平区西康路 35 号
邮　　编：300051
电　　话：（022）23332400
网　　址：www.tjkjcbs.com.cn
发　　行：新华书店经销
印　　刷：天津印艺通制版印刷股份有限公司

开本 787×1092　1/16　印张 26　字数 520 000
2023年6月第1版第1次印刷
定价：70.00元

妇产科常见疾病的中西医诊疗与护理

主　编　郑　颖　郝秀丽　马永征　孙艳敏　葛明秀　李　芳

副主编　王　燕　刘　娇　曹翠君　刘　强　吴金芝　蔡玉培

目录

第一章　妇科诊断技术

一、妇科检查

妇科检查是妇产科的一种基本检查方法,是正确诊断妇科疾病的重要手段,包括腹部检查、外阴阴道检查、双合诊、三合诊及肛腹诊。通过视诊和触诊了解女性内、外生殖器的情况。

（一）检查前注意事项

1. 详细了解病情,对初次受检或精神过度紧张者应耐心解释,解除其思想顾虑和紧张情绪,取得患者的合作。

2. 检查前必须排空膀胱,必要时排空大便,以免误诊。

3. 月经期一般不做阴道检查,以免带进细菌而导致感染或引起子宫内膜异位。如有不正常阴道出血需做阴道检查时,应先消毒外阴,用消毒的润滑剂、窥器和手套检查。

4. 对未婚者禁做窥器检查及双合诊,限做肛腹诊。若确有必要,应先征得患者本人及家属同意后,方可进行。

（二）检查内容和步骤

1. 腹部检查　观察腹部外形,有无蛙腹或隆起。触诊如有肿块,注意其部位、外形、大小、软硬度、活动度、压痛等。然后叩诊注意有无移动性浊音。

2. 外阴阴道检查

（1）外阴部检查:观察外阴发育、阴毛多少和分布情况。有无畸形、水肿、皮炎、溃疡、赘生物或肿块。注意皮肤颜色、软硬度,有无增厚、变薄或萎缩。注意阴蒂长短,有无肥大、水肿、赘生物。未婚者处女膜多完整未破,经产妇的处女膜仅留处女膜痕。检查时注意尿道旁腺和前庭大腺有无肿胀,若有脓性分泌物应涂片检菌和做培养。

（2）窥器检查:观察阴道及宫颈情况。常用的为两叶窥阴器。若有条件应采用一次性窥阴器,避免交叉感染。放置窥器时应将窥器两叶合拢,蘸润滑剂,避开敏感的尿道口周围,沿阴道侧后壁缓慢斜插入阴道内,待窥器进入一半后,逐渐将两叶转平并张开,暴露宫颈及阴道壁和穹隆部。若取阴道分泌物或做宫颈刮片,宜用生理盐水作为润滑剂,以免影响检查结果。检查阴道时应观察阴道壁黏膜的色泽、弹性及是否光滑,有无阴道隔或双阴道等先天畸形,有无溃疡、肿物、膨出、异物、瘘管,注意穹隆部有无裂伤,注意阴道分泌物的多少、性质、颜色、有无臭味等。检查宫颈时应观察宫颈大小、颜色、外口形状,有无糜烂、撕裂、外翻、腺囊肿、息肉、肿块,有无宫颈延长、脱垂。

3. 阴道检查　主要检查阴道及宫颈。检查者戴消毒手套,食、中指沾润滑齐憔轻轻进入阴道,在通过阴道口时,用食指和拇指扪触阴道口两侧有无肿块或触痛（如前庭大腺

1

炎或囊肿存在)。然后进一步检查阴道的松紧度、长度,有无狭窄、瘢痕、结节、肿块、畸形(横隔、纵隔)以及穹隆部有无触痛、饱满、硬结。扪触宫颈时注意其大小、硬度,有无接触性出血。若拨动宫颈时患者感疼痛,称宫颈举痛。如怀疑宫颈管有肿瘤,则应伸一指入松弛的宫颈管内触摸。

4. 双合诊 阴道内手指触诊的同时用另一手在腹部配合检查称为双合诊。主要检查子宫及附件。

(1) 子宫:将阴道内手指放在前穹隆,另一手压下腹部。如两手间摸到子宫体,则为前位子宫。如在前穹隆未触及子宫体则将阴道内手指放在后穹隆,两手配合,如能摸到子宫体,则为后位子宫。检查时注意子宫的位置、大小、形状、软硬度、活动度及有无压痛,表面是否光滑等。

(2) 附件:将阴道内手指置于一侧穹隆,另一手移向同一侧下腹部,向下深压使两手能对合,以了解附件区情况。正常时输卵管不能扪及,而卵巢偶可扪及,应注意其位置、大小、软硬度、活动度以及有无触痛。若扪及肿块,应注意其位置、大小、形状、表面情况、活动度、囊性或实性、与子宫的关系。

5. 三合诊 腹部、阴道、肛门联合检查称为三合诊。一手食指放入阴道、中指放入直肠,另一手放置下腹部联合检查。三合诊的目的在于弥补双合诊的不足,主要借以更清楚地了解位于盆腔较后部及子宫直肠窝、子宫后壁、宫骶骨韧带、直肠阴道隔、主韧带、子宫颈旁、盆腔内侧壁以及直肠本身的情况。

6. 肛腹诊 一手食指伸入直肠,另一手在腹部配合检查,称为肛腹诊。一般适用于未婚、阴道狭窄或闭锁者。

二、生殖道分泌物检查

女性生殖道由于解剖和生理学特点,极易并发各种感染,故其分泌物的检查是妇科疾病临床常用而又十分重要的诊断方法。

(一) 阴道清洁度的检查

1. 方法 棉拭子采取阴道分泌物,用生理盐水涂片,染色镜检,根据所见脓(白)细胞、上皮细胞、杆菌、球菌多少,分成Ⅰ~Ⅳ度。

2. 临床意义

(1) Ⅰ~Ⅱ度为正常。Ⅲ~Ⅳ度为炎症。

(2) Ⅲ~Ⅳ度者应注意做滴虫、念珠菌、衣原体或细菌学检查,以确定病原体指导治疗。

(二) 病原菌的检查

1. 涂片检查

(1) 滴虫和念珠菌检查:常用悬滴法,即放一滴温生理盐水于玻片上,取阴道后穹隆处的分泌物少许,混于温生理盐水中,立即在低倍镜下查找滴虫。滴虫呈梨形,有 4 根鞭毛,活动,比白细胞大 2 倍。同法镜下找芽孢及假菌丝,芽孢为卵圆形,假菌丝呈链状和分枝状,多为白色念珠菌。

（2）淋球菌检查：取尿道口、宫颈管分泌物涂片，晾干或以火焰烘干固定后，做革兰染色，并用 1% 藏红花复染，如在多核白细胞内找到典型肾形的革兰阴性双球菌 6 对以上，诊断即可成立。但是，有些形状相似的细菌，常常成双，有时也在细胞内出现，很难鉴别。必要时做培养确诊。

（3）衣原体和支原体检查：常用直接免疫荧光法，采集宫颈分泌物或活体组织，立即涂片，采用直接免疫荧光法，在荧光显微镜下观察有无病原体，半小时可得结果。

2. 培养 生殖道分泌物（外阴、阴道、宫颈、尿道、附属腺、宫腔）可做细菌培养、淋球菌培养、念珠菌培养、衣原体及支原体培养，以提高诊断的可靠性。

三、生殖道细胞学检查

女性生殖道细胞包括来自阴道、宫颈及内生殖器的上皮细胞。阴道上皮细胞受卵巢激素的影响而有周期性变化。因此，检查阴道脱落细胞可反映体内性激素水平，是一种简便、经济、实用的辅助诊断方法，另一方面，阴道细胞学检查有助于早期发现女性生殖道的癌瘤。

（一）标本的采集

采集标本所用器具必须清洁干燥。取材前 24 小时禁止性交、阴道检查、阴道灌洗及局部上药。为检查卵巢功能，要求至少 1 个月内不使用任何性激素。取材后，立即在清洁玻片上向一致的方向涂布，注意厚薄适当，切忌来回涂抹，以防损伤细胞。涂片后立即固定于 95% 乙醇溶液中 15 分钟，待自然干燥。

1. 阴道壁涂片法 窥器扩张阴道，用清洁的刮板在阴道上 1/3 侧壁处刮取表面分泌物做涂片。

2. 后穹隆吸片法 窥器暴露宫颈，用吸管或棉拭子取后穹隆处分泌物做涂片。

3. 宫颈刮片法 暴露宫颈后，擦净表面分泌物，将特制小脚板的小脚部插入宫颈口，轻轻旋转一周，刮取鳞状及柱状上皮交界处细胞做涂片。

4. 宫颈管涂片法 用生理盐水浸湿的棉拭子插入宫颈管，轻轻旋转 2~3 周后涂片。用于检查宫颈管内的癌细胞。

5. 宫腔吸片法 常规消毒外阴、阴道后，窥器暴露宫颈并再次消毒，用塑料吸管或塑料刷等伸入宫腔，上下及左右移动，取材做涂片。可用于疑有宫腔恶性病变者。

（二）涂片的染色

一般采用巴氏（Papanicolaou）染色法或绍氏（Shorr）染色法，前者适用于癌细胞及卵巢功能的检查，染片中细胞透明度好，结构清晰，色彩鲜艳，但染色步骤较为复杂。后者染色简便，可用于卵巢功能的检查。在大数量防癌普查时常采用苏木精-伊红或湖蓝等简易染色法。

（三）正常阴道脱落细胞的形态特征

正常的阴道细胞涂片中可见复层扁平上皮细胞、柱状上皮细胞、间质细胞、非上皮细胞及微生物。阴道涂片检查主要观察复层扁平上皮的结构与变化。受雌激素的影响，复层扁平上皮由基底至游离面分为底层、中层及表层，逐渐趋向成熟。其形态变化规律为：细胞的体积由小变大;细胞核由大变小,最后固缩,甚至消失。柱状上皮细胞又可分为黏液细胞、带纤毛细胞两种,来自子宫颈管及子宫内膜。

（四）阴道细胞学的临床应用

1. 用于卵巢功能的检查　阴道脱落细胞受卵巢激素的影响,连续涂片检查能反映卵巢功能的动态变化,可协助诊断不孕的原因、月经失调的类型以及随诊治疗效果。临床常用下列三种指数来表示体内雌激素水平。

（1）阴道上皮细胞成熟指数:以阴道上皮细胞之底层、中层、表层所占百分数表示,若底层细胞增加表示雌激素水平下降,若表层细胞增加则表示雌激素水平升高。

（2）角化指数:是指用复层扁平上皮细胞中的表层角化细胞的百分率来表示雌激素水平。

（3）致密核细胞指数:是指复层扁平上皮细胞中的表层致密核细胞的百分率,指数愈高,表示上皮愈成熟,雌激素水平也愈高。雌激素对阴道的影响多以角化细胞指数为依据,在月经周期的卵泡期角化细胞占 20% 以下（轻度）,在卵泡中期至排卵期占 20%~60%（中度）,在病理性高雌激素水平 或接受一定量雌激素治疗时角化细胞超过 60%。以上各指数可用于闭经、功能失调性子 宫出血（功血）等疾病的诊治。

2. 用于妇科癌瘤的诊断细胞学诊断的标准　根据巴氏 5 级分类法,已普遍用于妇科的防癌普查。子宫颈癌的早期诊断率可达 90% 以上。采用宫腔吸片,子宫内膜癌的检出率高者可达 90%。然而涂片检查不能判明癌的部位及浸润程度,最后确诊仍需依靠活组织检查。

（1）巴氏 5 级分类法

Ⅰ级（正常）:为正常的阴道细胞涂片。

Ⅱ级（炎症）:细胞核普遍增大,淡染或有双核,但无恶性证据。

Ⅲ级（可疑癌）:细胞核增大,染色加深,形状不规则或见双核。胞质少,异性程度较轻,但比Ⅱ级为重,又称“核异质”或“间变细胞”。

Ⅳ级（高度可疑癌）:细胞具有恶性特征,但数量少。

Ⅴ级（癌）:涂片中出现大量典型癌细胞。

（2）各级涂片的处理:Ⅰ级或Ⅱ级者,每 1~3 年定期复查。Ⅲ级者应进行复查,有炎症者给予治疗后复查。复查阴性后,每 3 个月定期检查,连续 3 次阴性时可延长至半年及 一年复查。若复查仍为 UI 级则应行阴道镜检查,酌情做宫颈及宫颈管活检。Ⅳ级或Ⅴ级者应及时做宫颈多点活检并注意自宫颈管取材,送病理检查确定诊断。

（3）宫颈阴道细胞学计算机辅助检测系统（computerized cytological test,CCT）:传统的宫颈阴道脱落细胞涂片技术出现假阴性结果的主要原因包括:取材细胞真正用于涂片的 仅约 20%,即细胞丢失高达 80%;炎性物及炎性细胞污染;涂片厚薄不均匀,随机性差。CCT 可以在相当程度上克服上述缺点,避免因视觉疲劳和人为因素造成的检测误差。Thin-Prep 技术（即 TCT 检测）给传统细胞学的制片技术带来了革命性的进展。该技术保证了取材的宫颈阴道细胞全部送检;过滤系统可以减少涂片污染,使涂片背景清洁;涂片细胞薄层均匀分布,图像更清晰。因此,提高了宫颈阴道细胞学的诊断率。由于检查费用远较传统的巴氏涂片昂贵,目前在我国不能完全取代巴氏涂片检查。

四、生殖道活组织检查

生殖道活组织检查是自病灶或可疑病变部位取小部分组织做病理学检查,常用的有外阴、宫颈及子宫内膜活组织检查。

（一）外阴活组织检查

1. 适应证

（1）确定外阴白色病变的类型及排除恶变。

（2）外阴部赘生物或久治不愈的溃疡需明确诊断及排除恶变者。

2. 方法。患者取膀胱截石位,常规外阴消毒,局部浸润麻醉。小赘生物可自蒂部剪下或用活检钳钳取,局部压迫止血。病灶面积大者行长 1cm,宽 0.5cm 左右的梭形切 E1,切除病灶部位的皮肤、皮下组织以及病灶周围的部分正常皮肤,切］以细丝线缝合 1~2 针,无菌纱布覆盖,5 天后拆线。术后可给予抗生素预防感染。标本置于 10%甲醛溶液固定后送病检。

（二）宫颈活组织检查

1. 适应证

（1）宫颈刮片细胞学检查发现可疑恶性细胞或癌细胞需要明确诊断者。

（2）慢性宫颈炎重度糜烂疑有癌变者。

（3）宫颈病变,如息肉、结核、尖锐湿疣等需明确诊断者。

2. 术前准备及要求

（1）患有阴道炎症、阴道滴虫及真菌感染者应治愈后做活检。

（2）月经前期不宜做宫颈活检,以免与切口出血相混淆,且月经来潮时切口仍未愈合,增加内膜组织在切口上种植的机会。

（3）对病变明显者,可做单点活检以最后明确诊断。对于可疑癌症者,应多点活检取材,一般取 3、6、9、12 点处组织送检。

（4.）注意在鳞挂交界处或正常与异常上皮交界处取材,所取组织要有一定的深度,应包括上皮及上皮下组织,以确定间质浸润情况。

3. 方法

（1）窥器暴露宫颈,用干棉球揩净宫颈黏液及分泌物,局部消毒。

（2）以宫颈活检钳抵住取材部位,一次钳取小块组织。

（3）创面压迫止血。若出血较多,局部填塞纱布或带尾棉球,纱布末端或尾绳留于阴道口外,嘱其 24 小时后自行取出。

（4）标本固定于 10%甲醛溶液中,多点取材时要将标本分别固定,注明部位,送检。

（三）子宫内膜活组织检查

详见诊断性刮宫。

五、诊断性刮宫

诊断性刮宫简称诊刮,是诊断宫腔疾病采用的重要方法之一。目的在于刮取宫腔内容物（子宫内膜和其他组织）做病理检查。若同时疑有宫颈管病变时,则需分部进行刮宫称分段诊刮。

（一）适应证

1. 子宫异常出血,需证实或排除子宫内膜癌、宫颈管癌或其他病变者,如流产、子宫内膜炎等。

2. 月经失调,如功能失调性子宫出血,需了解子宫内膜变化及其对性激素的反应。

3. 不孕症,需了解有无排卵。

4. 闭经,如疑有子宫内膜结核、卵巢功能失调、宫腔粘连等。

5. 宫外孕的辅助诊断。

（二）方法及步骤

1. 排空小便,取膀胱截石位。常规外阴阴道消毒、铺巾。

2. 做双合诊检查,确定子宫大小、位置及周围组织情况。

3. 用窥器扩张阴道暴露宫颈,以消毒液再次消毒阴道及宫颈。

4. 用宫颈钳钳住宫颈前唇,以探针查得子宫方向,缓缓进入,探测宫腔深度。

5. 用一块纱布垫于后穹隆处,以收集刮出的内膜碎块。

6. 用特制的诊断性刮匙,刮取子宫内膜。

7. 刮宫时,刮匙由内向外沿宫腔四壁、宫底及两侧角有次序地将内膜刮除并注意宫腔有无变形、高低不平等。

8. 刮出的子宫内膜全部固定于 10%甲醛溶液或 95%乙醇溶液中,送病理检查。

（三）注意事项

1. 刮宫时必须注意慎防子宫穿孔。子宫穿孔的原因如下。

（1）由于术前未查清子宫位置,以致送入探针或刮匙时采取了错误方向,造成前壁或后壁穿孔。

（2）用力不当,尤其是哺乳期或绝经后妇女的子宫壁薄而脆弱且软,用力过猛即可造成穿孔。

（3）子宫内膜腺癌、绒毛膜癌等病灶已深入子宫肌层者,刮宫时易造成穿孔。如刮出的组织足够做病理检查,则可停止操作。

2. 如为了解卵巢功能而做诊刮时,术前至少一个月停止应用性激素,否则易得出错误结果。

3. 疑子宫内膜结核者,刮宫时要特别注意刮其两角部,因该处阳性率较高。

4. 长期阴道流血者,宫腔内常有感染,刮宫能促使感染扩散,故术前和术后应用抗生素控制感染。

5. 术后一般禁盆浴及性交两周。

6. 正确掌握诊断性刮宫的时间及范围。

（1）了解卵巢功能:应在月经前 1~2 天或月经来潮 12 小时内。

（2）功能失调性子宫出血:如疑为子宫内膜增生症者,应于月经前 1~2 天或月经来潮 24 小时内诊刮。如疑为子宫内膜剥脱不全时,则应于月经第 5~7 天诊刮。

（3）原发性不孕症：应在月经来潮前 1~2 天诊刮，如分泌象良好，提示有排卵；如内膜仍呈增殖期改变，则提示无排卵。

（4）子宫内膜结核：应于经前 1 周或月经来潮 12 小时内诊刮，诊刮前 3 天及术后 3 天应每天肌内注射链霉素 1g，以防诊刮引起结核病灶扩散。

（四）分段诊刮

分段诊刮是将宫颈管、宫腔的组织分别取出做病理检查，以明确病变部位及相互蔓延、累及的情况，指导临床分期、治疗及预后的估计，用于子宫内膜癌及子宫颈癌的患者。操作时注意慢慢送入刮匙，当刮匙已伸入颈管并达内口时，即由内外刮宫颈管一圈。刮出物分开置于纱布上，然后再送刮匙进入宫腔，做诊刮术刮取子宫内膜组织，方法同前。刮出之组织与宫颈管内组织分瓶固定送病理检查。

六、后穹隆穿刺

后穹隆穿刺术是一种操作简便的辅助诊断方法之一。主要目的在于了解子宫直肠窝有无积液和积液的性质，以便协助明确诊断。偶尔亦用于对某些疾病的治疗。

（一）适应证

1. 了解盆腔有无积血或积脓。

2. 吸取组织做细胞涂片或病理检查。

3. 对个别盆腔脓肿或输卵管卵巢炎性积液患者，亦可经后穹隆穿刺放液，并将抽出之液体送常规检查或细菌培养。同时于局部注入抗生素治疗。

4. 某些晚期癌肿（如卵巢癌）手术不能切除时，可经后穹隆做药物注射。

（二）方法及步骤

1. 取膀胱截石位，常规消毒外阴、阴道，窥器暴露宫颈。

2. 以宫颈钳钳住宫颈后唇向前上方牵拉，暴露后穹隆。用 5% 活力碘溶液消毒后穹隆。

3. 用 10mL 空针接 12 号以上长针头，由后穹隆正中刺入，于宫颈平行稍向后刺入 2~3cm。当针穿过阴道壁后失去阻力呈空虚感时抽吸空针。必要时适当改变方向或深浅度。抽出液体后随即拔出针头。

4. 将抽出液体进行大体观察，必要时镜检、培养。如做细胞涂片检查，则将吸出物射于玻片上并固定。如做药物注射，经抽吸后无血液抽出，方可注入药物。

5. 拔针后，如有渗血，可用无菌干纱布压迫片刻，待血止后取出。

（三）注意事项

1. 穿刺时针头应与宫颈方向平行，不要穿入直肠。子宫后位时，注意勿使针头刺入宫体。穿刺不宜过深，以防损伤盆腔器官，或者因子宫直肠窝积液量少，抽不出液体而延误诊断。

2. 若抽出为鲜血，可放置 1~2 分钟，血凝者为血管内血液，应改变穿刺部位、方向及深度。若抽出为不凝血（放置 6 分钟后确定），则为内出血，可结合病史及体征确定诊断。若抽出为淡红色稀薄的血性液体，多为盆腔炎症的渗出物。若为脓液则更有助于诊断。

七、腹腔穿刺

通过腹壁穿刺进入腹腔,吸取其内液体进行目检、化验或病理学检查。一般用于诊断性质不明的腹腔积液。有时也用于治疗。

（一）适应证

1. 辨明腹腔积液的原因和性质,如疑为异位妊娠破裂出血或腹腔炎性渗出液。

2. 鉴别贴接腹壁的炎性或出血性肿块,鉴别贴接腹壁疑为肿瘤而性质不明者。

3. 因腹水引起呼吸困难等压迫症状者。

4. 腹腔内注射药物。

（二）方法及步骤

1. 排空小便,以免误伤膀胱。一般取半卧位或侧卧位。选择下腹部脐与髂前上棘连线中、外 1/3 交界处为穿刺点,下腹部常规消毒、铺洞巾。

2. 用 1%普鲁卡因溶液做局部麻醉,深达腹膜,用腰穿针垂直刺入腹壁,穿透腹膜,此时针头阻力消失,拔去针芯,即有液体流出,连接注射器抽出少许送检。如需放腹水,用胶布固定针头,接上消毒橡皮管和引流袋。

3. 放液完毕,拔出针头,局部再次消毒,盖以消毒纱布。如针眼有腹水外溢,可稍加压迫。

（三）注意事项

1. 腹腔液体过少,无移动性浊音者,不宜经腹壁穿刺。

2. 抽取的穿刺液,首先观察其性状,包括颜色、混浊度及黏稠度。腹腔穿刺液应送常规化验及细胞学检查,包括比重、总细胞数、红细胞与白细胞数、利凡它试验及有无癌细胞等。脓性穿刺液应送检做细菌培养及药敏试验。

3. 如为查清盆腔包块,宜放液至腹壁松软易于诊查为止。

4. 积液量多者,在放液过程中应密切注意患者的血压、脉搏．呼吸、心率及感觉,可在橡皮管上安置输液活塞,随时控制放液量及速度。

（郝秀丽 孙艳敏 葛明秀 李芳）

第二章 产科诊断技术及特殊检查

第一节 妊娠试验

妊娠试验是利用绒毛膜促性腺激素（HCG）的免疫学特点,检测受试者血清或尿液HCG的方法,协助诊断早孕及与妊娠有关的疾病（如异位妊娠、妊娠滋养细胞疾病）。方法如下。

1. 血清。β-HCG 放射免疫测定法（RIA）由于 HCGa 亚单位与 LH 有交叉反应,现多用 β-HCG 放射免疫法测定。

2. 尿液。β-HCG 酶联免疫吸附测定（ELISA）常用双抗体夹心法。根据颜色深浅程度进行定性或定量分析。ELISA 对 β-HCG 的敏感度为 25U/L。应用广泛。

3. 目前广泛应用的是早早孕诊断试纸,其原理与 ELISA 相同。将带有试剂的早早孕诊断试纸条（试纸条上端为对照测试线,下端为诊断反应线）标有 MAx 的一端插入受检妇女尿液中,尿的液面不得越过 MAX 线。5min 内观察结果有效。仅在白色显示区上端呈现一条红色线为阴性,提示未妊娠;在白色显示区上下呈现两条红色线为阳性,提示妊娠。 此法可检出尿中 β-HcG 的最低量为 25U/L。

第二节 胎位检查——四步触诊法

胎位检查四步触诊法能查明子宫大小、胎产式、胎先露、胎位及胎先露部是否衔接。检查者做前 3 步手法面向孕妇,做第 4 步手法面向孕妇足端。

1. 第一步手法 检查者两手置于宫底部,测得宫底高度,估计胎儿大小与妊娠周数是否相符。再以两手指腹相对交替轻推,判断在宫底部的胎儿部分。胎头硬而圆且有浮球感,胎臀软而宽且形状略不规则。

2. 第二步手法 检查者两手分别置于腹部左右侧,一手固定,另手深按检查,两手交替,触到平坦饱满部分为胎背,并确定胎背向前、向侧方或向后。触到可变形的高低不平部分为胎儿肢体,有时感到胎儿肢体在活动。

3. 第三步手法 检查者右手拇指与其余四指分开,置于耻骨联合上方握住胎先露部,查清是胎头或胎臀,左右推动确定是否衔接。胎先露部仍可左右移动,表示尚未衔接。已衔接的胎先露部不能被推动。

4. 第四步手法　检查者左右手分别置于胎先露部两侧,沿骨盆入口向下深按,再次核对胎先露部的诊断是否正确,并确定胎先露部入盆程度。先露为胎头时,一手能顺利进入骨盆入口,另手则被胎头隆起部阻挡,该隆起部称胎头隆突。枕先露时胎头隆突为额骨,与胎儿肢体同侧;面先露时胎头隆突为枕骨,与胎背同侧。

第三节　头盆相称程度检查法

部分初孕妇在预产期前 2 周,经产妇于临产后,胎头应入盆。已临产,胎头仍未入盆应评估头盆关系。检查头盆相称程度的方法:孕妇排空膀胱,仰卧并两腿伸直。检查者将手放在耻骨联合上方,将浮动胎头向骨盆腔方向推压。①胎头能低于耻骨联合前表面,提示胎头能入盆,头盆相称,称胎头跨耻征阴性;②胎头高于耻骨联合前表面,仅能在同一平面,提示可疑头盆不称,称胎头跨耻征可疑阳性;③胎头高于耻骨联合前表面,提示头盆明显不称,称胎头跨耻征阳性。对出现胎头跨耻征阳性的孕妇,还应让孕妇取两腿屈曲半卧位,再次检查胎头跨耻征,能转为阴性提示为骨盆倾斜度异常,不是头盆不称。

第四节　骨盆测量

骨盆大小及其形状对分娩有直接影响,是决定胎儿能否经阴道分娩的重要因素,骨盆测量是产前检查必不可少的项目。有外测量和内测量两种。

1. 骨盆外测量能间接判断骨盆大小及其形状,操作简便。用骨盆测量器测量以下径线。

(1) 髂棘间径:孕妇取伸腿仰卧位。测两髂前上棘外缘的距离,正常值为 23~26cm。

(2) 髂嵴间径:孕妇取伸腿仰卧位,测两髂嵴外缘最宽的距离,正常值为 25~28cm。

(3) 骶耻外径:孕妇取左侧卧位,右腿伸直,左腿屈曲,测第 5 腰椎棘突下至耻骨联合上缘中点的距离,正常值为 18~20cm。此径线间接推测骨盆入口前后径长度,是骨盆外测量中最重要的径线。

(4) 坐骨结节间径或称出口横径:孕妇取仰卧位,两腿向腹部弯曲,双手抱双膝。测两坐骨结节内侧缘的距离,正常值为 8.5~9.5cm。也可用检查者手拳概测,能容纳成人横置手拳属正常。此径线直接测得骨盆出口横径长度。此径<8cm 应加测出口后矢状径。

(5) 出口后矢状径:为坐骨结节间径中点至骶骨尖端的长度。用汤姆斯骨盆出口测量器一端放于坐骨结节间径中点,另一端放于骶骨尖端处,可测得出口后矢状径值,正常值为 8~9cm。出口后矢状径值与坐骨结节间径值之和>15cm 时,表明骨盆出口狭窄不明显。

(6) 耻骨弓角度:两手拇指指尖斜着对拢放置在耻骨联合下缘,左右两拇指平放在耻骨降支上,测两拇指间角度为耻骨弓角度,正常值为 90°,<80° 为不正常。

2. 骨盆内测量测时孕妇取仰卧截石位。主要测量以下几方面。

(1) 对角径:为耻骨联合下缘至骶岬上缘中点的距离,正常值为 12.5~13.0cm,此值减去 1.5~2.0cm 为骨盆入口前后径长度,又称真结合径。检查者一手示、中指伸入阴道,用中指尖触到骶岬上缘中点,示指上缘紧贴耻骨联合下缘,另手示指标记此接触点,抽出阴道内手指,测其中指尖至此接触点的距离为对角径,减 1.5~2.0cm 为骨盆入口前后径值,正常值为 11cm。

(2) 坐骨棘间径:测两坐骨棘间的距离,正常值为 10cm。检查者一手示、中指放入阴道内,触及两侧坐骨棘,估计其间的距离。用中骨盆测量器测得数值准确。

(3) 坐骨切迹宽度:代表中骨盆后矢状径,其宽度为坐骨棘与骶骨下部间的距离,即骶棘韧带宽度。将阴道内的示指置于韧带上移动,能容纳 3 横指 (5.5~6.0cm) 为正常,否则属中骨盆狭窄。

第五节　胎动计数

胎儿在子宫内冲击子宫壁的活动为胎动,是胎儿情况良好的表现。始于妊娠第 7 周,妊娠第 8 周以后胎动始终存在,孕妇于妊娠 18~20 周开始自觉胎动。胎动每小时 3~5 次,妊娠周数越多,胎动越活跃,至妊娠 38 周以后胎动逐渐减少。腹壁薄且松弛的经产妇,甚至可在腹壁上看到胎动。检查腹部时能扪及胎动,也可用听诊器听到胎动音。胎动计数是孕妇进行自我监护的一种简单易行且有效的方法。国内常用的胎动计数方法是每天进行 3 次,每次计数胎动 1h,3 次胎动数相加乘以 4,为 12h 的胎动数。12h 胎动 ≥30 次为正常,20~30 次为警戒,<20 次为异常,<10 次提示胎儿明显缺氧。每天计数 3 次有困难,也可仅数 1h,胎动 3 次为正常。也可根据 3d 前胎动平均值,当天胎动计数较原平均值减少 30% 或更多为胎动减少。胎儿窘迫初期,胎动频繁,继而减弱及次数减少,进而消失。可见胎动计数能了解胎儿宫内状况,是判断胎儿宫内安危的主要临床指标,胎动停止后 12~4.8h 胎儿死亡,若在胎动停止后能及时分娩,仍可挽救宫内缺氧的胎儿。

胎动正常提示胎儿宫内健康。胎盘功能不全或胎儿患某种疾病时,胎动常减少。值得注意的是,孕妇患慢性疾病引起胎死宫内之前,先出现胎动减少或消失,历经 1~2d 胎心消失,多见于胎儿生长受限、重度子痫前期、子痫、过期妊娠、胎儿胎盘功能不全等高危妊娠时。胎动减少或消失,提示胎儿在宫内缺氧或即将死亡,是胎儿需要立即进行抢救的信号。胎动减少是胎儿缺氧时,为维持其能量平衡所作出的反应。胎动消失后仍能听及胎心时多为胎儿慢性缺氧。高危妊娠而胎动正常,提示胎儿情况良好,能延长终止妊娠的时间以求胎儿存活。

第六节 胎心率电子监护

胎儿监护仪在临床广泛应用，其优点是不受宫缩影响，能连续观察并记录胎心率（FHR）的动态变化。因还有子宫收缩描记、胎动记录，故能反映三者间的关系。监护仪描记的胎心率图是一条波动起伏的带状曲线，曲线中央的一条假想线就是胎心率基线水平，即胎心率基线。胎心率基线分为过速、正常、过缓 3 类。具有正常变异的胎心率基线是交感神经和副交感神经互相调节的结果。胎儿监护仪记录的胎心率有两种基本变化—胎心率基线及胎心率一过性变化。

（一）胎心率

基线指在无胎动、无宫缩影响时，10min 以上的胎心率的平均值，称胎心率基线。从每分钟心搏次数及 FHR 变异两方面对胎心率基线加以估计。FHR>160/min 且历时 10min 称心动过速，FHR<120/min 且历时 10min 称心动过缓。FHR 变异是指 FHR 有小的周期性波动。胎心率基线有变异即基线摆动，包括胎心率的摆动幅度和摆动频率，摆动幅度指胎心率上下摆动波的高度，摆动幅度变动范围正常为 10~25/min，摆动频率指计算 1min 内波动的次数，正常 ≥6 次。基线波动活跃则频率增高，基线平直则频率降低或消失，基线摆动表示胎儿有一定的储备能力，是胎儿健康的表现。FHR 基线变平即变异消失或静止型，提示胎儿储备能力的丧失。

（二）胎心率一过性变化

受胎动、宫缩、触诊及声响等刺激，胎心率发生暂时性加快或减慢，持续十余秒或数十秒后又恢复到基线水平，称胎心率一过性变化。是判断胎儿安危的重要指标。

1. 加速 指子宫收缩后胎心率基线暂时增加 15/min 以上、持续时间>15s，是胎儿良好的表现。加速原因是胎儿躯干局部或脐静脉暂时受压。散发的、短暂的胎心率加速无害。脐静脉持续受压发展为减速。

2. 减速 指随宫缩出现的短暂性胎心率减慢，分 3 种类型。

（1）早期减速：特点是胎心率曲线下降与宫缩曲线上升同时发生。胎心率曲线最低点（波谷）与宫缩曲线顶点（波峰）相一致，子宫收缩后迅即恢复正常，下降幅度<50/min，时间短，恢复快。早期减速是宫缩时胎头受压脑血流量一时性减少并无伤害性的表现，不受孕妇体位或吸氧而改变。

（2）变异减速：特点是胎心率减速与宫缩无固定关系。一当出现变异减速，下降迅速且下降幅度大（>70/min），持续时间长短不一，恢复也迅速。变异减速是因子宫收缩时脐带受压兴奋迷走神经所致。

（3）晚期减速：特点是胎心率下降的起点落后于宫缩曲线上升的起点，多在宫缩波峰处开始，胎心率曲线减速的波谷落后于宫缩曲线的波峰，时间差多在 30~60s，下降幅度<50/min，胎心率恢复水平所需时间较长。晚期减速认为是胎儿缺氧的表现，应高度重视。

第七节　胎儿心电图检查

胎儿心电图 (F=ECG) 是一种非侵入性检测手段,通过置电极于孕妇或胎儿体表,记录胎儿心脏每一心动周期活动发生的电位变化及其在心脏的传导过程,应用特制的胎儿心电图机记录而得,显示在心电示波器上,也可用描笔将图形描记在印有方格坐标而横向运行的记录纸上。胎儿心电图能反映胎心的瞬间微细变化,能及早诊断妊娠期及分娩期的胎儿宫内缺氧及先天性心脏病,是胎儿监护的一种有效手段。描出的曲线只能表明心肌生物电变化,不能反映心肌收缩力改变。检测胎儿心电图有间接 (腹壁) 检测和直接 (宫内) 检测两种。直接 (宫内) 检测法需将探查电极经阴道置入宫腔,直接置胎头或胎臀,所得到图形确实清晰,但需宫口开大、胎膜已破。有引起感染的危险,不能在妊娠期间检测,故只适用于进入产程、宫口开 1.5cm 以上时。间接 (腹壁) 检测法是将探查电极置于孕妇腹壁,胎儿心电信号经过羊水、胎膜、子宫肌壁到达孕妇腹壁,致使胎儿心电信号较弱、电压低,仅能显示 QRS 波群,且同时获得胎儿及孕妇心电波,图形不够清晰。胎儿心电图的适应证有:①诊断胎儿是否存活,胎位及多胎妊娠;②鉴别胎心异常类型,如胎儿心率或心律异常,在产前做出诊断;③协助检测出胎儿先天性心脏病;④胎儿生长受限的监护,通过对胎儿心电图检测,能发现胎儿慢性缺氧;⑤协助诊断羊水过少、过期妊娠、巨大儿、胎儿畸形等。

第八节　胎儿宫内储备能力预测试验

用胎儿监护仪观察胎动、自然宫缩或缩宫素刺激引起的宫缩对胎心率有无影响,以了解胎儿宫内储备能力。常选用无应激试验缩宫素激惹试验和乳头刺激试验。

1. 无应激试验 (NST) 在无宫缩、无外界负荷刺激情况下,对胎儿进行胎心率宫缩图的观察和记录,以胎动时伴一过性胎心率加快为基础。观察胎动时胎心率变化,以了解胎儿在子宫内的储备能力。在妊娠 32 周以后进行,高危妊娠随时监测。NST 常作为缩宫素激惹试验 (OCT) 前的筛选试验。有条件者于妊娠 34 周以后每周进行 1 次监测。此法简单、安全,在门诊进行。孕妇取半卧位,腹部 (胎心音区) 放置涂耦合剂的多普勒探头,在描记胎心率同时,孕妇自觉有胎动时,手按机钮在描记胎心率的纸上做出记号,连续记录 20min 为 1 个单位,20min 内无胎动应再延长 20min 监护时间,等待睡眠的胎儿醒来。其结果分为两种类型:

(1) 反应型:①胎心率基线为 120~160/min,且较平稳;②存在基线变异,基线摆动频率≥6 次;③监护 20min 内有 3 次胎动,胎动时胎心率每分钟增速≥15 次,持续时间≥15s。反应型提示胎儿宫内储备能力良好,胎盘功能佳,在 1 周内分娩,胎儿多能耐受分娩负担。

（2）无反应型：①监测 20min 内胎动不足 3 次；②胎动时无一过性胎心率增速或增速<15/min，持续时间<15s。无反应型常见于孕妇接受大剂量镇静药物治疗，或胎盘功能低下，胎儿慢性缺氧。为明确诊断应行缩宫素激惹试验。

2. 缩宫素激惹试验（OCT） 利用静滴缩宫素促发宫缩，观察胎心率变化，推测胎盘功能状况。需知正常妊娠时，随孕周增加胎儿对氧及营养的需求渐增多，而其储备渐减少。孕周越大，胎儿储备能力越小，加之胎盘随孕周增加逐渐老化，对胎儿更不利。此时启动宫缩使胎盘绒毛间隙血流量发生变化，胎盘气体交换量减少。胎儿储备能力良好，胎儿不会有特殊表现。胎儿储备能力极小或无储备能力，会出现频繁的晚期减速。本试验为用缩宫素诱发宫缩并用胎儿监护仪记录胎心率变化。多次宫缩后连续重复出现晚期减速、胎心率基线变异减少、胎动后无胎心率增快，为 OCT 阳性，提示胎盘功能减退，胎儿宫内窘迫，胎儿有死亡危险。宫缩后胎心率基线有变异，或胎动后胎心率加快，无晚期减速发生，为 OCT 阴性，提示胎盘功能良好，1 周内无胎儿死亡危险，可在 1 周后重复本试验。

3. 乳头刺激试验 通过机械刺激乳头及乳晕的感觉神经，经脊髓传至视上核及室旁核，使神经垂体释放缩宫素作用于子宫引起宫缩。方法：刺激一侧乳头 15min，无宫缩出现再刺激双侧乳头 15min。直至 10min 内出现 3 次子宫收缩，每次持续 4.0s。停止刺激乳头后观 20~4.0min，观察内容同 OCT。此法比 OCT 更简单、安全和节省时间。

第九节 胎儿成熟度监测

新生儿能否存活取决于胎儿成熟度，尤其是胎肺成熟度。胎儿成熟度监测常用方法如下。

1. 临床评估 正确推算妊娠周数，必须问清末次月经第一天的确切日期，并需问明月经周期是否正常，有无延长或缩短。尺测耻上子宫长度及腹围，以估算胎儿大小。简单易记的胎儿体重估算方法为子宫长度（cm）×腹围（cIn）+200，也可以计算胎儿发育指数，计算公式为子宫长度（cm）-3×（月数+1），其值为-3~+3 为发育正常，-3 为胎儿尚未成熟。

2.B 型超声检查

（1）测量胎头双顶径：>8.5cm 提示胎儿成熟，体重>2 500g。

（2）检测胎盘成熟度：可以间接判断胎儿成熟度。B 型超声观测胎盘成熟度是根据胎盘的绒毛膜板（O 级直而清晰、平整，Ⅰ级轻微波形起伏，Ⅱ级有切迹，并深入胎盘实质，Ⅲ级切迹深达基底膜）、胎盘实质（O 级均匀微细光点，Ⅰ级散在光点，增强，Ⅱ级出现豆点状增强光点，Ⅲ级有高回声光团、光环，伴有声影）和基底膜（O 级分辨不清，Ⅰ级仍无回声可见，Ⅱ级出现线状排列的增强光点，Ⅲ级光点增大，可融合，伴有声影）3 部分来分级，O 级提示胎盘未成熟，属早、中孕期胎盘；Ⅰ级出现在孕 30 周左右，胎盘尚未成熟；Ⅱ级为胎盘可疑成熟；Ⅲ级为胎盘成熟。

3. 羊水检测

（1）卵磷脂/鞘磷脂比值：妊娠 35 周前<2，妊娠 35 周后≥2。>2 提示胎儿肺成熟。

（2）磷脂酰甘油：代表羊水总磷脂的 10%，妊娠 35 周后出现在羊水中。羊水中测出磷脂酰甘油提示胎儿肺成熟。此值更可靠。

（3）泡沫试验：两管液面均有完整泡沫环，提示胎儿肺成熟。仅第一管液面有完整泡沫环提示为临界值。两管液面均无泡沫环提示胎儿肺成熟。本法操作简单，能快速得出结果，适用于基层医院。

（4.）肌酐：来自胎儿尿液。妊娠 36 周前<132.5μmol/L（1.5mg/dl），妊娠 37 周后≥176.8μmol/L（2mg/dl）≥176.8μmol/L 为胎儿肾成熟值。

（5）胆红素类物质：随胎肝功能逐渐成熟，羊水中未结合型胆红素渐减，至妊娠晚期仅微量。用△OD4.50 测该值<0.02，提示胎儿肝成熟。

（6）淀粉酶：用碘显色法，≥4.50U/L 提示胎儿唾液腺成熟。

（7）含脂肪细胞出现率：随孕周增加，胎儿皮脂腺逐渐成熟，羊水中含脂肪细胞出现率逐渐增高。妊娠 37 周前<20%，妊娠 37 周后>20%，>20% 提示胎儿皮肤成熟。

第十节 胎盘功能检查

胎盘功能检查包括胎盘功能和胎儿胎盘单位功能的检查，能间接判断胎儿在子宫内的状态，是对胎儿进行孕期宫内监护，能早期发现隐性胎儿窘迫，有助于及时采取相应措施，使胎儿能在良好环境下生长发育，直至具有在子宫外生活能力时娩出。常用的检测方法有以下几种。

1. 胎动计数 计数 12h>30 次提示胎盘功能正常，20~30 次为警戒值，<20 次为胎盘功能减退。胎动 3d 内减少 30%以上提示胎盘功能减退。

2. 测定孕妇尿雌激素/肌酐比值 用肾脏排出量稳定的肌酐与雌激素比较，此比值表示每 1 克肌酐时所排出的雌激素量。这里的雌激素中雌三醇占 90%以上，能代表尿雌三醇量。足月妊娠正常值≥15，10~15 为警戒值，<10 为危险值。此比值能评估胎儿胎盘单位功能。

3. 测定孕妇血清胎盘生乳素（HPL）值 HPL 于妊娠 5 周可从孕妇血中测出，随妊娠进展逐渐增多，于妊娠 34.~36 周达高峰。用放射免疫法测定。妊娠足月正常值为 4.~11mg/L。该值于妊娠足月<4mg/L 或突然降低 50%，提示胎盘功能减退。

4. 缩宫素激惹试验（OCT） 能了解胎盘于宫缩时对一过性缺氧的耐受能力。NST 呈无反应型孕妇需做 OCT。检测结果胎动后胎心率加快，无晚期减速，为 OCT 阴性，提示胎盘功能良好。胎动后无胎心率加快，连续重复出现晚期减速，为 OCT 阳性，提示胎盘功能减退。

5. 阴道脱落细胞检查舟 状态细胞成堆，无表层细胞，嗜伊红细胞指数（EI）<10%，致密核少，提示胎盘功能良好。舟状细胞极少或消失，有外底层细胞出现，嗜伊红细胞指数>10%，致密核多，提示胎盘功能减退。

第十一节 经皮脐静脉穿刺取血术

经皮脐静脉穿刺取血术应选在妊娠 22 周以后,在 B 型超声引导下经孕妇腹壁穿刺采集胎儿脐静脉血,能获得纯胎儿血标本,从而对胎儿进行产前诊断。

1. 适应证 行胎儿染色体核型分析,某些先天畸形或胎儿生长受限可能与染色体异常有关;诊断胎儿血液疾病,如血红蛋白病、血友病、溶血性疾病;评价胎儿宫内缺氧,通过脐血查胎儿血红蛋白;诊断胎儿宫内感染,如弓形虫感染;某些遗传代谢缺陷、基因异常的产前诊断。

2. 操作步骤

(1) 排空膀胱,平仰卧位。孕妇腹壁局麻后,B 型超声引导下在孕妇腹壁先行胎盘及脐蒂 (指脐带距胎盘 1.5cm) 定位,按下穿刺导键,使荧屏上显示出 4.5°穿刺引导区。

(2) 用消毒穿刺探头再次核实脐蒂部位,测准目标至体表距离,选好穿刺角度。将 22 号长穿刺针插入穿刺槽内,穿刺针沿探头声束方向前进。穿入腹壁、子宫前壁时进针应快而有力,针头接近脐蒂时,以"冲击式"手法插入脐蒂,此时有落空感,荧屏上显示脐静脉内有一强回声点,证实针尖已进入脐静脉。助手固定穿刺针,接上注射器回抽有血液,抽静脉血 2~6mL。

3. 术后处理 拔针后压迫穿刺点 5min;用 B 型超声再次观察脐带、胎盘穿刺处有无出血,监测胎心、胎动 15min;术后 1h 再次进行 B 型超声检查未见异常后离院。

4. 并发症 近期并发症有脐带或胎盘穿刺点出血、感染和胎血进入母体血循环。远期并发症有流产及死胎。

第十二节 羊水检查

羊水检查是经羊膜腔穿刺取羊水进行羊水分析的一种出生前的诊断方法。

1. 适应证 ①胎儿成熟度的判定;②先天异常的产前诊断;③疑为母儿血型不合。

2. 检查方法羊膜穿刺术

(1) 穿刺时间及麻醉:确定胎儿性别及诊断遗传性疾病,孕 16~20 周进行;判定胎儿成熟度,孕末期进行。局部麻醉。

(2) 穿刺步骤:排空膀胱后取仰卧位。行 B 型超声胎盘定位,局麻生效后,用 7 号腰穿针与腹壁呈垂直方向刺入至羊膜囊内。拔出腰穿针芯即有羊水流出。用 20mL 注射器抽 取羊水 20mL,立即送检查。拔针后压迫穿刺点 5min。

(3) 羊水标本的判断:肉眼观察于孕前半期羊水无色透明,于孕后半期呈乳白色。呈黄绿色或深绿色提示羊水内混有胎粪,为胎儿窘迫征象;呈金黄色,为羊水内胆红素过高,为母儿血型不合;羊水呈黄色、黏稠能拉丝,提示妊娠过期或胎盘功能减退;羊水混浊呈脓性或带有臭味,提示羊膜腔内感染。

(4)羊水标本处理:抽出的羊水应立即送检。经 2000rpm/min 离心 10min 后,取其上清液做甲胎蛋白、雌三醇等多项生化检查。属中期妊娠的羊水细胞做染色质检查、细胞培养、染色体核型分析或先天性代谢缺陷病检查;属晚期妊娠的羊水沉渣,多做含脂肪细胞及其他有形成分的检查。

3. 临床应用

(1)胎儿成熟度的检查:胎儿肺成熟度检查有卵磷脂与鞘磷脂比值(L/S)测定和泡沫试验。胎儿肾成熟度检查,测羊水肌酐值。胎儿肝成熟度检查,测羊水胆红素值。胎儿皮肤成熟度检查,测羊水含脂肪细胞出现率。胎儿唾液腺成熟度检查,测羊水淀粉酶值。

(2)先天异常的检查:在妊娠中期进行。确诊后及早终止妊娠。主要是染色体异常和先天性代谢异常。

(3)预测胎儿性别:羊水细胞性染色质或染色体检查预测胎儿性别。对有血友病、红绿色盲家族史的胎儿,及早确定男性胎儿予以终止妊娠。

(4)预测胎儿畸形:测羊水甲胎蛋白值,有助于诊断开放性神经管缺陷胎儿。

(5)预测胎儿血型:疑孕妇患 ABO 血型不合,在孕晚期抽取羊水查血型物质,预测胎儿血型。胎儿与母体同型或胎儿为 O 型,可解除孕妇思想顾虑。

(6)协助诊断胎膜早破:用石蕊试纸检测阴道内流液 pH 值,胎膜早破时 pH 值>7,流液置于玻片上烘干,光镜下见到羊齿植物叶状结晶及脱毛。

第十三节 羊膜镜检查

羊膜镜检查是应用羊膜镜透过羊膜观察妊娠晚期或分娩期的羊水情况,判断胎儿安危。国产羊膜镜多为直视型,直接接触胎膜,并有照相装置。也可用宫腔镜代替羊膜镜。

1. 适应证 ①高危妊娠孕妇;②出现胎儿窘迫征象;③胎儿胎盘功能减退;④疑为胎膜早破但无羊水流出。

2. 受术者必备条件 ①宫口开大 1cm 以上;②宫口无黏液、无出血;③有前羊膜囊存在;④宫颈管不过度后屈;⑤无前置胎盘;⑥双胎妊娠时,仅能观察第一个胎儿的羊水。

3. 操作步骤 孕妇取膀胱截石位,外阴、阴道常规消毒。用阴道窥器暴露宫颈,擦去宫口黏液。打开冷光源,并调至适当亮度。将羊膜镜缓慢插入宫颈内口,拔去内芯,再将镜体插入套管,其前端紧贴前羊膜囊,前后左右仔细观察。检查完毕先退出镜体,关闭光源,再取出套管及阴道窥器。

4. 诊断标准

(1)正常:羊水清亮、无色透明,见胎儿头发在羊水中呈束状微动及白色光亮的胎脂片。

(2)可疑胎儿窘迫:羊水色淡黄、半透明,见到胎脂;毛发隐约可见。

(3)胎儿窘迫:羊水呈黄色或黄绿色、深绿色,浑浊不透明,看不清胎脂与毛发,提示羊水为胎粪污染。羊水色深提示胎儿窘迫时间久且程度重。胎儿死亡已久者,羊水呈红褐色。胎盘早剥病例的羊水呈鲜红色,为胎盘后出血穿破胎膜进入羊水所致。

(4.)破膜:能直接看到胎儿先露部——头或臀;前羊膜囊塌陷,能与胎先露部密切接触(前羊水消失);羊膜镜筒内有羊水溢出。

5. 注意事项

(1)可能出现的判断错误。假阴性见于:①胎儿有消化道闭锁畸形,虽有胎儿窘迫,但羊水无胎粪污染;②产程进展中,胎头已入骨盆腔,前后羊水不能交通看不见后羊水性状。假阳性见于:①胎膜表面附着血液,误认为血性羊水;②胎膜不透明误认为羊水混浊。

(2)操作中注意事项 ①操作要轻、慢、稳,避免刺破胎膜;②操作前仔细擦净宫颈管分泌物,勿碰伤宫颈组织,以免出血影响观察;③严格无菌操作,必要时给予抗生素。

第十四节 胎儿镜检查

胎儿镜检查是用直径很细的光学纤维内镜经孕妇腹壁穿刺,经子宫壁进入羊膜腔,观察胎儿,抽取脐血,活检胎儿组织及对胎儿进行宫内治疗的方法。

1. 适应证

(1)观察胎儿:有无体表畸形,如面部裂、多指(趾)、并指(趾)、脐疝、背部脑脊膜膨出、外生殖器异常等。

(2)抽取脐血:协助诊断胎儿有无地中海贫血、镰状细胞贫血、血友病,鉴别胎儿血型(Rh 及 ABO)等。

(3)活检胎儿组织:胎肝活检可发现鸟氨酸氨甲酰基转移酶缺乏。

(4)宫内治疗:直接注入脐静脉进行宫内输血。脑积水或泌尿道梗阻,应放置导管引流,防受压组织器官进一步受损害。激光切除寄生胎及宫内治疗腹裂等。

2. 检查时间 根据羊水量、胎儿大小、脐带粗细和检查目的。妊娠 15~17 周时,适宜观察胎儿外形;妊娠 18~22 周时,脐带增粗,适宜做胎血取样;妊娠 22 周后,羊水透明度差不利于观察。

3. 操作步骤

(1)孕妇排空膀胱,术前肌注哌替啶 50mg。术前行 B 型超声检查,选择穿刺点,要求套管刺入子宫时避开胎盘,尽可能靠近脐带。

(2)局麻,尖刀作 2mm 切口,带芯套管从皮肤切口垂直刺入。进入羊膜腔后抽出针芯见羊水涌出,换上胎儿镜。接冷光源,观察胎儿外形,见粉红色胎儿皮肤、红色胎盘和乳白色脐带。见到脐带可将取样针刺入抽吸胎血。必要时活检胎儿组织。检查完毕将胎儿镜连同套管退出,纱球压迫腹壁穿刺点 5min,包扎,平卧 3~5h,观察孕妇脉搏、血压、胎心率、子宫收缩、羊水及血液漏溢情况。

(葛明秀 孙艳敏 李芳 郝秀丽)

第三章 B超在妇产科的应用

第一节 B超在产科的应用

【检查方法】

1.妊娠头三个月内,超声检查必须在膀胱充盈下进行。在妊娠晚期,有产前无痛性出血,怀疑有前置胎盘者,检查子宫下段时也必须要充盈膀胱。

2. 妊娠期检查最常用的仪器首选线阵式或凸阵实时灰阶超声显像仪,探头频率为3.5MHz。

3.检查应以系统的方式进行,动态扫查先做纵向扫查,从耻骨联合上开始并向头部移动,然后再横向扫查。在妊娠晚期,不可能在任何一个单独的切面内看到整个胎儿,必须一个切面一个器官地扫查,仔细观察。扫查面可以连续移动,不要固定在某一器官上做较长时间的观察,缩短时间是很重要的。

【早期妊娠的声像图表现】

1.子宫 子宫切面内径随着妊娠周数的增长而增大。孕周与子宫的关系可用下述公式表示:Y(子宫长、宽、厚三径之和)=10.53+1.35X(孕周)。

2.妊娠囊 妊娠囊约在孕5周时出现在增大的子宫切面内,为一无回声区,直径约为几毫米大小,代表绒毛膜和蜕膜组织的回声。妊娠囊生长迅速,孕5.5周时直径为0.5~1.0cm。孕6~7周时胚芽出现,此时胚囊占据子宫腔的一半。在声像图上通常可见到早孕的"双环征",孕8周时常见到卵黄囊,直至孕11周后消失。孕10周时胚囊占满整个宫腔,直至孕12周妊娠囊模糊消失。

3.胎心活动 胎龄6.5周时,在母体膀胱充盈下可见到增大的子宫切面内的胚胎强回声,孕7周起即可显示有节律的原始心管搏动,孕10周以后未见到胎心搏动者,可诊断为流产。

4.胎动反射 一个胎儿生命的明确迹象是胎动,胎动出现较胎心出现时间略晚,可在孕10周时见到,但胎动有时可停顿很长一段时间,在探查中难以肯定,所以只有胎心活动检查呈阳性时才是有意义的。

【中晚期妊娠的声像图表现】

(一)胎头

孕 12 周以后,颅骨钙化较完全,能见到清晰的圆形或者椭圆形强回声光环,骨壁厚度不超过 3mm。此时颅骨结构清晰,可测量双顶径,转动探头,做横断面或者纵断面探查,可见到胎儿的脑中线、侧脑室、丘脑、第三脑室、脑干及胎儿面部结构,如鼻、耳朵、眼眶、唇、头发及头皮。

(二)脊柱

孕 12 周以后,可见到胎儿有脊柱。孕 20 周以后可清晰分辨。纵断面扫查,沿着胎头颅部开始,脊柱呈两条平行的弓状形排列整齐的光带回声,脊柱的两条光带始终平行至骶椎合拢,向上翘起。横断面扫查,可见到三个骨化点强回声光团,呈"∴"形排列,下方较大的为椎体。

(三)胸腔

1.胎儿心脏孕 12 周以后可清晰见到胎儿心脏结构,并有节律地跳动,每分钟 120~160 次。

2.胎儿肺脏 胎儿肺脏位于胎儿心脏的两侧,呈实质均匀中等回声,晚期略强于肝脏回声。这个声像图表现可预测胎儿肺部的成熟度,如其内可见液性暗区,应提示临床可能有胸腔积液、肺囊肿或肠管进入形成膈疝。

(四)腹腔

1.胃肠孕 15~16 周可清晰见到含液性暗区,蠕动式变形的胃泡,其下方可见强回声的小肠,呈蜂窝状结构,并能见到其蠕动。晚期妊娠可见到结肠包绕小肠图像。

2.肝脏胎儿 肝脏为腹内最大的实质性脏器,位于右上腹,可见脐静脉穿过腹壁,附着在胎儿腹部脐根部,而胎儿脾脏与肝脏之间无明显界限,故显示较差,看不清。

3.肾脏胎儿 肾脏位于脊柱的两侧,孕 20 周以后内部结构显示清晰,肾实质回声衰减,中央集合系统回声较强,胎儿膀胱充盈时,集合系统可见到少量液性暗区,属于正常。

4.膀胱胎儿 膀胱孕 15 周清晰可见,呈一圆形或者椭圆形含液性暗区。

5.腹主动脉胎儿 腹主动脉位于胎儿脊柱的前方,可见一管状无回声结构,其搏动与胎心搏动相一致。

(五)脐带

胎儿的脐带一端连接于胎盘的胎儿面,另一端连接于胎儿脐部,内含三条血管,两条动脉一条静脉,其直径到妊娠足月时分别为 0.4、1.0cm。脐带横断面扫查时可见到片段的双线回声或一根较粗的静脉和两根较细的动脉。

(六)肢体

胎儿四肢呈强回声,横断面扫查时为圆形,后方伴有声影。胎儿活动时,在羊水中显示较好,可见到手指与足趾。四肢的测量,可及早发现短肢及缺肢。

(七)胎儿性别

产前诊断胎儿性别是完全可能的,目前应用超声检查准确率较高,但是检查胎儿性别不列为常规内容,仅限于有性遗传疾病的高危病例。一般妊娠孕 20~30 周时观察最好,此时羊水较多,胎儿活动不受限制。男性胎儿会阴部阴囊突起内可见均匀略强回声的睾丸,有时可见少量液性暗区,并能见到阴茎。女性胎儿会阴区可见两条线状略突起的回声,较平坦。

【胎儿孕龄估计】

临床根据末次月经、早期妊娠反应、化验室妊娠反应呈阳性、妇科检查等估算胎龄。近年来,超声能无创性精确地预测胎儿大小,估计胎儿的发育状态和推测胎龄。

(一)妊娠囊

妊娠囊最早超声显示在孕 5 周,为圆形的无回声区。孕 7~8 周时变为月牙形或椭圆形。胎囊每周平均约增长 0.5cm。测量胎囊前需适度充盈膀胱,选择胎囊最完整的图像,测量最大的纵径、横径、前后径,以囊内壁间距离为标准,取平均值。

1.公式计算法

胎囊(cm)=0.72×孕周-2.543(平均内径)(Hellmen)

胎囊(cm):0.747×孕周-2.89(最大纵径)(Rinold)

2.查表法(表 3-1)。

表 3-1 孕囊与孕龄的关系

孕龄(周)	均值(cm)	标准差	孕龄(周)	均值(cm)	标准差
6	3.05	0. 85	10	6.28	1.69
7	4.06	0.89	11	7.24	1.50
8	4.75	1.14	12	7.74	1.90
9	5.90	1.15			

(二)胎儿头臀长测量

胎儿头臀长估计孕龄被认为是最准确的方法,测量较容易,最佳时间为孕 6~13 周,误差为±4.7 天,测量头臀长三次,取平均值。

计算公式法

孕周=胎儿头臀长+6.5

(三)胎儿胎头测量

胎儿孕 12 周以后颅骨图像清晰,可做胎头测量。目前双顶径的测量已成为超声产前检查的一项常规,采用线阵实时超声仪测量较为理想。测量时,较为标准的胎方位为枕横位,选择第三脑室丘脑透明隔横断面,此平面为胎儿双顶径测量的标准平面。测量自近端颅骨板的外缘至远端颅骨板回声的内缘间距离。胎头双顶径于孕 31 周以前平均每周增大 0.3cm,孕 31~36 周每周增大 0.15cm,孕 36 周以后每周增大 0.1cm。

1.公式计算法

双顶径(cm)=0.72×孕周+0.951(Hobbines)

双顶径(cm)=0.244×孕周-1.175

2.查表法(表3-2)

表3-2　胎头双顶径与孕龄关系

孕龄(周)	双顶径(cm)	孕龄(周)	双顶径 cm
12	2.0	27	6.7
13	2.3	28	7.0
14	2.7	29	7.2
15	3.0	30	7.5
16	3.3	31	7.7
17	3.7	32	7.9
18	4.0	33	8.2
19	4.3	34	8.4
20	4.6	35	8.5
21	5.0	36	8.8
22	5.3	37	9.0
23	5.6	38	9.1
24	5.8	39	9.3
25	6.1	40	9.5
26	6.4		

目前,测量双顶径估计孕龄已成为超声产前检查的一项常规,但应注意也存在着一定误差。造成这种误差的因素:①测量平面过高或过低;②测量平面不标准;③胎方位影响;④胎儿头型的影响。

(四)胎儿头围测量

胎儿头型可影响双顶径的准确度,单独采用双顶径预测孕龄有误差,同时测量头围可弥补双顶径的不足。配合其他参数综合分析,方可获得较准确数值。头围的测量应在双顶径标准断面,沿胎头圆形光环或者椭圆形光环外缘周边环线描迹,可获得头围数值。

1.公式法

头围(cm)=1.57×[BPD(双顶径)+OFD(枕额径)](Karjack)

2.查表法(表3-3)

表3-3　头围与孕龄的关系

孕龄(周)	头围(cm)	孕龄(周)	头围(cm)
12	7.1	27	25.2
13	8.4	28	26.2
14	9.8	29	27.1
15	11.1	30	28.0
16	12.4	31	28.9
17	13.7	32	29.7

表 3-3　头围与孕龄的关系（续表）

孕龄（周）	头围（cm）	孕龄（周）	头围（cm）
18	15.0	33	30.4
19	16.3	34	31.2
20	17.5	35	31.8
21	18.7	36	32.5
22	19.9	37	33.1
23	21.0	38	33.6
24	22.1	39	34.1
25	23.2	40	34.5
26	24.2		

（五）胎儿腹围测量

腹围预测孕龄适合于妊娠晚期。测量的标准平面为：胎儿腹部横断面内肝、脐静脉、胃泡同时显示。测量时，沿腹部皮肤外缘周边环线描迹。

1.公式法

腹围(cm)=1.57cm×(前后径+横径)

2.查表法（表 3-4）

表 3-4　腹围与孕龄的关系

孕龄（周）	均值（cm）	孕龄（周）	均值（cm）
21	80.4	32	89.8
22	81.2	33	90.4
23	81.6	34	91.8
24	82.7	35	92.6
25	83.9	36	92.4
26	84.9	37	93.3
27	86.6	38	94.2
28	87.2	39	94.5
29	87.2	40	94.9
30	87.8	41	95.5
31	89.0		

（六）胎儿股骨长度测量

孕 15 周以后可测量股骨最大长度，可反映胎儿宫内发育情况及胎儿有无短肢畸形。测量标准平面为：股骨的纵断面最长轴。

1.公式法

孕龄（天）：2.2FL+62.456(Queenen)

2.查表法(表3-5)

表3-5　股骨长与孕龄的关系

孕龄(周)	股骨长(cm)	孕龄(周)	股骨长(cm)
12	0.8	27	5.2
13	1.1	28	5.4
14	1.5	29	5.6
15	1.8	30	5.8
16	2.1	31	6.1
17	2.4	32	6.3
18	2.7	33	6.5
19	3.0	34	6.6
20	3.3	35	6.8
21	3.6	36	7.0
22	3.9	37	7.2
23	4.2	38	7.3
24	4.4	39	7.5
25	4.7	40	7.6
26	4.9		

为了提高孕龄估计的准确性,近年来很多学者认为不要采取单独的参数,应该应用胎儿多种参数估算,取其中 2~4 项参数的平均值以减少误差。

变化提出了胎盘成熟度的四级分类法(表3-6)。

表3-6　Grannum 胎盘成熟度分级标准

级别	绒毛板	胎盘实质	基底层	胎盘成熟度
0	平直光滑线状回声	均匀分布点状回声	无增强回声	未成熟
I	微小波浪样线状回声	散在分布点状强回声	无增强回声	趋向成熟
II	明显波浪状,切迹伸入胎盘实质,未达基底层	散在分布均线状强回声	质点状强回声	成熟
III	显著切迹伸入胎盘实质达基底层	散在无回声区的强回声	大而融合老化	成熟趋向

胎盘的成熟是一个逐步演变的过程,它的成熟度相互交叉存在,同时,在临床上决定胎儿的成熟度需参考其他的胎儿生长参数,综合分析,方能做出正确的诊断。

【羊水异常的超声诊断】

1.羊水过多　在妊娠任何时期内羊水超过 2000mL,称为羊水过多。声像图表现如下。

（1）子宫腔内可见大片的无回声，探头垂直时羊水最大前后径往往在7cm以上，羊水指数超过18cm。

（2）胎儿活动频繁，肢体伸展，常卧于宫底。

（3）因大量的羊水，胎儿结构、脐带及胎盘显示清晰。羊水过多常伴有胎儿器官发育畸形，应仔细观察。

2.羊水过少　妊娠晚期羊水量少于300mL，称为羊水过少。

声像图表现如下。

（1）子宫腔内羊水无回声最大前后径小于或等于2cm以下或者只见到羊水暗带。

（2）测量子宫腔内四个象限的羊水总和指数小于8cm。

（3）胎儿器官及肢体显示不清。

（4）胎儿活动受限，胎动减少，常伴有胎儿宫内发育迟缓。

【胎盘异常的超声诊断】

（一）前置胎盘

声像图表现：超声诊断前置胎盘准确率较高，为了提高准确性，在检查前必须适度充盈膀胱，便于观察胎盘与子宫颈内口的关系。

【胎盘的超声诊断】

颈内口的关系，将前置胎盘分为三种类型。

1.中央性前置胎盘　纵断面扫查时，胎盘的最下缘完全覆盖子宫颈内口。横断面扫查时，宫颈内口处可见到均匀点状的胎盘回声。

2.部分性前置胎盘　胎盘的最下缘部分正好覆盖子宫颈内口。根据胎盘附着子宫颈内口的位置不同，又可将部分性前置胎盘分为前壁性或后壁性。后壁性部分性前置胎盘往往受胎头的影响，其下缘显示不清，可轻轻将胎头向上推动。

3.边缘性前置胎盘　胎盘附着在子宫下段，其下缘不超过子宫颈内口，宫颈内口无胎盘回声。

前置胎盘的超声诊断准确率高，并可重复检查。但随着妊娠子宫的增大，胎盘面积相对缩小上移，故前置胎盘诊断最佳时间为孕34周以后。在妊娠中期发现胎盘过低，无论是哪种类型前置胎盘，无论孕妇有无阴道出血症状，都必须严密定期观察。

（二）胎盘早剥

声像图表现如下。

1.胎盘与子宫壁间出现液性暗区，形态不规则，常呈带状回声，内见少许细小的光点回声，可提示胎盘后血肿。

2.胎盘的绒毛膜板向羊膜腔内突起。

3.胎盘明显增厚，胎盘后血肿界限不清。

4.胎盘剥离面大时，羊水内可见较多浮动的光点回声。

5.严重的胎盘剥离，宫腔内未见胎心及胎动，胎儿死亡。

超声诊断胎盘早期剥离是一种有效的检查手段,但声像图表现较为复杂,应与扩张的子宫静脉血管、胎盘后静脉丛、子宫壁局部性收缩及子宫肌瘤病相鉴别,故必须慎重,在检查时无论是纵断面还是横断面,必须探头垂直扫查,综合分析,避免假阳性。

【多胎妊娠的超声诊断】

多胎妊娠以双胎妊娠最常见。

双胎妊娠声像图表现如下。

1.早期妊娠 增大的子宫腔内可见两个无回声妊娠囊,孕 6~7 周可见到两个胚芽强回声,孕 8 周后可见两个原始心管搏动。

2.中晚期妊娠 子宫径线大于妊娠孕周,宫腔内可见到两个完整的胎儿图像,并见到一带状的随胎儿活动而漂浮在羊水中的羊膜。超声检查时先寻找到一个胎头光环后,沿着胎头连接脊柱、胸腔、腹腔、内脏及肢体扫查。再将探头移至对侧寻找另一个胎头光环。按其顺序检查,探头须垂直,胎头须连接颈椎,避免偏斜以免错诊。同时要仔细全面,一个切面一个器官地探查,注意有无胎儿畸形,如连体畸形等。

3.羊水无回声范围大,同时可见到一个或两个胎盘回声及两条脐带回声。

【胎儿宫内发育迟缓的超声诊断】

声像图表现:近年来对 IUGR 的判断多采用产科生物学测量,综合判断。

1.胎儿生长参数

(1)早期孕囊小于孕周。

(2)胎头双顶径:中期双顶径每周增大小于 0.3cm。晚期每周小于 0.1 cm,需连续观察 3 周。

(3)腹围:当胎儿宫内发育迟缓、胎儿肝糖原减少、腹部脂肪减少时,腹围的测量就能反映肝脏大小及脂肪的多少。

(4)股骨长:股骨长径是估计体长的间接指标。

2.生物学监测 IUGR 的胎儿,胎动及胎儿呼吸样运动少于诈常胎儿。

3.胎儿体重改变

公式计算:体重(g)=900×BPD(cm)−5200

胎儿体重降低及羊水量减少,胎盘过早成熟,达到 Ⅲ 级。 即宫腔内总容量减少。总之,胎儿生长参数较多,要提高正确诊断率,需多参数测量,多指标综合分析。

第二节　B 超在妇科的应用

【检查前准备】

1.腹部 B 超前应使膀胱充盈。

2.方法

(1)检查前 2~3 小时内饮水 500mL。

(2)急诊时可经导管向膀胱内注入无菌生理盐水 300mL 或肌内注射呋塞米 20mg。

3.经阴道 B 超检查前,应排空小便。

【正常子宫及附件超声表现】

1.正常子宫位于膀胱后方,纵切面呈一倒置梨形,宫体轮廓线光滑清晰,内部回声光点均匀,宫腔呈线状强回声,其周围有低回声或强回声的内膜围绕,内膜图像随月经周期有相应变化。宫颈回声较宫体稍强,颈管呈带状强回声。

2.成年妇女正常卵巢大小为 3cm×2cm×1cm,纵切面呈长椭圆形,横切面呈近圆形。其内部为低回声,分布均匀,常有一至数个卵泡呈液性暗区。

【常见妇科良性病变超声诊断】

1.子宫肌瘤

(1)一般变化:子宫体积增大,形态失常,内可见一个或数个结节,呈低回声或强回声,较大结节内呈漩涡状,边界清晰,子宫内膜移位。

(2)子宫肌瘤变性超声表现

1)透明变性:变性部位呈低或无回声区,内部隐约可见微弱的回声光点。

2)红色变性:多数发生在妊娠期或产褥期,伴局部剧烈疼痛,肌瘤中心部位出现液性暗区。

3)囊性变:肌瘤中心部位可见单个或多个形态不规则的液性暗区。

4)萎缩与钙化:绝经期后肌瘤变小、变硬,周边有点状或片状,弓形强回声团或强光带,后方有声影。

2.子宫平滑肌肉瘤

(1)子宫增大。

(2)肌层内见单个或数个异常区,边界不清楚,内部回声暗淡,光点稀少。伴出血、液化时,中心部位可呈不规则液性暗区。

3.子宫腺肌病

(1)子宫增大,前后径较明显,外形可不规则,后壁常不平。

(2)病变处肌层内回声不均匀.强回声内有散在低回声光点,有时可见小的"蜂窝状"无回声区,与正常子宫间分界不清。

4.子宫腺肌瘤 回声与腺肌病相同,仅为回声较集中,但无包膜,以后壁居多。

5.卵巢囊肿

(1)卵巢巧克力囊肿:①卵巢增大,内可见圆形或椭圆形肿块,边界不清,囊壁厚,不光滑;②内部有极低回声光点,或有絮状强回声光带,交织成网状;③常与子宫腺肌症(瘤)并存。

(2)卵巢单纯囊肿:表现为圆形无回声区,壁薄,体积多为 3~5cm。

(3)皮样囊肿:表现较多,有一定特异性。①圆形或椭圆形,外形规则,边界清楚。②面团征,液性部位内有点状或细线样强回声,以探头轻推包块,此强回声有漂浮感,实性部分呈"团絮状"或"面团状"强回声,位于包块中央或靠近囊壁,部分内部尚有强回声团块及后方声影。③脂液分层征,上方为回声较强、密集细小的脂液,下方为液性暗区,中间有一水平分界线,此分界线随体位变化。④子宫旁强回声光带,后方有声影。

(4)浆液性囊腺瘤

1)单纯型:①肿瘤轮廓清晰,外形呈圆形或类圆形,壁薄,光滑,可有多个房,内容物为均匀无回声区;②表现为单侧为多。

2)乳头型:囊壁内有大小不一乳头状中强回声光团,突向囊内。

(5)黏液性囊腺瘤:①瘤体直径常>10cm;②外形呈圆形,边缘光滑,囊壁均匀性增厚,内部为无回声区,常呈多房结构,有多个间隔光带。

(6)良性实质性肿瘤:肿瘤外形规则,边缘光滑完整,内部为分布均匀的中低回声。

(7)盆腔炎性包块:附件区有脓肿(囊肿)形成时,可表现为边缘不清晰、回声强弱不均匀的肿块图像,治疗后肿块逐渐缩小甚至消失。

【卵巢恶性肿瘤超声诊断】

(一)囊性为主的恶性肿瘤

1.双侧或单侧附件区混合性肿瘤,外形不规则,边界不清楚,壁厚,不均匀。

2.肿瘤以无回声为主,内有散在光点和不规则的强回声光点区。

3.肿瘤壁或分隔光带上有乳头状突起,表面不光滑,呈菜花样。

4.晚期病例伴有腹水者,表现为肝肾间隙、盆腔液性暗区。

(二)实质性为主的恶性肿瘤

1.肿瘤形态不规则,轮廓模糊。

2.边缘回声不整或中断,厚薄不均。

3.内部回声强弱不一,呈密集杂乱光点,或有少许无回声区,

4.后方有轻度衰减。

5.常伴有腹腔积液。

(三)库肯勃瘤(Krukenberg's tumor)

1.双侧,中等大,保持卵巢外形。

2.切面呈肾形,轮廓清晰。

3.内部呈弥漫性分布的强弱不均回声,出血坏死时有不规则无回声区。

4.多伴腹腔积液。

【滋养细胞疾病超声诊断】

1.葡萄胎

(1)增大的子宫腔内充满弥漫分布的小光点和大小不均匀小囊泡样无回声区或呈蜂窝状。

（2）常伴有双侧卵巢黄素囊肿，呈多房性无回声区。

（3）部分性葡萄胎在此基础上可在宫腔内探及胎头、胎体。

2.侵蚀性葡萄胎或绒毛膜上皮癌（绒癌），两者在超声上极难区分，有共同表现：

（1）子宫肌壁回声局限性不均匀，兼有小无回声区。

（2）彩色多普勒超声可显示不均匀的肌壁回声内有异常丰富的血供，特征为高速血流，阻力指数低。

【异位妊娠超声诊断】

1.未破裂型

（1）附件区为探及完整的非均质肿块，偶可见其中有无回声区，部分可见胚芽强回声或心管搏动。

（2）子宫正常大小，内膜回声粗、增强。

2.破裂流产型　子宫周围及附件区呈不规则非均质肿块，界限不清，陶氏腔或腹腔有大量无回声区。

3.陈旧型　子宫后方不规则肿块，边界尚清楚，肿块内回声呈混合型，腹腔内无积液，子宫无明显改变，内膜增厚不明显。

4.宫内宫外型　宫腔内可见妊娠囊、胚芽回声，宫外回声表现为 1 型或 2 型肿块图像。

【进展】

近年来，随着彩色多普勒超声（Color doppler flow imaging，CDFI）、经阴道超声（transvaginal sonography，TVS）、超声声学造影、介入超声和三维超声成像等新技术的研究应用，进一步拓宽了超声在妇科的应用范围。

1.彩色多普勒超声

（1）彩色多普勒血流成像：CDFI 为妇科疾病的鉴别诊断及肿块的良恶性判断提供了血流动力学及血流形态学方面的信息。①子宫肌瘤与子宫腺肌症鉴别：子宫肌瘤的周边可见环状或半环状血流的特征；子宫腺肌症肌层内血流稀少，子宫动脉阻力相对增高。②对滋养细胞肿瘤的诊断在二维图像的基础上增加了血流信息的观察，CDFI 可见肿瘤内血供丰富，多为搏动性动脉频谱，血流阻力指数（RI）常小于 0.4，同时子宫动脉阻力指数也降低，结合血、尿 HCG 检查更具有特异性诊断价值。③早期发现子宫内膜癌肌层浸润：子宫内膜癌按其病灶大小、范围、浸润深度不等，病灶内可出现高速低阻血流。④鉴别卵巢良恶性肿瘤：卵巢恶性肿瘤实质部分血流丰富，可见搏动性血流，RI 常小于 0.4。一般认为低阻力血流（RI<0.4，PI<1.0）提示为恶性损害，诊断敏感性 97.3%，特异性 100%。肿瘤良恶性鉴别率 99.4%，较单用灰阶超声诊断率高。⑤评价宫颈癌的疗效和预后：有报道放疗量 25Gy 时可出现瘤内血流减少，放疗量大于 45Gy 时，其内部和周边的血流明显减少或消失。肿瘤越小，放疗后血流消失越早，子宫动脉血流速度降低与肿瘤内部或周边血流减少或消失一致。肿瘤血供减少较肿瘤体积缩小出现更早，因此认为 CDFI 可早期评价放疗后的疗效，并判断其转归。

（2）彩色多普勒能量图：成像原理与普通 CDFI 不同，其敏感性为普通 CDFI 的 3~5 倍，对细小低速血流显示更清晰，可在妇科疾病特别是妇科肿瘤的应用方面发挥较大的作用。

2.腔内超声

（1）经阴道超声：经阴道超声因探头工作频率高，声像图更加清晰，且不需充盈膀胱，也不受肥胖、多重反射、肠气等因素的影响，是经腹超声良好的补充。①TVS 对子宫腔内病变及子宫内膜的观察能提供更为清晰的图像，更有利于对子宫内膜癌、黏膜下小肌瘤、子宫内膜息肉、子宫内膜增生过长等的诊断与鉴别诊断，对 3mm 的黏膜下肌瘤可做出明确诊断，且 TVS 的 CDFI 能检测到蒂部血流信号，可与子宫内膜息肉鉴别，后者一般无血流信号。②TVS 可根据内膜与肌层之间的低回声晕的断裂与否对内膜癌的浸润深度做出判断，内膜癌浸润肌层的深度以及是否累及宫颈管对术前选择手术方式、是否加用化疗有重要意义。③TVS 能更清晰地显示滋养细胞肿瘤侵入子宫肌层部位的程度，肿瘤侵犯部位呈极丰富的血流信号，RI 下降，尚能用以观察治疗后病灶及血流的变化，判断疗效等。④能探测到经腹 B 超难以发现的盆腔少量腹水和小的复发肿块，可克服术后或放疗后器官粘连造成的解剖结构变化带来的不利影响，可用于肿瘤局部复发的监测。

TVS 对处女膜完整的女性、严重阴道炎、月经期、老年性阴道萎缩以及阴道畸形者进行检查受到限制。盆腔肿块大于 10cm 者因 TVS 显示范围有限，需联合应用经腹 B 超与TVS 方能获得充足的诊断信息。

（2）经直肠超声：常用于未婚女性或老年性阴道萎缩、阴道畸形等，其特点类似于经阴道超声。

（3）宫腔内超声：宫腔内超声探头直径 2~7mm，操作须在无菌条件下进行。采用特制的经宫腔探头，探头顶部、中部及下部有不同频率的换能器。宫腔内超声探头频率较高，分辨力更高，图像更清晰，不受子宫位置的影响，可弥补经腹 B 超及 TVS 等的不足。宫腔内超声多用于观察子宫内膜、肌层及宫颈的较小病变，对子宫内膜及肌层浸润深度或宫颈累及程度的术前判断很有价值。对内膜息肉、内膜增生过长、子宫小肌瘤、滋养细胞疾病的诊断也有帮助。因宫腔内超声探头频率较高,其声束穿透深度仅 20mm 左右，故只对较小病变显示较清晰，在诊断输卵管及卵巢疾病方面有一定的局限性。此外，宫腔内超声在生殖道急性炎症期禁忌使用；在妊娠期不适用；宫颈管不能扩张，探头不能通过宫颈管时不能使用。而且还有造成内膜、肌层损伤，甚至穿孔、感染等并发症的可能，因此应严格掌握适应证。

3.三维超声成像（three-dimensional ultrasonography）3D-US）三维超声成像目前有三种成像模式：表面成像、透明成像及多平面成像（或称断面成像）。

3D-US 用于诊断子宫及卵巢疾病多采用多平面成像法，用于诊断子宫疾病可获取二维超声不易得到的冠状面的回声信息，并可达到量化标准。①三维超声应用于诊断先天性子宫畸形，其诊断正确率可与子宫输卵管 X 线造影相媲美。②诊断子宫内膜癌、宫颈癌，3D-US 可测量子宫内膜的容积，子宫内膜容积大于 13mL 作为诊断内膜癌的标准，其敏感性可达 100%，特异性可达 98.8%；也可测量宫颈容积诊断宫颈癌。③利用三维超声测量卵泡的容积可判断卵泡成熟与否，并可在三维超声定位下卵泡穿刺吸取卵母细胞。④不仅可对卵巢及其肿块的外部形态，而且对其内部结构，如观察乳头状突起、囊壁特征、肿瘤包膜浸润程度等亦可显示；同时可精确计算肿瘤或卵巢的容积，对评价药物治疗或放疗后的疗效能提供更详尽的信息。⑤与彩色多普勒能量图信息相结合的血流三维超声能更直观显示妇科肿瘤的血供情况，对判断肿瘤的良恶性也能提供一定的帮助。

透明成像模式可用于判断宫腔内节育器的形态、位置等信息，对评价宫内节育器变形、移位或节育器嵌入子宫肌层的深度等方面具有一定的意义。

4.妇科超声造影：常用的宫腔及输卵管声学造影剂有过氧化氢溶液、生理盐水及Levovist等。可用于观察子宫内膜及宫腔内病变情况，也可同时了解双侧输卵管通畅程度及周围粘连情况，对某些盆腔肿块及子宫与输卵管的关系不清时也可提供帮助。如用生理盐水做宫腔造影，可直观清晰显示内膜边缘形态，有助于判断子宫内膜息肉、内膜增生及黏膜下肌瘤等病变和内膜病变良恶性的鉴别诊断，而常规二维超声对有些内膜病变不易做出判断。

应用经外周静脉新型超声造影剂通过肺循环达到全身组织，以增强多普勒血流信号或灰阶信号，也同样适用于妇科疾病特别是妇科肿瘤的诊断，尤其对妇科恶性肿瘤手术后盆腔复发灶显像更能提高检出率，是今后妇科超声的一个重要研究方向。

5.介入性超声

(1)赘生性包块，如卵巢囊肿、卵巢巧克力囊肿、卵巢冠囊肿及盆腔局限性积液或盆腔脓肿可在超声引导下进行穿刺、抽吸并注药治疗。

(2)未破裂型输卵管妊娠可进行孕囊穿刺并注入 MTX 等进行治疗。

(3)妇科恶性肿瘤晚期或手术后复发者，可在超声引导下穿刺做细胞学或组织学检查，以明确诊断后做瘤体穿刺给药。

(4)一些疑难的宫腔手术可在超声引导下进行。

（孙艳敏　葛明秀　李芳　郝秀丽）

第四章 月经病

第一节 功能失调性子宫出血(崩漏、月经不调)

【西医部分】

功能失调性子宫出血(DuB)指全身无明显器质性病变,如妊娠、肿瘤、炎症、外伤或全身出血性疾病等,而是由于神经内分泌系统调节紊乱引起的异常子宫出血,简称功血,是妇科常见病之一。

一、病因

通常可分为无排卵型功血和排卵型功血,无排卵型功血约占 80%以上,多见于青春期和更年期妇女。青春期功血多因下丘脑—垂体—卵巢轴发育不成熟,反馈机制未完善引起;更年期功血的主要原因是卵巢功能衰退,对促性腺激素反应性下降引起。排卵型功血多见于育龄期妇女,由于卵巢对垂体促性腺激素反应异常,使黄体发育异常或萎缩不全,导致异常出血。

二、临床表现

(一)无排卵型功血

典型病例表现为停经一段时间后发生出血,出血时间长短不一,出血量时多时少。有的仅表现为经量增多,经期延长;也可周期规律,出血时间和出血量均正常的无排卵型功血。由于失血过多可引起贫血,严重者可致头晕、心悸、气短、乏力、浮肿和食欲不振等,并可伴有不孕。

(二)排卵型功血

可分为以下类型。

1.黄体功能不足 表现为月经周期规则但缩短,或经前有点滴状出血和经量过多,可伴不孕或早期流产,经前期子宫内膜呈分泌不良。

2.黄体萎缩不全 表现为月经周期规则,经期延长超过 7 天。月经周期第 5 天的子宫内膜仍呈分泌期改变。

3.排卵期出血 月经中期出现的规律的阴道出血,量一般不多,也可与月经量相仿,持续 1~3 天,可伴有轻微腹痛。基础体温呈双相,出血发生在低温相向高温相转变时期。

4.子宫内膜修复延长 正常月经后阴道持续少量出血,使月经期延长达10天以上。临床表现与黄体萎缩不全相似。

5.月经过多 月经周期规则,月经量增多,经期无变化,可伴有贫血。

三、辅助检查

1.血常规和出、凝血时间检查 排除血液系统疾病所致的出血。

2.基础体温测定 无排卵型功血为单相型体温,黄体功能不全则为双相型体温,高温期缩短为9~10天;黄体萎缩不全者体温双相,但高温相体温下降缓慢。

3.宫颈黏液 已婚妇女可在经前取宫颈黏液,如有羊齿状结晶存在则提示无排卵。

4.阴道脱落 细胞涂片检查了解体内雌激素状况。

5.B超检查 用于排除器质性病变引起的子宫出血,如子宫肌瘤、卵巢肿瘤、子宫内膜息肉、黏膜下肌瘤等,并可测定子宫内膜厚度,以协助判断是否需要刮宫。

6.诊断性刮宫 绝经期前后应行分段诊刮,以排除宫内膜病变。根据功血类型,决定手术时间,如黄体萎缩不全于月经第5~6天手术。

7.激素测定 检测外周血中促性腺激素(FSH和LH)、卵巢类固醇激素(E2、P)以及催乳素水平,有助于确定功血的类型。

8.宫腔镜腹腔镜检查 排除生殖道各种器质性疾病,尤其是在难治性功血的诊治中。

四、诊断

除全身检查外,为排除外阴裂伤、生殖道炎症、肿瘤,应做阴道和盆腔检查,未婚妇女行肛检,若高度怀疑有器质性病变,在征得家长同意后行阴道检查。

结合以上病史、临床表现、查体和辅助检查可初步判断为何种功血,但需排除妊娠有关疾病如宫外孕、流产、滋养叶细胞疾病、生殖器炎症、生殖道肿瘤以及全身性疾病(如血液系统疾病、肝脏疾病等)。

五、治疗

(一)一般性治疗

功血患者常伴有不同程度的贫血,注意补充营养,增加蛋白质、维生素、铁剂,必要时输血,出血时加用止血药物,如维生素K、止血敏、止血芳酸等;如出血时间长,应适当加用抗生素。

(二)性激素治疗

1.无排卵型功血

(1)止血:无排卵型功血患者在就诊时往往发生大出血,需要立即止血。常用的止血方法包括雌激素止血和孕激素止血。

雌激素止血:适用于青春期功血,体内雌激素水平低下者。常用苯甲酸雌二醇肌肉注射,每次2mg。根据出血量,每6~8小时一次。血止后3天逐渐减量,每次减量不超过原用量的1/3。每次减量维持3天,减至每天2mg时,改用炔雌醇20μg或己烯雌酚0.5~1mg/d

口服。连续服用 22 天,后 7~10 天加服孕激素。

孕激素止血:用于体内有一定雌激素影响者。常用的孕激素有炔诺酮,每次 3~5mg,每 6~8 小时一次;出血停止后,每 3 天减量 1/3,直至维持量,可使增生的宫内膜转为分泌期。停药后宫内膜全部剥落,形成月经样撤退性出血。

(2)调整周期:在止血后需要采用周期治疗调整月经周期。于月经第 5 天开始,每日口服炔雌醇 20~30μg 或己烯雌酚 0.5~1mg 或戊酸雌二醇 1~2mg,连服 22 天,最后 7~10 天加用黄体酮或安宫黄体酮,每日 20mg 肌肉注射或 8~10mg 口服,连用 3 个周期。或口服复方短效避孕药 1 片/d,连服 21 天,适用于月经量多和(或)有痛经者。更年期功血者,可在周期第 16~25 天服用安宫黄体酮,每次 4mg,每日 2 次,连用 10 天,停药后 3~5 天有撤退性出血,同法连用 3 个周期。

(3)促进排卵:适用于育龄妇女,有生育要求者。常用的促排卵药物为氯米芬,于月经周期第 3~5 天起,每日口服 50~100mg,连服 5 天。注意监测卵泡发育。

绒毛膜促性腺激素(HCG):多用于周期第 16~18 天,每次 5000~10000IU,隔日肌肉注射,共 2 次,可诱发排卵。

2.排卵型功血

(1)黄体功能不足:主要给予孕激素,自排卵后至月经来潮为止,每日肌肉注射黄体酮 10mg。也可加少量雌激素、氯米芬或绒毛膜促性腺激素促进排卵和改善黄体功能。

(2)黄体萎缩不全:于周期第 21~25 天肌肉注射黄体酮或口服安宫黄体酮 10mg,每日 1 次,共 5 天,使内膜于经前完全剥落而止血。

(3)排卵期出血:一般不需治疗,出血多时,可用小量雌激素,每日 0.25~0.5mg,排卵前 2~3 天开始,血止后 2~3 天停药。

(4)子宫内膜修复延长:根据出血情况使用小量雌激素,于止血后 2~3 天停药。

(5)排卵型月经过多:可服用复方短效避孕药。

(三)手术治疗

诊断性刮宫不仅可确定功血类型,而且可达到止血的目的。对于激素治疗效果不佳,或单纯月经过多,或疑有宫内膜病变时,可通过宫腔镜行内膜电切术。

【中医部分】

功能失调性子宫出血(功血)属于中医妇科学的月经不调及崩漏等病症的范畴,其中无排卵型功血与崩漏更接近,而有排卵型功血则包括月经期量异常的多个月经不调病症,如月经先期、后期、先后无定期,月经过多、过少,经期延长,经间期出血等。

以下按无排卵型功血(崩漏)和有排卵型功血(月经不调)分别介绍中医学对其病因病理的认识及其治疗方法。

Ⅰ.无排卵型功血(崩漏)

一、病因病机

中医学认为崩漏的常见病因有血热、肾虚、脾虚、血瘀等,发病机理是脏腑功能失常导致冲任损伤,不能约制经血,以致月经期、量严重紊乱,经血妄行。

(一)血热

因素体阴虚,或久病、大病耗伤阴血,或有规律的月经出血过多、周期缩短,逐渐发展为失血伤阴,阴血不足,虚热内生,热扰冲任以致血海不宁,发为崩漏。或因素体阳盛,或过服辛辣炙博,酿生内热,或感受暑热,或五志化火,火热内迫,冲任不固,发为崩漏。

(二)肾虚

先天肾气不足,冲任不盛,或多产房劳损伤肾气,或年届七七肾气已衰。肾虚冲任不固而致崩中漏下,临床有偏于肾阳虚或肾阴虚之别。肾阳亏虚,封藏失司。肾阴亏乏,虚火内迫,皆可致冲任损伤,不能约制经血而发为崩漏。

(三)脾虚

因饮食、劳倦或忧思伤脾,脾气下陷,不能摄血、统血,而致经血崩下不止或久漏不净。

(四)血瘀

因情怀不畅,肝气不舒,肝郁则血滞成瘀;或经行、产后感受外邪,邪气与余血相结;或月经、恶露未净而交合,败精浊血凝结成瘀。瘀血内阻,血不归经,恶血不去,好血难安,故致崩中漏下交替难愈。

总之,崩漏是虚实夹杂而以虚证为主,在病情发展过程中,其病因病机常常可发生转化,既有冲任不足、冲任失固,又有冲任阻滞、冲任不通。因此,其病机特点可概括为:因果相干,气血同病,多脏受累,其本在肾。

二、辨证施治

崩漏或无排卵型功血是妇科临床常见的急重而又难愈之症。中医治疗崩漏遵循"急则治其标,缓则治其本"的原则,灵活掌握"塞流、澄源、复旧"三大法。凡骤然出血、量多势急阶段,当以"塞流"之法治其"标";出血量少势缓、淋漓不净阶段,当以"澄源"之法治其"本";出血暂止以后,则当用"复旧"之法复其常。

一般而言,"塞流"之法用于暴崩之际,可速予独参汤或芪附汤大补元气,止血防脱;或用生脉散(《内外伤辨惑论》人参、麦冬、五味子)气阴双补,摄血止崩;或用参附汤(《校注妇人良方》人参、附子)加炮姜炭回阳救逆,温经涩血。"澄源"之法用于血势减缓之后,根据审证求因的原理分清虚实寒热辨证论治。"复旧"之法用于调经之时。对青春期患者重在补肾气,益冲任;育龄期患者重在舒肝调肝,补。肾调冲任;更年期患者重在滋肾养肝,扶脾固冲任。同时还应注意:治崩三法并非截然分割,塞流需佐澄源,复旧应当固本;

治崩宜升提固摄,不宜辛温行血;治漏宜养血理气,不宜专事收涩。

(一)内治

1.实热证 经血暴下不止或淋漓数日不净,经色深红、质稠,口渴或发热,大便干、小便黄;舌质红,苔黄,脉滑数。

治疗原则:清热凉血,固冲止血。

处方:清热固经汤(《简明中医妇科学》)加仙鹤草、侧柏叶。

黄芩12g,焦栀12g,生地12g,地骨皮12g,阿胶10g(烊化),炙龟板(先煎)15g,牡蛎粉15g,生藕节15g,陈棕炭15g,地榆15g,仙鹤草15g,侧柏叶15g,生甘草6g。

若感受暑热之邪者,可加金银花15g,芦根15g,清泄暑邪;出血日久而淋漓不净者,可加生三七粉3g,蒲黄15g,化瘀止血。

2.虚热证 经血非时而至,量多势急或淋漓如漏,红血鲜红,质稠;咽干口燥,五心发热,大便结,小便黄少;舌边尖红,苔薄黄,脉细数。

治疗原则:滋阴凉血,止血固冲。

处方:保阴煎(《景岳全书》)加地骨皮、山茱萸。

熟地10g,生地10g,地骨皮10g,山茱萸10g,白芍10g,黄芩10g,黄柏10g,山药15g,续断15g,甘草6g。

出血量多者,加仙鹤草15g,旱莲草15g,凉血止血,续断炒用;咽干口燥甚者,可加沙参15g,麦冬12g,天花粉15g,生津止渴。

3.肾阳虚证 经血非时暴下不止或淋漓日久难净,经色黯淡、质清稀,形寒肢冷,腰膝冷,面色晦暗,大便稀,小便清长;舌质淡胖,苔白润,脉沉乏力。

治疗原则:温肾助阳,固冲止血。

处方:右归丸(《景岳全书》)加赤石脂、禹余粮。

制附子(先煎)15g,赤石脂15g,禹余粮15g,熟地10g,当归10g,山茱萸10g,鹿角胶10g,菟丝子12g,枸杞子12g,杜仲12g,山药12g,肉桂6g。

若出血量多,去辛温行血的当归、肉桂,加补骨脂10g,炮姜炭10g,乌贼骨15g,温经止血。

4.肾阴虚证 月经非时而至,或暴下量多,或淋漓量少,血色鲜红、质稠,头晕耳鸣,腰膝软;舌质偏红,苔少或乏津,脉沉细数。

治疗原则:滋肾养阴,固冲止血。

处方:左归丸(《景岳全书》)去川牛膝,加女贞子、旱莲草。

熟地10g,山茱萸10g,川牛膝10g,菟丝子12g,枸杞子12g,鹿角胶(先煎)12g,龟板胶(先煎)12g,山药15g,女贞子15g,旱莲草15g。

若头晕耳鸣,可加菊花15g,白芍10g,五味子6g以敛肝阳;出血量多加血余炭10g,仙鹤草15g,涩血止血。

5.脾虚证 经血突然暴下不止,或淋漓日久不净,血色淡红,质稀薄,神疲气短,肢倦乏力,或面色白而无华,食纳不佳;舌质淡,苔薄白,脉弱。

治疗原则:补脾益气,固冲止血。

处方:八珍止血方(师传验方)。

人参 10g,生地 30g,当归 10g,茯苓 10g,白芍 10g,甘草 10g,仙鹤草 30g,白术 15g,白茅根 30g,茜草 10g,棕炭 10g。

出血量多加乌贼骨 15g,煅牡蛎 15g,收涩止血;食纳不佳加山药 15g 甘温实脾。

6.血瘀证 经血非时而至,时崩时漏,崩、漏交替;或先有停经数周数月,继而出现崩血、漏血,经色紫黑夹块,或有小腹胀痛;舌质黯,苔薄白,脉涩或弦。

治疗原则:化瘀理气,调冲止血。

处方:四物汤(《和剂局方》)合失笑散(《和剂局方》)加三七粉、血余炭、炒香附。

熟地 10g,当归 10g,川芎 10g,五灵脂(包煎)10g,蒲黄(包煎)10g,炒香附 10g,白芍 12g,血余炭 12g,三七粉(冲服)6g。

小腹胀痛甚者,加广木香 6g,玄胡 10g,炒川楝 10,以理气化瘀止痛;久漏不净者,加桃仁 10g,茜草 l0 益母草 15g,化瘀止血。

(二)成药验方

1.益宫宁血口服液,每次 10mL,每日 3 次。

2.宫血宁胶囊,每次 3 粒,每日 3 次。

3.断血流片,每次 5 片,每日 3 次。

4.独一味胶囊,每次 3 粒,每日 3 次。

5.生三七胶囊,每次 3 粒,每日 3 次。

6.龙血竭胶囊,每次 3 粒,每日 3 次。

(三)外治

1.药物治疗

(1)敷脐法:益智仁 20g,沙苑子 20g,艾叶 30g。

制用法:前两药为末,以艾叶煎汁后调敷脐上,纱布覆盖,胶布固定,每 6 小时换药 1 次,5 日为 1 疗程。

功效主治:益肾固冲,止血调经。适用于肾阳不足,肾气不固之崩漏。

(2)熏脐法:食盐 1 茶匙,艾绒炷(0.5cm×0.3cm×0.3cm)10~20 壮。

制用法:将食盐研末,过筛备用。患者平卧位,取食盐 1 茶匙填入脐窝中,盐约高出皮肤 0.3cm,将艾炷置于盐上点燃灸之,连续不断地灸 9 壮为 1 疗程,一般 9 壮即可止血。

功效主治:止血调经。适用于寒证崩漏。

2.针灸疗法

(1)毫针疗法

①虚证

取穴:关元、三阴交、肾俞、交信。

配穴:气虚配气海、脾俞、膏肓俞、足三里;阳虚配气海、命门、复溜;阴虚配然谷、阴谷。

操作:针刺用补法,酌情用灸。

②实证

取穴:气海、三阴交、隐白。

配穴:血热者配血海、水泉;湿热者配中极、阴陵泉;气郁者配太冲、支沟、大敦;血瘀者配地机、气冲、冲门。

操作:针刺用泻法。

(2)芒针疗法

取穴:子宫、维道、关元、中极。

操作:针刺子宫穴,针尖方向为斜下方;针刺维道穴,针尖朝耻骨联合方向,可深刺达肌层。刺关元穴,针尖朝下,针体与皮肤呈45°角进针,深刺2.5~3寸,然后向中极穴透刺。每日或隔日1次,7~10次为1疗程。

(3)梅花针疗法

取穴:出血期采用腰、骶部、带脉区、颈动脉区、百会、小腿内侧;出血停止后调理时采用带脉区、下腹部、腹股沟、中脘、胸椎7~12两侧、腰骶部、小腿内侧、大椎。

配穴:腰痛、少腹痛,加刺腰部及侧腰部、下腹部;心悸、失眠加刺后颈、骶部、内关;便溏、腹胀加刺胸椎5~12两侧、腰部、中脘、足三里;头晕、头痛加刺头部、太阳、风池、三阴交;体虚神乏加刺大椎、中脘、腰部。

操作:手法采用中度刺激。

(4)耳针疗法

取穴:子宫、卵巢、内分泌、肝、肾、神门。

操作:中等刺激。每次选用3~4穴,每日或隔日1次,留针30~60分钟,也可用耳穴埋针。

(5)电针疗法

取穴:关元、中极、子宫、长强、大肠俞。

操作:关元透中极,进针要快,深2.5~3寸;针子宫穴,向内下方斜刺,深2~2.5寸。有明显针感出现后,通电20~30分钟。频率为1~2赫兹,强度以阴道和肛门有收缩上提感为度。每日治疗1次,重症每日2次,7~10日为1疗程。

(6)穴位埋针疗法

取穴:地机、中都、三阴交、血海。

操作:按皮下埋针法操作,每次取1穴(双侧)或取2穴单侧交叉(如右侧地机,左侧血海)。埋针24小时。每日1次,换穴再埋针。

(7)皮肤针疗法

取穴:膈俞、肝俞、脾俞、胃俞、肾俞、膏肓俞、八髎、华佗夹脊穴(胸1~骶1)、百会、足三里、关元、血海、三阴交。

操作:轮流选用上穴,中度叩刺,每日或隔日1次。

(8)中药注射疗法

①三七当归注射液

取穴:子宫、关元、肾俞、内关、合谷。

操作:局部皮肤常规消毒,用2mL注射器7~8号针头抽吸三七当归注射液后在预选的穴位上刺入,边进针边左右旋转注射器并进退针等反复刺激,得气后推注三七当归注射液 1mL。每次封闭 2 个穴位,每天封闭 1 次,7 次为一个疗程,疗程间隔为 3 天。

②维生素 K$_3$

取穴:耳穴子宫、膈、脾。

操作:双耳常规消毒,用 5 号针头、每穴各注射维生素 K$_3$ 0.1 mL,每日 1 次,连续注射 3 次。

(9)灸疗法

①艾炷灸

取穴:隐白、百会、气海、肝俞、脾俞、肾俞、三阴交、地机、血海。

配穴:属寒者加命门、中极;属热者加大敦、太冲;属瘀者加气冲、冲门、支沟。

操作:隐白、百会、气海穴用如麦粒大艾炷灸 10~20 壮。肝俞、脾俞、肾俞各 10 壮。三阴交、地机、血海各 5 壮。属虚偏寒者可施重灸补法,属实偏热者可施轻灸泻法。属寒者除艾炷重灸以上诸穴外,加命门、中极两次,每穴麦粒大小艾炷灸 20 壮。属热者加大敦、太冲各 5 壮,急吹其火,使艾炷快速烧尽,取其散热泻火之效。属瘀者,气冲、冲门各 3 壮,支沟 5~7 壮。

②艾条灸

取穴:隐白、气海、关元、中极。

操作:悬灸,重症可用瘢痕灸法,局部灸疮可外敷京万红药膏保护至结痂成瘢。其余诸穴可灸至皮肤潮红为度,一般 15 分钟左右。

(四)其他疗法

1.推拿疗法

①按揉下肢穴位:取坐位两腿盘曲,用两拇指分别在血海、地机、三阴交穴上先按后揉各 1~2 分钟。

②拿肩井穴:分别用两手的拇指、食指和中指对称用力,掐拿对侧的肩井穴 3~5 次。

2.药膳疗法

①海蛎 250g,芡实 120g。

将海蛎肉与芡实同煮成稠粥,另海蛎壳加水两碗放陶瓷罐内,隔水炖 3~4 小时,吃粥喝汤。一般服 5~7 次有效。

功效主治:健脾固肾,收敛固涩。适用于血热证崩漏兼见脾虚者。

②乌贼骨 15g,猪皮 60g。

乌贼骨、猪皮洗净。猪皮切成小块,与乌贼骨同放碗内加水,隔水用文火炖至猪皮熟透即可。食猪皮,每日 2 次,一般服 3~5 次见效。

功效主治:健脾,固涩,止血。适用于血热证见身体虚弱者。

③鲜河蚌肉 60g,白果仁 15g,北芪 12g,党参 12g,血余炭 10g(布包),红糖适量。炖汤服。每天 1 剂,共服 7~8 剂。

功效主治:滋补气阴,收敛固涩。适用于气虚证崩漏。

④鲜益母草 30g,鲜荠菜 30g,生油 30g。

鲜益母草、鲜荠菜洗净切断。将铁锅放在旺火上,生油烧熟后下鲜益母草、鲜荠菜炒熟即可。每日分2次食。

功效主治:活血破血,调经解毒。适用于血热证、血瘀证崩漏。

三、预防与调护

见"有排卵型月经不调"。

Ⅱ.有排卵型月经不调

一、病因病机

有排卵型月经不调的病因主要是情志内伤,或先天禀赋不足,或外感淫邪,房劳多产,饮食不节,劳倦过度及妇科手术不当等,使肾、肝、脾三脏功能失常,血气不和,导致冲任二脉损伤,发为本病。

(一)具有崩漏倾向的月经不调的发病机理

月经先期、月经过多、经期延长、经间期出血是具有崩漏倾向的病症,其病因病机常见有气虚(包括脾气虚、肾气虚)、血热(包括虚热、实热、肝郁化热和湿热蕴结)、血瘀等病机分型。其共同发病机理是气虚失于固摄,血热迫血下行,瘀阻旧血不去,新血不生,以致冲任不固,经血失于制约,或冲任不调,血海蓄溢失常,发为本病。

(二)具有闭经倾向的月经不调的发病机理

月经后期、月经过少是具有闭经倾向的病症,常见病机分型有肾虚,血虚,血寒,气郁血瘀,痰湿阻滞。其主要发病机理是精血亏少,或邪气阻滞,寒凝痰瘀,以致冲任不畅,血海不能按时满溢或溢而不多,发为本病。

此外,月经先后无定期既可发展成崩漏,也可发展为闭经,其病因病机多由肾虚、肝郁或脾虚,进而引起冲任不调,血海蓄溢失常所致。

二、辨证施治

月经不调的治疗原则重在辨证求因,治本调经。辨证重在根据月经的期、量、色、质,结合患者的体质因素,伴随出现的突出症状以及全身兼症、舌脉等,运用脏腑、气血、八纲辨证方法综合分析。调经大法又有补肾、扶脾、疏肝和调理气血之分。因"经水出诸肾",经的产生以肾为主导,故调经治本,其本在肾。

补肾以平补。肾气和填精养血为主,佐以助阳益气之品,使肾中阴阳平和,精气充旺,则月经自调。扶脾以健脾益气为主,佐以升阳燥湿,使脾气健运则水谷精微得以化生营血而不致聚湿生痰,气血生化有源则月经源盛流畅。疏肝以开郁行气为主,佐以养血柔肝之品,使肝气条达,气血调畅,血海蓄溢有常,则月经自调。

调理气血当分清气病、血病、气血同病。病在气者,治气为主,佐以治血;病在血者,治血为主,佐以治气。治气当辨气虚(气陷)、气郁(气滞)和气逆,气虚、气陷者补气升阳举陷,气郁、气滞者理气解郁行滞,气逆者顺气降逆。治血当辨血虚、血瘀、血寒、血热,血虚者补血养血,佐以益气生血;血瘀者活血化瘀,佐以理气、散寒、化痰除湿;血寒者温经散寒,佐以养血或活血;血热者清热凉血,佐以涩血止血。

调经还应根据月经周期的不同阶段,分别处方用药,即分阶段调经。经期血室正开,宫颈口松弛,用药应因势利导,慎用大寒大热之剂;若非月经过多,不宜过用收涩之品,以免影响经血排出和子宫内膜顺利剥脱。经前血海充盈,若非虚证月经过少,不宜滥用补品,以防壅滞气血。经后血海空虚,切勿滥用攻剂,即使实证,经后也应攻补兼施。

崩漏倾向月经不调的辨证施治

(一)内治

1.气虚证 月经先期,量多或先后不定期,或经期延长,经色淡红,经质清稀,面色㿠白或晦暗,气短懒言,体倦神疲,小腹空坠,或腰膝酸软;舌淡,苔薄,脉弱。

(1)脾气虚证:治以健脾益气,固冲调经。

方药举例:

①补中益气汤(《脾胃论》)

人参 10g,黄芪 25g,炙升麻 10g,柴胡 10g,当归 10g,白术 12g,陈皮 6g,炙甘草 6g。

②举元煎(《景岳全书》)

人参 10g,黄芪 25g,白术 12g,炙升麻 10g,炙甘草 6g。

③安冲汤(《医学衷中参西录》)

黄芪 30g,白术 12g,生地 10g,白芍 10g,续断 15g,海螵蛸 15g,茜草根 12g,生龙骨 20g,生牡蛎 20g。

④归脾汤(《校注妇人良方》)

人参 10g,黄芪 20g,白术 12g,茯神 12g,当归 10g,酸枣仁 12g,龙眼肉 12g,木香 8g,炙远志 6g,炙甘草 6g,生姜 10g,大枣 10g。

正值出血期间,暂不用当归。月经过多者,首选安冲汤加人参 10g,或党参 30g,炙升麻 10g,补气升提举陷;经期延长者,首选举元煎加炒艾叶 10g,阿胶 10g,乌贼骨 15g,养血温经止血;月经先后无定期或经间期出血者,首选归脾汤平时服用;出血期间量多者,任选一方去当归,酌加乌贼骨 15g,血余炭 10g,仙鹤草 15g,固涩止血;月经先期者,首选补中益气汤,兼大便溏薄者,酌加山药 15g,薏苡仁 15g,砂仁 6g,实脾止泻,或选归脾汤。

(2)肾气虚证:治以补.肾益气,养血调经。

方药举例:

①固阴煎(《景岳全书》)

熟地 10g,枣皮 10g,山药 15g,菟丝子 15g,五味子 6g,人参 10g,续断 15g,炙远志 6g,炙甘草 6g。

②大补元煎(《景岳全书》)

人参 10g,熟地 12g,山茱萸 12g,山药 15g,枸杞 12g,当归 10g,杜仲 12g,炙甘草 6g。

月经过多者,大补元煎去当归,酌加桑寄生 12g,补骨脂 12g,炒川断 15g,补.肾止血;

经期延长者,任选一方加仙鹤草 15g,血余炭 12g,乌贼骨 15g,固涩止血;夜尿频数,小便清长者酌加覆盆子 12g,益智仁 12g,金樱子 15g,固。肾缩便。

2.血热证 月经先期、量多,或先后无定期,或经期延长,经色淡红或深红,口渴饮冷,尿黄便干;或颧赤潮热,手足心热;或口苦咽干,烦躁易怒,胸胁胀痛;舌红,苔黄或黄腻或苔少,脉滑数或弦数或濡数。

(1)阳盛血热证:治以清热凉血,固冲止血。

方药举例:

①清经散(《傅青主女科》)

牡丹皮 10g,地骨皮 10g,白芍 12g,熟地 10g,青蒿 15g,黄柏 12g,茯苓 12g。

②保阴煎(《景岳全书》)

生地 10g,熟地 10g,黄芩 10g,黄柏 12g,白芍 12g,山药 15g,续断 15g,甘草 6g。

③清热固经汤(《简明中医妇科学》)

生地 10g,地骨皮 10g,炙龟板(先煎)10g,生牡蛎 15g,陈棕炭 15g,藕节 15g,地榆 15g,阿胶(烊化)10g,黄芩 10g,焦栀子 10g。

月经先期者首选清经散;月经过多者,清经散去茯苓,加地榆 15g,茜草 15g,凉血止血,或选保阴煎加地榆炭 5g,炒槐花 15g,侧柏炭 15g,凉血止血;势欲发展成崩漏者,首选清热固经汤;经血夹瘀块者,酌加炒蒲黄 15g,生三七 6g,茜草根 15g,化瘀止血;热甚伤津,口干而渴者,酌加天花粉 15g,麦冬 15g,芦根 15g,清热生津。

(2)阴虚血热证:治以养阴清热,凉血调经。

方药举例:

①两地汤(《傅青主女科》)合二至丸(《证治准绳》)

生地 10g,地骨皮 10g,玄参 12g,麦冬 12g,白芍 12g,阿胶 10g,女贞子 15g,旱莲草 15g。

②加减一阴煎(《景岳全书》)合二至丸(《证治准绳》)

熟地 10g,生地 10g,地骨皮 10g,知母 10g,麦冬 12g,白芍 12g,甘草 6g,女贞子 15g,旱莲草 15g。

月经量少者,酌加枸杞子 12g,制首乌 15g,鸡血藤 12g,丹参 12g,滋肾养血和血;面红潮热,手足心热者,酌加牡丹皮 12g,白薇 12g,龟板 12g,育阴清热;头晕耳鸣者,酌加五味子 6g,生牡蛎 15g,山茱萸 12g,敛阴潜阳。

(3)肝郁血热证:治以清肝解郁,凉血调经。

方药举例:

①丹栀逍遥散(《女科撮要》)

牡丹皮 10g,炒栀子 10g,当归 10g,白芍 12g,柴胡 12g,白术 12g,茯苓 12g,炙甘草 6g。

②清肝引经汤(《中医妇科学》四版教材)

牡丹皮 10g,炒栀子 10g,黄芩 10g,生地 10g,炒川楝 10g,白茅根 15g,茜草根 12g,川牛膝 10g,当归 10g,白芍 12g。

月经过多者,任选一方去当归、牛膝,加炒地榆 15g,夏枯草 15g,茜草 15g,凉血止血;经行不畅夹血块,或伴口鼻出血者,清肝引经汤加泽兰 15g,益母草 15g,炒蒲黄 15g,活血化瘀;经行胸胁乳房胀痛者,加炒香附 10g,郁金 10g,路路通 15g,理气止痛。

(4)湿热搏血证:治以清热除湿,凉血止血。

方药举例:

①清肝止淋汤(《傅青主女科》)

牡丹皮 10g,黄柏 10g,当归 10g,生地 10g,白芍 12g,阿胶(烊化) 12g,香附 10g,牛膝 10g,小黑豆 15g,红枣 10g。

②银翘红酱四妙丸(经验方)

金银花 15g,连翘 15g,红藤 15g,败酱草 15g,苍术 10g,黄柏 10g,薏苡仁 25g,牛膝10g。

经期延长者,第二方酌加炒贯众 15g,茵陈 10g,马齿苋 15g,清热凉血止血;经间期出血者,第一方去当归、牛膝、阿胶、红枣,加败酱草 15g,椿根皮 15g,旱莲草 15g,茵陈 15g,清热除湿止血;经行不畅,夹血块者,加益母草 15g,茜草根 15g,泽兰 12g,活血化瘀止血。

3.血瘀证　月经量多,或经期延长,或经间期出血,血色紫黯、夹块,小腹疼痛拒按;舌紫黯或有瘀点,苔薄,脉涩或弦细。

治疗原则:活血化瘀,固冲止血。

方药举例:

①桃红四物汤(《医宗金鉴》)加生三七、茜草

桃仁 12g,红花 10g,当归 10g,熟地 10g,白芍 2g,茜草 12g,川芎 10g,生三七 6g。

②逐瘀止血汤(《傅青主女科》)

酒大黄 10g,生地 10g,当归尾 10g,牡丹皮 12g,赤芍 12g,桃仁 12g,枳壳 12g,龟板12g。

出血量多者,加炒蒲黄 15g,乌贼骨 15g,血余炭 12g,化瘀固涩止血;经行腹痛明显者,加炒香附 10g,炒川楝 10g,玄胡 10g,行气止痛;血瘀夹热,心烦口渴者,加丹参 10g,牡丹皮 10g,黄芩 10g,黄柏 10g,清热凉血化瘀。

(二)成药验方

1.人参归脾丸,每次 6g,每日 3 次。

2.女金丹,每次 5g,每丑 3 次。

3.龙血竭胶囊,每次 3 粒,每日 3 次。

4.断血流片,每次 3~5 片,每日 3 次。

(三)外治

1.药物治疗

(1)敷贴法

①当归 20g,五味子 12g,樟脑 3g。上药研细末,调拌凡士林,外敷贴涌泉、关元、腰眼,然后温灸穴位。

②益母草 60g,夏枯草 30g。上药捣烂,加热,外敷丹田。

③大黄 128g,玄参 64g,生地 64g,当归 64g,赤芍 64g,白芷 64g,肉桂 64g。以小磨香油 1000mL 熬,黄丹 448g 收膏,贴关元穴位,每日 1 次,月经前后 10 日用,3 个月为 1 个疗程。

④红蓖麻仁 15g,去壳,捣如泥,敷百会穴,固定包扎,血止后洗去。

(2)敷脐法

①红花膏(中成药),贴脐部,3日换药1次。

②养血调经膏(又名木香膏,中成药),微火化开贴脐上。

③炮姜10g,山楂20g,玄胡6g。上药共研细末备用,每次取药末6g,用黄酒调为糊状,敷脐部,外用纱布固定,每天换药1次。功能止血调经,主治月经先期。

2.针灸疗法

(1)毫针疗法

①阳盛血热证

取穴:关元、血海、行间、曲池、三阴交、水泉。

配穴:月经过多加隐白、石门。

操作:诸穴均用提插捻转之泻法,留针15~20分钟。

②肝郁血热证

取穴:行间、地机、血海、关元。

操作:以泻为主,不宜灸。

③阴虚血热证

取穴:膈俞、三阴交、太溪、然谷、阴郄。

配穴:潮热,盗汗加膏肓;心烦加间使。

操作:三阴交针一寸,用平补平泻法,太溪针五分用补法,然谷针五分,阴郄针一寸,两穴用泻法,诸穴留针30分钟,俯卧位针膈俞五分,得气后出针。

④脾气虚弱证

取穴:足三里、三阴交、气海、关元、脾俞。

操作:针刺行补法,并施灸。

(2)埋线疗法

取穴:血热选三阴交、曲池、百会、关元;心烦加内关;血瘀加血海;易怒加行间;虚热加太冲;气虚加中脘。

操作:以1cm长消毒羊肠线埋植于上述穴位区。

(四)其他疗法

1.推拿疗法

(1)血热证:患者坐位,医者以双手拇指点按膈俞、肝俞、大肠俞、肓俞,嘱患者仰卧位,医者施用运运颤颤法,点按关元、气冲。

(2)气虚证:患者坐位,医者以双手点按肺俞、肝俞、脾俞、心俞、膈俞。嘱患者俯卧位,施用搓点强法,患者仰卧位,施用运运颤颤法点按血海、中脘。

2.药膳疗法

①鲜芹菜120g,鲜藕片120g,生油15g,精盐少许。先将芹菜、藕片洗净,芹菜切成3cm长,将锅放在旺火上,下生油烧熟,放入芹菜、藕片,调入精盐适量,频炒5分钟,再调入适量味精即成。上为一次量,可连服3~5次。功能清热凉血,适用于素体内热者或阳盛之体的常规食品。

②生地 60~90g,鲜白萝卜 250g。上 2 味洗净共捣,用干净纱布包裹取汁,饮汁,日服 3 次,每次 50~100mL。适用于热证。

③生地 30g,粳米 30~60g。将生地洗净切片,用清水煎煮两次,共取汁 100mL,粳米煮弱,候八成熟时入药汁共煮至熟,食粥,可连服数日。适用于热证月经先期。

④白木耳 10g,黑木耳 10g,冰糖 30g。将白木耳、黑木耳用温水发泡,摘除蒂柄,除去杂质,洗净后,放内碗内,将冰糖放入,加水适量,置蒸笼中,蒸 1 小时,待木耳熟透时即成,可分次或一次食用。适用于阴虚血热证。

闭经倾向月经不调的辨证施治

(一)内治

1.肾虚证 月经后期或先后无定期,量少,经色暗淡,质稀;面色晦暗或有暗斑,头晕耳鸣,腰腿酸软,尿频甚或失禁;舌暗淡,苔薄白,脉沉细。

治疗原则:补肾益精,养血调经。

方药举例:

①大补元煎(《景岳全书》)

见本节。

②当归地黄饮(《景岳全书》)

当归 10g,熟地 10g,山茱萸 10g,山药 15g,杜仲 15g,牛膝 10g,甘草 6g。

月经后期,量少,点滴即净者,加紫河车 10g,鹿角胶 10g,制首乌 15g,填精养血;月经错后日久不潮而排除妊娠者,加芫蔚子 15g,泽兰 15g,鸡血藤 15g,活血通经;形寒肢冷者,加肉苁蓉 12g,淫羊藿 12g,巴戟天 12g,温肾助阳;夜尿频多者,加益智仁 10g,桑螵蛸 10g,台乌 10g,温肾缩便;腰膝酸软者,加菟丝子 12g,续断 15g,杜仲 10g,补肾强腰。

2.血虚证 月经后期,量少,经色淡,质稀,头晕眼花,心悸失眠,面色苍白或萎黄,小腹绵绵而痛,喜揉按;舌淡,苔薄,脉虚细。

治疗原则:补血养营,益气调经。

方药举例:

①滋血汤(《证治准绳·女科》)

人参 10g,黄芪 25g,当归 10g,川芎 10g,熟地 10g,白芍 12g,茯苓 12g,山药 15g。

②归脾汤(《校注妇人良方》)

见本节。

月经过少者,加黄精 12g,桑葚子 12g,龙眼肉 12g,养血益精;经行小腹隐痛不适者,加香附 10g,艾叶 10g,阿胶 10g,养血理气行滞;脾虚纳差食少者,加广木香:10g,陈皮 10g,砂仁 6g,山药 15g,理气和胃健脾。

3.血寒证 月经后期,量少,色淡质稀,或紫黯夹块,小腹冷痛,得热痛减,畏寒肢冷,面色青白;舌淡或黯,苔白,脉沉迟。

(1)血虚兼寒证:治以温经扶阳,养血调经。

方药举例：

①艾附暖宫丸(《沈氏尊生书》)

艾叶10g,香附10g,黄芪25g,当归10g,芍药10g,地黄10g,川芎10g,续断20g,肉桂6g,吴茱萸6g。

②大营煎(《景岳全书》)

当归10g,熟地10g,枸杞15g,牛膝10g,杜仲12g,肉桂5g,炙甘草6g。

③胶艾汤(《金匮要略》)

当归10g,干地黄10g,川芎10g,白芍12g,阿胶(烊化)12g,艾叶12g,炙甘草6g。

月经过少者,任选一方加制首乌15g,鸡血藤15g,龙眼肉15g,养血益精;月经后期稀发者,加菟丝子15g,肉苁蓉15g,炒香附10g,温肾理气;经行小腹冷痛喜熨喜按者,加淫羊藿12g,台乌药12g,小茴香10g,温经行气止痛。

(2)血瘀兼寒证:治以温经散寒,活血调经。

方药举例：

①温经汤(《妇人大全良方》)

人参10g,当归10g,川芎10g,白芍10g,牡丹皮10g,莪术10g,牛膝10g,肉桂6g,甘草6g。

②少腹逐瘀汤(《医林改错》)

当归10g,川芎10g,赤芍15g,肉桂6g,小茴香10g,干姜10g,玄胡10g,蒲黄10g,五灵脂10g,没药6g。

月经后期过少者,第一方加丹参15g,鸡血藤15g,益母草15g,活血养血调经;经行小腹冷痛拒按者,用第二方加台乌药12g,荔枝核15g,橘核15g,温经行气止痛。

4.气郁血瘀证 月经后期,或先后无定期,量少,经色暗红或紫黯有块,小腹胀痛或刺痛,拒按,胸闷不舒或胸胁胀痛;舌淡红或紫黯,或有瘀点,苔薄,脉弦或涩。

(1)偏气郁证:治以疏肝解郁,和血调经。

方药举例：

①乌药汤(《兰室秘藏》)合柴胡疏肝散(《景岳全书》)

乌药10g,香附10g,木香10g,当归10g,甘草6g;柴胡12g,白芍12g,枳壳12g,香附10g,川芎10g,甘草6g。

②定经汤(《傅青主女科》)

柴胡12g,荆芥穗12g,当归10g,白芍10g,熟地10g,山药12g,菟丝子12g,茯苓12g。

月经先后不定期或月经后期、量少者,上二方均可选用。兼腰膝酸软者,加续断15g,杜仲15g,菟丝子15g,补肾强腰;经行胸乳、小腹胀痛者,加香附10g,川楝子10g,玄胡10g,行气止痛;经血夹块、排出不畅,或兼经期延长者,加泽兰12g,丹参12g,益母草15g,活血化瘀;气郁化热者,加牡丹皮12g,栀子12g,赤芍12g,清热凉血。

(2)偏血瘀证:治以活血化瘀,理气调经。

方药举例：

①血府逐瘀汤(《医林改错》)

柴胡12g,枳壳12g,赤芍12g,桃仁10g,红花10g,当归10g,生地10g,川芎10g,牛膝

10g,桔梗 10g,甘草 6g。

②通瘀煎(《景岳全书》)

当归尾 10g,红花 10g,生山楂 15g,香附 10g,木香 10g,乌药 12g,青皮 12g,泽泻 10g。

月经后期,量少者,加丹参 12g,鸡血藤 15g,川芎 10g,养血活血;小腹刺痛拒按者,加川楝子 10g,玄胡 10g,五灵脂 12g,蒲黄 12g,活血化瘀止痛;伴低热不退者,酌加丹参、牡丹皮、泽兰凉血活血清热;小腹冷痛拒按者,酌加艾叶、肉桂、小茴香温经行气止痛。

5.痰湿阻滞证　月经后期,量少,色淡,质黏,胸脘满闷,头晕体胖,心悸气短;舌淡胖,苔白或白腻,脉滑。

治疗原则:燥湿化痰,活血调经。

方药举例:

①开郁二陈汤(《万氏妇人科》)

苍术 10g,香附 10g,制半夏 12g,茯苓 12g,陈皮 10g,川芎 10g,莪术 10g,青皮 10g,木香 10g,槟榔 10g,生姜 10g,甘草 6g。

②丹溪治湿痰方(《丹溪心法》)

苍术 10g,香附 10g,白术 12g,法半夏 12g,茯苓 12g,滑石 25g,当归 10g,川芎 10g。

纳差食少,神疲乏力者,任选一方加泡参 15g,山药 12g,白术 12g,砂仁 6g,健脾和胃;白带清稀量多者,加薏苡仁 15g,白果仁 12g,乌贼骨 15g,车前子 12g,除湿止带;形体肥胖,肢体肿胀者,加泽泻 12g,泽兰 12g,海藻 15g,昆布 15g,除湿化痰。

(二)成药验方

1.女金丹,每次 5g,每日 3 次。

2.人参归脾丸,每次 6g,每日 3 次。

3.紫河车胶囊,每次 3 粒,每日 3 次。

4.乌鸡白凤丸,每次 6g,每日 3 次。

(三)外治

1.药物治疗(敷脐法)

①当归 30g,川芎 15g,白芍 9g,五灵脂 9g,玄胡(醋浸)9g,肉苁蓉 9g,苍术 9g,白术 9g,乌药 9g,小茴香 9g,陈皮 9g,半夏 9g,白芷 9g,柴胡 6g,吴茱萸(炒)3g。

制用法:上药烘干,研为细末,过筛,装瓶备用。用时取药粉适量,醋或酒调成膏,纱布包裹,敷于神阙、丹田穴,外敷塑料薄膜、纱布,胶布固定,再加热熨。1 次 30 分钟,每日 2~3 次。

功效主治:温经活血,理气化痰。适用于寒湿凝滞的月经不调。

②乳香 15g,没药 15g,白芍 15g,牛膝 15g,丹参 15g,山楂 15g,木香 15g,红花 15g。

制用法:上药烘干研为细末,过筛,再将冰片末 1g 调入重研一遍,装瓶备用。用时取药末 20g,以生姜汁或黄酒适量,调为稠膏,敷神阙、子宫穴,上置塑料薄膜,纱布覆盖,胶布固定。2 日换药 1 次,连用至月经干净,3 个月为 1 疗程。

功效主治:理气活血调经。适用于月经不调气滞血瘀证。

2.针灸疗法

(1)毫针疗法

①血寒证:取大椎、血海、足三里。食欲不振加胃俞、中脘。

操作:每次留针 10~20 分钟,可灸。

②血虚证:取气海、三阴交、足三里、归来、膈俞、脾俞。

操作:针刺行补法,并灸。

③气滞证:取太冲、蠡沟、地机。

操作:针刺行泻法,可灸。

④肾虚证:取关元、气穴、太溪、肾俞、命门、三阴交。

操作:针刺用补法,并灸。

⑤血瘀证:取三阴交、合谷、血海、太冲。

操作:针刺行泻法,可灸。

(2)埋线疗法

取穴:血虚选气海、关元、三阴交;气滞选血海、三阴交、行间;心烦加内关。

操作:以 1cm 长消毒羊肠线埋植于上述穴位区。

(四)其他疗法

1.推拿疗法

(1)血寒证:患者坐位,医者双手拇指点按肺俞、脾俞;嘱其俯卧位,医者可采用搓运夹脊法、搓点强法;嘱患者仰卧位,施用运运颤颤法,点按血海。

(2)血虚证:患者俯卧位,医者用搓运夹脊法,点按肺俞、肾俞、三焦俞,施用横搓命门法,嘱患者仰卧位,施用运运颤颤法点按关元、气海,施用提拿三阳法,点按足三里。

(3)气滞证:患者坐位,医者以双手点按肺俞、肝俞、三焦俞,嘱其仰卧位,医者施以梳胁开胸顺气法,点按膻中,施用双点章门法,施以运运颤颤法,点按气海。

2.药膳疗法

①生山楂 60g,鸡内金 30g,刘寄奴 15g。

制用法:生山楂去核,鸡内金干燥研粉,两药混合。刘寄奴煎汤,加红糖适量。每次送服药粉 15g,每日 3 次。气虚者可加党参、黄芪煎汤;阳虚者可用黄芪肉桂煎汤;阴虚者可用麦冬、熟地、玄参煎汤。

主治:各证型月经过少。

②鸡血藤 30g,大豆 30g。

制用法:上两味共煮,去鸡血藤药渣,吃大豆汤。

主治:血虚气滞证。

③鸭子 1 只,大枣 49 枚,白果 49 枚,莲米 49 枚,人参 3g,绍酒 10g,酱油 10g。

制用法:常规整理鸭子,去内脏及足,大枣去核,白果去皮及心,莲米去心,人参切片。把绍酒和酱油涂抹在鸭的表皮及腹内各部分,把大枣、白果、莲米、人参和匀装入鸭腹,再把鸭子放入蒸笼里,武火蒸 2~3 小时即成。分数次把鸭、药及汤服完。

主治:用于脾肾两虚证。

④当归身 30g,人参 10g,枸杞子 30g,橘皮 10g,乌骨鸡 1 只(500g)。

制用法:常规处理乌骨鸡,去内脏及头足,余药洗净切片,干净纱布包裹,纳药鸡腹中,武火蒸 2—3 小时,食鸡饮汤。

主治:适用于血虚证。

⑤鲜嫩益母草 90g,黑豆 60g,大枣 15g,生姜 10g。

制用法:隔 1 日水煎服 1 剂,连服 10 剂,适当加入油盐,连渣吃。

主治:适用于营血不足证。

⑥大血藤 30g,河蟹 2 只(约 250g),米酒 50g。

制用法:将大血藤、河蟹洗净后,放入瓷罐中,加水一碗半(约 500mL),用文火炖熟后再加米酒炖片刻,趁热吃河蟹饮汤。

主治:适用于气滞血瘀证。

⑦鸡仔蛋或鸭仔蛋(孵不出壳的鸡、鸭仔的蛋)2 个,生姜 25g。

制用法:将鸡蛋去壳,用酒半碗煮熟,以白糖调服。

功效主治:活血调经。适用于血瘀气滞证。

三、预防与调护

注意经期卫生,避免行经期过度劳累、过食生冷,或涉水、竞技等。育龄期妇女要减少"人流"次数。避免滥用激素和不恰当的采用某些避孕药物。更年期妇女要注重情志调畅。

四、护理

1.为患者提供安静、舒适的休养环境,注意卧床休息,保证充足的睡眠,每天睡眠最好达 8~9 小时,防止体力消耗,减少出血量。

2.患者坐起或站立时要缓慢,防止发生直立性低血压,活动后如有头晕,一定要扶物蹲下,以防摔伤。

3.待患者下床活动后,可适当在户外散步,做些力所能及的运动,运动强度、时间、频率应适宜。

4.患者应注意保暖,勿着凉,以防感冒。

5.患者要做好局部清洁卫生,尤其是要保持会阴部清洁。垫消毒卫生巾,勤换内衣裤。

6.患者阴道出血期间禁止盆浴,可淋浴或擦浴。

第二节 经前期紧张综合征(经行诸症)

【西医部分】

经前期紧张综合征(PMS)指妇女在月经前伴有生理上、精神上及行为上的改变。

一、病因

发病原因不明。可能由于雌激素增高,黄体酮缺乏使经前乳房胀痛,血管升压素醛固酮分泌增加,水钠潴留而产生一系列紧张症状;中枢 β–内啡肽释放异常使去甲肾上腺素或多巴胺释放减少,产生疲劳、烦躁、抑郁等症状;维生素 B_6 缺乏可影响雌激素在肝脏中的代谢,使雌激素堆积,出现水钠潴留的症状;本病好发于精神紧张者。

二、临床表现

1.精神症状 精神紧张、烦躁易怒、忧郁失眠、疲乏无力、思想不集中、行为改变等。

2.水钠潴留症状 面部浮肿、下肢凹陷性水肿、经前体重增加、腹腔脏器水肿、食欲不振、腹胀腹泻、乳腺组织水肿、乳房胀痛、头痛、偏头痛、全身疼痛等。

三、辅助检查

激素测定月经第 23~24 天,黄体酮水平低下,显示月经后半期黄体酮缺乏;部分患者黄体期血催乳素水平增高。

四、诊断

排除心肝、肾疾病引起的全身水肿,并要与精神分裂症相鉴别,本病患者经后症状消失,后者经前、经期症状明显,经后不消失。

五、治疗

避免精神紧张及情绪抑郁,解除紧张生理状态,注意劳逸结合,水肿者限制钠盐摄入。

1. 镇静剂 精神紧张的患者可给予苯巴比妥,每次 0.03g,每日 3 次;谷维素每次 10mg,每日 3 次,连续 3~4 天;失眠者睡前服安定 5mg。

2.利尿剂 经前水肿明显患者口服双氢克尿噻,每次 25mg,每日 1~3 次;氨苯喋啶,每日 100~200mg,或螺内酯每次 20mg,每日 3 次。

3.激素治疗 经前两周口服安宫黄体酮,每日 6~8mg,也可用雄激素,如甲睾酮每日 5~10mg,舌下含化,连续 10 天。

4.溴隐亭 适用于经前乳房胀痛严重者,每次 1.25mg,每日 1~2 次,经前 10~14 天服用。

【中医部分】

中医学无经前期紧张综合征的名称,在中医学古籍中,根据其伴随月经而周期性出现各种症状的不同,分别冠以"经行"或"经来"二字,称之为"经行头痛""经行浮肿""经行发热"等。中医古籍中记载经行出现的症状不下数十种之多,如经行身痛、经行便血、经行呕吐、经行口疮、经行音哑、经行眩晕、经行不寐、经行泄泻、经行吐衄、经行目暗、经行感冒、经行隐疹、经行发狂等。现代中医妇科书籍又有将其合并称为"月经前后诸症"的。传统医学对本病的治疗着重是针对一病一证进行辨证施治,其丰富的治疗方法和措施经过长期医疗实践的检验,全今仍然被证明是十分有效的。

一、病因病机

中医学认为,经前期紧张综合征所出现的全身症状之所以伴随月经周期性发生,即"经行而发,经净自愈",其根本原因与妇女机体阴血不足,阳气偏盛的生理特点和经前经期冲脉血海气血变化急骤以及患者的体质禀赋、精神状态等有密切关系,而决定经行是否发病的关键因素又取决于患者的体质禀赋和精神状态。

据临床所见,本病的病因病机主要是患者素性抑郁,精神紧张,情绪不稳而致肝气郁结,甚至气郁化火,或阴虚阳亢,或脾气虚弱,水湿停聚,或心脾两虚,或肝脾不调,或心肾不交,或。肾阴肾阳失于平衡等。

1.肝气郁结,气郁化火　肝郁气滞,血行不畅,脉络不通,则可出现经行乳房胀痛;气郁化火,肝火上攻,则可出现头痛、发热、躁狂、吐血、衄血等。

2.脾气虚弱,心脾两虚　脾虚失运,水湿停聚,泛滥肌肤则肿胀,下流胃肠则泄泻,腹胀;心脾两虚,气血不足,脾不统血则便血,尿血,血不养心则心悸,失眠;血不濡筋则身痛,血不润肤,生风化燥则发风疹块。

3.阴血亏虚,肝阳上亢　血虚阴亏,虚热内生则发热;肝阳上亢则头痛、眩晕。

4.心肾不交,心火上炎　心火不能下交于肾,心肾不交则失眠;肾水不能上济于心,心火上炎则口舌生疮。

5.脾肾阳虚,水湿停聚　如脾肾阳虚,火不温土,水湿停聚,膀胱气化不行,可出现水肿、泄泻等症。

因此,本综合征的主要病机是脏腑阴阳失调,气血失和,外邪诱发内因,乘时发病。

二、辨证施治

历代医学书籍中记载的经行诸证名称大部分属于本综合征的范围。本节分别介绍各病证的治疗方法,以免因受病名限制而淹没其丰富的治疗内容。至于经行诸证中不全属本综合征范围,或具有特殊病因病机和临床表现的个别病证如经行腹痛、经行吐衄等则独立成节分别介绍。

I.经行乳房胀痛

每于经前或正值行经期间出现乳房胀痛,甚或乳头疼痛不能触衣,并呈周期性反复发生者,称为经行乳房胀痛。

(一)内治

1.肝郁气滞证　经前乳房作胀,或乳头乳房胀痛,胸闷胁胀,嗳气不舒,经血排出不畅或夹小血块;舌质正常,苔薄白,脉弦。

治疗原则:疏肝解郁,理气止痛。

处方:柴胡疏肝散(《景岳全书》)加橘叶、郁金。

柴胡 12g,白芍 12g,枳壳 12g,炒香附 12g,郁金 12g,川芎 10g,陈皮 10g,橘叶 10g,甘草 6g。

胸胁胀痛者加炒川楝 10g,玄胡 10g;乳房胀硬结块者加路路通 15g,炮甲珠(先煎) 15g;经血排出不畅者加当归 10g,牛膝 10g;经血夹小血块,色紫暗者加生蒲黄(布包煎) 15g,五灵脂 8g;口苦口干,尿黄便艰,舌苔薄黄者加牡丹皮 10g,栀子 10g,夏枯草 15g;胃纳不佳,消化不良者加山楂 12g,炒麦芽 15g,炒谷芽 15g。

2.肝肾阴虚证 经行两乳作胀,两目干涩,咽干口燥,手足心热,腰膝酸软;舌红苔少,脉细数。

治疗原则:滋养肝肾,佐以疏肝理气。

处方:一贯煎(《柳州医话》)加女贞子、丝瓜络、白芍。

北沙参 15g,枸杞 15g,女贞子 15g,生地黄 30g,麦冬 12g,白芍 12g,当归 10g,炒川楝 10g,丝瓜络 12g。

两目干涩者加黄精 15g,制首乌 15g,沙苑蒺藜 15g;口燥咽干明显者加玉竹 12g,石斛 12g;乳头胀痛不能触衣者加郁金 10g,路路通 15g;五心烦热者加知母 10g,地骨皮 10g;腰膝酸软者加菟丝子 10g, 杜仲 10g, 怀牛膝 10g; 大便燥结难解者加肉苁蓉 15g, 胡麻仁 15g,生首乌 15g。

(二)成药验方

1.逍遥丸,每次 6g,每日 3 次。

2.逍遥冲剂,每次 10g,每日 3 次。

3.月月舒冲剂,每次 10g,每日 3 次。

(三)外治

1.药物治疗

(1)敷贴法

①乳香、没药、黄柏、大黄各等份,冰片少量。诸药共研细末,鸡蛋清调敷患处,外盖纱布,胶布固定。

功效主治:清热行气止痛。适用于肝郁化热的经行乳痛及乳腺增吐症。

②王不留行 20g,白花蛇舌草 20g,赤芍 21g,土贝母 21g,穿山甲 30g,昆布 30g,木鳖子 18g,莪术 18g,丝瓜络 15g,乳香 10g,没药 10g,血竭 10g,麻油、黄丹适量。

制用法:将前 10 味药入麻油内煎熬至枯,去渣滤净,加入黄丹充分搅匀,熬至滴水成珠,再加入乳香 10g,没药 10g,血竭 10g,搅匀成膏,倒入凉水中浸泡,半月后取出,隔水烊化,摊于布上,用时将药膏烘热,撕开药布贴于肿块或疼痛部位。7 天换药 1 次,3 次为 1 疗程,疗程间隔 3~5 天。

功效主治:活血通络,理气止痛,软坚散结。适用于肝郁气滞,乳络不通的乳房疼痛结块证。

(2)热熨(敷)法

①瓜蒌、连翘、川芎、红花、桑寄生、泽兰、大黄、芒硝、鸡血藤、丝瓜络各等份。

制用法:将上药装入布袋蒸熟后,外浸酒精或烧酒热敷。

功效主治:清热活血,通络止痛。适用于肝郁化热的经行乳房疼痛证。

②香附子 120g,陈酒适量,米醋适量。

制用法:香附子研末,陈酒、米醋酌量以拌湿为度,捣烂后制成饼蒸熟,1 日 1 次,干燥后复蒸,轮流外敷患处,5 日换药再敷。

功效主治:行气活血。适用于乳房疼痛证。

(3)涂搽法:煅蚶子壳粉适量。将煅蚶子壳粉以酒调涂患处。

功效主治:软坚散结止痛。适用于乳腺增生病之乳房疼痛。

2.针灸疗法

(1)毫针疗法

①肝郁气滞证:取内关、膻中、足临泣、太冲。

操作:针刺行泻法,不宜灸。

②肝肾阴虚证:取乳根、肓门、三阴交、太溪、太冲。

操作:针刺行平补平泻法。

(2)耳针疗法

取穴:子宫、卵巢、内分泌、皮质下、肝、肾、乳腺。

操作:每次选穴 3—5 个,用毫针中度刺激,留针 15~20 分钟,每日针 1 次。也可用耳穴埋针或压丸。

(四)其他疗法

1.推拿疗法

①揉拿胸肋部,点按章门、期门、中府、云门等穴 5 分钟。

②顺时针方向摩腹部,按揉气海、天枢、关元各 3 分钟。

2.药膳疗法

(1)肝郁气滞证:芹菜 250g,益母草 30g,佛手片 6g,鸡蛋 1 个。加水煎汤,汤成后加盐和味精少许调味。于经前每天 1 剂,连服 4~5 剂。

(2)肝。肾阴虚证

①小麦 15g,大枣 10 枚,玉竹 10g,粳米 60g。共同煮粥服食。于经前每天 1 剂,连服 4~6 剂。

②沙参 10g,麦冬 10g,枸杞 10g,鸡蛋 1 个。加水共煎,食蛋喝汤。于经前每天 1 剂,连服 4~5 剂。

③枸杞 10g,陈皮 6g,龟板胶 15g,红糖适量。先用前 2 味煎汤取汁,将龟板胶调入烊化,再加红糖溶解后饮服。于经前每天 1 剂,连服 4~5 剂。

Ⅱ.经行头痛

每逢经前或行经之际反复发作头痛为主证者,称为经行头痛。

(一)内治

1.阴虚肝旺证 经前数天头胀头痛,心烦易怒,口燥咽干,午后低热,经色深红,量多或少,质稠;舌红少津,脉细弦。

治疗原则:滋肾养阴,平肝。

处方:杞菊地黄丸(《医级》)合二至丸(《证治准绳》)。

熟地 24g,山药 24g,山萸肉 12g,枸杞 12g,云苓 12g,女贞子 15g,旱莲草 15g,菊花 15g,牡丹皮 10g,泽泻 10g。

头痛眩晕者加天麻 10g,白蒺藜 10g;心烦易怒者加山栀仁 10g,合欢皮 10g;咽干口燥者去泽泻、茯苓,加麦冬 15g,玉竹 10g,乌梅 10g;午后低热者加银柴胡 10g,白薇 10g;月经量少者加制首乌 30g,鸡血藤 30g;月经量多者去泽泻,加乌贼骨 30g,茜草根 12g。

2.肝火上攻证 经前经初头目胀痛,口苦咽干,烦躁易怒,胸胁胀痛;经血色红量多,质稠;舌质红,苔薄黄,脉弦数。

治疗原则:清肝泻火,柔肝熄风。

处方:天麻钩藤饮(《杂病症治新义》)去牛膝、夜交藤,加白芍、夏枯草。

天麻 10g,栀子 10g,黄芩 10g,桑寄生 12g,杜仲 12g,茯神 12g,白芍 15g,夏枯草 15g,益母草 15g,石决明(先煎)30g,钩藤(后下)12g。

头目胀痛甚者加苦丁茶 6g,川芎 12g,白芷 12g;头晕目眩者加刺蒺藜 10g,菊花 15g;口苦咽干喜饮者加天花粉 15g,玄参 12g;烦躁易怒者加龙胆草 6g,合欢皮 10g;胸胁胀痛者加郁金 10g,炒川楝 10g;经量多者加炒地榆 15g,茜草根 12g。

3.痰瘀阻络证 经前及经初头部刺痛或胀痛,经色紫黯夹血块,量少或排出不畅,小腹疼痛胀满;舌质紫黯或有瘀点,苔薄腻,脉弦细涩。

治疗原则:活血祛瘀,涤痰通络。

处方:通窍活血汤(《医林改错》)加白芥子、白芷、天麻、地龙。

川芎 12g,赤芍 12g,桃仁 12g,白芷 12g,天麻 10g,白芥子 10g,地龙 10g,红花 10g,大枣 10g,生姜 10g,大葱 3 根,麝香 0.3g(如无麝香,也可用冰片代替)。

胸闷泛恶或呕吐痰涎者加姜半夏 10g,姜竹茹 10g;头部刺痛明显者加全蝎 3g,蜈蚣 1 条(均研碎吞服);小腹胀痛者加玄胡 10g,炒川楝 10g;经血紫黯,排出不畅者加川牛膝 10g,五灵脂 10g;月经量多者,经期暂去当归、红花,加丹参 15g,益母草 20g,炒蒲黄(包煎)20g。

(二)成药验方

1.太极通天液,每次 10mL,每日 3 次。

2.川芎茶调散,每次 6g,每日 3 次。

3.九味羌活丸,每次 6g,每日 3 次。

4.杞菊地黄丸,每次 6g,每日 3 次。

(三)外治

1.药物治疗

(1)塞鼻法

①细辛 9g,徐长卿 9g,川芎 9g,蜈蚣 6g,山柰 6g,冰片 0.5g。

上药分别研成细末后和匀,用绸布 1 小块包药末少许,双鼻孔左右交替塞用,左侧头痛塞右侧鼻孔,右侧头痛塞左侧鼻孔。每日更换 1~2 次,上药 1 剂用完为 1 疗程。疗程间隔 3~5 日。

功效主治:通络止痛。适用于痰瘀阻络的头痛证。

注意:①避免精神刺激,勿过劳,保证睡眠充足;②忌烟酒、生冷辛辣食物;③复发者再用仍有效。

②细辛 6g,生石膏 6g,天花粉 6g,白芷 6g。上药共为细末,水和成丸如绿豆大小,左边痛塞右鼻孔内,右边痛塞左鼻孔内,见汗即愈。

③川芎 50g,白芷 50g,炙远志 50g,冰片 7g。上药共研细末,以细绸一布 1 小块,包少许药末,塞入鼻孔,右侧头痛塞左鼻,左侧头痛塞右鼻,塞鼻 3~5 分钟后头痛即渐消失。复发时再用仍有效。

功效主治:行气活血,通络止痛。适用于血管神经性头痛。

(2)敷贴法

①荆芥穗 12.5g,穿山甲 7.5g,白芷 12.5g,蝼蛄 7.5g,干蝎 5g,土鳖虫 5g,牙皂 7.5g,冰片 1.5g(后对),僵蚕 5g,薄荷 2.5g。

上药共研细面,蜂蜜调匀,摊于布上备用,用时贴太阳穴上。

功效主治:通络止痛。适用于痰瘀阻络的头痛。

②生乌头、生南星、生白附子各等份。

共研细末,每用 30g,以葱白(连须)7 茎,生姜 15g,切碎捣如泥,入药末和匀,用软布包好蒸熟,包在痛处,其效颇速,痛可缓解。

功效主治:豁痰熄风。适用于偏头痛久治无效者。

注意:本方毒性剧烈,仅供外用,切勿入口。

③青黛、黄连、决明子、黄芩、桑叶、当归、红花、生地、防风、苏叶、贝母各等份。

制用法:上药小磨油熬,黄丹 7/10、朱砂 1/10,用青黛收。临用掺黄菊花末,左侧痛贴右太阳穴,右侧痛贴左太阳穴,全头痛双侧贴。

功效主治:清热平肝,疏风止痛。适用于肝火上攻的头痛。

(3)熏蒸法:川芎 15g,晚蚕沙 30g,僵蚕 20~30g,香白芷 15g。

制用法:将上药共入砂锅内,加水 5 碗,煎至 3 碗,用厚纸将砂锅口糊封,并视疼痛部位大小,在盖纸中心开 1 孔,令患者将疼痛部位对准纸孔,满头痛者,头部对准砂锅口(两目紧闭或用手巾包之),上面覆盖 1 块大方手巾罩住头部,以热药气熏蒸。每日 1 剂,每剂 2 次,每次熏 10~15 分钟,7 日为 1 疗程。

功效主治:利气和血,化湿平肝。适用于气滞湿阻的头痛。

2.针灸疗法

(1)毫针疗法

①阴虚肝旺证:取足三里、三阴交、百会、上星、太冲。

操作:针刺用平补平泻法,酌情用灸法。

②肝火上攻证:取百会、风池、三阴交、阳辅、太冲。

操作:针刺用泻法。

③痰瘀阻络证:取风池、合谷、三阴交、太阳、丰隆。

操作:毫针中等强度刺激,采用泻法。

以上三证随证配穴:前额痛配印堂、攒竹;偏头痛配外关、足临泣、悬颅;枕部痛配天柱、风池、后溪;头顶痛配太冲、内关。

(2)耳针疗法

取穴:额、枕、皮质下、神门、子宫、肝、脾、肾。

操作:每次选穴 3~5 个,毫针中等强度刺激,留针 15~30 分钟,每日 1 次。也可采用耳穴埋针或压丸法。

(3)灸疗法:主要用于阴血亏虚、肝阳上亢或痰浊上泛、瘀血阻络的经行头痛。

取穴:百会、太阳、头维、列缺、合谷、上星。

阴血亏虚配三阴交、血海、膈俞;肝阳上亢配太冲、阳辅、太溪;痰浊重者配中脘、丰隆、足三里;瘀血重者配行间、血海、三阴交。

操作:

①艾炷灸:头部穴位可用小艾炷灸,每穴灸 3~5 壮,余穴用艾条灸 5~10 分钟。每日 1~2 次。

②隔物灸:附片、艾叶、姜片等可随症选用,每穴灸 5~10 壮,每日 1 次。

③艾条灸:每穴用艾条悬灸 5~10 分钟。

(四)其他疗法

1.推拿疗法

(1)常规按摩法

①揉拿颈项部的风池、风府、天柱及两侧膀胱经;按风池、天柱。

②在头面部由印堂推揉至头维、太阳;按印堂、鱼腰、太阳、百会;拿风池。

辨证加减:

①阴虚肝旺证加推桥弓,自上而下 20 次;按揉两侧太冲、行间;擦涌泉。

②肝火上攻证加点按肝俞、胆俞、三焦俞。

③痰瘀阻络证加按揉太阳、攒竹及前额;点按中脘、天枢。

(2)耳穴按摩法

取穴:神门、脑点、皮质下、肝、神经点、巅顶等穴。

操作:每日以手指按压 10 次,每次 1 分钟。

2.药膳疗法

(1)阴虚肝旺证

①川芎 3g,上好茶叶 3g。加水煎汤,每日 2~3 次饮服。

②猪脑花 1 付,天麻 10g,石决明 15g。同放砂锅内,加水适量,以文火炖煮 1 小时成稠厚羹汤,捞出药渣食汤。每日 1 剂,分 2~3 次服完,可常服。

(2)肝火上攻证

①炒决明子 10g，白菊花 10g，粳米 100g，冰糖适量。

先将前 2 味加水 200mL，煎至 100mL，去渣留汁，入粳米再加水 400mL，冰糖适量，煮成稀粥。每天 1 剂，分 2 次温服，5~7 天为 1 疗程。

②瘦猪肉 50g，夏枯草 24g。同煮汤服食，每天 1 剂，连服 3~5 天。

（3）痰瘀阻络证

①法夏 9g，川芎 9g，炒扁豆 15g，瘦猪肉 60g。前 3 味煎汤取汁，入瘦猪肉煮熟，调味食肉喝汤。每天 1 剂，连服 4~5 天。

②薏苡仁 30g，茯苓 20g，川芎 10g，白芷 10g，陈皮 10g。后 4 味煎汤去渣，入薏苡仁煮粥服食，每天 1 剂，连服数天。

Ⅲ.经行眩晕

正值经期或行经前后出现头晕目眩，如坐舟车状，每随月经周期性发作者，称经行眩晕。

（一）内治

1.营血不足证　经行前后头晕目眩，心悸少寐，面色萎黄或㿠白，月经量少，色淡红，质稀薄；舌质淡，苔薄白，脉细弱。

治疗原则：补血养营，补益心脾。

处方：归脾汤（《校注妇人良方》）加枸杞、桑寄生。

人参 6g，炙黄芪 30g，当归 12g，龙眼肉 12g，茯神 12g，炒白术 12g，炒枣仁 12g，桑寄生 12g，枸杞 15g，广木香 6g，炙甘草 6g，炙远志 5g，红枣 15g，生姜 5 片。

心悸怔忡者加柏子仁 10g，丹参 15g，朱砂 0.3g；纳差食少者加陈皮 10g，砂仁（后下）6g；月经量少稀薄者加制首乌 15g，桑葚子 15g，阿胶（烊化冲服）12g；大便秘结难解者加柏子仁 12g，胡麻仁 12g。

2.阴虚阳亢证　经行之际头目眩晕，烦躁易怒，口干咽燥，潮热面红，经色鲜红；舌红苔黄，脉细弦。

治疗原则：滋肾养阴，平肝潜阳。

处方：建瓴汤（《医学衷中参西录》）加钩藤、女贞子、枸杞子。

生地黄 15g，白芍 15g，怀山药 15g，枸杞 15g，女贞子 15g，柏子仁 10g，牛膝 10g，代赭石 30g，生龙骨 30g，生牡蛎（均先煎）30g，钩藤（后下）12g。

头晕耳鸣加山萸肉 10g，五味子 10g；咽干口燥者加麦冬 12g，玄参 12g；五心烦热者加地骨皮 10g，白薇 10g；腰膝酸软者加菟丝子 15g，黄精 15g；月经量多者加旱莲草 15g，龟板（先煎）12g；月经量少者加制首乌 15g，黄精 15g。

3.脾虚痰湿证　经行前后头晕目眩，胸闷泛恶，身倦困重，神疲嗜睡，纳差食少或嗜食香辣，带下色白质黏，绵绵不断；舌淡苔白腻，脉濡滑。

治疗原则：健脾和中，化痰除湿。

方药：半夏白术天麻汤（《医学心悟》）加蔓荆子、刺蒺藜、车前子。

法半夏 10g,云茯苓 10g,橘红 10g,天麻(后下)10g,刺藜 10g,蔓荆子 10g,白术 12g,车前子 12g,生姜 5g,大枣 12g,甘草 6g。

胸闷泛恶欲呕者加竹茹 12g,代赭石 15g;纳差食少者加神曲 10g,砂仁(后下)6g;带下色白质稀量多者加山药 30g,芡实 15g,白果 10g;月经延后量少者加鸡血藤 15g,当归 12g,牛膝 12g。

(二)成药验方

1.杞菊地黄丸,每次 6g,每日 3 次。

2.人参归脾丸,每次 6g,每日 3 次。

3.益气维血颗粒,每次 10g,每日 3 次。

4.普瑞八珍颗粒,每次 10g,每日 3 次。

5.阿胶补血膏,每次 20g,早晚各 1 次。

(三)外治

1.药物治疗(贴敷法)

①白芥子 30g,胆南星 15g,白矾 15g,川芎 10g,郁金 10g,姜汁适量。

将前 5 味药研末,用生姜汁调和如膏状,把药膏贴在患者的脐孔上,外以纱布覆盖,胶布固定,每日换药 1 次,15 天为 1 疗程。通常 5~7 天可奏效,连用 1~2 个月可防止复发。

功效主治:涤痰蠲饮。适用于痰浊内蕴之证。

②吴茱萸(胆汁拌制)100g,龙胆草 50g,土硫黄 20g,朱砂 15g,明矾 30g,小蓟根、叶适量。

先将前 5 味药粉碎为末,过筛,加入小蓟根、叶调和成糊,敷于神阙及双侧涌泉穴,每穴 10~15g,上盖纱布,胶布固定。2 日换药 1 次,1 个月为 1 疗程。一般 7~10 天见效,2~3 个疗程可愈。

功效主治:同上。

2.针灸疗法

(1)毫针疗法

①营血不足证:取心俞、脾俞、足三里、三阴交、百会。

操作:针刺行补法,并用灸法;百会只灸不针。

②阴虚阳亢证:取肝俞、肾俞、三阴交、太溪、阳陵泉。

操作:针刺肝俞、肾俞行补法,余穴施行平补平泻法。酌情用灸。

③脾虚痰湿证:取足三里、中脘、丰隆、脾俞、风池。

操作:针刺行补法,并用灸法。

(2)耳针疗法

取穴:额、心、交感、神门、肾、内分泌。

操作:每次选穴 2~4 个,毫针中强度刺激,间歇运针,留针 15~20 分钟。每天 1 次,5~7 次为 1 疗程。也可用耳穴皮内针埋藏法,埋针 1~3 天。或用耳穴压丸法。

(3)温针疗法

取穴:百会、内关、足三里、行间、太溪、三阴交。

配穴：脾俞、肝俞、肾俞、翳风、丰隆、中脘、关元。

操作：每次选穴 2~4 个，针刺得气后，将毫针留在适当深度，取 2cm 长艾卷 1 节或艾绒适当大小一团，套在针柄上，从下端点燃，直至艾条烧完为止，待针柄冷却后出针。每天 1 次，5 次为 1 疗程。

（4）头皮针疗法

取穴：双侧晕听区。

操作：用 8~10cm 长毫针，依晕听区方向沿皮下缓慢捻转进针，达到一定深度后快速捻转，达每分针 200 次以上。捻转幅度要大（向前捻 2~3 转，向后捻 2~3 转）。出现针感后，再持续捻转 3~4 分钟，留针 5~10 分钟。如此反复 3 次，即可起针。每天 1 次，5~10 次为 1 疗程。

注意：进针时只能捻转，不能提插。每分钟捻转次数若少于 200 次，则疗效较差；反之，刺激量大，感应强则疗效好。

（5）灸疗法

取穴：同温针疗法。

配穴：营血不足证配关元、脾俞、神门；阴虚阳亢证配肾俞、肝俞、风池；脾虚痰湿证配脾俞、中脘、丰隆。

操作：

①温和灸：每次选穴 2~4 个，每穴灸 10~20 分钟。每日或隔日灸 1 次，7~10 次为 1 疗程。

②隔姜灸：每次选穴 2~4 个，每穴灸 5~7 壮，艾炷如黄豆大，每日灸 1 次，5~7 次为 1 疗程。本法适用于营血不足证和脾虚痰湿证。

③隔附子灸：方法同②。

④白芥子敷灸：每次取穴 1~2 个，用醋调白芥子末糊如蚕豆大敷穴上，胶布固定，敷灸 1~3 小时，感觉局部灼痛时除去，隔日 1 次。

（四）其他疗法

1.推拿疗法

（1）常规按摩法

①营血不足证：点按脾俞、胃俞、足三里、心俞；提拿足三阳经。

②阴虚阳亢证：点按肝俞、肾俞、风池、风府、内关、大陵；提拿肩井、足三阳经。

③脾虚痰湿证：按运肺俞、厥阴俞、脾俞、大肠俞；掐尺泽、支沟、内关、丰隆、昆仑、列缺。

（2）因高血压引起的经行眩晕，可采用以下操作手法降低血压。

①拿后颈项部。

②推角孙穴：自前向后推角孙穴，每侧各 10 次。

③摩腹：以掌摩法摩腹，令腹内发热为度。

④揉四肢：以各种手法揉捏四肢肌群。

⑤点肢体穴位：如合谷、足三里等穴。

⑥倒捏脊:自上而下捏脊,长期坚持。

⑦擦涌泉:每晚入睡前,自行用手掌擦双侧涌泉穴各 300 次。

2.药膳疗法

①桑葚子 30g,枸杞子 15g。共煎水服,每日 1 剂,每剂煎 2 次,上、下午各服 1 次。可辅治营血不足的经行眩晕病。

②鹿茸 30g,龙眼肉 500g,黄芪 150g。先将鹿茸用米酒浸后烘干,后 2 药以慢火焙干,共同研细,炼蜜为丸如梧桐子大。每次服 10g,温开水送服,每日 2 次,上、下午各服 1 次。可辅治气血虚弱的眩晕。

③熟地黄片 30g,陈皮末少许,南粳米 50g。先将前 2 味加水 500mL 文火先煎,见药汁成棕黄色时放入淘净粳米共煮成稀粥。每晨空腹趁热服食 1 剂,连服 10 天为 1 疗程。

④清半夏 10g,生姜 10g,茯苓 10g。将生姜打烂,与另二药共放砂罐内,加水 500mL,煎取 300mL,每日早晚分 2 次服完,连服 4~5 天,可辅治痰浊中阻之眩晕。

Ⅳ.经行失眠

每逢经前或经期反复出现失眠多梦,难以入睡,经净以后睡眠正常者,称为经行失眠。

(一)内治

1.心脾两虚证 经前或行经之时难以成寐,心悸健忘,或多梦易醒,月经量多或少,色淡质薄,面色少华,神疲倦怠;舌质淡,苔薄,脉虚细。

治疗原则:健脾益气,养心安神。

处方:归脾汤(《校注妇人良方》)。

党参 24g,黄芪 24g,白术 12g,茯神 12g,酸枣仁 12g,龙眼肉 12g,广木香 6g,生姜 6g,炙甘草 6g,当归 10g,红枣 15g,炙远志 5g。

夜梦易惊者加龙齿 15g,磁石(先煎)30g;心悸者加柏子仁 10g,丹参 15g;舌苔厚腻,脘痞胸闷者加法夏 12g,厚朴 10g;月经量多者加仙鹤草 30g,乌贼骨 30g,阿胶(烊化冲服)10g;月经过少者加制首乌 15g,桑葚子 15g,枸杞子 15g。

2.心肝火旺证 经前或经行之际难以成寐,头晕头胀,心烦易怒,口苦咽干,月经量多,色鲜红;舌质红,苔黄而干,脉细弦。

治疗原则:清肝泻火,宁心安神。

处方:泻肝安神丸(《实用中医学》)去牡蛎、珍珠母、当归。

龙胆草 6g,甘草 6g,炙远志 6g,栀子 10g,黄芩 10g,泽泻 10g,车前子 10g,白蒺藜 12g,炒枣仁 12g,柏子仁 12g,麦冬 15g,生地 15g,朱茯神 15g,石决明 30g,龙骨 30g(二味先煎)。以上为汤剂用量。

头晕目眩者加冬桑叶 12g,枸杞 12g;头胀痛者加蔓荆子 12g;月经过多者加旱莲草 15g,炒地榆 15g。

3.心肾不交证 经前或行经之时难以入睡,心悸,心烦,躁扰不宁,头晕耳鸣,腰膝酸软,月经量多,色红;舌质红,苔薄少,脉细数。

治疗原则:滋阴宁神,交通心神。

处方:心肾交泰丸(《名医类案按》)。

黄连 6g,炙远志 6g,甘草各 6g,肉桂(后下)3g,沙参 15g,麦冬 15g,生地黄各 15g,白芍 10g,当归 10g,茯神 12g。以上为汤剂用量。

心悸怔忡者加柏子仁 12g,朱砂 0.3g;心烦不安,睡中盗汗者加酸枣仁 12g,山萸肉 12g;头晕耳鸣者加枸杞 15g,潼蒺藜 15g;腰脊酸软者加怀牛膝 15g,菟丝子 15g,女贞子 20g;月经先期量多者加女贞子 15g,旱莲草 15g,仙鹤草 15g。

(二)成药验方

1.枕中健脑液,每次 10mL,每日 3 次。

2.人参归脾丸,每次 6g,每日 3 次。

3.阿胶补血膏,每次 20g,早晚各 1 次。

(三)外治

1.药物治疗

(1)贴敷法

①珍珠层粉、丹参粉、硫黄粉、冰片等量混匀。取上药适量,纳入脐窝使与脐平,胶布固定即可。5~7 天换敷 1 次。

功效主治:宁心安神。主治失眠。

②吴茱萸 9g,米醋适量。吴茱萸研成细末,米醋调成糊状,敷于两足涌泉穴,盖以纱布,胶布固定。1 日 1 次。

功效主治:心肾不交之不寐。

(2)药枕法:菊花 100g,川芎 400g,牡丹皮 200g,白芷 200g。用洁净布缝制一枕头,装入上述中药。睡眠时以此枕头。

功效主治:祛风活血。主治失眠。

2.针灸疗法

(1)毫针疗法

①心脾两虚证

取穴:心俞、脾俞、足三里、三阴交、神门。

配穴:百会、中脘、隐白。

操作:针刺行补法,留针 30 分钟,可加灸。

②心肝火旺证

取穴:心俞、肝俞、太冲、内关、神门。

配穴:行间、大陵、阳陵泉。

操作:心俞、肝俞行补法针刺,余穴行泻法,不宜灸。

③心肾不交证

取穴:心俞、肾俞、太溪、神门、三阴交。

配穴:复溜、安眠穴。

操作:针刺行补法,酌情施灸。

(2)皮肤针疗法

取穴及部位:

①心脾两虚证取胸椎 5~12 两侧、腰骶部、小腿内侧、足三里、中脘、内关、神门。

②心肝火旺证取颈部、胸椎 5~10 两侧,骶部、头部、风池、三阴交、大椎。

③心肾不交证取腰骶部、胸椎 5~10 两侧、颈部、大椎、百会、神门、三阴交。

操作:在穴位表面 0.5~1.5cm 直径范围内均匀叩打 20~50 下;脊椎两侧由上而下各叩打 3 行;第 1 行距脊柱 1cm,第 2 行距脊椎 2cm,第 3 行距脊椎 3~4cm;头部呈网状形叩打若干行;上腹部自上而下叩打 8~9 行,横刺 4~5 行,剑突下密刺数针;腹股沟从外向内下方叩打 2~3 行,小腿内侧叩打 3~4 行。隔日 1 次,7 次为 1 疗程。

(3)艾灸疗法

取穴:各证型取穴参照"(1)毫针疗法"。

操作:

①温和灸:每次选穴 2~4 个,于临睡前用艾条悬灸每穴 5~15 分钟。每天 1 次,7~10 次为 1 疗程。

②隔姜灸:每次选穴 3~5 个,以薄姜片贴穴位上,以黄豆粒大艾炷置姜片上点燃,每穴灸 5~7 壮。每日或隔日灸 1 次,7 次为 1 疗程。心肝火旺证不宜用此法。

③温针灸:每次选穴 2~4 个,针刺得气后以艾绒一团缠于针柄上点燃,使热力沿针体透入腧穴。每穴可灸 2~3 壮,每日或隔日 1 次,7 次为 1 疗程。心肝火旺证不宜用此法。

(四)其他疗法

1.推拿疗法

①推、揉印堂至神庭、睛明、攒竹、太阳;按鱼腰、角孙;配合按、拿风池、肩井。

②取仰卧位,顺时针方向摩腹,配合按揉中脘、气海、关元。

③一指禅推揉法:从印堂至百会往返 5~6 次;从印堂经眉毛至太阳,往返 5~6 次;从印堂经迎香至耳门,往返 3~4 次;最后按压风池。

辨证加减:

①心脾两虚证加按揉心俞、脾俞,推中脘、天枢、足三里,横擦左背及直擦背部督脉。

②心肝火旺证加点太冲,推角孙,揉膻中,分腹阴阳。

③心肾不交证加推桥弓穴,揉肾俞、命门,擦八髎,点气海、关元;并于每日晚间临睡前洗足后,自行擦两足心涌泉穴各 300 次。

2.药膳疗法

(1)心脾两虚证

①龙眼肉 500g,白糖 50g。将龙眼肉放碗内加白糖,反复蒸晾 3 次,使色泽变黑,再拌少许白糖,装瓶备用。每次服 4~5 粒,每天 2 次,连服 7~8 天。

②酸枣仁 50g,粳米 100g。将酸枣仁捣碎,浓煎取汁;再将淘净粳米煮粥,半熟时加入酸枣仁汁同煮,粥成趁热服食,淡食或加糖食用均可,可常服。

③桂圆肉 10,紫灵芝 15g。共煎水服,每日 1 剂,每剂煎 2 次,早晚各服 1 次。

④桑葚子 20g,酸枣仁 10g。2 味共煎水服,每日 1 剂,煎 2 次,早晚各服 1 次。

（2）心肝火旺证

①莲子心 2g，生甘草 3g。开水冲泡代茶饮，每日数次。

②沙参 15g，玉竹 15g，粳米 60g。前 2 味用布包好，同粳米入锅加水熬，粥成去药。每天服食 1 次，连服数天。

③黑豆 15g，小麦（去壳）15g，合欢花 30g。加水同煎，至黑豆煮烂即可去渣取汁。每晚临睡前服，每天 1 剂，连服数天。

④鲜黄花菜（又名金针菜）50g（干品减半），冰糖 15g。先将黄花菜加适量水煮 30 分钟，去渣，加入冰糖再煮 2 分钟至冰糖全部溶化。临睡前 1 小时饮服，每天 1 剂，7 天为 1 疗程。

（3）心肾不交证

①五味子 250g，蜂蜜适量。将五味子洗净浸半日，煮烂滤去渣，浓缩，加蜂蜜适量和匀成膏，贮瓶备用。每次服 20mL，每日 2~3 次。

附注：此方除具有安神作用外，尚可用于急、慢性肝炎谷丙转氨酶升高患者服食。

②黄连 5g，生白芍 10g，阿胶 10g，鲜鸡蛋 2 个。将前 2 味加水煎至 100mL，去渣，对入烊化阿胶汁，候温；取新鲜鸡蛋 2 个，去蛋清留蛋黄，加入药汁内搅拌，炖熟服。每晚临睡前服 1 次。

③核桃仁 10g，黑芝麻 10g，桑叶 60g。将上 3 味共捣成泥状，加白糖少许，临睡前服食。

④枸杞子 30g，大枣 15g，鸡蛋 2 个。同放砂锅内加水适量同煮，蛋熟后去壳再煮片刻即成。吃蛋喝汤，每日 1 剂，连服数天。

V.经行浮肿

每逢经前或正值经期出现头面部或肢体浮肿者，称为经行浮肿。

（一）内治

1.脾肾阳虚证 每遇经行四肢面目浮肿，畏寒肢冷，脘闷腹胀，纳差便溏，腰膝酸冷，夜尿频多，月经延后，色淡质稀；平素带下清稀；舌质淡，苔白润，脉沉迟。

治疗原则：温肾助阳，健脾行水。

处方：真武汤（《伤寒论》）合五苓散（《伤寒论》）加巴戟天。

制附片（先煎 1 小时）15g，茯苓 15g，白芍 10g，桂枝 10g，猪苓 10g，泽泻 10g，巴戟天 10g，白术 12g，生姜 12g。

脘闷腹胀者加厚朴 10g，陈皮 10g；纳差便溏者加砂仁（后下）6g，山药 15g，补骨脂 12g；腰膝酸冷者加仙茅 12g，杜仲 12g；夜尿频多者加益智仁 12g，覆盆子 12g；月经色淡质稀者加当归 12g，枸杞 12g；带下清稀者加菟丝子 15g，鹿茸 6g（或鹿角片 12g）。

2.气滞血瘀证 经前及经期肢体肿胀，胸胁闷胀，小腹疼痛不喜揉按，经血排出不畅，色紫黯，质稠黏或夹有血块；舌质黯或边尖有瘀点，苔薄白，脉涩。

治疗原则：养血活血，理气化湿。

处方:八物汤(《济阴纲目》)加益母草、泽兰。

当归 10g,川芎 10g,炒川楝 10g,玄胡 10g,槟榔 10g,广木香 10g,熟地 15g,赤芍药 15g,益母草 15g,泽兰 12g。

胸胁胀痛者加香附 10g,郁金 10g;小腹疼痛拒按者加小茴香 10g,五灵脂 10g;月经排出不畅,血色紫黯者加川牛膝 12g,刘寄奴 12g;经血稠黏夹块者加蒲黄 15g,鸡血藤 30g。

(二)成药验方

1.金匮。肾气丸,每次 6g,每日 3 次。

2.十全大补丸,每次 6g,每日 3 次。

(三)外治

1.药物治疗

(1)敷贴法:蓖麻仁 70 粒,石蒜 1 个。将上 2 味药共捣烂,敷于两足涌泉穴,外盖纱布,胶布固定,约 8 小时后取掉。每日 1 次,1 周为 1 疗程。

注意:敷贴上药物后,最好勿走动,以免药物移位。

(2)浸浴法

①赤小豆 750g。加水 1000mL,文火煎煮,待赤小豆熟透后,滤出药液,温度适中后浸泡足、膝。

②麻黄、羌活、苍术、柴胡、紫苏梗、荆芥、防风、牛蒡子、忍冬藤、柳枝、葱白各适量。

加水煎煮上述药物,药液煎成后滤出,待其温度降至 40℃时沐浴,汗出即可。每日 1 次。

主治:水肿,风邪袭表。

注意:沐浴时注意保暖,勿令感冒。

2.针灸疗法

(1)毫针疗法

①脾肾阳虚证:取脾俞、肾俞、足三里、水分、复溜。

配穴:面部浮肿配水沟;足跗部浮肿配足临泣、商丘。

操作:针刺行补法,针后并用灸法。

②气滞血瘀证:取地机、合谷、三阴交、血海、水分。

配穴:同脾肾阳虚证。

操作:针刺行泻法,也可加灸法。

(2)灸疗法

取穴:水道、水分、三焦俞、膀胱俞、足三里、三阴交。

配穴:脾肾阳虚证配脾俞、肾俞;气滞血瘀证配气海、血海。

操作:

①艾条灸:每穴灸 10~15 分钟,每日灸 1 次,10 次为 1 疗程。

②艾炷灸:每穴施灸 3~5 壮,每日 1 次,10 次为 1 疗程。

③温针灸:针刺得气后,以艾绒一团缠于针柄,用火点燃,留针 20~30 分钟。每次选穴 3~5 个,每日针灸 1 次,10 次为 1 疗程。

④灯火灸:每次选穴 3~5 个,用灯芯草蘸麻油点燃后快速按在穴位上进行灼灸。每日 1 次,每穴灸 1 壮,10 次为 1 疗程。

（四）其他疗法

1.推拿疗法

①点按脾俞、胃俞、肾俞、三焦俞、小肠俞。

②推运脘腹,点按关元、气海、三阴交、水道、中极。

③提拿足三阳经,点按足三里。

2.药膳疗法

①党参 30g,芡实 20g,猪肾 1 个,食盐、白酒适量。将猪肾剖开,用盐和白酒搓洗去尿味,与前 2 味共煮汤,不放盐或低盐服食。每天 1 剂,经前连服 7 天。

②鲜生姜 12g,桂枝 6g,大枣 10g,粳米 90g。将生姜洗净切碎,同桂枝、大枣、粳米共煮粥食。每日 1 剂,分早晚 2 次服完。经前连服 1 周。

③鲤鱼或鲫鱼 1 条(重约 100g),赤小豆 25g,薏苡仁 15g,茯苓皮 15g。将鱼去内脏洗净,同诸药加水煮 1 小时,食鱼喝汤。或在鱼腹内放入茶叶 10g,文火煮 1 小时,吃鱼喝汤。每日 1 剂,经前连服 7 天。

④鲤鱼 1 条,黄豆 50g,冬瓜 250g,葱白适量,食盐少许。将鱼去鳞及内脏,同黄豆、冬瓜一起煮汤,加葱、盐调味服食。每天 1 剂,经前 1 周起每天中午服食。

Ⅵ.经行泄泻

每于经前或行经之时即腹泻溏便,次数增多,经净自止,并伴随月经反复发作者,称为经行泄泻。

（一）内治

1.脾失健运证　经前出现大便溏泻,脘闷腹胀,纳差神疲,或兼见肢体浮肿,月经色淡质薄;舌质淡红,苔白腻,脉濡缓。

治疗原则:健脾益气,升阳除湿。

处方:参苓白术散(《和剂局方》)。

人参 6g(或党参 24g),山药 15g,扁豆 15g,莲米 15g,薏苡仁 15g,炒白术 12g,茯苓 12g,桔梗 10g,砂仁(后下)6g,炙甘草各 6g。以上为汤剂用量。

泻时腹痛者加白芍 12g,陈皮 10g,防风 10g;脘腹胀满者加厚朴 10g,广木香 6g;肢体面目浮肿者加桂枝 10g,泽泻 10g;月经色淡质薄者加当归 12g,鸡血藤 30g,桂圆肉 15g;月经量多者加黄芪 18g,炮姜炭 10g。

2.脾肾两虚证　经行前后大便溏泄,一日数次,或黎明泄泻,肢冷畏寒,腰膝酸冷,月经延后量少,经血黯淡质薄;舌淡胖嫩,苔白,脉沉迟。

治疗原则:温肾培脾,涩肠止泻。

处方:健固汤(《傅青主女科》)合四神丸(《内科摘要》)。

党参 15g,薏苡仁 15g,白术 12g,茯苓 12g,巴戟天 12g,补骨脂 10g,肉豆蔻(煨去油)

6g,五味子 6g,吴茱萸 3g。

形寒肢冷,腰膝酸冷者加制附片(先煎)15g,肉桂 5g(后下);肢体肿胀者加桂枝 10g、泽泻 10g、生姜皮 6g;大便呈水样,次数多者加石榴皮 10g,乌梅肉 10g;月经延后量少者加菟丝子 15g,淫羊藿 15g,鹿角胶(烊化冲服)12g;月经量多者加赤石脂(包煎)30g,山萸肉 12g,炒续断 24g。

(二)成药验方

1.香砂六君子丸,每次 6g,每日 3 次。

2.健脾消食片,每次 6 片,每日 3 次。

(三)外治

1.药物治疗

⑴贴敷法

取穴:神阙、天枢、气海、大肠俞、足三里。

操作:取消炎解痛膏 1 张,剪成 1.5cm×1.5cm 大若干块(贴神阙穴的可大些)。将所选穴位皮肤用酒精洗净擦干后贴上药膏,保留 2 天后取掉。5 次为 1 疗程。

⑵贴脐法

①艾绒少许,十滴水适量。

操作:取艾绒少许,放入金属小盆内,用酒精灯温火加热,再加适量十滴水,搅拌均匀,继续加温。经过 1~2 分钟后用手取出艾绒,挤压至不滴水、不烫手时,放在患者的神阙穴上,再用胶布压盖固定。24 小时后取下。一般每日 1 次,连续使用 3~4 次为 1 疗程。

②胡椒 9g,麝香暖脐膏 1 张。

用法:胡椒研粉末(风干或上热锅烘干后研),过筛。药末填满肚脐为度,或用鲜生姜调成汁膏状,外敷麝香暖脐膏。

主治:寒湿性腹泻。

③肉豆蔻 90g,川木通 200g,泽泻 100g,猪苓 100g,苍术 100g,良姜 100g,川朴 100g,肉桂 100g。

用法:上药以香油 2 500g,炸枯去渣,章丹收膏后贴脐。

功效主治:温阳除湿止泻。适用于阳虚型经行泄泻。

④当归 200g,大茴香 200g,小茴香 200g,白芷 200g,肉桂 100g,乳香 100g,没药 100g,木香 100g,沉香 100g,母丁香 100g,麝香 15g。

用法:上药共研细末。香油 7500g 加黄丹 3200g 收成膏。膏药基质每 500g 对研成细料粉末 25g。用时火化并贴脐上。

主治:腹泻脐腹冷痛,泄泻久痢。

⑶灌肠法

处方:明矾 15g,苍术 15g,苦参 15g,槐花 15g,大黄 10g。

用法:上药水煎成 250mL,温度 37℃。取其药液 100~125mL,保留灌肠,膝胸卧位,静卧半小时。早晚各 1 次,7~10 日为 1 疗程。一般 2~3 疗程即可收效,疗程间隔 3 天。

功效主治:清热燥湿止泻。适用于盆腔炎引起的经行泄泻。

2.针灸疗法

(1)毫针疗法

①脾失健运证:取脾俞、足三里、中脘、三阴交、大肠俞、天枢。

配穴:气海、章门、太白。

操作:针刺行补法,针后加灸。

②脾。肾两虚证:取脾俞。肾俞、命门、关元、太溪。

配穴:天枢、足三里。

操作:针刺行补法,针后加灸。

(2)耳针疗法

取穴:脾、肾、大肠、胃、交感、子宫。

配穴:肝、神门、内分泌、皮质下。

操作:以上主、配穴交替使用,每次选穴 3~4 个,毫针中度刺激,留针 15~30 分钟。每日 1 次,连用 7 次为 1 疗程。也可采用耳穴埋针或压丸法。

(3)皮肤针疗法

取穴及部位:内关、足三里、关元、天枢;胸部、腰背部、下腹部、小腿内侧。

操作:重点叩打胸椎 8 至腰部、下腹部、足三里、阳性物处。手法宜用中度刺激。

(4)灸疗法

取穴:中脘、天枢、足三里。

配穴:脾失健运证配脾俞、关元俞;脾肾两虚证配肾俞、命门。

操作:

①艾条温和灸:每次选穴 3~5 个,每穴灸 10~20 分钟,每日灸 1 次,5~7 次为 1 疗程。

②隔姜灸:每次选穴 2~5 个,每穴用枣核大艾炷灸 3~7 壮,每日或隔日灸 1 次,5~7 次为 1 疗程。脾肾两虚证还可用胡椒饼或附子饼代替姜片隔灸。

③暖脐膏敷灸

暖脐膏制法:取硫黄 30g,枯矾 30g,朱砂 15g,母丁香 10g,麝香 0.5g,独头蒜 3 枚;芝麻油 250mL,生姜 200g,炒黄丹 120g。将前 6 味药混合捣融如膏,制成丸药如黄豆大。另将麻油入锅煎热,放入生姜炸枯,去姜渣,熬油至滴水成珠时,徐徐投入黄丹,收膏备用。

操作:取上述药丸 1 粒,放于摊好的膏药中央,敷贴于神阙、脾俞、大肠俞等穴位上,每 3 日换药 1 次。

(四)其他疗法

1.推拿疗法

①一指禅推法:患者取仰卧位,按揉中脘穴 5 分钟,再缓慢向下推至气海、关元,往返 5~6 遍,再揉摩天枢、气海、关元;然后逆时针方向缓摩小腹部 5 分钟。

②滚法:病人俯卧位,沿脊柱两旁从上向下滚揉膀胱经,再点按脾俞、胃俞、肾俞、大肠俞、长强穴各 1 分钟。

③点按法:患者取仰卧位,应用以下两种手法。一为调气法,医者用两指点按神阙,并向下推 1.5cm;然后两拇指分开,点按两侧肓俞、气海,由浅入深;随即两拇指分开,点按两

侧天枢,深点后两拇指分推肋弓 5~7 次,再点两侧期门、章门及中脘、阴都、建里;并由此向下推 1.5cm。

④按揉足三里、上巨虚各 1 分钟。

2.药膳疗法

(1)脾失健运证

①薏苡仁粉 30g,陈仓米 50g。2 味同入砂锅内,加水适量,煮成稀粥。每日早晚各服 1 剂,7 天为 1 疗程。

②莲米粉 30g,糯米 60g,红糖适量。同入砂锅内加水煮成稀粥。每日早晚空腹温服,可常服。

③生黄芪 30g,粳米 100g,红糖适量,陈皮末 3g。先将黄芪浓煎取汁,加入粳米、红糖与之同煮,粥成后加入陈皮末,稍煮即可。每日早晚空腹温服,经前连服 1 周。

(2)脾肾两虚证

①益智仁 5g,糯米 50g,食盐少许。先将益智仁研为细末,另以糯米加水适量熬成稀粥,然后调入益智仁末,加食盐少许,稍煮片刻即成。经前 1 周起每日早晚温服。

②栗子粉 30g,糯米 50g,食盐少许。以上 3 味同入砂锅内,加水 600mL,文火熬粥,经前 1 周起每日早晚温服各 1 次。

Ⅶ.经行发热

每遇经前或正值行经期间出现全身低热,或五心烦热,或乍寒乍热,经后自退,呈周期性反复发生者,称为经行发热。

(一)内治

1.阳盛血热证 经前或经期全身发热,唇红面赤,口干喜饮,尿黄便结,月经量多,色鲜红;舌质红,苔薄黄,脉数有力。

治疗原则:清热凉血,调经。

处方:加味地骨皮饮(《医宗金鉴》)加炒山栀、黄芩。

生地 15g,白芍 15g,当归 6g,川芎 6g,地骨皮 12g,牡丹皮 12g,胡黄连 10g,黄芩 10g,炒山栀 10g。

月经量多者加炒地榆 15g,侧柏炭 15g,茜草根 12g;口渴喜饮,舌红少津者加天花粉 6g,麦冬 15g;小便黄少者加芦根 15g,萹蓄 15g,瞿麦 15g;大便秘结者加火麻仁 12g,郁李仁 12g;小腹胀痛拒按者加炒川楝 12g,红藤 15g,败酱草 15g。

2.阴虚血热证 经前经期阵发潮热,颧红面赤,五心烦热,头晕耳鸣,腰膝酸软,月经量少,色紫红,稠黏;舌质红,苔少,脉细数。

治疗原则:养阴清热,调经。

处方:两地汤(《傅青主女科》)加白薇、牡丹皮、鳖甲。

生地黄 15g,白芍 15g,麦冬 15g,地骨皮 12g,牡丹皮 12g,白薇 12g,玄参 10g,阿胶(烊化冲服)10g,鳖甲(先煎)10g。

头晕耳鸣者加女贞子 15g,山茱萸 12g;腰膝酸软者加菟丝子 12g,山萸肉 12g,怀牛膝 12g;月经量少者加枸杞子 15g,制首乌 15g。

3.中气不足证　经行前后身热不扬,神疲乏力,少气懒言,面色㿠白或萎黄,月经量多或少,色淡质清稀;舌质淡,苔薄白,脉虚细。

治疗原则:补益脾气,甘温除热。

处方:补中益气汤(《脾胃论》)加黄柏。

人参 10g,白术 10g,当归 10g,炙升麻 10g,柴胡 10g,陈皮 10g,黄芪 30g,炙甘草 6g,黄柏 12g。

心悸气短者加柏子仁 10g,炙远志 5g;失眠多梦者加酸枣仁 12g,五味子 8g;面色萎黄者加龙眼肉 12g,鸡血藤 30g;纳差食少者加砂仁(后下)6g,谷芽 15g,麦芽 15g;大便溏薄者加扁豆 15g, 薏苡仁 15g;月经量多者加炮姜 10g,焦艾叶 10g;月经量少者加制首乌 15g,枸杞子 15g。

4.瘀热郁遏证　经前或经行之初乍寒乍热,小腹胀痛或刺痛,肛门坠胀,月经量多,色黯红夹血块,或量少质稠,排出不畅;舌质紫黯或有瘀斑瘀点,苔薄微黄,脉弦涩。

治疗原则:活血化瘀,和营退热。

处方:血府逐瘀汤(《医林改错》)加败酱草、牡丹皮。

桃仁 10g,当归 10g,川芎 10g,柴胡 10g,枳壳 10g,牛膝 10g,生地 12g,牡丹皮 12g,赤芍 15g,败酱草 15g,红花 6g,桔梗 6g,甘草 6g。

小腹刺痛者加玄胡 10g,炒川楝 12g;胁肋胀痛者加郁金 10g,香附 10g;肛门坠胀甚者加槟榔片 12g;月经量多夹块者加炒蒲黄(布包煎)15g,血余炭 10g;月经量少排出不畅者加刘寄奴(或红泽兰)12g,益母草 18g。

(二)成药验方

1.知柏地黄浓缩丸,每次 8 粒,每日 3 次。

2.补中益气丸,每次 6g,每日 3 次。

3.生脉口服液,每次 10mL,每日 3 次。

(三)外治

1.毫针疗法

(1)阳盛血热证:取血海、然谷、行间、曲泽、三阴交。

操作:针刺行泻法,不宜灸。

(2)阴虚血热证:取膈俞、三阴交、太溪、太冲、曲泽。

操作:针刺行平补平泻法,不宜灸。

(3)中气不足证:取气海、公孙、足三里、脾俞、三阴交。

操作:针刺行补法,针后加灸。

(4)瘀热郁遏证:取血海、中极、三阴交、合谷、行间。

操作:针刺行平补平泻法,酌情用灸法。

2.耳针疗法

取穴:肝、肾、心、脾、子宫、卵巢、内分泌、皮质下。

操作:每次选穴 3~5 个,毫针中度刺激,留针 20 分钟,每日 1 次。也可采用耳穴埋针或压丸法。

3.灸疗法

取穴:中气不足证取气海、关元、百会、神阙、足三里;瘀热郁遏证取三阴交、太冲、行间、肝俞、期门。

操作:

(1)艾条灸:每次选穴 2~4 个,每穴灸 15~30 分钟,每日 1 次,10 次为 1 疗程。

(2)艾炷灸:每次选穴 3~4 个,每穴灸 3~5 壮(中气不足证可隔姜片灸),每日 1 次。

(3)温针灸:每次选穴 2~4 个,针刺得气后在针柄上缠一团艾绒,点燃,燃尽为止。每日或隔日 1 次,10 次为 1 疗程。用于气虚证。

(四)其他疗法

1.推拿疗法

(1)阳盛血热证:点按肝俞、胆俞、率谷;点章门。

(2)阴虚血热证:按揉百会,推运印堂,点按关元、足三里,提拿足三阳经。

(3)中气不足证:点按脾俞、肾俞、足三里、关元、太白、公孙;揉拿手三阳经,提拿足三阳经。

(4)瘀热郁遏证:提拿足三阳经,点按太冲、足三里,点章门。

2.药膳疗法

(1)阳盛血热证:鲜黄瓜叶 250g,白糖 125g。将瓜叶洗净,加水适量煎煮 1 小时,去渣后继续以小火煎煮浓缩,到将干锅时停火。待冷后拌入白糖混匀,晒干,压碎,装瓶备用。每次 10g,以沸水冲服。每天 3 次,经前连服 7 天。

(2)阴虚血热证

①干百合 100g,蜂蜜 150g。2 味共放大碗内,置蒸锅中蒸 1 小时,趁热调匀,待冷装瓶备用。每次 10g,以沸水冲服。每天 2 次,经前连服 1 周。

②枸杞根 15g,首乌 15g,白糖适量。先将 2 药加水煎取药液,加糖适量。每天 2 次饮服,经前连服数天。

(3)中气不足证:鸡蛋 1 个,蜂蜜 50g,黄芪 30g。将黄芪加水浓煎取汁,调入蜂蜜、鸡蛋微火煎熟。食蛋喝汤,每天 1 次,经前连服 7 天。

(4)瘀热郁遏证

①冬瓜皮 50g,柚子核 15g,白糖适量。将柚子核去壳,与冬瓜同煎水,加白糖适量。每天数次饮服,经前连服 1 周。

②红枣 250g,羊脂 25g,糯米酒或黄酒 250mL。将红枣煮软烂后弃去水,加入羊脂及酒,同煮一沸后盛入罐中密闭贮存 7 天后食用。每次吃枣 3~5 枚,每天 2 次,经前连服数天。

Ⅷ.经行口舌糜烂

每遇经前或正值行经之时口腔及舌黏膜糜烂或形成溃疡,经净后能自愈,并伴随月经反复发作者,称为经行口舌糜烂。

(一)内治

1.心火上炎证经前或行经时口舌糜烂,破溃疼痛,心烦少寐,口燥咽干,尿少色黄,月经量少色紫红,或周期超前;舌红苔少,脉细数。

治疗原则:滋阴降火,生津润燥。

处方:甘露饮(《和剂局方》)合交泰丸(《韩氏医通》)。

生地黄15g,熟地黄15g,天冬12g,麦冬12g,石斛12g,炙枇杷叶12g,黄芩12g,茵陈10g,枳壳10g,黄连10g,肉桂(后下)3g,生甘草6g。以上为汤剂用量。

心烦少寐者加炙远志6g,柏子仁10g;口渴喜饮者加天花粉15g,芦根15g;尿少色黄者加川木通10g,车前草15g;大便燥结者加生大黄(后下)6g,火麻仁12g;月经量少者加制首乌15g,女贞子15g;周期超前者加地骨皮10g,牡丹皮10g。

2.胃热熏蒸证经前经期口舌生疮,口臭,口渴喜饮冷,消谷善饥,尿黄便结;舌质红,苔黄燥,脉滑数。

治疗原则:清热泻火,荡涤胃热。

处方:凉膈散(《和剂局方》)。

生大黄(后下)6g,芒硝(冲服)6g,连翘12g,栀子12g,黄芩12g,薄荷10g,甘草6g,淡竹叶6g。

胸胁胀痛者加炒川楝10g,郁金10g;小便黄少,舌苔黄腻者加茵陈15g,金钱草15g;口臭加藿香12g,佩兰12g;心烦者加黄连6g,芦根20g。

3.脾胃湿热证经前及行经时口舌糜烂,或口唇周围疱疹,脘闷腹胀,大便稀溏,秽臭不爽,小便深黄而有热感;舌质红,苔黄腻,脉濡数。

治疗原则:清热利湿,芳化湿浊。

处方:甘露消毒丹(《温热经纬》)。

连翘15g,射干15g,黄芩15g,藿香12g,川木通12g,茵陈12g,白豆蔻(后下)6g,薄荷(后下)6g,石菖蒲10g,浙贝母10g,滑石30g(包煎)。以上为汤剂用量。

口唇周围疱疹者加蚤休15g,蒲公英15g;脘闷腹胀者加大腹皮15g,厚朴10g;便溏者加薏苡仁30g,苍术12g;便溏不爽者加木香10g,黄连6g。

(二)成药验方

1.黄连上清丸,每次6g,每日3次。

2.牛黄解毒丸,每次6g,每日3次。

3.清火栀麦片,每次4片,每日3次。

4.知柏地黄丸,每次6g,每日3次。

5.冰硼散,每次适量,吹撒患处,每日3次。

6.锡类散,每次适量,吹撒患处,每日2次。

(三)外治

1.药物治疗

(1)涂搽法

①黄柏 30g,青黛 9g,肉桂 3g,冰片 0.6g。上药研细末,和匀,涂搽患处。

②西瓜皮 30g(炒焦研末),冰片 3g,蜂蜜适量。将药物研细,调蜂蜜为膏。将药膏涂抹溃疡处。每日 2~3 次。

③黄连 10g,加开水 100mL 浸。柿霜 10g,儿茶 5g,硼砂 3g,青黛 3g,冰片 1g,血竭 1g,共研细末。以消毒棉签蘸黄连浸液清洗口腔内患处,然后撒涂药末,每日 4 次。

④黄芪 30g,两面针 15g,血竭 3g,朱砂 1g,硼砂 1.5g,甘草 2g。上药共研细末,经灭菌处理,调芝麻油,饭后涂搽口腔疮面每日 3 次,连用 3~5 天为 1 疗程。

⑤煅入中白 100g,白芷 100g,冰片 15g。将药物研细末,用时以细玻管或麦秆撮取药末,均匀吹布于疮面,也可以消毒棉签涂抹患处,每日 2~3 次。

⑥柏叶炭 6g,冰片 0.6g,五倍子 0.6g。共研细末,加生蜜 30g,调成糊状,每饭后漱口涂药。

(2)含漱法:黄连 5g,黄柏 10g,乌梅 10g,玄明粉 5g。前 3 味药水煎 2 次,去渣,对入玄明粉,溶化后,频频含漱,每日 10 余次。

(3)敷贴法

①敷足心法:吴茱萸研粉,取适量,加食醋调成糊状,每晚临睡前洗足后将药糊敷于两足心涌泉穴处,外以塑料薄膜及胶布固定,次晨取掉,经前连敷 7 天。本法也可选用黄连 5g,吴茱萸 3g 研粉,或天南星 1 个去皮研粉,用米醋调糊,每晚敷两足心,包扎固定,次晨取下。

②贴肚脐法:细辛研粉,取适量加食醋调成糊状,每晚临睡将药糊敷贴在脐孔内,外用塑料薄膜及胶布固定,每天敷药 1 次,经前连贴 1 周为 1 疗程。

2.针灸疗法

(1)毫针疗法

①虚火口糜:取三阴交、太溪、肾俞、少府、承浆。

操作:针刺行平补平泻法,酌用灸法。

②实热口糜:取颊车、合谷、行间、内庭、地仓。

操作:针刺行泻法,酌情用灸。

(2)穴位注射疗法

取穴:合谷、地仓、足三里、颊车。

操作:每次取 2 穴,每穴注入维生素 B,:0.5mL,每天 1 次,分 2 组交替使用,经前连用 1 周。

(3)灸疗法

取穴:足三里、合谷、地仓、三阴交、涌泉、劳宫。

操作:

①艾条温和灸:每次选穴 2~3 个,用艾条悬灸,每穴 5~10 分钟,每日灸 1~2 次。

②艾条雀啄灸:每次选用 2~3 穴,每穴灸 10~15 分钟,每日 1 次。此法常选用涌泉、劳宫穴。

(四)其他疗法

1.推拿疗法

①点按颊车、廉泉、合谷、足三里,上唇口疮配人中、地仓,下唇口疮配承浆、颊车,用力由轻到重,以酸胀为度。

②患者俯卧位,医者立其侧,揉推法自上而下在背部膀胱经治疗 3~4 遍,重点在心俞、脾俞,肾俞,时间约 6 分钟。

③患者取坐位,以较强刺激手法拿肩井,循臂肘而下,重点在手三里、内关、合谷等穴。

④自肩臂到腕部用搓法使经络通畅,再搓抹两胁由上而下往返 5~6 次。

2.药膳疗法

(1)虚火口糜

①竹叶卷心 6g,麦冬 10g,鲜芦根 15g。沸水浸泡,加白糖适量调味,代茶饮。每日 1剂,经前连服 7 天。

②生地 10g,莲子心 6g,甘草 6g。水煎服,每天 1 剂,连服数剂。

③生地 15g,淡竹叶 15g,黄连 9g,白糖适量。加水煎汤,冲白糖分数次饮服。每天 1剂,经前连服 4~5 剂。

(2)实热口糜

①竹叶卷心 6g,石斛 15g。共煎水,加白糖调味,代茶饮。

②生萝卜数个,鲜藕 500g。二者洗净,捣烂绞汁含漱,亦可饮服。每天数次,连用数天。

③野蔷薇适量,冰片少许。野蔷薇冬用根、夏用茎叶,浓煎取汁或捣绒取汁,加入冰片少许溶化,每次以少量啜饮于口中,慢慢咽下,每日 3~6 次。

④西瓜汁适量。将西瓜瓤去籽取汁,含于口内,每次 3 分钟,每日数次。

此外,无论虚实,久病口糜者还可选用:

①柿霜糖:取柿饼表面白霜与白砂糖等量,放在铝锅中加水少许,以小火煎熬均匀,立即停火。趁热将糖倒在表面涂过食用油的大搪瓷盘中,待稍冷,将糖压平,用刀划成小块,冷却后即成白色沙板状柿霜糖。可经常食用,有清热润燥的功效。

②黄芪粥:取生黄芪 30~60g,浓煎取汁,选用粳米 100g,红糖少量同煮,待粥将成时,调入陈皮末少许(约 1g),稍煮沸即可。供早晚两餐温热服食。适用于口腔溃疡面较大、基底凹陷、久不收口者。

Ⅸ.经行面部痤疮

每逢经前或正值行经期间,面部痤疮此起彼伏,经净后逐渐消退,伴随月经反复发作者,称为经行面部痤疮。本病证尤以青春期女子为多见。

(一)内治

1.肝脾湿热证　经前、经期面部痤疮勃发,不痒不痛或觉微痛,抓破后疼痛加重,胸胁闷胀,纳呆食少,口干不喜饮,尿黄少;或月经量多,色红质稠;舌质红,苔黄腻,脉濡数。

治疗原则:清热利湿,泻火解毒。

处方:龙胆泻肝汤(《医宗金鉴》)加夏枯草、茵陈。

龙胆草 6g,甘草 6g,山栀 10g,黄芩 10g,柴胡 10g,车前子 10g,泽泻 10g,川木通 10g,当归 l0g,生地 12g,夏枯草 15g,茵陈 15g。

痤疮多而觉痛痒者加苦参 10g,白鲜皮 10g;大便燥结者加生大黄(后下)6g,瓜蒌仁 12g,小便黄而混浊者加革薢 12g,黄柏 12g,土茯苓 12g;胸胁闷胀不舒者加厚朴 10g,枳壳 10g;纳呆食少者加藿香 12g,白蔻(后下)6g;苔黄厚腻者加苍术 12g,佩兰 12g。

2.肺经郁热证 经前或正值行经时面部散发痤疮,以丘疹损害为主,咽喉干痛,微咳;舌红,苔薄黄,脉浮数。

治疗原则:疏风宣肺,清热解毒。

处方:枇杷清肺饮(《医宗金鉴》)合银翘马勃散(《温病条辨》)。

人参 6g,马勃 6g,炙枇杷叶 15g,桑白皮 15g,金银花 15g,连翘 12g,射干 12g,牛蒡子 10g,黄连 10g,黄柏 10g。以上为汤剂用量。

干咳痰少者加沙参 15g,麦冬 15g,炙紫菀 12g;咽喉干痛甚者加玄参 10g,藏青果 10g;咽喉梗阻不适者加桔梗 10g,滑石 30g;口渴喜饮者加苇根 15g,天花粉 15g。

(二)成药验方

1.龙胆泻肝丸,每次 6g,每日 3 次。

2.牛黄解毒丸,每次 6g,每习 3 次。

3.知柏地黄丸,每次 6g,每日 3 次。

4.反复发作、经久不愈者,可用丹参、党参、苦参、沙参各等量,共研细末混匀,加胡桃仁捣烂和丸如梧桐子大,每晚用清茶送服 10g。

(三)外治

1.药物治疗

(1)涂搽法

①颠倒散搽剂(《医宗金鉴》):生大黄粉 7.5g,硫黄粉 7.5g,饱和石灰水 100mL。

用法:将大黄、硫黄研极细末后混匀,加入石灰水(取澄清液)100mL 混合即成。用时摇匀后涂搽患处,每日 3~4 次。

②三黄搽剂(《中医外科学》):大黄、黄柏、黄芩、苦参各等份。

用法:上药共研细末混匀,取 10~15g,加入蒸馏水 100mL,医用苯酚 1mL 混合即成。临用时摇匀,以药棉签蘸药搽患处,每日 4 次。

③治粉刺方(《普济方》):糵米不拘多少。

用法:将米火上焙干,研为细末,陈醋和匀,贮瓶备用。每晚临睡前用药涂面,次晨用温水洗去。

④平痤去斑方(《普济方》):硫黄、密陀僧、乳香、轻粉、白僵蚕、杏仁各等份。

用法:上药共研细末混匀,以酥油调成糊状,密贮瓶中备用。每日早、晚用温泔水洗面,取药薄涂面部或患处。

⑤红膏(《太平圣惠方》):朱砂 30g,麝香 3g,牛黄 3g,雄黄 lg。

用法:共研细末混匀,以熔化猪脂和匀为膏。临睡前取药膏薄涂于脸面上,次晨洗去。

⑥新鲜芦荟 60g。把芦荟捣烂取汁,涂擦患处,每日 2~3 次,10 日为 1 疗程。

(2)熏蒸浸浴法:野菊花 240g,朴硝 480g,花椒 120g,枯矾 120g。

用法:上药分作 7 份,每次 1 份,加适量水煮沸后倾入容器内,容器以能适于患部体位洗浴者为宜(一般可用搪瓷面盆),趁热将病损部位放于盛药容器之上,使蒸气直达患处,周围的空隙以布单包绕严密。俟水变温时(接近体温),即以药水浸洗患处。每日 1~2次,每次 20 分钟,7 日为 1 疗程。

2.针灸疗法

(1)毫针疗法

取穴:灵台、委中、合谷、曲池、鱼际。

配穴:肝脾湿热配足三里、太冲、三阴交;肺经郁热配大椎、肺俞。

操作:针刺用泻法,不宜灸,出针后挤针孔使之出血少许。

(2)三棱针疗法

取穴:双侧耳背近耳轮处明显的血管。

操作:选耳背血管 1 根,揉搓数分钟后使之充血,按常规消毒后,用左手拇、食指将耳背按平,中指顶于下,右手持三棱针刺破选好的静脉血管,使血流出 5~10 滴。流血过少者,可轻轻挤压,然后盖上消毒敷料。治疗 1 次为 1 疗程,未愈者间隔 1 周后,另选一根血管放血。

(3)针挑疗法

取穴:背部皮肤的反应点及灵台、委中、合谷。

操作:医者先用手掌在患者背部两侧摩擦数次,然后在第 1~12 胸椎旁开 0.5~3 寸范围内寻找类似丘疹,稍突起于皮肤,针帽大小,呈灰白色、棕褐、暗红或浅红色,压之不褪色的反应点。常规消毒后,用三棱针斜刺入反应点的底部约 0.3cm 深,迅速将针向上一挑,使针点翻起,挑断皮下部分纤维组织。用双手拇、食指挤压针孔周围,使之出血少许,用消毒干棉球拭去血迹。

(4)割治疗法

取穴:双侧耳部肺穴及神门、交感、内分泌、皮质下。

药物制备:雄黄、冰片、薄荷脑、硼酸、滑石粉各等份,研为细末,混匀备用。

操作:选肺穴配他穴 1 个,常规消毒后,用手术刀尖将穴位割破,使之溢血少许。然后在割治部位外敷药粉,纱布覆盖,胶布固定。

(5)药线点灸疗法

取穴:长子(即首先出现的痤疮疹子或最大的疹子)、手三里。

操作:用拇、食指持药线,露出线头 1~2cm,点燃后吹灭火焰,将有火星之线端对准穴位,准确而迅速地点按于穴位上,每穴灸 1 壮,2~3 天灸 1 次。

(四)其他疗法

1.推拿疗法一般可采用浴面驻颜按摩手法,但属重度痤疮者不宜按摩。

2.药膳疗法

①薏苡仁 30g,百合 10g,白糖或蜂蜜适量。前 2 味共入锅内加水适量,煮沸后微火煮 1 小时,加入适量白糖或蜂蜜调服,于早、晚空腹食用。

②枇杷叶(蜜炙)9g,菊花6g,生石膏15g,粳米60g。前3味用布包好,入锅内加水3碗煎成2碗,去渣后再入粳米煮粥。每天1剂,经前连服数天。

③海带15g,绿豆15g,甜杏仁9g,玫瑰花(布包)9g,红糖适量。前4味入砂锅内加水同煎后去玫瑰花,加入红糖调味,喝汤吃海带、绿豆和甜杏仁。每天1剂,经前连服7~10剂。

④桃仁9g,山楂9g,浙贝母9g,荷叶半张,粳米60g。先将前4味煎汤取汁,入粳米煮成粥。每天1剂,分早、晚服食,经前连服1周。

⑤甜杏仁9g,海藻9g,昆布9g,薏苡仁30g。先将前3味加水3碗煎成2碗,再入薏苡仁煮成粥,每天1剂,经前连服7天。

X.经行情志异常

每逢经前或正值经期出现情绪抑郁,悲伤欲哭,喃喃自语,或烦躁易怒,情绪不宁,甚或躁动不安等症状,经后恢复如常者,称为经行情志异常,又称"周期性精神病"。

(一)内治

1.肝气郁结证 经前及经期抑郁不乐,情绪忧伤,或心烦易怒,胸闷胁胀,或神情呆滞,喃喃自语而无伦次,纳呆不思饮食;舌质淡红,苔薄微腻,脉弦。

治疗原则:疏肝解郁,理气清火。

处方:化肝煎(《景岳全书》)合柴胡疏肝散(《景岳全书》)。

青皮10g,陈皮10g,牡丹皮10g,泽泻10g,浙贝母10g,柴胡10g,炒香附10g,川芎10g,山栀12g,白芍12g,枳壳12g,甘草6g。以上为汤剂用量。

胸胁胀痛者加郁金10g;郁郁寡欢,悲伤欲哭者加合欢皮12g,百合12g;神情呆滞,语无伦次者加石菖蒲10g,炙远志6g;纳呆不思食者加山楂15g,麦芽15g;口苦咽干者加夏枯草15g,玄参12g;心烦易怒者加柏子仁12g,龙齿15g。

2.心血亏虚证 经前或行经期间精神恍惚,悲伤欲哭,喃喃自语或沉默不语,心悸、失眠、健忘,或多梦易惊,月经量少或量多,色淡质薄;舌质淡红,苔薄白,脉细。

治疗原则:益气养血,宁心安神。

处方:养心汤(《证治准绳》)。

人参10g,当归10g,川芎10g,酸枣仁10g,柏子仁10g,半夏曲10g,黄芪30g,茯苓12g,茯神12g,五味子6g,炙远志6g,炙甘草6g,肉桂(后下)3g。

心悸怔忡者加龙齿15g,朱砂0.3g;心烦口干者去肉桂12g,远志12g,加生地12g,麦冬12g;精神恍惚者加石菖蒲10g,郁金10g;失眠多梦者加夜交藤24g;悲伤欲哭者加淮小麦15g,合欢皮15g;月经量少者加制首乌15g,桑葚子15g;月经量多者加阿胶(烊化冲服)10g,焦艾叶10g。

3.痰火上扰证 经前先有头痛,失眠,烦躁易怒;继而出现躁动不安,狂乱无知,或高声叫骂、毁物伤人,或登高而歌,弃衣而走,逾墙上屋,气力超常,不食不眠,面红目赤;舌质红绛,舌苔黄燥,脉弦大滑数。

治法:泻火涤痰,镇心安神。

方药:生铁落饮(《医学心悟》)。

生铁落 60g(先煎),朱砂 1g,浙贝母 10g,橘红 10g,石菖蒲 10g,天冬 10g,玄参 10g,麦冬 15g,丹参 15g,连翘 15g,茯苓 12g,茯神 12g,钩藤(后下)12g,胆南星 6g,炙远志 6g。

胸胁胀痛者去天冬、玄参,加炒川楝 10g,郁金 10g;口苦口干者去橘红,加夏枯草 30g,天花粉 30g;面红目赤口苦者加龙胆草 6g,炒山栀 10g;头胀痛者加蔓荆子 12g,菊花 30g;大便燥结者加生大黄(后下)8g,芒硝(冲服)6g。

(二)成药验方

1.黄连上清丸,每次 6g,每日 3 次。

2.牛黄解毒丸,每次 6g,每日 3 次。

3.清火栀麦片,每次 4 片,每日 3 次。

4.知柏地黄丸,每次 6g,每日 3 次。

5.龙胆泻肝丸,每次 6g,每日 3 次。

6.逍遥冲剂,每次 10g,每日 3 次。

(三)外治

1.针灸疗法

(1)毫针疗法

①肝气郁结证:取行间、期门、太冲、膻中、丰隆、神门、三阴交。

操作:针刺用平补平泻或泻法,可加灸。

②心血亏虚证:取心俞、公孙、内关、太溪、神门、足三里。

操作:针刺用平补平泻或补法,可加灸。

③痰火上扰证:取大陵、丰隆、间使、人中、冲阳、百会。

操作:针刺用泻法,重度刺激,每日针刺 2 次,症状改善后改为每日 1 次。不宜灸。躁动不安严重者可加刺大椎。各穴采用持续捻针,至患者安静或有睡意时,始留针不捻。

④对于高度兴奋躁动的狂躁证,可采用多针齐刺法。

取穴:第一组:定神(人中沟下 1/3 与上 1/3 交界处)、虎边(三间与合谷之间)、三阴交。

第二组:头颞(太阳穴上 1 寸稍后方)、指掌(中指与无名指之间,掌侧面中指侧)、足三里。

操作:每次选取一组穴,两组交替使用。每天上、下午各针刺 1 次,各穴同时进针,大幅度捻转提插,每次 30 分钟。病情改善后每天针 1 次。

(2)电针疗法

取穴:

①定神(人中沟下 1/3 与上 2/3 交界处)、百会。

②大椎、风府,透哑门。

③头颞(双侧,太阳穴上 1 寸稍后方)。

操作:每次选用一组穴位,进针后通以脉冲电流 15~20 分钟。根据具体病情选择波型,狂躁型需要持续时间较长的强刺激,抑郁型需要间断的、时间较短的强刺激。

(3)穴位注射疗法

①处方:当归针、玄参针、丹参针、维生素 B_1 针。

取穴:心俞、肝俞、肾俞、足三里、三阴交。。

操作:上药任选 1 种,每次取 3~4 次,每穴注入 0.5~1mL 药液,隔日 1 次,5 次为 1 疗程。

②处方:氯丙嗪注射液。

取穴:心俞、膈俞、间使、足三里、三阴交。

操作:每次选用 1~2 穴,每穴注入氯丙嗪 25~50mg,每天 1 次,每穴交替使用。本法适用于躁狂型情志异常。

③处方:胰岛素注射液。

取穴:胰穴、安眠。

操作:每次选穴 1 个,每晨空腹首次注入胰岛素 20 单位,注完后再吃早饭或鼻饲糖水,必要时静脉推注 33% 葡萄糖液 40mL。隔日 1 次,7 次为 1 疗程。

(四)其他疗法

1.推拿疗法

①以两手拇指掌侧揉按两侧太阳穴 1~3 分钟;再以一手扶定头部,另一手拇指从左到右自头维穴起,向外下方经太阳穴至耳门穴上反复摩擦 2~5 分钟,再以双手拇指在侧胸部、自锁骨下气户穴起,向下点按至冲门穴上,同时分推肋缘 3~5 次。

②令患者仰卧,以手拇指置肘窝正中曲泽穴处起,自上向下推过内关,至掌心劳宫穴止,反复操作 1~2 分钟。再以一手拇指掌侧置前臂下内关穴处,另一手拇指按神门穴,反复按揉 3~5 分钟。再以右手拇指置足底涌泉穴旋转揉按 2~5 分钟。

③令患者俯卧,按揉腰背部 3~5 次;再以拇指弹拨脊柱两旁之肌肉。最后再以轻手法推按腰背部 3~5 次。

2.药膳疗法

(1)肝气郁结证

①萝卜子不拘多少。将萝卜子研为细末,用温开水调服,每次 6g,每日 3 次,经前连服 10 天。

②梅花 5g,白糖适量,粳米 100g。将粳米、白糖置锅内加水适量,煮至米开汤未稠时加入梅花,文火稍煮片刻,汤稠成粥即可。每日早、晚分别温服,经前连服 7 天。

(2)心血亏虚证

①猪心 2 个,朱砂 15g,灯芯草 5g,茯神 60g,麦冬 60g。

用法:先将猪心切开,放入朱砂与灯芯草,外用麻线扎紧煮熟,然后取出朱砂研末;再用茯神研末,酒泛为丸如梧桐子大,每服 6g,以麦冬(或人参)煎汤送服。

②紫河车 1 具。将紫河车焙干研末,炼蜜为丸如梧桐子大,每服 6g,日服 2 次,空腹酒下。

③百合 30g,生地 20g。共煎水服,每日 1 剂,每剂药煮 2 次,上、下午各服 1 次。

（3）痰火上扰证

①鲜青果 500g,郁金 40g,白矾(研末)40g。

用法:先将青果打碎,加水适量,置火上熬开后捞出去核,捣烂;再加郁金熬至无青果味,过滤去渣,加入白矾末再熬至约 500mL,呈煎膏状即成。每次服 20mL,每天早晚各服 1次,温开水送服。

②乌梅 5 个,巴豆 5 粒,朱砂少许。

用法:先将巴豆去油,2 味同研细末,米汤和匀成丸如黍米大,朱砂为衣。成人 1 次服 3~5 丸,晚上 I 临睡前白开水送下,待泻下稀大便 3~4 次后,服冷稀粥。

③猪心 1 个取血约 50g,朱砂(为末)10g,青黛 10g。

用法:先将青黛和猪心血同研匀,再入朱砂末调匀,成丸如梧桐子大,每服 6g,茶水送服,每日服 2 次,连服 5 天为 1 疗程。

Ⅺ.经行身痛

每逢经期或经行前后、周期性反复发生肢体及关节疼痛,经后自然缓解和消失者,称为经行身痛。

（一）内治

1.血虚气弱证行　经前后及经期肢体麻木疼痛。心累气短,神疲乏力,月经量少,色淡质薄;舌质淡,苔白,脉细弱。

治疗原则:养血益气,和络止痛。

处方:壮筋养血汤(《伤科补要》)去牡丹皮、红花,加黄芪、秦艽、鸡血藤。

当归 10g,川芎 10g,熟地 15g,白芍 15g,怀牛膝 15g,杜仲 15g,秦艽 15g,川续断 30g,鸡血藤 30g,黄芪 30g。

心悸怔忡者加丹参 15g,柏子仁 10g;纳差食少者加党参 15g,陈皮 10g,砂仁(后下)6g;大便溏薄者加炒白术 12g,怀山药 15g;月经延后量少者加枸杞子 15g,制首乌 15g。

2.肝肾不足证　经期及行经前后周身酸痛,腰膝酸软,头晕耳鸣,肢软乏力,月经量少,色暗淡,质稀薄;苔薄白,脉沉细。

治疗原则:补益肝肾,柔筋止痛。

处方:归肾丸(《景岳全书》)加桑寄生、怀牛膝。

熟地 12g,茯苓 12g,山萸肉 12g,山药 15g,菟丝子 15g,杜仲 15g,枸杞 15g,桑寄生 15g,怀牛膝 15g。

肢体疼痛甚者加独活 15g,秦艽 15g,桂枝 12g;腰脊酸痛加狗脊 20g,续断 20g;头晕耳鸣者加天麻 10g,钩藤(后下)15g,五味子 8g;倦怠乏力,神疲气短者加黄芪 30g,党参 15g;月经延后量少者加鸡血藤 20g,制首乌 15g。

3.寒凝经脉证　每于经前或行经之初周身关节疼痛,遇寒痛甚,得热痛减,月经量少不畅,色黯红,或有小腹冷痛;舌质紫黯,苔薄白,脉细涩。

治疗原则:温经散寒,通络止痛。

处方:趁痛散(《校注妇人良方》)去薤白、桂心,加桂枝、桑寄生、鸡血藤。

黄芪 30g,鸡血藤 30g,当归 12g,白术 12g,独活 12g,桑寄生 12g,牛膝 10g,桂枝 10g,生姜 10g,炙甘草 6g。

腰脊冷痛者加菟丝子 15g,杜仲 15g,巴戟天 15g;小腹冷痛者加小茴香 12g,艾叶 12g;月经量少,色黯夹块者加川芎 12g,台乌药 12g;周身关节疼痛甚者加姜黄 10g,木瓜 15g,威灵仙 15g。

(二)成药验方

1.补肾强身片,每次 5 片,每日 3 次。

2.人参鹿茸丸,每次 6g,每日 2~3 次。

(三)外治

1.药物治疗

(1)熏蒸法:荆芥 30g,防风 30g,艾叶 30g,透骨草 30g,威灵仙 30g。

用法:将上药置锅中加水煮沸约 5 分钟后倒入搪瓷盆内,将患部置盆上趁热熏蒸,药液冷后可再次加热。每次熏蒸 0.5~1 小时,每日 1~2 次,5 天为 1 疗程。

(2)热熨法:坎离砂 250g,米醋适量。

用法:将坎离砂用米醋搅拌均匀,装布袋内,趁热熨敷患处,直至药凉。每日 1~2 次,连用 7 天为 1 疗程。

(3)敷贴法

①川芎 30g,草乌 30g,生南星 30g,生附子 30g,炮姜 90g,赤芍 90g,肉桂 1.5g,白芷 1.5g,细辛 1.5g。

用法:上药共研细末,混匀后用热酒调成糊状,贴敷痛处。每晚敷 1 次,外用纱布绷带包扎固定,次晨取下,连用 5 天为 1 疗程。此方法适用于寒凝血瘀证。

②伤湿止痛膏、关节止痛膏、消炎镇痛膏。以上膏药任选 1 种,外贴患部疼痛处,每日换药 1 次。

2.针灸疗法

(1)毫针疗法

①血虚气弱证:取足三里、三阴交、阳陵泉、关元、气海。

操作:针刺行补法,针后加灸。

②肝肾不足证:取肝俞、肾俞、足三里、关元、照海。

操作:针刺行补法,并可用灸法。

③寒凝经脉证:取中极、行间、血海、命门、足三里。

操作:针刺行平补平泻法,针后并用灸法。

以上三证配穴:腰痛配肾俞、大肠俞;关节痛配膝眼、阳陵泉、肩髎;疼痛部位游走不定配风门、风市、膈俞。

(2)穴位注射疗法

处方:凤仙透骨草、骨碎补注射液。

取穴:上肢组取外关为主穴,配曲池、合谷;下肢组取阳陵泉为主穴,配绝骨、解溪;腰背组取大杼为主穴,配大椎、身柱、至阳、腰阳关、命门。

操作:每次选穴 3~6 个,每穴注入药液 0.5~0.8mL,10 次为 1 疗程,隔日 1 次。

(3)灸疗法

取穴:以近部与循经取穴为主,辅以阿是穴。如肩部取肩髎;肘部取曲池、天井;腕部取阳溪、阳池;背脊部取身柱、腰阳关;膝部取犊鼻、阳陵泉等。

操作:

①温和灸或雀啄灸:每次选穴 4~6 个,每穴灸 15~20 分钟,每日灸 1~2 次,7 次为 1 疗程。

②艾炷隔姜灸:每次选穴 4~6 个,每穴灸 5~7 壮,艾炷如枣核大,每日 1 次,7 次为 1 疗程。每 1 疗程间隔 3~5 天。

③温针灸:每穴灸 5~15 分钟,每次选 3~5 穴,每日灸 1 次。

④灯火灸:采用明灯爆灸法,每天或隔天灸 1 次,每次选 3~5 穴,7 次为 1 疗程。

⑤硫黄隔姜灸:以硫黄代替艾绒,隔姜片每穴灸 3~5 壮,每次选 3~5 穴,每日灸 1 次,7 次为 1 疗程。

⑥天灸疗法:取斑蝥 3 份,腰黄 5 份,共研细末混匀,贮瓶备用。敷灸时取药末 0.3~0.6g,置事先备好的小胶布块(约 0.8cm×0.8cm)上,贴敷于所选用的穴位上,24 小时局部起泡后揭去,用消毒针头刺破水泡,清洁局部,外用消毒纱布包扎,防止感染。每次 1~2 穴,10 天 1 次,3 次为 1 疗程。此法可用于顽固性经行身痛。

(四)其他疗法

1.推拿疗法

(1)揉拿手三阳经、足三阳经各 3~5 分钟,点按曲池、合谷、肩髎、环跳、委中、足三里、绝骨、昆仑穴。

(2)嘱患者俯卧,自下而上推揉督脉 5~10 遍,并点按揉肺俞、心俞、膈俞、脾俞、命门、肾俞穴。

(3)根据疼痛部位选择局部穴位。如髋部痛选环跳、居髎;膝部痛选膝眼、阳陵泉、足三里;踝部痛选解溪、太溪、昆仑;肩部痛选肩髎、肩髎、合谷;肘部痛选曲池、尺泽、合谷;腕部痛选大陵、外关、合谷。以上穴位均施以按揉法,再叩击关节部 5~10 下。

2.药膳疗法

(1)虚证身痛

①当归 12g,黄芪 30g,羊肉 250g,生姜 15g。

用法:将羊肉洗净切块,当归、黄芪用布包好,同入砂锅内加水适量炖至烂熟,去药渣调味服食。每天 1 剂,连服 4~5 天。

②黑豆 500g,黄酒 500mL,红枣 20g。将黑豆炒至半焦,与红枣浸入黄酒中,半月后去渣饮酒,每次 20~30mL,每天 2~3 次,连服 7~8 天。

(2)寒证身痛

①生姜 30g,葱白、红糖适量。加水煎服,每天 2 次,连服 3~4 天。

②艾叶 15g,木瓜 9g,生姜 9g,肉桂 2g。加水煎服,每天 1 剂,连服数天。

XII.经行感冒

每遇经前或正值行经时,反复出现发热,恶风寒,头痛,身痛,咳嗽等感冒症状,经净后自然消失者,称为经行感冒。

(一)内治

1.卫气不固,风寒袭表证 经前或行经时出现恶风寒,发热,鼻塞流清涕,咳吐稀痰,头身强痛,月经基本正常;舌淡红,苔薄白,脉浮紧。

治疗原则:解表散寒,佐以益气扶正。

处方:人参败毒散(《小儿药证直诀》)。

人参 6g,甘草 6g,生姜 6g,薄荷(后下)6g,羌活 12g,独活 12g,柴胡 12g,前胡 12g,茯苓 12g,川芎 10g,枳壳 10g,桔梗 10g。

鼻塞,头额痛者加苍耳子 6g,蔓荆子 12g,白芷 10g;咳嗽痰稀者加杏 10g,炙紫菀 10g;恶寒无汗,气紧者加炙麻绒 6g,杏仁 10g;头目胀痛,关节强痛者加桑枝 15g,藁本 12g。

本证在月经干净后,平时应以益气和营,实卫固表为治,方用桂枝汤(《伤寒论》)合玉屏风散(《丹溪心法》)加当归、川芎。

桂枝 10g,白芍 10g,当归 10g,川芎 10g,防风 10g,黄芪 30g,白术 12g,大枣 12g,生姜 6g,甘草 6g。

2.内有伏热,风热犯肺证 每于经前或行经之时出现发热恶风,头痛、身痛,咳嗽,咽痛,或咯吐黄痰,或痰少而黏,口渴喜饮,月经色红质稠,或经量偏多;舌质红,苔薄白或黄,脉浮数。

治疗原则:透表泄热,和血调经。

处方:柴胡解肌散(《陈素庵妇科补解》)。

柴胡 12g,黄芩 12g,牡丹皮 12g,赤芍 12g,生地 12g,玄参 12g,前胡 12g,苏叶 10g,荆芥 10g,桔梗 10g,薄荷(后下)6g,甘草 6g。

头晕痛者加菊花 12g,蔓荆子 12g;咳痰黄稠者加瓜壳 12g,杏仁 12g,马兜铃(蜜炙)10g;咽喉痛甚者加射干 12g,板蓝根 12g;恶风身痛者加羌活 12g,秦艽 12g;渴喜凉饮者加芦根 15g,天花粉 15g;月经过多,色红质稠者加炒地榆 15g,茜草根 12g。

(二)成药验方

1.玉屏风散,每次 10g,每日 3 次。

2.小柴胡颗粒.,每次 10g,每日 3 次。

3.维 c 银翘片,每次 3 片,每日 3 次。

4.九味羌活丸,每次 6g,每日 3 次。

(三)外治

1.药物治疗

(1)风寒证

①贴敷法

A.生姜 60g,豆豉 30g,食盐 30g,葱白适量。

用法:以上 4 味共捣成糊状备用。同时取药糊适量敷贴神阙穴上,用塑料薄膜或油纸覆盖,再用胶布固定,用热水袋热敷其上。每日换药 2 次,经前连敷数天。

B.胡椒 15g,淡豆豉 30g,丁香 10g;

用法:共研细末,加入适量葱白捣烂调匀成膏。用时取药膏约 5g,先贴大椎、神阙穴,外以纱布覆盖,胶布固定,令患者脱衣而卧。再以药膏 10g 敷于手心劳宫穴,两手合掌放于两股内侧,侧位屈腿夹好,蜷卧盖被取汗。

②涂搽法:白芷末 6g,姜汁适量。

用法:以姜汁调匀白芷末,涂擦太阳穴,每日数次,每次 20 分钟。

(2)风热证

①麻黄 6g,香薷 6g,板蓝根 15g,蒲公英 15g,桔梗 12g。

用法:上药共研为细粉,每用 3g,将药粉倒入肚脐中心,用一般胶布贴敷固定。每天换药 1 次,经前连用 3 天。

②绿豆粉 300g,生石膏 300g,白芷 30g,滑石 30g,麝香 3g,薄荷水 36g,甘油 45g。

用法:先将前 4 味药共研为极细粉末,麝香单独研细,再与其他药粉混匀,加入薄荷水和甘油,调匀密贮备用。用时将 1g 药粉加冷水或白酒调膏,分别敷于囟会及太阳穴上,盖以纱布,用胶布固定。每日敷贴 1 次,经前连敷 5 次。

2.针灸疗法

(1)毫针疗法

①风寒袭表证:取风池、列缺、外关、合谷、足三里。

操作:针刺用泻法,出针后加用灸法。

②风热犯肺证:取风池、大椎、曲池、肺俞、少商。

操作:针刺行泻法。风池穴向对侧眼睛方向斜刺 0.5~0.8 寸,使针感向头颞部发散。大椎向下斜刺 0.5~1 寸,行提插捻转泻法。肺俞向脊椎方向斜刺 0.5~0.8 寸。少商点刺放血。不宜灸。

配穴:头痛配太阳、印堂;咳嗽痰多配天突、丰隆。适合以上二证。

(2)皮肤针疗法

部位:

①风寒证以脊柱两侧为主,配肘窝、大鱼际、小鱼际、鼻部。

②风热证以胸背部及后颈部为主,配风池、大椎、合谷。

随症加减配穴:头痛者加刺头部、太阳;鼻塞流浊涕者加刺鼻部、迎香;咳嗽痰多者加刺气管两侧、颌下、太渊。

操作:中度或较重度刺激,每日治疗 2~3 次。

(3)灸疗法

①风寒袭表证:取风池、风门、列缺、合谷、足三里。

操作:艾炷隔姜灸:每次选穴 3~4 个,每穴灸 5~7 壮,每日灸 1 次,重症可每日灸 2 次。

②风热犯肺证：取风池、大椎、曲池、外关。

操作：艾条温和灸：每穴每次灸 10~15 分钟，以施灸部位有温热舒适感觉为度，每天灸 1 次，经前连续灸治 5 天。

(四)其他疗法

1.推拿疗法

(1)常规按摩法

①患者取坐卧，分别点按印堂，点揉太阳，推按大椎，点按风池、风府。各穴施术 1~3 分钟。并推按眉弓、耳后、迎香等穴。

②术者双手五指叉开，用小指尺侧击打前额，从里往外扇形依次击打 2~4 遍，形同击鼓。

辨证加减：风寒证加点内关、手三里、足三里、中府、云门、曲池等穴；风热证加点曲池、劳宫、鱼际、云门、太渊等穴；气虚者不用击打前额法，加点百会、内关、手三里、足三里等穴，并加捏脊。

(2)简易按摩法

①取坐位，在项部从上向下刮摩双侧颈肌，以皮肤发红充血为度，可用生油或按摩乳等润滑介质，以防擦伤皮肤。也可取前额从内往外和从下往上刮痧。刮痧用具以牛角片为宜，或用陶瓷汤匙代替。

②取坐位或俯卧位，术者用拇、食两指提捏脊背皮肤，从骶骨部开始向上提捏至大椎为止，并分别揉按阳关、命门、肾俞、胃俞、脾俞、肝俞、心俞、大椎。此法尤适用于体质素虚者。

2.药膳疗法

(1)风寒证

①鲜葱白 5 节，淡豆豉 9g，生姜 9g，红糖适量。水煎取汁，加入红糖溶化，1 剂分 2 次温服。每天 1 剂，连服 3~4 天。

②干白菜根 3 个，生姜 3 片，青萝卜 1 个。将上 3 味加水 3 碗，煎取 1 碗半，分 2 次温服，服后盖被取微汗。

③紫苏叶 9g，陈皮 15g，葱头 15g。水煎服，每天 1 剂，连服 3~4 天。

④精羊肉 100~200g，生姜 60g，葱白 10g，当归 15g。先将羊肉切碎，素油炒过，对汤 2 碗(约 1000mL)加入其他味料，煮 30 分钟，加食盐适量，熟后吃肉喝汤，取微汗，食后避风 2~4 小时。

(2)风热证

①豆腐 250g，淡豆豉 12g，葱白 15g，酱油及食盐适量。

用法：先将豆腐切成小块，放入锅中略煎，后将淡豆豉放入锅内，加水 1 碗，煎取大半碗。再入葱白，煎滚后取出，加入酱油、食盐各少许调味，趁热内服，服后盖被取汗。每天 1 剂，分 2 次服，连服 4~5 天。

②金银花 30g，薄荷 10g，鲜芦根、白糖各适量。

用法：先将金银花、芦根加水适量煮 15 分钟，后下薄荷煮沸 3 分钟，滤出加适量白糖,温服。每天 1 剂,分 3 次服完,连服 3~4 天。

③金银花 20g,茶叶 6g,白糖适量。水煎服。每天 1 剂,分 2 次服完,连服 2~3 天 g

④大白菜根 3 个,大葱根 7 个,芦根 15g。水煎取汁,分 2 次温服,每天 1 剂,连服 2~3 天。

XIII.经行荨麻疹

每逢经前或正值行经时,周身皮肤突发斑丘疹,大小不一,成团成块,高出皮肤,颜色或淡红或粉白,瘙痒异常,经净后自然消失者,称为经行荨麻疹。

(一)内治

1.血虚生风证经 前或经行之际周身皮肤突发斑疹块,色白成团,瘙痒难忍,面色不华,肌肤干燥,月经量少,色淡质稀;舌质淡红,苔薄白,脉虚细。

治疗原则:养血益气,疏风止痒。

处方:当归饮子(《证治准绳》)。

当归 12g,白芍 12g,荆芥 12g,防风 12g,刺蒺藜 12g,干生地 15g,黄芪 30g,制首乌 30g,炙甘草 6g。

心悸怔忡者加柏子仁 12g,龙眼肉 15g;失眠多梦者加酸枣仁 12g,夜交藤 30g;斑疹块痒甚者加蝉蜕 10g,僵蚕 10g,鸡血藤 30g;肌肤干燥者加桑葚子 15g,桂圆肉 15g;月经量少、点滴即净者加枸杞子 15g,桑葚子 15g,阿胶(烊化冲服)12g。

2.血热生风证 经前或经行之际皮肤突发风疹团块,色红嫩热,高出皮肤,瘙痒难忍,此起彼伏,月经量多、色深红、质稠黏,口渴心烦,咽喉干痛或痒,面红唇赤;舌质红,苔薄黄,脉浮数。

治疗原则:清热凉血,祛风止痒。

处方:消风清热饮(《朱仁康临床经验集》)去当归,加生地、牡丹皮、白鲜皮。

赤芍 15g,大青叶 15g,生地 15g;黄芩 12g,牡丹皮 12g,白鲜皮 12g,红浮萍 10g,荆芥 10g,防风 10g,蝉蜕 10g。

月经量多者加炒地榆 15g,炒槐花 15g;口渴喜饮者加天花粉 15g,芦根 15g;咽喉干痛者加板蓝根 12g,玄参 12g;咽痒干咳者加桔梗 10g,杏仁 10g;头痛身热者加蔓荆子 10g,连翘 15g;心烦者加山栀 10g,竹叶卷心 6g。

(二)成药验方

防风通圣丸,每次 6g,每日 3 次。

(三)外治

1.药物治疗

(1)涂搽法

①百部 30g,米酒 60g。将百部浸泡于米酒中,1 周后涂搽患部,每日外搽数次。

②蛇床子 25g,百部 25g,50% 酒精 100mL。将前 2 味药浸泡于酒精内,24 小时后过滤去渣即成酊剂,用于涂搽患处。每日 3~5 次。

（2）浸洗法

①夜交藤 200g,苍耳子 100g,白蒺藜 100g,白鲜皮 50g,蛇床子 50 克,蝉蜕 20g。

用法:上药加水 5000mL,煎煮 20 分钟,趁热先熏患处,待温后,用毛巾或干净旧布浸药液外洗患处,每剂可洗 3~5 次,一般熏洗 2 小时后全身风团消退。

主治:各型荨麻疹。近期效果显著。

②蛇床子 20g,明矾 12g,花椒 6g,土茯苓 30g,白鲜皮 15g,苦参 30g,荆芥 12g,食盐 20g。

用法:诸药加水 2000mL,煎煮至 1000mL,将药液倾入盆内,加温水适量,入盆浸浴,用毛巾边擦边洗,至药液渐凉为度。每日 1 次,每剂药可煎用 2~3 次。

（3）贴脐法:苦参 30g,防风 15g,扑尔敏 30g。

用法:将上药各自单独研为细末,分别用瓶装贮藏,密封备用。临用前各取 1/3 混合均匀,装入脐窝,以纱布覆盖,胶布固定。每天 1 次,10 天为 1 疗程,连续至痊愈为止。

（4）药袋法:沙姜片 10g,香附 10g,苍术 10g,山奈 10g,白芷 10g,雄黄 10g,硫黄 10g,艾叶 10g,丁香 10g。

用法:上药研细末,加入适量冰片混匀,密封备用。取 20g 装 1 小布袋中,挂于颈部或放衣袋内,另装 1 袋放枕头或床单下,1 袋可使用 3 个月。

主治:预防丘疹性荨麻疹。

2.针灸疗法

（1）毫针疗法

①血虚生风证:取脾俞、阳陵泉、合谷、三阴交、足三里、关元。

操作:针刺行补法,关元穴针后加灸。

②血热生风证:取风池、风府、血海、曲池、大椎。

操作:针刺行泻法,不宜灸。

（2）皮肤针疗法

部位:胸部、腰部、胸锁乳突肌部、患部、阳性物处、风池、曲池、足三里、大椎、三阴交。

操作:叩刺以上部位,中度刺激。

（3）穴位注射疗法

处方:盐酸苯海拉明 50mg,注射用水 5mL。

取穴:血海、曲池、足三里。

操作:每穴注入药物 1mL,每日 1 次,3 天为 1 疗程。

（四）其他疗法

1.推拿疗法

①双手揉拿项部肌肉,并点按大椎、风池 2~3 分钟。

②双手拇指推揉肺俞、膈俞、肝俞、脾俞约 3 分钟,以发热为度。

③双手揉拿手三阳经,并点按曲池、合谷穴 2~3 分钟。

④按、摩腹部,并点按中脘、天枢、关元、气海 2~3 分钟。

⑤提拿足三阳经,并点按委中、血海、三阴交、风市 2~3 分钟。

2.药膳疗法

（1）血虚生风证

①鸽子 1 只，红枣 15 枚，发菜 10g。将鸽子洗净，与红枣、发菜一起炖熟，加食盐少许调味服食。每天 1 剂，经前连服 5~7 剂。

②猪胰子 1 个，红枣 50g，食盐少许，冰糖适量。将猪胰子切成小块，炒熟，加盐拌匀与红枣炖冰糖。每天 1 剂，分 2 次服完，经前连服 7~10 剂。

③荔枝干 14 个，红糖 30g。将荔枝除去皮、核，加水煎至 1 碗，放入红糖溶化调服。每日 1 剂，连服 7 剂。

④黑芝麻、黄酒、白糖各适量。将黑芝麻微炒，研细末备用。每次取芝麻面适量与黄酒 30mL 调匀，放入碗内隔水炖 15 分钟后加入白糖

调匀。早晨空腹服，或饭后 2 小时服下，每日 2 次，连服 5~7 天。

⑤枸杞子 18g，乌梢蛇 18g，玫瑰花 9g，桃仁 9g，粳米 60g。

用法：先将前 4 味煎汤 2 碗，后加粳米煮粥。每日 1 剂，温热服食，经前连服 7~10 天。

（2）血热生风证

①芹菜 120g，豆腐 30g，食盐适量。将芹菜洗净切碎，与豆腐同煮熟，加食盐调味服食。每日 1 剂，连服数剂。

②蚌肉 30g，金针菜 15g，丝瓜络 10g。将蚌肉洗净，与金针菜、丝瓜络共同煎汤，食盐调味服食。每日 1 剂，连服 7~10 剂。

③冬瓜皮 20g，黄菊花 15g，赤芍 15g，蜂蜜少许。水煎代茶饮。每日 1 剂，经前连服 7 剂为 1 疗程。

④红花 100g，乌梅 100g，山楂 100g，60 度米酒 500mL，红糖适量。

用法：将前 3 味浸入米酒中 1 周，每天振摇 1 次。服时每次取药酒 10mL，加白开水 10mL，调入红糖饮服。每天 2~3 次，经前酌情连服 7~14 天。

三、预防

饮食宜清淡而富于营养，禁食海腥、发物及辛辣燥火之品。保持心情舒畅，保证足够的休息和睡眠。加强锻炼，增强体质。

四、护理

1.一般护理

做好饮食护理。选择高碳水化合物低蛋白饮食，有水肿者限制盐、糖、咖啡因、乙醇等的摄入。补充富含维生素 B，和微量元素镁的食物，如猪肉、牛奶、蛋黄。保证充足的休息和睡眠，避免劳累和精神紧张。加强锻炼和运动，可选择有氧运动，如走路、跳舞、慢跑、游泳，对肌肉张力具有镇定作用。

2.治疗配合

指导应对压力的技巧，教会患者做一些放松活动，如腹式呼吸、渐进性肌肉松弛。根据患者的用药情况进行相应的护理。抗焦虑药适用于有明显焦虑及易怒的患者；利尿剂

适用于月经前体重增加明显(>1.5kg)者;维生素 B_6 调节自主神经系统与下丘脑-垂体-卵巢轴的关系,也可抑制催乳素的合成而改善症状。

3.心理护理

对患者进行心理安慰与疏导,帮助患者调整心态,认识疾病,建立勇气与信心,重新控制自己的生活与工作。

4.健康指导

向患者和家属讲解可能造成经前期紧张综合征的原因,有效的处理措施。帮助患者获得家人的支持,增加女性自我控制的能力。

第三节 闭经

【西医部分】

闭经是妇产科临床的一种常见症状,可以由多种原因引起,临床可分为原发闭经和继发闭经。原发闭经指女性年满 16 岁尚无月经来潮者,或年满 14 岁而无第二性征发育者,约占 5%;月经来潮后继之又停经 6 月以上或停经 3 个周期者称为继发性闭经,约占 95%。一般妇女初潮年龄在 11~18 岁,平均年龄 13 岁,但与气候、环境、种族、经济与生活条件的影响有关。生理性闭经如妊娠期、哺乳期、青春期前、绝经后不属于本症。

一、病因

1.下丘脑性闭经 是最常见的闭经。主要原因包括神经精神因素、神经性厌食、大运动量、营养不良、全身慢性消耗性疾病、药物性(抗精神病药物、避孕药等)等。

2.垂体性闭经 常见于垂体微腺瘤,产后大出血引起的垂体缺血缺氧坏死的席汉综合征。

3.卵巢性闭经 单纯性性腺发育不良、特纳综合征、睾丸女性化、卵巢抵抗等是原发性卵巢性闭经的常见病因,而卵巢功能早衰是继发性闭经的常见原因。

4.子宫性闭经 子宫内膜受到创伤后发生的粘连是最常见的病因,先天性子宫发育不全、始基子宫、子宫内膜结核、子宫内膜炎也可引起闭经。

5.其他 甲状腺、肾上腺等内分泌器官功能异常也会引起闭经的发生。

二、辅助检查

1.激素检查 检测血中 FSH、LH、E2、P 和 PRL 水平,了解卵巢以及垂体功能。

2.B 超检查 了解有无卵巢肿瘤、子宫卵巢发育情况、有无卵泡发育等。

3.染色体 了解有无染色体异常,尤其是性染色体异常。

4.输卵管碘油造影 了解子宫腔情况,有无宫腔粘连。

5.腹腔镜、宫腔镜检查　了解腹腔内有无性腺、性腺发育情况、有无卵巢肿瘤等,有无宫腔内病变。

6.肾上腺、甲状腺功能检查　测定 TSH、L3、T4、血皮质醇等。

7.CT、磁共振检查　对疑有垂体微腺瘤者,应行检查。

8.孕激素试验　肌肉注射黄体酮或口服安宫黄体酮后,如有撤退性出血,表明体内有一定的雌激素水平,为孕激素试验阳性;否则,为阴性。

9.雌激素试验　对孕激素试验阴性者,服用雌激素 22 天,后 10 天加服孕激素,如有撤退性出血,为雌激素试验阳性;否则,为雌激素试验阴性,闭经原因系子宫性。

10.垂体兴奋试验　对疑有垂体和下丘脑病变者,给予 LHRH,15~30 分钟后 LH 增高 2~4 倍,即为有反应性,表明病变位于下丘脑;否则,为无反应性,病变位于垂体。

三、诊断

1.病史　应了解患者的月经状况,包括初潮年龄、月经周期、经期和经量等,智力发育状况;闭经前的生活状况,发病前可否有学习紧张、环境变迁、精神刺激、手术、疾病等诱因,闭经前有无月经周期、经期、经量的改变,有无溢乳、多毛、肥胖、头痛、视力改变及围绝经症状,接受过何种检查、何种治疗。对已婚妇女应了解其结婚年龄、避孕方法、有无口服避孕药史,有无流产、刮宫、产后大出血、哺乳史,有无感染史及不孕史。既往是否患过腮腺炎、结核、脑炎、脑膜炎、头部创伤、生殖器手术、减肥史及胃肠道疾病史。对原发闭经者,应了解其母在孕期的状况,包括患病和服药情况、有无有害物质接触史、放射性接触史等。

2.体格检查　应注意全身发育、营养状况、智力发育、身高体重、第二性征发育,有无肥胖、多毛、溢乳等。外阴发育有无畸形、阴道、子宫、卵巢有无异常。

结合症状和体征,通过孕激素试验、雌激素试验、卵巢功能检查、血激素测定、垂体兴奋试验、甲状腺及肾上腺功能等检查,可明确诊断。闭经的诊断步骤如下。

四、治疗

1.一般治疗　避免精神紧张和过度劳累,加强营养,对服用避孕药后闭经和短期闭经者,可先观察 3~6 月。

2.对症治疗　宫腔粘连者可扩张宫腔,分离粘连,放置宫内节育器防粘连,使用雌孕激素调节宫内膜生长;对卵巢肿瘤或垂体肿瘤进行相应的手术治疗。

3.内分泌治疗　可用雌孕激素替代治疗,常用己烯雌酚每日 0.5mg,连服 20 天,后7天加用安宫黄体酮,每日 8~10mg,停药后出现撤药性出血,连用 3~6 周期。对有生育要求的患者,要给予促排卵治疗,如氯米芬、绝经期促性腺激素(HMG)、促性腺激素释放激素(GnRH)等。对高泌乳素血症患者,予溴隐亭治疗。

【中医部分】

闭经称为"女子不月","月事不来"。中医学通过天然药物内服、外用,并配合针灸、推拿、药膳等综合措施治疗闭经,对于改善全身症状,恢复自主性月经,调整卵巢功能和防止卵巢早衰等具有一定优势,并有疗效稳定、无副作用等优点。

一、病因病机

脏腑、气血、经络的正常生理活动是月经得以产生的生理基础,而肾气、天癸、冲任、胞宫几者之间的相互协调是产生月经和维持月经的周期性和规律性的主要环节,其中又以肾在月经产生与调节过程中发挥主导作用。以上任何一个环节发生功能性失调或器质性病变,严重者均可引起闭经。中医学对闭经的病因研究,概括起来,不外乎虚、实两类:

1.虚证闭经 常因失血、劳损、脾虚、肾虚而致,因先天肾气不足,天癸迟至或不至,冲任不盛;或肝。肾亏损,精血不足,胞失濡养;或脾胃虚弱,生化乏源,气血虚少;或久病失血,血海不满,冲任空虚,凡此皆无血可下,属于虚证。

2.实证闭经 常因风冷、气郁、血滞、痰阻而致,因情志不畅,肝气郁结,气滞血瘀;或痰湿脂膜壅阻胞宫,冲任不通,胞脉阻隔,血不下行,此属实证。

此外,临床还有因各种慢性消耗性疾病如痨瘵、消渴病、虫积等使营阴暗耗,虚火灼伤阴精,精亏血少,冲任不充,血海干涸;或因妇产科手术不当,直接损伤冲任与胞宫而致闭经者。

总之,闭经的病因虽然复杂,但以虚、实为纲进行归类则可执简驭繁。其发病机理可概括为:虚证为精血不足,血海空虚,无血可下;实证为邪气阻隔,胞脉不通,血不下行。

二、辨证施治

由于闭经是整体机能失调在妇科的病变反映,是多种病因导致的一个共同症状。因此,治疗闭经首先要解除心理负担,加强身体锻炼,合理安排饮食起居,消除机体其他慢性疾病,提高健康水平,然后针对病因进行治疗。

中医学治疗闭经按"血枯""血隔"为纲分为虚、实两大类分别辨证论治,属虚而血枯者治宜补虚通经,属实而血隔者治宜泻实通经,因他病(如痨瘵、虫证等)而致经闭者当先治他病,病愈则经自通。

现代中医妇科治疗闭经在继承传统理论和经验的同时, 多结合现代医学的病因分类,再按中医学理论原则辨证求因,审因论治。由于闭经的病因复杂,病变涉及范围较广,病程较长,证型繁多,虚实兼夹,故在确定治疗方案时,既要抓住主要病机,又常需兼顾调养脏腑、气血和冲任。无论何证,均当分清标本缓急、虚实主次,做到补中有通,泻中有养,切忌急功近利而滥用猛攻峻伐之药,或以通经见血为快。

(一)内治

1.肾气不足证 年逾 18 周岁月经尚未初潮,或初潮较晚而月经不调,周期时先时后或又闭经不行,体质素弱,腰膝酸软,第二性征发育不良;舌质偏淡,苔薄白,脉弱。

治疗原则:补肾运脾,理气调冲。

处方:通脉大生丸(《中医妇科治疗学》)。

菟丝子 60g,杜仲 30g,续断 30g,桑寄生 30g,紫河车 30g,艾叶 24g,茯苓 24g,山药 24g,制首乌 24g,当归 24g,砂仁 15g,鹿角霜 15g,台乌 15g,肉苁蓉 15g,枸杞子 15g,荔枝核 15g,车前仁 6g。共研细末,混匀,炼蜜为丸,每丸重 3g,每日早晚各服 1 丸,温开水送下。

偏肾阳虚而见形寒肢冷者,去车前子、鹿角霜,加巴戟天 15g,鹿角片 12g;胞宫虚寒,婚后久不受孕者加紫石英 30g;倦怠乏力,少气懒言者加党参 30g,或人参 10g,黄芪 30g。

2.肝肾亏虚证　大病久病或产后、流产后月经停闭不行,头晕耳鸣,心悸怔忡,腰腿酸软,或潮热心烦,或形寒肢冷,面色无华,肌肤不润,阴中干涩;舌淡黯,苔薄白,脉沉细。

治疗原则:补肾填精,益肝养血。

处方:加减苁蓉菟丝丸(《中医妇科治疗学》)加紫河车、山萸肉、制首乌。

肉苁蓉 30g,菟丝子 30g,枸杞子 30g,覆盆子 30g,熟地黄 30g,桑寄生 30g,制首乌 30g,当归 15g,焦艾叶 15g,山萸肉 15g,紫河车 10g。共研为细末,混匀,炼蜜为丸,如梧桐子大。每服 6g,早晚各服 1 次,温开水送下。如改作汤剂,宜酌情减量。

证见失眠健忘者加石菖蒲 10g,酸枣仁 15g;面红潮热汗出者加女贞子 30g,北五味子 10g;五心烦热者加龟板 15g,鳖甲 15g,白薇 18g;头晕耳鸣者加潼蒺藜 15g,五味子 10g;腰膝软弱无力者加杜仲 30g,续断 30g;形寒肢冷者加巴戟天 15g,仙灵脾 15g;毛发脱落,性欲淡漠者加鹿角片 10g,黄精 15g,紫河车用量加至 15g。

3.气血虚弱证　久病大病之后,或饮食劳倦损伤心脾,月经逐渐延后,量少色淡质薄,终至经闭不行,头晕眼花,失眠心悸,气短神疲,面色萎黄,形体瘦弱,毛发不泽;舌质淡,苔薄白,脉虚细。

治疗原则:益气养血,调补冲任。

处方:人参养营汤(《和剂局方》)。

人参 10g,陈皮 10g,黄芪 30g,熟地 12g,当归 12g,白芍 12g,白术 15g,茯苓 15g,炙远志 6g,五味子 6g,炙甘草 6g,桂心 3g(后下)。

头晕眼花者加潼蒺藜 15g,女贞子 15g;心悸怔忡者加酸枣仁 12g,柏子仁 12g;失眠梦多者加夜交藤 15g,石菖蒲 10g;继发于产后大出血者加紫河车 10g,鹿角片 10g,制首乌 20g。

4.阴虚血燥证　月经量明显减少,渐至闭经;面红潮热,五心烦热,或骨蒸劳热,或咳嗽咯血,口干舌燥,形体消瘦,睡中盗汗;舌红少苔,脉细数。

治疗原则:养阴清热,补养冲任。

处方:河车大造丸(《医方集解》)加女贞子、制首乌、砂仁。

紫河车(研粉冲服)10g,人参 10g,干地黄 15g,女贞子 15g,制首乌 15g,龟板(打碎先煎)15g,黄柏 12g,天冬 12g,麦冬 12g,杜仲 12g,怀牛膝 12g,砂仁(后下)6g。以上为汤剂用量。

骨蒸劳热者加鳖甲 15g,银柴胡 12g;咳嗽咯血者加川贝母(研粉冲服)10g,炙百部 15g,白芨 15g;口渴喜饮者加石斛 12g,玉竹 12g,百合 12g;睡中汗出者加生牡蛎 30g,牡丹皮 12g,地骨皮 12g。若为结核性子宫内膜炎所致闭经,当以抗结核治疗为主,再配合以上方药内服减轻症状。

5.气滞血瘀证　月经由稀发量少渐至闭经,或突然经闭不行;少腹胀痛拒按,胸胁胀满,精神抑郁,心烦易怒;舌边紫黯或有瘀点,脉沉弦涩。

治法:理气行滞,活血通经。

处方:血府逐瘀汤(《医林改错》)。

当归 12g,生地 12g,桃仁 12g,牛膝 12g,柴胡 12g,红花 10g,川芎 10g,枳壳 10g,桔梗 10g,赤芍 15g,甘草 6g。

胸胁及乳房胀痛者加青皮 10g,香附 10g,郁金 10g;少腹疼痛明显者加炒川楝 10g,玄胡 10g;气郁化热,口干胁痛,带下色黄者加牡丹皮 12g,黄柏 12g;小腹冷痛,四肢不温者去生地、桔梗,加艾叶 10g,小茴 10g,台乌药 12g。

6.痰湿阻滞证 月经由量少稀发而渐至闭经,形体肥胖,胸脘满闷,呕恶痰多,神疲体倦,或面足浮肿,带下量多色白;舌质淡,苔白腻,脉弦滑。

治疗原则:燥湿化痰,活血调经。

处方:加味二陈汤(《沈氏尊生书》)合桂枝茯苓丸(《金匮要略》)。

法半夏 15g,茯苓 15g,当归 15g,赤芍 15g,川芎 10g,陈皮 10g,桂枝 10g,牡丹皮 10g,桃仁 12g,甘草 6g。以上为汤剂用量。

体形肥胖超重多者加牛山楂 15g,海藻 15g,昆布 15g,草决明 12g,另需节制饮食;胸闷痰多者加全瓜蒌 10g,炙远志 6g;面足浮肿者加白术 12g,泽泻 12g,猪苓 12g;带下量多色白者加白芷 10g,白果 10g,薏苡仁 30g;苔白厚腻者加苍术 10g,草蔻 10g;舌边瘀点紫黯者加茺蔚子 12g,川牛膝 12g,土鳖虫 10g。

(二)成药验方

1.女金丹丸,每次 5g,每日 2~3 次,连服 2 月;或每月服 2 周,连服 3 月。

2.乌鸡白凤丸,每次 6g,每日 2~3 次。

3.紫河车胶囊,每次 3 粒,每日 2 次。

4.益气维血颗粒,每次 10g,每日 3 次。

5.普瑞八珍颗粒,每次 10g,每日 3 次。

(三)外治

1.药物治疗

(1)敷脐法

①香白芷 40g,小茴香 40g,红花 40g,当归 50g,益母草 60g,细辛 30g,肉桂 30g,玄胡 30g。

制用法:上药共煎水 2 次,取汁浓缩成稠状,混入适量 95%乙醇浸泡的乳香没药液,烘干后研细末加樟脑备用。每次取 9g,用黄酒数滴拌成糯糊状,外敷脐中神阙穴或关元穴,用护伤膏固定。药干则调换 1 次。

功效主治:温经散寒,活血化瘀。适用于闭经,痛经,产后腹痛,恶露不下,人流术后腹痛之寒凝血瘀证。

②蛴螬 1 只(焙干),威灵仙 10g(烤干)。

制用法:2 药共研细末,填神阙穴,外用膏药或胶布贴盖,约 1 小时后去药。每日 1~2 次,连用 7~10 次为 1 疗程。

功效主治:活血化瘀通经。适用于血瘀型闭经。

③麝香、龙骨、虎骨、蛇骨、木香、雄黄、朱砂、乳香、没药、丁香、胡椒、青盐、夜明砂、五灵脂、小茴香、两头尖各等份。

制用法:麝香另研备用,余药共研细末,瓷罐贮藏切勿泄气。用时麝香先放脐心,再用面粉作一圆圈套在脐周,然后装满适量药粉,外盖槐树皮或生姜片,用艾灸之,每岁1壮,间日1次,3次为1疗程。

功效主治:活血理气,化瘀通经。适用于实证闭经。

(2)热熨法

①茺蔚子300g,晚蚕沙300g,大曲酒100mL。

制用法:先将前2药150g放入砂锅中炒热,旋即以大曲酒50mL撒入拌炒片刻,将炒热的药末装入白布袋中,扎紧袋口热熨脐腹部。至袋中药冷,再取另一半药同法炒热再熨脐腹。连熨2次后,覆被静卧半天。每天1次,连用3天为1疗程。

功效主治:活血通经。适用于实证闭经伴腰腹胀痛,头晕,周身乏力等症。

②绿矾15g。

制用法:将绿矾炒热,盛入布袋中,趁热熨敷脐腹部。

功效主治:破瘀消积。适用于实证闭经。

③益母草30g,当归30g,红花30g,赤芍30g,路路通30g,五灵脂15g,青皮15g,炮甲珠15g。

制用法:上药共研粗末混匀,布包扎紧蒸热熨小腹部。每日1次,每次热熨30分钟,7次为1疗程。

(3)敷贴法

①仙鹤草根30g,香附子6g。

制用法:捣烂调饼,敷贴脐下小腹部。

功效主治:理气活血,化瘀通经。适用于气滞血瘀闭经。

②柴胡12g,白术10g,白芍:10g,当归12g,茯苓10g,薄荷3g,三棱6g,牛膝20g。

制用法:将药物研细末,调拌凡士林,然后外敷贴关元穴。

功效主治:同上。

加减法:虚证加香附12g,陈皮10g,牛膝12g;实证加半夏12g,红花6g,桃仁12g。

2.针灸治疗

(1)毫针疗法

①虚证闭经:取肝俞、脾俞、肾俞、膈俞、关元、足三里、三阴交。

配穴:腰膝酸痛加命门、腰眼、阴谷;潮热盗汗加膏肓俞、然谷;纳呆腹泻加天枢、阳陵泉、中脘;心悸怔忡加内关。

操作:针刺行补法,酌情用灸法。

②实证闭经:取中极、地机、三阴交、合谷、太冲、丰隆。

配穴:小腹胀满加气海、四满;胸脘闷胀加期门、支沟;小腹冷痛加灸关元、中极;白带量多加次髎。

操作:针刺行泻法,酌用灸法。

(2)皮肤针疗法

取腰骶部、脊柱两侧。重点叩打带脉区、腹部、期门、三阴交、关元及有阳性物反应处。

配穴:神疲乏力者加刺足三里、大椎;失眠、心悸、盗汗者加刺四神聪、风池、大椎及神庭。

操作:叩打顺序应由上而下,从外到里,中度刺激,头颈部可用轻度刺激。每日 1 次,连续治疗 10 天为 1 疗程。

(3)皮内针疗法

取穴:血海、足三里。

操作:先将穴位局部及针具消毒,然后将环柄型皮内针刺入穴位,沿皮刺入 0.5~1.0寸深,针柄贴在皮肤上,用胶布固定,埋针 2~3 天,秋冬季节埋针时间可适当延长。7 次为1 疗程,疗程间隔 7 天。

注意:皮内针埋藏处应保持干燥、清洁,切勿沾水。

(4)温针疗法

取穴:关元、肾俞、三阴交、曲骨、足三里。

操作:将毫针刺入穴位,得气后,取约 2cm 长艾卷 1 节套在针柄上,艾卷距皮肤 2~3cm。将艾卷下端点燃,待其燃尽,再留针 10 分钟左右,随后将针拔出。每日 1 次,10 次为1 疗程。

注意:此法适用于气滞血瘀及痰湿阻滞型闭经,虚证闭经偏寒者也可应用本法。

(5)电针疗法

取穴:①关元配三阴交;②归来配足三里;③中极配血海。

操作:每次选穴 1~2 对,用毫针刺入。接通电针仪,以疏密波或断续波中度刺激。每次治 15~20 分钟,每日 1 次,10 次为 1 疗程,间隔 5~7 天进行下一个疗程。

(6)子午流注针法

取穴:复溜、大都;阳辅、行间。

操作:对虚证闭经,应于午时补大都,戌时补复溜;对实证闭经则应于子时泻阳辅,丑时泻行间。间日 1 次,10 次为 1 疗程。

(7)穴位注射疗法

处方:5%当归注射液或 10%红花注射液。

取穴:肾俞、气海、三阴交、足三里、关元、中都。

操作:取以上注射液任一种,选穴 2~3 个,每穴注入 1mL 药液。每日 1 次,5 次为 1 疗程。间隔 5~7 天进行下一个疗程。适用于实证闭经。

(8)耳针疗法

取穴:子宫、内分泌、卵巢、皮质下、肝、肾、脾、胃、三焦、脑点。

操作:每次选穴 3~4 个,毫针中等强度刺激,留针 20~30 分钟,间歇捻针 2~3 次。每日1 次,两耳交替施治,10 次为 1 疗程。间隔 5~6 天开始下一疗程。如月经来潮,还应继续治疗 1~2 个疗程,以巩固疗效。也可采用耳穴埋针或压丸法。

（9）灸疗法

取穴:中极、关元、三阴交、肾俞、归米、气海、血海。

配穴:虚证闭经配肝俞、脾俞、膈俞、足三里。实证闭经配太冲、合谷、丰隆、内关、阴陵泉。

操作:

①艾条悬灸:取穴 5~6 个,每穴灸 15~30 分钟。

②隔药艾炷灸:于关元穴上放置胡椒饼加丁香粉、肉桂粉,然后以艾炷点燃灸之,每次灸 6 壮,每日 1 次,7 次为 1 疗程。中极穴用毫针刺入,得针感后出针,再以姜片隔艾炷灸 3~5 壮。余穴可直接用 0.2cm 厚鲜姜片用针穿刺数个小孔,置所选穴位上,再置黄豆粒大小艾炷于姜片上点燃。每次选 3~4 穴,每穴灸 4~5 壮,以施灸处皮肤红晕、温润为度。每日 1 次,10 次为 1 疗程,疗程间隔 5 天。

③灯火灸法:实证闭经用明灯爆灸法,每穴灸 1 壮,每次选穴 4~5 个;虚证闭经用明灯灼灸法,每穴灸 1~2 壮。均每天施灸 1 次,连续 10~15 次为 1 疗程。施灸后应保持局部清洁,如发生小泡,可用甲紫药水涂搽。

④烟草灸法:取带脉区、腰骶部、关元、曲骨、足三里、血海。用香烟代替艾卷施灸。每穴灸 7~10 分钟,隔日 1 次,10 次为 1 疗程。此法主要用于实证闭经。

（四）其他疗法

1.推拿疗法

（1）常规按摩法

①小腹部操作:取关元、气海穴。用摩法、按法、揉法。

②下肢部操作:取血海、三阴交、足三里穴。用按法、揉法。

③腰背部操作:取肝俞、脾俞、肾俞穴。用一指禅推法、按法、揉法、滚法。

辨证加减:

①虚证闭经:横擦前胸中府、云门及左侧背部脾胃区,腰部肾俞、命门,以透热为度;直擦背部督脉,斜擦小腹两侧,以透热为度。

②实证闭经:肝气郁结证按揉章门、期门各半分钟,按、掐太冲、行间,以患者觉酸胀为度;斜擦两胁,以微热为度。寒凝血瘀证直擦背部督脉,横擦骶部,以小腹透热为度;按揉八髎,以局部温热为度。痰湿阻滞按揉八髎穴,以酸胀为度;横擦左侧背部及腰骶部,以透热为度。

（2）耳穴按摩术

取穴:肝、肾、心、脾、内生殖器、内分泌、皮质下、神门。

操作:以直压或对压法强刺激 3~5 分钟,每日 3 次。

2.药膳疗法

（1）肝肾亏虚证

①鳖 1 只,瘦猪肉 100g(或白鸽 1 只)。共煮汤,调味服食。每日 1 次,每月连服数天。

②新鲜胎盘 1 个,洗净,瓦上焙干,研末,黄酒调服。每次 15g,每日服 2 次,每月服胎盘 1 个。

③常春果200g,枸杞子200g,好酒1500mL。将上药捣破,盛于瓶中,注酒浸泡7日后即可饮用。每次空腹饮1~2杯,每日3次。

(2)气血虚弱证

①当归30g,黄芪30g,生姜65g,羊肉250g。将羊肉洗净切块,生姜切丝,当归和黄芪用纱布包好,共放瓦锅内加水适量炖至烂熟,去药渣,调味服食。每天1次,每月连服5~7天。

②墨鱼1条(重200~300g),桃仁6g。将墨鱼洗净切块,同桃仁共煮汤服食。每日或隔日1次,每月连服5~6次。

③鸡血藤30g,白砂糖20g,鸡蛋2枚。

制用法:把鸡血藤、鸡蛋2味同煮至蛋熟,去渣及蛋壳放入白糖溶化即成。顿服,每日1次,连服数日。

(3)气滞血瘀证

①鸡蛋2个,川芎9g,红糖适量。加水同煮,鸡蛋熟后去壳再煮片刻去药渣,加红糖调味吃蛋喝汤。每天1剂,每月服5~7剂。

②益母草50~100g,橙子30g,红糖50g。水煎服。每日1剂,每月连服5~7剂。

③山楂60g,鸡内金9g,红花9g,红糖30g。水煎服。每日1剂,分2次服。每月连服7剂。

④红花9g,黑豆90g,红糖60g。水煎服,每日1剂,分2次服,每月连服7剂。

(4)痰湿阻滞证

①云苓50g,红花6g,红糖100g。前2味水煎取汁,冲化红糖温服。每天1剂。每月连服5~7剂。

②鲤鱼头(或乌鱼)数个,陈酒适量。将鱼头晒干,火上烧炭存性,研成细末,用陈酒送服。每次15g,日服3次。

③薏苡仁60g,炒扁豆15g,山楂15g,红糖适量。上药同煮粥食。每天1剂,每月连服7~8剂。

三、预防

加强身体锻炼,增加营养,增强体质。积极治疗原发疾病及全身性慢性疾病。保持心情舒畅,保证充足的休息和睡眠。坚定信心,主动配合医生,坚持正规治疗。

四、护理

1.加强心理支持:注意建立良好的护—患关系,鼓励病人表达自己的感情,对健康问题、治疗和预后提出问题。医.学教育网搜集整理向病人提供诊疗信息,帮助其澄清一些观念,解除病人担心疾病及其影响的心理压力,促使其建立信心并积极配合诊疗过程。

2.促进病人与社会的交往:在诊治过程中,鼓励病人与同伴、亲人交往医学教育l网搜集整理,参与力所能及的社会活动,保持心情舒畅,正确对待疾病。

3.指导合理用药说明性:激素的作用、副反应、剂量、具体用药方法、时间等问题,使病人正确配合。

4.健康教育:讲解闭经常见的相关因素,帮助护理对象识别导致闭经的高危因素,指导配合治疗方案。为病人提供足够的营养,鼓励其加强锻炼,维持标准体重,增强体质。

第四节　痛经

【西医部分】

凡在经期或在行经前后发生下腹部疼痛或伴腰骶部疼痛,严重者出现呕吐、面色苍白、手足厥冷等症状,影响生活及工作者称为痛经;常伴有头痛、乏力、头晕、恶心、呕吐、腹泻腹胀、腰骶痛等症状,是年轻女性的常见病症,分为原发性痛经和继发性痛经。前者指月经期腹痛但无盆腔器质性病变者,常见于初潮后 6~12 月;后者指生殖器有明显病变者,常常在月经初潮 2 年后出现,如子宫内膜异位症、盆腔炎、肿瘤等。痛经的发病年龄以16~18 岁达顶峰,30~35 岁以后逐渐下降,性生活的开始和分娩可降低痛经的发病率。

一、病因

1.子宫颈管狭窄　主要发生在月经来潮之前,可能经血外流受阻是痛经的原因。

2.子宫发育不良　血管供应异常,导致组织缺血而发生疼痛。

3.子宫位置异常　极度前屈或后屈时,子宫峡部成角,阻碍经血流出而发生痛经。

4.精神神经因素　各种原因导致的精神紧张。

5.内分泌因素　腹痛可能与黄体期黄体酮升高有关。

二、临床表现

原发性痛经常发生在年轻女性,30 岁后发生率开始下降,常在月经来潮前后出现,持续 48~72 小时,疼痛呈痉挛性,剧烈,有时需卧床休息。疼痛集中在下腹部,有时伴腰痛、恶心、呕吐、腹泻、头痛等,严重者还有面色苍白、四肢发冷甚至虚脱。

三、诊断

原发痛经者首先要排除盆腔病变的存在,根据病史、详细的查体,尤其是妇科检查,可初步了解盆腔内有无粘连、肿块、结节或增厚。可做 B 超、腹腔镜、输卵管碘油造影、宫腔镜等检查,以排除子宫内膜异位症、子宫肌瘤、盆腔粘连、感染等疾病。

四、治疗

1.一般治疗　主要是对症,以止痛、镇静、解痉为主。可热敷下腹部,避免精神紧张,注意经期卫生。

2.口服避孕药 妈富隆每日 1 次,可抑制子宫内膜生长,抑制排卵,缓解痛经。

3.其他前列腺素拮抗物,前列腺素合成酶抑制剂。

【中医部分】

西医学的痛经在中医学中也称为痛经,又称之为"月水来腹痛""经来腹痛""经行腹痛"等。根据痛经的原因不同,可将痛经分为原发性和继发性两种。

一、病因病机

本病总由七情过激,肝郁气滞,或六淫中寒、热、湿邪搏结于血,或肝肾亏损,精血不足,或脾肾亏虚,冲任不盛所致,但其发病又与经期及行经前后冲任气血变化急骤的特殊生理以及体质因素有密切关系。归纳痛经的发病机理,则可分为虚和实两个方面:

1.实证痛经 如气滞血瘀,寒湿凝滞,湿热壅阻等,均为邪气阻滞气机,使冲任血气运行受阻,经血泻而不畅,"不通而痛"。

2.虚证痛经 如气血不足,肝肾亏损,脾肾两虚等,皆属脏气本虚,血海空乏,经血外泄以后血海更虚,使胞宫、胞脉失于濡养或温煦,"不荣而痛"。

二、辨证施治

治疗痛经,首先应辨别证候属性,要根据疼痛发生的时间、性质、部位、程度,结合月经的期、量、色、质,素体情况以及全身兼证、舌脉征象等综合分析。治疗应分阶段进行,周期性调治,经期疼痛发作时应以调血止痛治标为主,平时疼痛缓解后仍应辨证求因治本。总以冲任气血调畅,胞宫、胞脉得到温养,疼痛彻底消失为目的。

(一)内治

1.气滞血瘀证 经前或正值经期小腹胀痛拒按,伴胸胁、乳房胀痛,月经行而不畅,经色紫黯夹有血块,血块排出疼痛缓解;舌质紫黯有瘀斑或瘀点,脉弦或涩。

治疗原则:理气化瘀,调经止痛。

处方:膈下逐瘀汤(《医林改错》)。

桃仁 10g,红花 10g,川芎 10g,牡丹皮 10g,枳壳 10g,香附 10g,玄胡 10g,五灵脂(包煎)10g,当归 15g,赤芍 15g,乌药 12g,甘草 6g。

疼痛剧烈者加炙乳香 6g,炙没药 6g,或另以三七粉冲服,每次 3g;胸胁乳房胀痛明显者,加青皮 10g,郁金 10g;经行不畅,量少夹块者,加生蒲黄(包煎)15g,川牛膝 12g;月经量多者,加益母草 15g,炒蒲黄(包煎)15g,仙鹤草 15g;宫内膜呈片状排出不畅者,加血竭末 10g,土鳖虫 10g,川牛膝 12g;痛甚呕吐者加法半夏 12g,生姜汁每次 1 小匙冲入药中同服。

2.寒湿凝滞证 经前或行经期间,小腹坠胀冷痛,喜温熨拒揉按,月经量少,色紫黯或夹小血块,伴面色青白,四肢不温;舌黯淡,苔白润,脉沉紧。

治疗原则:温散寒湿,活血止痛。

处方:少腹逐瘀汤(《医林改错》)加苍术、藿香。

当归 15g,赤芍 15g,小茴香 10g,干姜 10g,玄胡 10g,川芎 10g,五灵脂(包煎)10g,生蒲黄(包煎)12g,没药(炙)6g,肉桂(后下)5g,苍术 12g,藿香 12g。

小腹坠胀冷痛甚者,加艾叶 10g,橘核 10g,乌药 10g;痛甚呕吐、四肢厥冷者,加法半夏 12g,生姜汁 1 匙冲服;肢体困重者加石菖蒲 10g,厚朴 10g;经行不畅血块多者,加牛膝 10g,泽兰 10g;大便溏薄者加草豆蔻(后下)8g,薏苡仁 30g。

3.湿热蕴结证　平时小腹闷胀不适,经前及经期腹痛加剧,不喜揉按,得热反剧,月经量多或经期延长,经色深红质稠黏,平时带下黄稠或有臭气,或伴外阴及阴中灼热瘙痒,肢体倦怠,小便黄少;舌质红,苔黄腻,脉滑数或弦数。

治疗原则:清热除湿、活血止痛。

处方:清热调血汤(《古今医鉴》)去黄连,加红藤、败酱草、车前仁。

桃仁 10g,红花 10g,生地 10g,牡丹皮 10g,香附 10g,莪术 10g,川芎 10g,玄胡 10g,当归 10g,赤芍 15g,车前仁(包煎)15g,红藤 30g,败酱草 30g。

月经量多者去当归、莪术,加炒地榆 20g,炒贯众 20g;经血夹块者加益母草 15g,蒲黄(包煎)15g;带下量多黄稠秽臭者,加椿根皮 15g,黄柏 15g,薏苡仁 30g;舌苔黄腻,尿黄灼热者加茵陈 15g,栀子 10g,滑石 30g。

4.阳虚寒凝证　正值经期或经净前后小腹冷痛而喜揉按,得热痛减,月经延后量少,色淡质稀,形寒肢冷,腰膝酸冷,纳差腹胀,大便溏薄,或小便清长,夜尿频多;舌淡红,苔薄白,脉沉细迟。

治疗原则:温经散寒,暖宫止痛。

处方:艾附暖宫丸(《沈氏尊生书》)。

艾叶 10g,香附 10g,干生地 10g,白芍 10g,川芎 10g,当归 15g,黄芪 15g,续断 15g,肉桂(后下)6g,吴茱萸 6g。

小腹冷痛喜热熨者加乌药 10g,小茴香 10g;腰脊冷痛者加制附片(先煎 1 小时)15g,巴戟天 15g,枸杞 15g;纳差便溏者加广木香 10g,砂仁(后下)6g,补骨脂 12g;月经稀薄量少者加菟丝子 15g,枸杞子 15g,鹿角片 10g;夜尿频多者加益智仁 10g,覆盆子 10g。

5.气血两虚证　正值经期或经净前后小腹绵绵作痛,或有空坠感,喜揉按,月经色淡质稀薄,头晕心悸,面色萎黄,神疲气短;舌淡红,苔薄白,脉细弱。

治疗原则:益气补血,调经止痛。

处方:归脾汤(《校注妇人良方》)加香附、鸡血藤。

人参 10g,炒枣仁 10g,广木香 10g,生姜 10g,大枣 10g,炒黄芪 30g,鸡血藤 30g,炒白术 12g,茯神 12g,当归 12g,桂圆肉 12g,炒香附 12g,炙远志 6g,炙甘草 6g。

小腹空坠,气短乏力者加柴胡 10g,炙升麻 10g;月经先期量多者加仙鹤草 20g,炒艾叶12g;月经后期量少者加制首乌 20g,鹿角胶(烊化冲服)12g;纳差腹胀者加砂仁(后下)8g,陈皮 12g。

6.肝肾不足证　经期或经净以后小腹绵绵而痛,腰膝酸软,头晕耳鸣,月经先后无定,量少色淡质稀,或有面红潮热,口干咽燥;舌质偏淡,苔少,脉细弱。

治疗原则:补益肝肾,调经止痛。

处方:调肝汤(《傅青主女科》)加制首乌、桑寄生、香附。

当归 15g,白芍 15g,山药 15g,桑寄生 15g,山萸肉 12g,巴戟天 12g,阿胶(烊化冲服)12g,制首乌 20g,香附 10g,甘草 6g。

腰脊酸软而痛者加续断 15g,杜仲 15g,菟丝子 15g;头晕耳鸣者加五味子 10g,枸杞子 15g,女贞子 15g;面红潮热者加白薇 15g,地骨皮 12g;口干咽燥者加石斛 12g,玉竹 12g,麦冬 12g;经量少者加菟丝子 15g,桑葚子 15g,黄精 15g;大便秘结者加肉苁蓉 15g,怀牛膝 15g,胡麻仁 15g。

(二)成药验方

1.田七痛经胶囊,每次 3 粒,每日 3 次。

2.沱牌妇康宁片,每次 3 粒,每日 3 次。

3.痛经口服液,每次 10mL,每日 3 次。

4.延胡索止痛片,每次 3 片,每日 3 次。

(三)外治

1.药物治疗

(1)热熨法

①食盐(研细)300g,生姜(切碎)120g,葱头 1 根(洗净)。炒热熨腹部痛处阿是穴,用干净白布包裹,葱头改成葱白亦可。

功效主治:温经散寒止痛。适用于虚寒性痛经。

②香附 12g,玄胡 10g,桂枝 8g,官桂 8g,木香 6g,鸡血藤 20g。

用法:上药共捣烂,炒热,布包裹,外敷小腹丹田,然后配合按揉或温灸。气滞血瘀证加桃仁 12g,赤芍 10g,加敷关元、命门;寒湿凝滞证加小茴香 12g,蒲黄 6g,加敷八髎穴、肚脐。

功效主治:温经散寒,行气止痛。适用于痛经气滞血瘀,寒湿凝滞让。

③老陈醋 9g,香附 30g(研末),青盐 500g。

用法:先将青盐炒爆,加入香附末拌炒半分钟,再将老陈醋均匀地洒入盐锅,随洒随炒,半分钟后起锅装入 10cm×18cm 布袋中,趁热熨脐下。

功效主治:行气止痛。适用于气滞血瘀型痛经。

(2)点滴法:肉桂 30g,公丁香 30g,樟脑(可用冰片代替)30g。

用法:上药共研细,以白酒 500mL 浸泡 1 月后去渣,置瓶中密闭备用。用时用滴管点滴舌面 5~10 滴,先含后咽。

功效主治:温经散寒,行气止痛。适用于寒湿凝滞型痛经。

(3)发泡法:斑蝥 20g,白芥子 20g。

用法:上二药研极细末,以 50%二甲基亚矾调成软膏状,贮瓶备用,用时取麦粒大小一团置于 2cm×2cm 的胶布中心,贴于中极或关元穴(两穴交替使用)。每于经前 5 天贴第一次,经潮腹痛时贴第二次。两个月经周期为 1 疗程。

功效主治:适用于各型痛经。

注意事项:一般贴 3 小时揭去药膏,当时或稍后即出现水泡,避免擦破水泡,若不慎擦破,可用紫药水涂搽。注意局部清洁,一般不会感染,愈后不留疤痕。

(4)敷贴法

①丁香、肉桂、玄胡、木香各等份。

用法:上药共研末,过100目筛,和匀,瓶贮备用。于经前或疼痛发作时,取药末2g置胶布上,外贴关元穴。若疼痛不止,加贴双侧三阴交。隔日换药(夏季每日换药)1次。每月贴6次为1疗程。

功效主治:温经散寒,行气活血止痛。适用于寒湿凝滞和气滞血瘀型痛经。

②七厘散、香桂活血膏。于月经来潮时用七厘散少许撒于香桂活血膏上,外贴关元穴。每天换药1次。

功效主治:活血止痛。适用于实证痛经。

(5)熨脐法:石菖蒲30g,香白芷30g,公丁香10g,食盐500g。

用法:前3味药研成细末,将食盐炒至极热,再将药末倒入炒片刻,起锅装入白布袋内,扎紧袋口。嘱患者仰卧床上,用药袋趁热熨脐部及小腹部疼痛处。待药袋不烫时,将其敷脐上,覆被静卧。若1次未愈,可再炒热后熨敷1次。

功效主治:温经散寒止痛。适用于寒湿凝滞型痛经。

(6)熏脐法:白芷6g,五灵脂6g,青盐6g。

用法:共研细末,将脐部用湿布擦净后放药朱3g于脐上,上盖生姜一片,用艾炷点燃灸之,以患者自觉脐内有温暖感为度。每2日1次,腹痛时用,疼痛解除停用。

功效主治:活血化瘀,散寒行气止痛。适用于实证痛经。

(7)敷脐法

①当归50g,吴茱萸50g,乳香50g,没药50g,肉桂50g,细辛50g,樟脑(研末)3g。

用法:先将当归、吴茱萸、肉桂、细辛共水煎2次,滤液浓缩成稠状,混入溶于适量95%乙醇的乳香、没药药液中,烘干后研细末加樟脑备用。于经前3天取药粉3g,用黄酒数滴拌成糨糊状,外敷脐中,用护伤膏固定,药干则调换1次,经行3天后取下。每月1次,连续使用,治愈或仅有微痛为止。

功效主治:温经散寒止痛。适用于寒凝血瘀型痛经。

②五灵脂、蒲黄、香附、丹参、台乌药各等量。

用法:共研细末,混匀,瓶贮封好备用。用时取药末适量,以热酒调成厚膏状,摊于数层纱布上贴敷患者脐孔,外以胶布固定。每天换药1次,病愈停药。

功效主治:理气活血,止痛。适用于气滞血瘀型痛经。

(8)塞耳法:75%酒精50mL,或大蒜捣汁适量。用消毒棉球蘸药液塞耳孔中,5~30分钟见效。

功效主治:活血行气止痛。适用于气滞血瘀型痛经。

(9)坐药法:吴茱萸9g,当归9g,干姜3g。

用法:共研极细末,用软绸布缝1个6cm左右长的绢袋,将药末装入袋中,一头留一根长线,经高压蒸汽消毒后纳入患者的阴道内,长线留在外面,24小时取出。于经前使用1~2次,经期停用。

功效主治:温经散寒止痛。适用于寒凝血瘀型痛经。

2.针灸治疗

(1)毫针疗法

①气滞血瘀证:取气海、血海、三阴交、太冲、曲泉。

配穴:小腹痛而拒按加天枢、地机;胸闷加内关;胁痛加阳陵泉、光 明。

操作:针刺用泻法,宜反复运针以加强针感,每天针1~2次,留针20~30分钟,或在腹痛缓解后出针,亦可加灸。

②寒湿凝滞证:取中极、水道、三阴交、地机。痛连腰骶加命门、肾俞。

配穴:痛剧加次髎、归来。

操作:针刺用平补平泻法,并用灸法。

③湿热蕴结证:取中极、次髎、阴陵泉、血海。

操作:针刺用泻法,不可灸。

④气血两虚证:取关元、气海、足三里、三阴交、脾俞。

操作:针刺行补法,并用灸法。

⑤肝。肾不足证:取肝俞、肾俞、足三里、关元、照海。

配穴:头晕耳鸣加悬钟、太溪;腹痛加大赫、气穴。

操作:针刺行补法,并用灸法。

(2)皮肤针疗法

①虚证痛经:取肾俞、脾俞、关元、气海、中脘、照海、隐白、大敦、命门、夹脊(胸11~骶4)。

操作:痛时强刺激,缓解时中度刺激。每日1次。

②实证痛经:取三阴交、气海、合谷、居髎、腰眼、肝俞、地机、曲骨、八髎、夹脊(胸11~骶4)。

操作:同上。

(3)电针疗法

取穴:关元、合谷、三阴交、气海、足三里、太冲。

操作:每次取穴1~2对,于经潮前2~3天开始治疗至不痛为止。选用G6805治疗仪,用疏密波,频率30次/分。针刺得气后通电约30分钟,每日1次。疼痛正剧者可选用连续波,输出频率160次/分,中等刺激。

(4)温针疗法

取穴:关元、肾俞、三阴交、曲骨、足三里。

操作:用毫针刺入所选穴位,得气后取约2em长艾卷1节,套在针柄上,艾卷距皮肤2~3cm,从艾卷下端点燃,待其燃尽,再留针10分钟左右,每日1次,10次为1疗程,疗程间隔5~7天。此法尤其适用于寒凝血滞型痛经。

(5)激光针疗法

取穴:关元、中极、足三里、三阴交、命门。

操作:用小功率氦一氖激光照射以上各穴。每穴照射5分钟。于经前1周开始,每日

1 次,10 次为 1 疗程。

(6)埋线疗法

取穴:三阴交、中极、关元。

操作:以 lcm 长消毒羊肠线埋植于三阴交,或中极透关元。于经前或经后埋植,每个月经周期埋线 1 次,第 2 次可续用上次有效穴位,也可另选其他穴位。

(7)中药注射法

处方:5%当归注射液。

取穴:三阴交、内关。

用法:每次用该注射液 2 支,分别注射于双侧三阴交、内关穴。隔日 1 次,一般治疗 3 次后见效。以后 3 月,每月行经前 10 天内用此法治之,至痊愈。

(8)艾灸疗法

取穴:关元、曲骨、三阴交、气海、中极、外陵。

操作:

①艾条温和灸:每次选穴 3 个,每穴施灸 10~20 分钟,每日 1 次。于经潮前 3 天起连续治疗 5~6 天为 1 疗程。

②艾炷隔姜灸:每次选穴 2~4 个,每穴隔姜片灸 5~10 壮,艾炷如枣核或蚕豆大,每天 1 次。于经前疼痛明显时开始连续治疗 5~6 次。

功效主治:艾灸疗法有温养冲任,补益气血的作用。适用于寒证与虚证痛经。

(9)灯照疗法

设备:神灯治疗仪。

用法:照射患者腹痛部位,距离以患者能耐受热度为宜。每次照射 30 分钟,从痛经前 1 周开始,每次治疗 10 天,连用 3 个月经周期为 1 疗程。

功效主治:温经养血止痛。适用于虚寒型痛经。

(四)其他疗法

1.推拿疗法

(1)常规按摩法

①腹部操作:取气海、关元。常用一指禅推法、摩法、揉法。

患者取仰卧位,医者坐于右侧,用摩法按顺时针方向在小腹部治疗,时间约 6 分钟。然后用一指禅推法或揉法在气海、关元治疗,每穴约 2 分钟。

②腰背部操作:取肾俞、八髎穴。常用一指禅推法、滚法、按法、擦法。

患者俯卧位,医者站于右侧,用滚法在腰部脊柱两旁及骶部治疗,时间约 4 分钟。然后用一指禅推法或按法施于肾俞、八髎穴,以酸胀为度,在骶部八髎穴用擦法施术,以透热为度。

(2)实证痛经的特殊治疗方法:腰 1 或腰 4(大部分在腰 4)有棘突偏歪及轻度压痛者,对偏歪棘突用旋转复位或斜扳的方法予以纠正,直擦背部督脉及横擦腰骶部八髎穴,以透热为度。

在月经来潮前 1 周治疗 2 次,连续 3 个月治疗 6 次为 1 疗程。

（3）药物加穴位按摩法

取穴：气海、关元。

药物：麝香风湿油。

操作：在 2 穴上各加麝香风湿油 2~3 滴，然后按摩 3~5 分钟，患者自觉小腹发热且内传，腹痛即止。此法通经活血，镇痛，适用于各型痛经。

2.药膳疗法

①生姜 25g，花椒 9g，红枣 10 个，红糖 30g。

用法：月经来潮前煎水服，每日 1 剂，每剂煎 2 次分服，连服 3~5 天。

功效主治：温经散寒，行气活血。适用于痛经寒凝血瘀证。

②桂皮 6g，山楂肉 9g，红糖 50g。经潮前水煎温服，每天 1 次，连服 2~3 天。

功效主治：同上。

③益母草 30~60g，玄胡 20g，鸡蛋 2 个。

用法：加水同煮，鸡蛋熟后取出再煮片刻，去药渣，吃蛋饮汤。每天 1 剂，水煎 2 次分服，于经前连服 5~7 天。

功效主治：活血化瘀，行气止痛。适用于痛经气滞血瘀证。

④红花 100g，60 度白酒 400mL，红糖适量。

用法：将红花放入细口瓶内，再加白酒浸泡 1 周，对入凉开水 10mL 和红糖少许调服。于经前连服 5~7 天，每天 2 次，每次 10mL。

功效主治：活血化瘀，散寒止痛。适用于痛经寒凝血瘀证。

⑤肉苁蓉、大米、羊肉各适量。

用法：选用肉苁蓉嫩者，刮去鳞，用酒洗，煮熟后切薄片，与大米、羊肉同煮粥，调味服食，可常服。

功效主治：温补下元，暖子宫。适用于妇女寒性痛经，不孕。

⑥艾叶 10g，生姜 15g，鸡蛋 2 枚。以上 3 味同煮至蛋熟，每日 1 剂，连服 7 日。

功效主治：温宫散寒，行瘀止痛。适用于经后寒瘀腹痛。

⑦玉簪花 12g，红糖 45g，鸡蛋 3 枚。

用法：将玉簪花与鸡蛋同煮至蛋熟，去壳及药渣，入红糖搅匀即成，每日 1 剂，在行经前连服 3~5 剂。

功效主治：活血行瘀，养血育阴。适用于气血瘀阻之痛经，月经不调。

三、预防

经前、经期不宜淋雨、涉水、感冒，不宜参加游泳、剧烈运动和重体力劳动。经前、经期不宜进食寒凉生冷或辛辣香燥之品。经期注意保暖和多休息。

四、护理

1.注意并讲究经期卫生，经前期及经期少吃生冷和辛辣等刺激性强的食物。

2.平时要加强体育锻炼，尤其是体质虚弱者，还应注意改善营养状态，并要积极治疗慢性疾病。

3.消除对月经的紧张,恐惧心理,解除思想顾虑,心情要愉快,可以适当参加劳动和运动,但要注意休息。

4.疼痛发作时可对症处理,可服用阿托品片及安定片,都可缓解疼痛,长期不能缓解的,可作适当的中医辨证调理,另外,喝一些热的红糖姜水也会收到良好效果。

第五节　倒经(经行吐衄、经行便血)

【西医部分】

每逢经期或经期前后出现有规律的、周期性的吐血、眼耳鼻出血者,称倒经,甚至因此月经不来潮,故又有"代偿性月经"之称,以鼻出血为多见。

一、病因

由于鼻、胃、肺、膀胱、视网膜等器官对卵巢分泌的雌激素较敏感,雌激素可使其毛细血管扩张,脆性增加,易破裂出血;也有人认为倒经由子宫内膜异位症引起,某些情况下,子宫内膜可随血循环或淋巴播散至肺等处,引起该处发生周期性出血。

二、临床表现

倒经多见鼻出血,与月经来潮同时发生,出血量一般不多,可伴有月经量减少。

三、辅助检查

鼻出血者,可行鼻镜检查,以排除鼻腔病变,如鼻外伤、鼻炎、鼻肿瘤。若出血发生在其他部位,则行相关部位检查。

四、诊断

与月经周期相关的鼻出血或其他部位的出血,出血相关部位检查无异常者。

五、治疗

主要是对症治疗,止血是关键。鼻出血量少者,可压迫鼻腔或用冰袋冷敷额、鼻部,即可止血。也可用鼻黏膜局部烧灼法、黏膜下注射法、硬化疗法或鼻中隔黏膜下剥除术。

【中医部分】

异位月经在中医学医籍中类属于不同的病证,中医学根据其发生周期性出血的部位不同而分别命名为"经行吐血""经行便血""经行衄血""经行咯血"等。

一、病因病机

中医学认为七情过激,肝郁化火,或房劳多产,伤精耗血,阴虚火旺,或忧愁思虑损伤心脾,血失统摄,或嗜食辛辣,胃肠伏热等是导致异位月经发生的重要原因,而其病机则主要是火热致病,或使血络损伤而血外溢,或使血海扰动而迫血错行;其次是脏气亏虚,血失统摄,不能循经下溢胞宫,反而别走胃肠及他道。

本病病变部位涉及肝、肾、脾、肺、胃肠以–及冲脉血海,既有实证,也有虚证。经行吐衄常见的病因病机分型有肝经郁火,肺胃热盛和肺肾阴虚,经行便血常见的病因病机分型有肠中伏热和脏虚失摄。

二、辨证施治

中医对异位月经的治疗是按临床不同见证分别辨证施治。如以口鼻出血为主症,则称之为"经行吐衄",并认为其病机主要为血热(虚热和实热)而冲气上逆,经血失其下行为顺之常,阳络损伤则血上溢,治疗当以清热泻火,顺气降逆,和胃安冲为法则。如以大便下血为主症,则称之为"经行便血",并认为其病机有虚实之分,虚者为脏气不足,血失统摄,实者为肠中伏热,阴络损伤则血下溢,治疗当滋肾敛肝,补脾摄血,或清泻郁热,凉血止血。以下分别叙述其中医治疗方法。

至于因子宫内膜异位引起的周期性衄血或便血等,可参考子宫内膜异位症一节的治疗方法,因肛门直肠痔疮引起的周期性便血可按痔疮治疗。

Ⅰ.经行吐衄

凡在经前或正值经期以口鼻出血为主症,或伴月经量明显减少,并呈周期性发生者,称为经行吐衄,又称"逆经""倒经""错经"。

(一)内治

1.肝经郁火证 经前或经行之时口鼻出血,量多质稠色深红,经量如常或反而减少,胸胁胀痛,心烦易怒,口苦口渴,头晕目赤,尿黄便结;舌质红,苔黄,脉弦数。

治疗原则:清肝泻火,降逆止血。

处方:清肝引经汤(《中医妇科学》高校教材 1980 年版)。

生地 15g,赤芍 15g,当归 10g,山栀 10g,川楝子 10g,茜草根 10g,牡丹皮 12g,黄芩 12g,牛膝 12g,白茅根 30g,生甘草 6g。

胸胁胀痛甚者加郁金 10g,枳壳 10g;烦渴口苦者加夏枯草 15g,天花粉 15g;头晕目赤甚者加冬桑叶 15g,木贼草 15g;大便秘结者加草决明 15g,青葙子 15g,制大黄 6g。

2.肺胃热盛证 经前或经行之际吐血衄血,量多、质稠、色红,或混杂食物残渣;口渴喜饮冷,或牙龈肿痛,大便秘结;舌质红,苔黄燥,脉滑数或洪大。

治疗原则:清泻肺胃,凉血止血。

处方:清胃散(《脾胃论》)加牛膝、山栀、藕节。

黄连 10g,当归 10g,牡丹皮 10g,山栀子 10g,生地 12g,川牛膝 12g,生石膏 30g,藕节 30g,升麻 3g。

出血量多者加白茅根 30g,黄芩 10g;大便秘结者加生大黄(泡水冲服)6g,瓜蒌仁 15g;口渴喜冷饮者加天花粉 30g,鲜芦根 30g;牙龈肿痛者加露蜂房 6g,细辛(后下)6g。

3.肺肾阴虚证 正值经期口鼻出血,量少色紫红;月经量减少,头晕耳鸣,五心烦热,颧红面赤,干咳痰少,口渴咽干;舌红苔少或光剥,脉细数。

治疗原则:滋阴清热,降逆止血。

处方:顺经汤(《傅青主女科》)加麦冬、川牛膝。

当归 12g,白芍 12g,牡丹皮 12g,茯苓 12g,麦冬 12g,熟地 15g,沙参 15g,黑荆芥 10g,川牛膝 10g。

衄血量多者加旱莲草 15g,白茅根 15g,山萸肉 12g;头晕耳鸣者加女贞子 15g,潼蒺藜 15g,五味子 6g;五心烦热者加鳖甲(先煎)15g,青蒿 12g,知母 12g;干咳痰少者加川贝母(研粉冲服)6g,百合 12g,炙枇杷叶 12g;咽干口燥喜饮者加石斛 12g,芦根 15g,天花粉15g。

(二)成药验方

1.清火栀麦片,每次 3~5 片,每日 3 次。

2.知柏地黄浓缩丸,每次 8 粒,每日 3 次。

(三)外治

1.药物治疗

(1)敷贴法

①大蒜 30g。捣烂如泥,敷两脚心,用干净棉布包扎,每次 3~4 小时,患者鼻中感觉有蒜气时即效。每日或隔日 1 次,一般敷 1 小时,衄血即止。

②黄柏 15g,牡丹皮 15g,山栀 15g,广郁金 15g,大蒜适量。

用法:共捣烂和匀制成饼状,于发病时敷贴在患者双脚心涌泉穴及神阙穴处。

功效主治:清热解郁,凉血止血。适用于肝经郁火型及肺胃热盛型之经行吐衄。

(2)搽抹法

处方:郁金 30g,牛膝 30g,韭菜汁适量。

用法:先将前 2 药煎汤取汁,加入韭菜汁调匀,用手蘸药汁抹胸口,1 日数次。

功效主治:疏解郁热,引血下行。适用于肝经郁火型经行吐衄。

(3)塞鼻法

①云南白药适量。用消毒药棉裹云南白药塞入出血的鼻孔内,压迫止血。

功效主治:化瘀止血。适用于各型经行吐衄量较多者。

②白芨 30g,紫珠草 30g。

用法:将上药煎成糊状,涂于玻璃片上,使干燥成薄膜,然后分成长方形小片,装入防潮瓶内备用。用时将一小片薄膜附着于出血处,脱落后可续用前法,直至衄止。

功效主治:收敛止血。适用于各种鼻出血。

③大黄炭(生大黄,用火烧至七八成)适量。

用法:碾成细末,装瓶备用。用时以大黄炭末与温开水调匀,塞患者患侧鼻孔。

功效主治:凉血化瘀止血。适用于火热型鼻出血。

2.针灸疗法(毫针疗法)

①肝经郁火证:取风池、太冲、上星、迎香、阳陵泉。

操作:针刺行泻法,不宜灸。

②肺胃热盛证:取合谷、内庭、血海、迎香、上星。

操作:针刺行泻法,不宜灸。

③肺肾阴虚证:取太溪、三阴交、列缺、孔最、迎香。

操作:太溪、三阴交针刺行补法,列缺、孔最、迎香三穴行平补平泻法,不宜灸。

(四)其他疗法

1.推拿疗法

(1)常规按摩法

①操作:点按内庭、照海,每穴 1~2 分钟,力量由轻到重。拿合谷、曲池穴,以酸胀为度。

②辨证加减

肝经郁火证:点按肝俞、太冲、行间,每穴 1~2 分钟,力量柔和,不宜刺激太重。

肺胃热盛证:点按手三里、内庭、迎香,每穴 1~2 分钟,力量稍重。

肺肾阴虚证:按揉太溪、三阴交,每穴 1~2 分钟,横擦肾俞、肺俞、八髎一线,以透热为度。

(2)耳穴按摩术

①取耳屏穴,用双手中指同时按压双侧耳屏,使其紧贴外耳道口,使耳道闭塞。指压强度以患者能耐受为度,每次按压 2~3 分钟。

②取额、肾、口、肾上腺,每次取穴 2~3 个,施以捻、搓手法,弱刺激 5 分钟,每日 5~7 次。

2.药膳疗法

(1)血热证

①黄花菜(干品)100g,白茅根 50g。加水 200rnl,煎取 100mL,每日 2~3 次饮服。

②生莲藕 500g,荸荠 500g,萝卜 500g。分别洗净切片,水煎服。每天 1 剂,连服 3~4 剂。

③鲜荠菜 60g,鲜藕节 20g,蜜枣 5 枚。加水 2 碗煎煮至 1 碗,吃枣喝汤,每天 2 次,连服 3~4 天。

④鲜韭菜 250g,童便适量。先将韭菜切碎,加食盐少许共捣取汁,每次 1 小杯,用童便冲服,每天 1~2 次。

⑤鲜藕 2 节,侧柏叶 100g。二味共捣烂取汁,加黄酒少许,分 2~3 次服用。每日 1 剂,连服 3~4 天。

⑥干藕节 30g,桑叶 15g,白茅根 15g。水煎服,每日 1 剂,分 2 次饮服,饮至血止。

(2)阴虚证

①猪皮 60g,猪蹄 1 只,大枣 10 枚。同煮至稀烂。于经前 1 周起每天服 1 剂,连服 5~10 剂。

②鸡蛋 1 个,玉竹 9g,白合 9g,白芨(研末)3g。

用法:将鸡蛋打入碗内,与白芨末搅匀,用玉竹、百合煎汁冲服,每晨 1 次,连服至血止。

③高粱米 200g,牛膝 6g。共煮粥服食。于经前每天 1 剂,连服 3~5 剂。也可用红高粱花适量,水煎加红糖调服。

Ⅱ.经行便血

每逢经前或经行之际大便下血,经净后能自止者,称为经行便血。常由经前盆腔充血或子宫内膜异位于直肠引起,也有因患有痔疮而于经前大便夹血者。

(一)内治

1.肠中伏热证　每于经前大便下血,血色深红,口燥咽干,面赤心烦,渴喜冷饮,便干尿黄;月经量减少或量多,色深红,质稠黏;舌质红,苔黄,脉滑数。

治疗原则:清泻郁热,凉血止血。

处方:约营煎(《景岳全书》)加大黄炭。

生地黄 15g,炒川断 15g,地榆炭 15g,炒槐花 15g,黄芩 10g,白芍 10g,乌梅炭 10g,荆芥炭 10g,大黄炭 6g,生甘草 6g。

便血多者加侧柏炭 12g,茜根炭 12g;有直肠子宫内膜异位者加牡丹皮 12g,生蒲黄(包煎)12g,炒蒲黄(包煎)12g;口渴喜冷者加天花粉 24g,芦根 24g;大便干结者加郁李仁 10g,火麻仁 10g。

2.脏虚失摄证　经行前后大便下血,月经量多或少,血色淡红,质稀薄,面色少华,头晕目眩,心悸怔忡,短气乏力,腰膝酸软;舌质淡,苔少,脉虚细。

治疗原则:滋肾敛肝,补脾摄血。

处方:顺经两安汤(《傅青主女科》)。

人参 10g,山萸肉 10g,巴戟天 10g,荆芥炭 10g,当归 12g,炒白芍 12g,熟地 12g,炒白术 12g,麦冬 12g,升麻 6g。

便血及经血多者加赤石脂(包煎)30g,阿胶(烊化冲服)12g;血色黯淡,质清稀者加补骨脂 12g,炮姜炭 10g;腰膝酸软者加炒续断 15g,炒杜仲 15g;心悸怔忡者加酸枣仁 12g,仙鹤草 15g;血色深红量多者加炒地榆 15g,贯众炭 15g。

(二)成药验方

1.黄连上清丸,每次 6g,每日 3 次。

2.补中益气丸,每次 6g,每日 3 次。

3.人参归脾丸,每次 6g,每日 3 次。

(三)外治

1.药物治疗

(1)贴脐法

处方:大黄粉 10g,醋调糊状,敷脐,每日 1~2 次,2 天为 1 疗程。

功效主治:凉血止血。适用于血热型便血。

(2)灌肠法

处方:苦参 10g,川连 3g,白芨 15g,锡类散 1~2 支,仙鹤草 15g,地榆炭 15g。

用法:上药浓煎 200rld,于便血发生前 5 天起,每晚 8 时病人解大便后作保留灌肠,每 5~10 分钟移动体位 1 次,10 次为 1 疗程,疗程间隔 2~3 天。

功效主治:清热凉血,涩血止血。适用于盆腔炎症引起的经行便血,月经过多。

(3)淋洗法

处方:无花果叶 40g。

用法:上药煎水 1000 mL,乘热熏痔疮,待水温降至 38℃时,淋洗患处,每日 1 次,5~10 次为 1 疗程。

功效主治:清热解毒,燥湿。适用于热证便血。

2.针灸疗法

(1)毫针疗法

①肠中伏热证:取大肠俞、上巨虚、腰俞、隐白、承山。

操作:针刺行泻法。隐白针刺 0.1~0.2 寸,或三棱针点刺放血。忌灸。

②脏虚失摄证:取隐白、中极、三阴交、气海、足三里。

操作:针刺行补法,针后用灸。

(2)耳针疗法

取穴:大肠、皮质下、肾上腺、子宫、直肠下段。

操作:每次取穴 2~4 个,毫针中度刺激,留针 20~30 分钟,每日 1 次。也可耳穴埋针或压丸。

(四)其他疗法

1.推拿疗法

(1)肠中伏热证:揉腹 3 分钟,点按天枢、关元;提拿足三阳经,点按上巨虚、下巨虚、阴陵泉、足三里。

(2)脏虚失摄证:按揉百会、足三里、三阴交、曲泉各 1 分钟;直擦背部督脉以热量透达任脉为度;揉气海 2 分钟,横擦腰部肾俞、大肠俞以小腹透热为度。

2.药膳疗法

(1)肠中伏热证

①干生地 20g,旱莲草 15g,地榆炭 15g。共煎水服,每日 1 剂,分上下午各服 1 次。

②嫩槐树叶适量。将槐树叶蒸熟晒干,每次取少许用滚开水冲泡或煎汤,代茶喝。1 日数次,连服 4—5 天。

③鲜荸荠、绍兴酒各适量。将荸荠连皮捣烂,冲入少量绍兴酒,连渣饮服。

④萝卜、蜂蜜各适量。用蜂蜜加水适量煮萝卜,或蜜炙萝卜,任意食用。

(2)脏虚失摄证

①白鸡冠花 30g,鸡蛋 1 个。加水 500 mL,煎至 300mL,去渣,将鸡蛋打入煮成荷包蛋,加白糖适量,喝汤吃蛋,每日 1 剂,连服 5~6 剂。

②黑木耳 30g,粳米 100g,大枣 5 枚,冰糖适量。

用法:将黑木耳用温水浸泡胀开,与后 3 味同煮成粥。每日 1 剂,分早、晚服食,连服数剂。

③生山药(打粉)100g,桂圆肉 20g,炮姜炭 6g,三七粉 10g,红糖适量。

用法:将桂圆肉、炮姜先煮 30 分钟,去姜渣,入山药粉、三七粉,文火共煮成粥,酌加红糖,每日温服 2~3 次,每日 1 剂,连服数剂。

④阿胶 15g,紫珠草 10g,地榆 12g。先以后 2 味煎水去渣取汁,再入阿胶烊化,分 2 次 1 天服完。

(五)护理

1.月经期间避免受凉,注意保暖,防寒避湿,防止外界寒气进入到身体中,加剧痛经症状。

2.除此之外,轻期期间要多注意休息,避免过度劳累。

3.严禁剧烈运动,保持健康的生活方式。

4.保持良好的情绪。

(郑　颖　郝秀丽　李芳　王　燕　蔡玉培)

第五章 带下病

第一节 非特异性阴道炎

【西医部分】

非特异性阴道炎是指由非特异的病原体引起的阴道炎统称，一般性化脓性细菌感染，多半由于外阴清洁卫生习惯不良所致，细菌培养80%为大肠埃希菌。本病常见于身体衰竭病人及个人卫生差的妇女。

一、病因

本病阴道分泌物培养80%由大肠埃希菌引起，另外，呼吸道感染后几天伴发的急性阴道炎，阴道细胞培养多为金黄色葡萄球菌或溶血性链球菌，推测病原体来自鼻咽部。主要通过患者不洁手传播到外阴所致。因此，应养成每日清洁外阴、便前便后清洁双手、便后自前向后拭净肛门习惯是防止本病的重要措施。

二、临床表现

阴道分泌物增多，呈脓性或浆液性，严重时有臭味，可伴有盆腔不适及全身不适。女性尿道短，外阴、阴道感染很易累及尿道，引起下尿路感染，出现尿急、尿痛等。查体：轻者仅有局部红斑，患者无任何不适。重者外阴、前庭及阴道黏膜高度充血水肿，阴道内较多脓性分泌物，触痛明显，如未及时治疗，急性期过后，则呈持续轻度慢性充血且经久不愈。

三、辅助检查

细菌培养80%为大肠埃希菌。另外可有葡萄球菌、溶血性链球菌、变形杆菌。

四、诊断

结合病史，查体可初步做出诊断。为进一步明确诊断，可取分泌物涂片，革兰染色后镜检可找到一般病源菌，而无滴虫、霉菌或其他特异性细菌。

五、治疗

一般治疗：讲究局部清洁，每日温热水坐浴，每日2次。最好每次大便后清洗外阴，轻症患者的外阴瘙痒及白带多等症状即可消失。

重症患者可用 1 : 5000 高锰酸钾坐浴,每日 2~3 次,保持外阴清洁干燥。如无渗出,可于局部涂紫草油或炉甘石洗剂,2~3 天急性炎症消退, 禁用刺激性大的肥皂或用力洗擦。

亚急性期,如瘙痒症状明显可选用 10%氢化可的松软膏局部应用。

对顽固、持续的非特异性阴道炎,可根据细菌对药物的敏感性,选用适当抗生素。

此外,可局部涂抹含雌激素的软膏,增强阴道黏膜抵抗力,改善阴道内环境。常用己烯雌酚 0.1 mg,每晚服 1 次,共 7~14 天。

【中医部分】

非特异性阴道炎属于祖国医学"带下病"、"阴痒"、"阴肿"、"阴痛"等范畴。本病在阴道炎中较常见,各种年龄妇女均可发病,多见于育龄期妇女。传统的治疗方法有较佳的疗效,外治法更具特色。

一、病因病机

本病多由湿热、湿毒蕴结下注而成,以实证为主,也有本虚标实或邪气久渍,正气受损之虚实夹杂证。

1.湿热下注 湿热为病,有内生和外感之分。内生者或因脾虚湿盛,郁久化热;或恣食膏粱厚味酿生湿热;或情志不畅,肝郁化火,横克脾土而致肝热脾湿,湿热下注,损及任带而致病。外感者常因摄生不洁或手术操作不当,湿热之邪直犯阴部,累及肝经而致病。

2.湿毒内侵 由外而入,可因经行产后胞室空虚,摄生不慎或洗洁用具不洁,湿毒之邪乘虚入侵,直犯阴器,结于任脉而致病。

二、辨证施治

非特异性阴道炎的主要症状是带下量多、色黄有味,阴痛、阴痒灼热,或带下赤白。其病源在于湿、热、毒邪为患,故治疗应以清热、利湿、解毒为主,重视局部治疗,注意内外同治。

(一)内治

1.湿热下注证 带下量多、色黄有臭味,质黏稠或黄水样,阴痛,阴痒灼热;或小腹痛,纳差,心烦,口苦而腻,小便黄少;舌红,苔黄腻,脉滑数。

治疗原则:清热利湿。

方药:止带方加味。

猪苓 12g,茯苓 12g,车前子 10g,泽泻 10g,茵陈 10g,赤芍 10g,牡丹皮 10g,黄柏 10g,栀子 10g,川牛膝 10g。

心烦便秘者加生大黄 8g,龙胆草 8g,生地 12g;带下黄臭或赤白相兼加炒荆芥 12g,炒贯众 12g;阴痛明显者加琥珀 3g,连翘 12g。

2.湿毒内侵证 带下量多、质稠如脓样,或带下赤白相兼,臭秽难闻,口苦咽干,小便短赤,大便干结;舌红,苔黄干,脉滑数。

治疗原则:清热解毒除湿。

方药:五味消毒饮合四妙散加味。

金银花藤 24g,蒲公英 24g,野菊花 15g,紫花地丁 15g,天葵子 15g,苍术 10g,黄柏 10g,薏苡仁 24g,川牛膝 10g,土茯苓 12g。

赤白带下者加樗根白皮 15g;若脾胃虚弱,中气不足者,加黄芪 15g,以扶正托毒外出。

(二)成药验方

1.洁尔阴泡腾片　每日 1~2 次,每日 2 片阴道用药,7 天为 1 疗程。

2.妇炎洁泡腾片　每次 2 片,每日 1~2 次,阴道用药,7~10 天为 1 疗程。

(三)外治

外洗方(《中医妇科临床手册》)以蛇床子 30g,地肤子 30g,黄柏 15g,煎水坐浴,每日 1~2 次,7~10 天为 1 疗程。

三、预防与调护

治疗期间忌房事,注意外阴卫生,卫生用具.及内裤消毒。

四、护理

非特异性阴道炎患者应注意外阴阴道卫生,保持干燥、洁净,避免性生活,不要过分紧张,以免加重病情。此外,保持良好的心情,积极配合医生。

第二节　霉菌性阴道炎

【西医部分】

霉菌性阴道炎 80%~90%,是由白色念珠菌引起,因此,又称念珠菌性阴道炎。临床上主要以外阴及阴道瘙痒、灼痛,白带增多为主要症状。念珠菌是人体正常菌群之一,可存在于人的皮肤、口腔、肠道及阴道黏膜等部位。10%~20%的健康妇女阴道有念珠菌而无症状,只有在机体抵抗力低下或阴道内环境改变,酸性增强时,念珠菌迅速繁殖引起炎症,故多见于孕妇、糖尿病患者以及大量使用广谱抗生素以及长期应用免疫抑制剂或类固醇的患者。霉菌性阴道炎通过性交传染或间接物体传染。

一、病因

本病 80%~90%由白色念珠菌引起。念珠菌属革兰阳性单细胞真菌,广泛存在于正常人体皮肤、黏膜、肠道、口腔及阴道等部位。

二、临床表现

主要表现为外阴及阴道炎。即外阴及阴道有瘙痒、烧灼感,伴有尿痛及性交痛,白带增多,典型的白带呈豆渣样或干酪样,略带臭味,有时白带稀薄,会有白色小片状或斑点。小阴唇内侧及阴道黏膜面充血、红肿,擦去其表面白色附着物后,可见阴唇内侧和阴道黏膜有擦烂面或浅表溃疡。

三、辅助检查

悬滴法:玻片上加 1 滴 10%,氢氧化钾,取阴道分泌物与之混匀,显微镜下检查,可见到真菌孢子、假菌丝,阳性率可达 60%。

染色法:阴道分泌物革兰染色,阳性率达 80%。

培养法:取阴道分泌物接种于培养液上,阳性率更高,查出真菌即可确诊。常用于症状典型,而上述方法未找到芽孢或假菌丝时或常用治疗方法失败时,并可查出真菌种类,以利指导治疗。

阴道 pH<4.5,正常为 4.2~4.4。

四、诊断

典型霉菌性阴道炎根据其症状、体征不难确诊,必要时辅以实验室检查有助于诊断。

五、治疗

(一)局部治疗

用 2%~4%碳酸氢钠液冲洗外阴及阴道或盆浴,擦干后阴道内置入药物。

阴道用药:制霉菌素 25 万~50 万 U 1 粒,塞入阴道深部,每晚 1 次,用 10~14 天。达克宁栓剂(含 400mg 硝酸咪康唑)每晚 1 粒,连续用药 3 天为一疗程。若为严重患者,可酌情增加一疗程。克霉唑栓剂:常用药品为凯妮丁(含 500mg 克霉唑、萘乳酸、乳酸钙配方)1 粒置入阴道深部,单剂 1 次治疗即可生效。4 天后再用 1 粒可预防复发。爱宝疗栓剂(含聚果酚磺醛 90g/粒)1 粒,每日或隔日 1 次,置入阴道后穹隆,一盒为一疗程(6 粒)。制霉菌素或咪唑类霜或药膏涂擦外阴,每日 2~3 次。

(二)全身治疗

适用于急性或复发性外阴、阴道念珠菌病,尤其适用于经期患者。

1.制霉菌素,50 万 U 口服,每日 4 次,10 天为一疗程。

2.伊曲康唑(酮康唑),200mg 口服,每日 3 次,3~5 天为一疗程。

3.氟康唑,150mg 口服 1 次,重症患者连服 3 天。

4.克菌灵肠衣片,50000U/片,每日 2 次,每次 2 片,3 天为一疗程,一般 1~2 疗程。

5.合并糖尿病患者应同时治疗糖尿病。

6.治疗期间避免性生活,夫妻同时用药。

六、预防

注意外阴清洁,保持外阴干燥,防止交叉感染。合理使用抗生素及激素,或在用药期间预防性给予治疗念珠菌感染药物。积极治疗糖尿病是预防感染的主要措施。内裤、浴巾、浴具要清洁干燥,有条件者应经常消毒或置于阳光下曝晒。

【中医部分】

霉菌性阴道炎归属于祖国医学"带下病"、"阴痒"的范畴中。中医药治疗本病有较佳的疗效。

一、病因病机

本病多由湿热虫邪所致,外感者责之湿热虫邪外侵,内生者责之脾虚湿困生虫。

(一)外感湿热虫邪

外感者常因摄生不慎,洗浴用具不洁,感染湿热虫邪,直犯阴器,累及肝经而致病。

(二)湿热蕴结

因脾虚湿盛,郁久化热;或恣食膏粱厚味酿生湿热;或情志不畅,肝郁化火,横克脾土而致肝热脾湿,湿热下注会阴,留滞阴户,伤及带脉,发为本病。

二、辨证施治

霉菌性阴道炎的主要症状是阴部瘙痒难忍,带下呈豆腐渣或凝乳样,治疗应以清热、利湿、杀虫、止痒为主,重视局部治疗,注意内外同治。

(一)内治

1.外感湿热虫邪证　带下量多、色黄有臭味,呈豆腐渣或凝乳样,阴痛或阴痒灼热;心烦,口苦而腻,小便黄少;舌红,苔黄腻,脉滑数。

治疗原则:清热利湿,杀虫止痒。

方药:止带方加味。

猪苓 10g,茯苓 12g,车前子 10g,泽泻 10g,茵陈 10g,赤芍 10g,牡丹皮 10g,黄柏 10g,栀子 10g,川牛膝 6g。

阴部痒甚者加炒荆芥 10g,百部 10g,苦参 10g;心烦便秘者加大黄 8g,龙胆草 8g,或选用龙胆泻肝汤加减。

2.湿热蕴结证　带下量多,色黄或黄白相间,质黏稠如豆渣状,有臭味,伴外阴瘙痒或有痛感;脘闷纳呆,或口苦咽干,小便短少涩痛;舌红,苔黄腻或厚腻,脉濡细而数。

治疗原则:清热除湿,止带止痒。

方药:同上。

如脾虚湿困症见带下量多、色白质稀如水状,阴部不适,痒痛,神疲乏力,口淡无味,纳少便溏,小便短少,舌淡脉细缓。治疗当健脾除湿,杀虫止痒,方选完带汤合易黄汤加减(白术 10g,苍术 10g,陈皮 10g,柴胡 10g,荆芥 10g,车前子 10g,泡参 15g,山药 15g,白芍

15g,黄柏 15g,白果 15g,甘草 6g);赤白带下者加樗根白皮 15g;若脾胃虚弱,中气不足者,加黄芪 15g,以扶正托毒外出。

（二）成药验方

1.洁尔阴泡腾片　每日 1~2 次,每次 2 片,阴道用药,7 天为 1 疗程。

2.保妇康栓　每晚 1 次,每次 1 粒,阴道用药,7 天为 1 疗程。

（三）外治

1.冰硼散　阴道上药,每日 1 次,连续 5~7 天。

2.中药煎剂坐盆　可选百部、贯众、陈艾、硼砂、大蒜秆、萝卜汁、冰片等 3~4 味煎水坐盆,每日 1~2 次,7 天为 1 疗程,能直达病所,收效更捷。

3.锡类散　外阴、阴道溃疡流水者用,每次适量,每日 2 次涂撒于患处。

三、预防与调护

治疗期间忌房事。注意外阴卫生。提倡淋浴,卫生用具消毒。饮食有节,勿过食膏粱肥甘厚味、生冷瓜果。

四、护理

1.日常清洁

使用棉质内裤,患者的毛巾、内裤等衣物要隔离洗涤,用开水烫,以免传播,每日清洁外阴。

2.不要每天冲洗阴道

过度清洁会破坏阴道菌群平衡,容易加重病情。

3.不要擅自停药

用药后要及时复查,如症状改善或者消失并不能代表本病已经得到治愈,只能说明假丝酵母菌暂时受到抑制,此时停药容易造成耐药而导致反复发作。

第三节　滴虫性阴道炎

【西医部分】

滴虫性阴道炎是阴道毛滴虫引起的妇科常见疾病。临床上以黄色白带增多及外阴瘙痒为主要症状,伴有尿道感染时可有尿频、尿痛甚至血尿。传播途径主要通过性交传播。滴虫可寄生在男性生殖道,男性可作为传播源传播此病,因此,被称为性传播疾病。其他传播途径,如浴具、马桶、游泳池、衣物及污染的手传播,用污染的器械行阴道检查时可引起医源性传播。

一、病因

本病是常见的阴道炎,由阴道毛滴虫引起。它属于厌氧性寄生原虫,适宜温暖(35~37℃)潮湿的环境中生存,3%~15%正常妇女的阴道内有滴虫但无炎症表现。

二、临床表现

主要表现为白带增多,白带多呈灰黄色或黄绿色脓性,有腥臭味,常呈泡沫状,严重者白带可混有血液。患者有外阴、阴道瘙痒及烧灼感和性交痛等。伴有尿路感染时还有尿频、尿急和尿痛。查体:外阴、阴道、宫颈黏膜充血、红肿。常有散发红色斑点或草莓状突起,后穹隆有多量稀薄黄色或脓性泡沫状分泌物。

三、辅助检查

(一)悬滴法

将一小滴温生理盐水滴于玻片上,取阴道分泌物少许混于盐水中,即刻在低倍镜下找滴虫。

(二)涂片染色法

其假阴性或假阳性率较高,或用吖啶橙染色,荧光显微镜检查。

(三)培养法

用 Feinberg-whittingion 或 Knpferherg 培养液培养,准确度高,但费时、昂贵。

四、诊断

根据患者病史、症状及体征诊断此病并不困难,如阴道分泌物镜下检查找到滴虫,即可明确诊断。

五、治疗

(一)全身用药

1.甲硝唑 200mg,每日 3 次,口服 3~5 天。

2.甲硝唑 2g 顿服。复发性阴道炎患者可每日 1 次,共 3~5 天。同时配合局部用药。

(二)局部用药

1.0.5%~1%乳酸或醋酸或 1:5000 高锰酸钾溶液冲洗阴道,每日 1~2 次,以后阴道用药片。

2.灭滴灵泡腾片(含甲硝唑 200g)阴道深部上药,每日 1 次,用 7~10 天。

3.甲硝唑 200mg(1 粒),塞入阴道,每日 1 次,共 7~10 天。

六、治愈标准

治疗后检查,滴虫虽已为阴性,但滴虫性阴道炎常在月经后复发,故应在每次月经后复查阴道分泌物。经 3 次检查均为阴性时即为治愈。

七、预防

滴虫性阴道炎为性传播疾病,治疗期间为避免重复感染或交叉感染,应避免性生活或使用避孕套,性伴侣应同时给予治疗。穿一次性内裤或内裤、浴巾高温消毒 10~15 分钟,以消灭病源菌。

【中医部分】

滴虫性阴道炎归属于祖国医学"带下病"、"阴痒"的范畴。

一、病因病机

本病总由湿热虫邪所致,或感染虫淫,或内生湿热。

(一)感染虫淫

外感者常因摄生不慎,洗浴用具不洁,感染虫淫,虫蚀阴中,伤及任带二脉而致病。

(二)湿热蕴结

或因脾虚湿盛,郁久化热;或恣食膏粱厚味酿生湿热;或情志不畅,肝郁化火,横克脾土而致肝热脾湿,或肾阳不足,水湿运化无权,湿从内生,蕴而化热,留滞阴户,结于任带二脉,日久酿生虫邪,发为本病。

二、辨证施治

滴虫性阴道炎的主要症状是阴部瘙痒难忍,带下呈泡沫状或夹血丝,味秽臭;故治疗应以清热、利湿、杀虫、止痒为主,重视整体与局部相结合,重视局部治疗,内外同治。

(一)内治

1.感染虫淫证 外阴及阴部瘙痒,或奇痒难忍,带下量多、色灰黄或脓样,呈泡沫状,或夹血丝,味秽臭;可伴尿黄、尿频、尿急,尿道灼痛;舌质红,苔薄黄,脉弦数。

治疗原则:杀虫止痒,佐以清热利湿。

方药:杀滴虫方。

苦参 12g,百部 12g,赤芍 10g,鹤虱 10g,薏苡仁 30g,黄柏 10g,萆薢 10g,土茯苓 12g,蛇床子 15g,生甘草 5g。

阴痒剧烈加炒荆芥 10g,贯众 15g,川楝 15g,白鲜皮 15g,芜荑 10g;心烦便秘者加生大黄 6g。

2.湿热蕴结证 阴部痒甚,坐卧不宁,灼热而痛,带下量多、色黄绿或灰白有泡沫或夹血丝,味秽臭;伴心烦易怒,胸胁胀满,目赤肿痛,口苦,小便黄少;舌质红,苔黄腻,脉滑数。

治疗原则:清热除湿,杀虫止痒。

方药:龙胆泻肝汤加味。

龙胆草 9g,柴胡 6g,栀子 9g,黄芩 9g,生地 9g,甘草 6g,泽泻 9g,通草 9g,车前子 9g,当归 3g。

阴痒剧烈加炒荆芥 15g,百部 15g,贯众 15g,川楝 15g,白鲜皮 15g;心烦便秘者加生大黄 6g;如脾虚湿困症见带下量多、色白质稀如水状,阴部不适,痒痛,神疲乏力,口淡无味,纳少便溏,小便短少,舌淡脉细缓;治疗当健脾除湿,杀虫止痒,方选完带汤加味(白术 10g,苍术 10g,陈皮 10g,柴胡 10g,荆芥 10g,车前子 10g,人参 10g,山药 12g,白芍 12g,甘草 6g);赤白带下者加侧柏叶 15g,炒荆芥 15g,贯众 15g;若脾胃虚弱,中气不足者,加黄芪 30g,以扶正托毒外出。

(二)成药验方

1.洁尔阴泡腾片　每日 1~2 次,每次 2 片,阴道用药,7 天为 1 疗程。

2.保妇康栓　每晚 1 次,每次 1 粒,阴道用药,7 天为 1 疗程。

(三)外治

1.塌痒汤(《疡医大全》)　鹤虱 30g,苦参 15g,威灵仙 15g,归尾 15g,蛇床子 15g,狼毒 15g,煎汤先熏后坐浴,临洗时加猪胆汁 2 个更佳,每日 1 次,10 次为 1 疗程。外阴有溃疡者忌用。

2.萝卜汁　擦洗或填塞阴道。

3.苦参蛇床子方　取苦参 50g,蛇床子 50g,加水 500mL,文火煎煮浓缩至 250mL,冷却后加入食醋 10mL,混匀备用。阴道冲洗,每日 1 次,7 天为 1 疗程。

三、预防与调护

治疗期间忌房事。注意外阴卫生。提倡淋浴,卫生用具消毒。饮食有节,勿过食膏粱肥甘厚味、生冷瓜果。

四、护理

1.家庭护理

患者应注意个人卫生,保持生殖器的清洁干燥,治疗期间禁止性生活,因为性生活可能会传染自己其他邻近器官或把病毒传染给对方,造成交叉感染。另外,杜绝乱性的行为,滴虫性阴道炎患者中 80%是通过不洁净的性接触感染。

2.饮食护理

患者应多吃蔬菜水果、多喝白开水、少吃淀粉类、糖类以及刺激性的食物。如辣椒、海鲜等。同时还要戒烟和戒酒。

3.个人护理

患者尽量穿棉质内裤,不穿尼龙、合成纤维的内衣,这样可保持患病部位的通风和透气,牛仔裤要少穿。内裤的洗涤应以温和的肥皂手洗,不要用强效的洗衣粉或洗衣机洗。

4.医院护理

疣体较大的患者应采取手术治疗或激光治疗,当激光和手术后应该及时采取防止复发的措施,彻底消灭病毒,一般采用外用中药涂擦防止其复发。

第四节　老年性阴道炎

【西医部分】

老年性阴道炎又称萎缩性阴道炎。是由于雌激素缺乏在阴道局部的突出表现,此时阴道黏膜萎缩、变薄,阴道壁上皮内糖原含量减少,阴道 pH 值升高呈碱性,局部抵抗力减弱,易受病源菌侵入发生炎症。常见于绝经前、后及手术切除卵巢或盆腔放射治疗后的妇女。

一、病因

常见于绝经前、后的妇女以及手术切除卵巢或盆腔放射治疗后的妇女。

二、临床表现

主要表现为阴道分泌物增多,多为水状。由于感染病源菌的不同,分泌物可为脓性、泡沫状或血性,有臭味,有的患者还有点滴状出血。由于分泌物的刺激患者常伴有局部干灼、痛痒不适以及性交困难和性交痛,炎症常波及前庭及尿道口周围黏膜,引起尿频、尿痛等泌尿系统症状。妇科检查,阴道口周围、前庭黏膜充血、红肿,阴道黏膜呈老年性病变,皱襞消失、上皮菲薄。黏膜充血,表面常伴有散发小出血点或片状血斑。重者可形成阴道溃疡甚至阴道粘连、闭锁和宫腔积脓。严重影响妇女的生活质量。

三、诊断

根据患者年龄、病史及临床表现,诊断不难。对阴道分泌物带血性,检查阴道黏膜红肿、局部溃烂者,须与阴道癌鉴别,可做局部刮片或活体组织检查,明确诊断。由于老年性阴道炎可合并滴虫或霉菌感染。因此,必要时取分泌物镜检鉴别,有针对性的给予治疗。

四、治疗

应以增加机体及阴道抵抗力、抑制细菌生长为原则。

（一）全身用药

可服用雌激素,已烯雌酚 0.125~0.25mg,每晚 1 次,10 次为一疗程,或服用尼尔雌醇,首次服 4mg,每 2~4 周 1 次,每次 2mg。紫竹维爱 2.5mg,每周 1 次。倍美力 0.3~0.625mg,每日 1 次。长期用药者应在医生指导下使用。

（二）局部用药

阴道冲洗,用 1%乳酸或 0.5%醋酸或 1:5000 高锰酸钾液冲洗阴道,每日 1 次,增强阴道酸度,以抑制细菌生长繁殖。

局部用药,冲洗后,每日阴道深部置入甲硝唑 0.2g 或氟派酸 0.2g 栓剂,7~10 天为一疗程,效果较好。对局部症状严重者,可置入天然人工合成雌激素栓剂或霜剂如倍美力霜剂,每晚 1 次,7~10 天为一疗程,能迅速改善局部症状。对禁用雌激素的老年性阴道炎患者,可使用纯中药制成的栓剂或霜剂如保妇康栓剂等,每晚 1 次,7~10 天为一疗程,亦能明显改善症状。

【中医部分】

老年性阴道炎归属于祖国医学"带下病"、"阴痒"的范畴。

一、病因病机

本病虽多以局部症状为主,但其病本在肾虚。肾虚,机体阴阳失衡,阴虚火动或湿热诸邪乘虚入侵,直犯阴中,任脉不固,带脉失约导致本病。

(一)肾阴虚夹湿热

年老肾衰,阴部失于濡养,如摄生不慎,易致湿热之邪外侵,湿热之邪伤及任带,致带下黄稠,有臭味诸症。

(二)阴虚火动

妇人年过七七,元阴亏乏,冲任虚衰,阴虚内热煎熬津液,故带下量少、色黄质稀或赤带。

二、辨证施治

老年性阴道炎的主要症状是带下增多,呈黄水样或血性,或脓性有臭味,多伴阴部瘙痒、灼热,或干涩疼痛;或阴部不适,性交痛,腰膝酸软,头晕耳鸣,五心烦热等全身症状。治疗大法为滋养肝肾,清利湿热,内外同治。

(一)内治

1.肾阴虚夹湿热证 带下量多、色黄质稠,或黄赤相兼,有臭味,或如脓,阴部瘙痒,灼热疼痛;口干苦,尿黄,或见尿频、尿痛,大便干结;舌红,苔厚黄腻,脉滑数或濡数。

治疗原则:清热利湿除带,佐以滋阴补肾。

方药:四妙丸合二至丸加味。

苍术 10g,黄柏 10g,薏苡仁 24g,川牛膝 10g,女贞子 15g,旱莲草 15g,土茯苓 12g,贯众 18g。

若便秘或溏而不爽者加大黄 6g;合并湿热日久生虫酌加鹤虱 15g,白鲜皮 15g,以杀虫止痒。

2.阴虚火动证 阴部瘙痒,入夜尤甚,带下量少色黄或带下量多色黄如水,夹杂血丝,阴部干枯、萎缩,外阴灼热疼痛,伴见头晕耳鸣,腰膝酸软,五心烦热,时有烘热汗出;舌红少苔,脉细数。

治疗原则:滋阴降火,清热止带。

方药:知柏地黄丸加减。

知母 10g,黄柏 10g,熟地 15g,山药 12g,茯苓 9g,泽泻 9g,牡丹皮 9g,炒荆芥 10g,茵陈 10g,琥珀 12g,鸡冠花 15g。

如外阴瘙痒者加荆芥 15g,白鲜皮 15g,紫荆皮 15g,以止痒,亦可加制首乌 15g,当归

12g,枸杞子 12g,以滋。肾养血,祛风止痒;带中夹血加旱莲草 15g,炒地榆 15g;大便干结加生首乌 15g,火麻仁 15g。

（二）成药

验方保妇康栓,每晚 1 次,每次 1 粒,阴道用药,7 天为 1 疗程。

（三）外治

中药煎剂坐盆:可选黄柏、蛇床子、大黄、枸杞根等 2~3 昧煎汤熏洗。

（四）针灸疗法

1.针刺

主穴:关元、气海、归来。

配穴:肾俞、命门。

手法:快速进针,用补法,得气后不留针,每日 1 次,10 次为 1 疗程。

2.耳穴

取穴:脾、肾、肝、三焦、子宫、神门、肾上腺。

操作:每次选 2~4 个穴,毫针中度刺激,留针 15—30 分钟,隔日 1 次,或耳穴压丸或埋针。

三、预防与调护

少食辛辣。注意外阴卫生,勤换内裤。提倡淋浴,卫生用具消毒。

四、护理

1.女性在患病期间,老年性阴道炎护理应该要每天换洗内裤,最好选用纯棉布料的内裤。

2.老年性阴道炎护理要免频繁性生活,因为绝经后妇女阴道黏膜菲薄,阴道内弹性组织减少,频繁的性生活能损伤阴道黏膜及黏膜内血管,使细菌乘机侵入。解决方法:可以在性生活前将阴道口涂少量油脂,以润滑阴道,减小摩擦。

3.避免使用热水烫洗外阴,老年性阴道炎会出现外阴瘙痒的情况,老年性阴道炎护理应该要避免使用热水烫洗外阴,虽然这样做能暂时缓解外阴瘙痒,但会使外阴皮肤干燥粗糙,不久瘙痒会更明显。清洗外阴时宜使用温水。

4.注意个人卫生,避免过度清洁:老年性阴道炎护理要注意个人的卫生,每天用清水清洗外阴,不要使用强碱性的香皂或者洗液等清洗外阴或者阴道,由于老年妇女的外阴皮肤一般干燥、萎缩,经常使用肥皂等刺激性强的清洁用品清洗外阴,会加重皮肤干燥,引起瘙痒,损伤外阴皮肤。

5.避免胡乱使用药物:有些女性出现了外阴瘙痒等不适,就喜欢到药店买药使用,因此不要乱用治疗霉菌或滴虫的药物, 更不要把外阴阴道炎当作外阴湿疹而乱用激素药膏,这样会适得其反。

第五节 阿米巴性阴道炎

【西医部分】

阿米巴性阴道炎临床较少见,多由阿米巴病原体引起,常继发于阴道感染后,临床表现主要为阴道分泌物增多,呈血性浆液或黄色黏液脓性,有腥味,检查发现阴道有典型的不规则浅表溃疡,边缘隆起为特征,患者常有腹泻或痢疾病史。

一、病因

本病由阿米巴原虫引起。阿米巴滋养体随大便排出后直接感染外阴及阴道,当机体全身情况差、健康水平下降或生殖器有损伤时,阿米巴滋养体易侵入损伤部位,分泌溶组织酶造成黏膜组织破坏,导致生殖道溃疡。

二、临床表现

主要表现为阴道分泌物多,呈血性浆液或黄色黏稠脓性分泌物,有腥味,常伴有外阴、阴道痒感或疼痛。检查发现,阴道黏膜充血,形成溃疡时,其周边隆起,呈虫蚀状,溃疡可散在或融合成片。基底部呈现黄色坏死碎片,触之易出血、质脆,有触痛。有的病人由于阴道和(或)宫颈结缔组织反应明显,可似肿瘤样增生,应与恶性肿瘤或结核相鉴别。

三、辅助治疗

(一)阴道分泌物涂片
查找阿米巴滋养体。
(二)活检
阴道溃疡处做活体组织病理检查,可找到阿米巴原虫。
(三)培养
取阴道分泌物做特殊培养,阳性率较前两者高。

四、诊断

详细询问病史,如有腹泻或痢疾病史以及典型的虫蚀状的阴道浅表溃疡,常可做出诊断。确诊时须做分泌物涂.片或在溃疡处刮片找到阿米巴滋养体即可确诊,必要时做分泌物培养。溃疡处应做活检与生殖道恶性肿瘤、结核等鉴别。

五、治疗

(一)局部治疗
注意外阴清洁,防止粪便污染外阴、阴道。治疗期间禁止性生活。局部每日用1%乳酸或 1:5000 高锰酸钾冲洗阴道,每日一次。冲洗后上甲硝唑 0.2g,每日一次,7~10 天为一疗程。

（二）药物治疗

1.甲硝唑,0.2~0.4g,每日 3 次,10~14 天。此药对阿米巴原虫有杀伤作用,对包囊也有效,毒性小,疗效高。

2.氢喹宁,0.3g,每日 2 次,2 天后改为 0.3g,每日一次,连用 2~3 周。

3.盐酸依米丁,对阿米巴滋养体有杀灭作用,但对包囊无作用。口服胃肠反应大,多用深部肌肉注射,lmg/(kg·d),最多不超过 60mg/d,连用 6 日一疗程。因此药毒性大,排泄缓慢,临床使用较少。

4.奥硝唑（氯醇硝唑）,0.5g,每日 4 次,连用 3 天,对肠内外阿米巴疾病均有效。孕妇禁用。

【中医部分】

阿米巴性阴道炎较罕见,归属于中医"带下病"、"阴痒"、"阴疮"的范畴。

一、病因病机

本病多由素体气血虚弱,饮食不节,情志不爽,肝郁脾虚,湿热内生下注,或外感湿热、疫毒,蕴久生虫,虫蚀阴中所致。若失治、误治,日久耗气伤阴.正虚邪恋。

二、辨证施治

阿米巴性阴道炎的主要症状是阴部不适、灼热、瘙痒、疼痛及带下的改变;故治疗应以上述症状为辨证要点,以清热、利湿、杀虫、止痒为主,整体与局部相结合,内外同治,重视局部治疗。

（一）内治

1.湿毒内蕴证 阴部瘙痒、灼热、刺痛、溃烂,带下量多、色黄、黏稠、味臭;口苦咽干,大便干结,尿频数、疼痛;舌质红,苔黄腻,脉弦数或滑数。

治疗原则:清热解毒,杀虫止痒。

方药:白头翁汤加味。

白头翁 10g,黄连 5g,黄柏 10g,秦皮 10g,椿根白皮 10g,白芷 10g,马鞭草 10g,牡丹皮 10g,槟榔 10g,土茯苓 10g,萆薢 10g,甘草 6g。

阴部红肿疼痛明显者加贯众 15g,炒川楝 10g,白鲜皮 15g,鹤虱 15g,琥珀 5g。

2.肝肾阴虚证 阴部瘙痒、灼热、疼痛,带下量多,血性或浆液性或黄色黏稠脓液;心烦口干,午后潮热,尿赤短,便结;舌红,少苔,脉细数无力。

治疗原则:养阴清热,杀虫止痒。

方药:经验方。

苦楝根皮 10g,白薇 10g,槟榔 10g,胡黄连 6g,桑白皮 15g,椿根皮 10g,生地 10g,甘草 3g。

带下赤白,加炒荆芥 15g,贯众 15g;尿赤短,加川木通 10g,黄柏 12g,蒲公英 15g;口苦便秘者,加大黄 6g。

（二）成药验方

鸦胆子仁,每次 10~15 粒口服,每日 3 次,连用 7 天为 1 疗程。

（三）外治

1.中药煎剂坐盆:可选百部 50g,加水煎煮 30 分钟,去渣,温水坐浴 10~20 分钟,每日 2 次,3~7 天为 1 疗程。

2.橄榄 20g 烧炭存性,研成细末,油调外敷,每天 1 次,解毒疗疮。

3.取皂角适量,用稻草烧皂角,烟熏阴部十余次。

4.苦楝根皮 30g,百部 30g,射干 30g 水煎,局部熏洗,每日 1 剂,7~10 天为 1 疗程。

三、预防与调护

治疗期间忌房事。注意外阴卫生。提倡淋浴,卫生用具消毒。

四、护理

1.保持外阴清洁,注意个人卫生,勤换内裤,避免大便污染外阴及阴道。

2.营养均衡,加强运动,增强抵抗力。

3.若出现外阴瘙痒等症状,应及时就医,禁自行使用药物。

第六节　细菌性阴道病

【西医部分】

细菌性阴道病(BV)是一种以 Gardner 菌、各种厌氧菌、Mobiluncus 菌及支原体引起的混合感染。是育龄妇女最常见的感染性疾病之一。感染率为 15%~35%。在不同人群中,发病率亦不同,多与性经历有关。此病阴道黏膜充血不明显,病理特征无炎症改变,因此命名为细菌性阴道病。

一、病因

细菌性阴道病的主要病因为阴道加德纳杆菌,以前称作棒状杆菌或者称阴道嗜血杆菌,革兰染色阴性。此外,尚同时伴有厌氧性革兰阴性杆菌及革兰阳性球菌。阴道线索细胞 Mobiluncus 菌及支原体。

二、临床表现

本病患者 10%~50%无临床症状。主要临床表现为阴道排液增多,带有鱼腥臭味,白带呈灰白或者灰黄色、稀薄。可伴有外阴瘙痒及阴道灼热感。检查阴道黏膜无充血、红肿的炎症表现。白带稀薄、恶臭味,呈灰白或者灰黄色,有时白带量少,仅有薄薄一层,如膜样覆盖在充血的阴道黏膜上。合并厌氧菌感染时有异味。本病常与滴虫同时发生。患 BV 孕妇发生羊水感染、胎膜早破、早产的比例为健康者的 2~3 倍,因此本病不断为临床医师所重视。

三、辅助检查

1.阴道 pH>4.5,多为 5~5.5。

2.氨臭味试验阳性:取阴道分泌物加 10%氢氧化钾溶液混合产生一种鱼腥臭味即为阳性。

3.线索细胞阳性,阴道分泌物生理盐水湿片见线索细胞>20%。

4.阴道分泌物细胞培养用血一琼脂混合特殊培养液培养。

5.脯氨酸氨酞酶测定为阳性,即用酶联免疫法测定脯氨酸氨酞酶活性,如标本为橘黄色或红色即为 BV(+),如保持为黄色即 BV(-)。

四、诊断

按 Amsel 基本标准诊断:

1.阴道分泌物增多、均质。

2.阴道 pH>4.5。

3.阴道分泌物涂片见到线索细胞。

4.氨试验阳性。

根据以上 4 条中具备 2 条即可诊断。

五、治疗

(一)全身治疗

1.甲硝唑 0.5g,每日 2 次,共 7 天。连续 3 月疗效最好;或 0.4g 每日 3 次,5~7 天一疗程。孕妇忌用。

2.克林霉素 0.3g,每日 2 次或每日 3 次,7 天一疗程。

3.氨苄西林 0.5g,每日 4 次,共 5~7 天。

(二)外部用药

甲硝唑 0.2g,每晚 1 粒塞入阴道,连用 7~10 天,或与口服药同时进行,有效率达97%。

2%克林霉素乳剂阴道注入,每晚 1 次共 7 天。

1%或 2%克林霉素油膏涂擦阴道,每晚 1 次共 7 天。

1%或 0.5%醋酸液阴道冲洗,改善阴道内环境,可提高疗效。

此外,还可用 1%过氧化氢液冲洗阴道。

【中医部分】

细菌性阴道病归属于中医"带下病"的范畴。

一、病因病机

其发生多责之肝、脾、肾三脏及风、冷、湿、热之邪。

1.湿热下注　湿热为病有内生和外感之分，内生者多与脾虚肝郁或恣食膏粱厚味有关；外感者，常因经行产后胞室空虚，湿热之邪乘虚而入，直犯阴器胞宫所致。

2.肝郁脾湿　足厥阴肝经绕阴器，若内伤七情，肝郁气滞，郁久化热，肝失疏泄，肝旺侮脾，脾运化水湿功能失常，水湿内停与郁热相搏结，致湿热下注，直犯阴部而致病。

3.肝肾阴虚　外阴、阴道为经络丛集之处，宗筋聚集之所，冲任与足三阴经均循此而过。肝藏血，主筋；肾藏精，主前后二阴。若因禀赋不足，房劳多产，精血耗伤，或七七之年，肾阴亏虚，天癸竭绝，冲任脉衰，阴血不足，不能濡养阴户，或阴虚火旺，伤阴灼络而致。

二、辨证施治

细菌性阴道病的主要症状是带下量、色、质味的改变，或伴阴部不适、瘙痒、疼痛等；治疗应辨证论治，或清热利湿或疏肝健脾或滋阴清热为主，兼以止带或止痒，重视整体与局部相结合治疗。

(一)内治

1.湿热下注证　带下量多、色灰白，有鱼腥臭味，质稀薄如水样，可伴外阴瘙痒、灼热；脘闷纳差，口苦而腻，小便黄少或频数涩痛；舌红，苔黄腻，脉滑数。

治疗原则：清热利湿，除湿止带。

方药：龙胆泻肝汤加味。

龙胆草 10g，柴胡 5g，栀子 10g，黄芩 10g，生地 10g，甘草 5g，车前子 10g，泽泻 10g，川木通 10g，当归 10g，茵陈 10g。

心烦便秘者加生大黄 6g，连翘 12g；带下赤白相兼加炒荆芥 12g，炒贯众 12g；阴痛明显者加琥珀 6g，连翘 12g；小便黄少或频数涩痛者，加蒲公英 15g，金钱草 15g。

2.肝郁脾湿证　阴部胀痛或灼热，甚者痛连少腹、乳房；带下量多、色黄、质稠，或有臭味；伴心烦易怒，胸胁胀满，善叹息，口苦，纳差；舌质红，苔薄白腻或黄腻，脉弦滑数。

治疗原则：疏肝清肝，健脾除湿。

方药：丹栀逍遥散加减。

牡丹皮 10g，栀子 10g，当归 10g，白芍 15g，醋柴胡 10g，白术 10g，茯苓 15g，薄荷 6g，甘草 6g，车前子 10g。

3.肝肾阴虚证　阴部干涩灼热或疼痛，带下量少或量多，色黄或淡红或赤白相间，质稀如水或黏稠；伴心烦少寐，手足心烧，咽干口燥，腰酸耳鸣，或头晕眼花，烘热汗出，小便黄少或短赤涩痛；舌质红，苔少而干，脉细数。

治疗原则：滋阴清热。

方药:知柏地黄汤加减。

知母 10g,盐黄柏 10g,熟地黄 12g,山药 15g,山茱萸 15g,茯苓 12g,

牡丹皮 10g,泽泻 10g。

如头晕耳鸣,心烦者,加鳖甲 12g,龟板 12g;神疲、纳差、便溏者,加党参 15g,白术 12g;阴部灼痛明显加炒荆芥 12g,赤芍 12g。

(二)成药验方

1.紫金锭,每日 1 次,每次 2 片,7~10 天为 1 疗程。

2.妇炎灵胶囊,每晚 1 次,每次 2 片,阴道上药,连续 7 天为 1 疗程。

(三)外治

1.10%洁尔阴 200rnL 冲洗阴道,每日 1 次,7 天为 1 疗程。

2.皮肤康洗液,对水冲洗阴道,每日 1 次,7 天为 1 疗程。

三、预防与调护

治疗期间忌房事。注意外阴卫生。提倡淋浴,卫生用具消毒。饮食有节,勿过食生冷。

四、护理

1.忌辛辣食品:辛辣食品包括辣椒、姜、葱、蒜等,多食易生燥热,使内脏热毒蕴结,出现牙龈肿痛,口舌生疮,小便短赤,肛门灼热,前后阴痒痛等症状,从而使本病症状加重。护理细菌性阴道病中最重要的一点。

2.忌甜腻食物:油腻食物如猪油、肥猪肉、牛油、羊油、奶油等;高糖食物如糖果、甜点心、巧克力、奶油蛋糕等,这些食物有助湿增热的作用,会增加白带的分泌量,并影响治疗效果。

3.忌烟酒:吸烟会使本病加重,这是由于烟草中的尼古丁可使动脉血与氧的结合力减弱,酒能助长湿热,故应当禁忌,同样,含酒饮食如酒酿,药酒等均不宜饮用。护理细菌性阴道病中最应该注意的就是忌烟酒。

第七节　急性子宫颈炎

【西医部分】

急性子宫颈炎多系感染性流产、产褥期感染、宫颈损伤或阴道异物并发的感染,常与急性子宫内膜炎、急性阴道炎同时发生。

一、病因

该病常见的病原体为葡萄球菌、链球菌、肠球菌等。近年来,随着性传播疾病的增加,引起急性子宫炎最常见的病原体为淋病奈瑟菌、沙眼衣原体。

二、临床表现

1.白带增多呈水样、黄白色、脓性或混有血,如系厌氧菌感染,则分泌物带有恶臭。

2.多有下腹痛或发热,下腹痛可向双侧大腿放射,疼痛程度根据病情而异。

3.发生在产后、剖宫产后或流产后者,则有恶露长时间不干净,严重者,炎症可扩散至子宫、输卵管、卵巢及盆腔结缔组织,出现高热(39~40℃),下腹痛。

4.沙眼衣原体感染可出现经量增多、月经间期出血、性交后出血等症状。

5.妇科检查:子宫颈充血、水肿、糜烂,宫颈黏膜外翻,有脓性分泌物从宫颈管流出,触痛明显。

三、辅助检查

1.血常规检查,可见白细胞增多,中性偏高。

2.阴道分泌物涂片检查,可查见淋菌、沙眼衣原体、滴虫、霉菌以及各种化脓菌。

3.分泌物培养。

4.聚合酶链反应(PCR)技术,敏感性高、特异性强。

四、诊断

根据病史及宫颈充血、水肿、宫颈管黏液脓性分泌物,宫颈黏液革兰染色涂片检查,即可诊断急性宫颈炎。

五、治疗

(一)病因治疗

以全身治疗为主,急性宫颈炎应用抗生素之前,应取宫颈管分泌物做培养及药敏实验,同时查找淋病奈瑟菌及衣原体。根据病原体选择敏感的药物。

急性淋病奈瑟菌性宫颈炎的治疗,以青霉素为首选,治疗原则是及时、足量、规范、彻底,同时治疗性伴侣,具体用药如下:

1.水剂普鲁卡因青霉素注射液 480 万 U 一次肌肉注射,两侧臀部各肌肉注射 240 万 U,注射前 1 小时口服丙磺舒 1g。也可采用氨苄西林 3.5g 或阿莫西林片 3g 一次口服,均加用丙磺舒。

2.对青霉素过敏者,选用四环素片 0.5g,每日 4 次,连服 7 天,治疗后 7 天,复查阴道或宫颈分泌物做涂片或培养以后每月复查一次,连续 3 次阴性方为治愈。

(二)对于厌氧菌、溶血性链球菌、大肠埃希菌的治疗

1.青霉素 800 万~1000 万 U/d,静脉滴注,加庆大霉素 16 万 U/d,甲硝唑 1g/d,静脉滴注。

2.头孢噻吩,每日 2g,分 4 次肌肉注射,或头孢唑啉 1g,静脉滴注,每日 2~4 次,或头孢哌酮 3g,静脉滴注,每日 2 次。

（三）衣原体感染的治疗

四环素 0.5g，每日 4 次口服，连用 7 天；阿奇霉素 1g 单次口服；环丙沙星 250mg 口服，每日 2 次，连用 7 天。

由于淋病奈瑟菌感染常伴有沙眼衣原体感染，因此，在治疗淋菌性宫颈炎时，除选用抗淋病奈瑟菌的药物外，同时应用抗沙眼衣原体感染的药物。

（四）合并滴虫、霉菌感染

可用灭滴灵栓、制霉菌素栓局部用药。

（五）治疗禁忌

禁止性生活，忌做宫颈活组织检查、息肉切除、电熨等手术。

【中医部分】

急性子宫颈炎是以阴道分泌物量多、腥臭、色泽异常，并伴有全身症状为主要临床表现，属于中医学中"带下病"范畴。

一、病因病机

中医学认为本病主要由于外湿内侵或内蕴湿热，或外感湿毒，侵及冲任，波及肝肾。病初多为实证，久者转为虚证，虚证又易复感实邪。

1.湿热蕴结　本病或因脾虚湿盛，郁久化热；或恣食膏粱厚味酿生湿热；或情志不畅，肝郁化火，横克脾土而致肝热脾湿，湿热下注，损及任带，任脉失司、带脉失约而致病。亦可因湿热之邪直犯阴部，累及肝经而致病。

2.热毒炽盛　多因经行、产后，胞脉骤虚，或摄生不洁，湿毒之邪乘虚而入，直伤胞脉，湿遏热郁，带脉失约而致本病。

二、辨证施治

本病辨证，首先辨带下的量、色、质、味，同时结合全身症状，联系病史、产史、感染史，综合分析，准确辨证。

（一）内治

1.湿热蕴结证　带下量多，如黄茶浓汁，或似血非血，或青如豆汁，质黏稠或黏腻如脓，有腥臭味；伴胸闷纳呆，烦躁易怒，头晕目赤，腹胀便溏，小便涩痛；舌红，苔黄腻，脉弦滑或濡数。

治疗原则：清热利湿止带。

方药：止带方加味。

猪苓 10g，茯苓 12g，车前子 10g，泽泻 10g，茵陈 10g，赤芍 10g，牡丹皮 10g，黄柏 10g，栀子 10g，川牛膝 6g。

若热盛尿赤涩痛，口苦咽干者加龙胆草 8g，山栀子 12g，茵陈 12g，黄芩 12g；带下似血非血，加炒荆芥 12g，贯众 12g，炒地榆 12g。

2.热毒炽盛证　带下量多、色黄，甚或黄绿如脓，或五色杂下，质黏稠，有腐臭气，外阴瘙痒,甚或痒痛难忍,坐卧不安;口苦咽干,小腹坠胀,腰骶酸痛,大便干结,小便短少;舌质红,苔黄腻,脉滑数。

治疗原则:清热解毒,化湿止带。

方药:五味消毒饮加味。

金银花藤 30g,蒲公英 30g,野菊花 15g,紫花地丁 15g,天葵子 12g,土茯苓 12g,炒贯众 24g,椿根皮 10g。

如带黄淋漓久下不止,质清稀,兼见气短神疲,面色㿠白,舌淡脉虚者,宜益气升阳,除湿止带,加升麻 10g,白芷 10g,苍术 10g,黄柏 10g,黄芪 15g;若带下色红,似血非血,质黏稠,口苦咽干加山栀子 10g,黄芩 10g。

(二)成药验方

1.银甲片,每次 4~5 片,每日 3 次。

2.妇科千金片,每次 4~6 片,每日 3 次。

3.龙胆泻肝丸,每次 1 丸,每日 3 次。

(三)外治

1.无花果叶适量,煎汤坐浴。

2.金银花藤 30g,大黄 30g,苦参 30g,煎水 1000mL,去渣后待用,每日 1 剂,分 2 次熏洗,连续 7~10 天为 1 疗程。

3.大黄 50g,金银花藤 50g,贯众 50g,野菊花 30g,煎水 1000mL,去渣后待用,每日 1 剂,分 2 次熏洗,连续 7~10 天为 1 疗程。

三、预防与调护

治疗期间忌房事。注意外阴卫生。提倡淋浴,卫生用具消毒。

四、护理

1.平时患者应该要多注意个人卫生,避免出现各种原因所引起的宫颈损伤。

2.避免使用高浓度酸性或碱性的阴道冲洗液,以免造成阴道内菌群失调,从而引起炎症感染。

3.对于避孕套或避孕膜过敏的患者,可以更换其他的避孕方式。

4.在机体免疫力低下时,应该要多锻炼身体,增强体质。

5.平时患者需要有良好的作息习惯,避免出现熬夜的现象。

6.饮食方面需要清淡为主,可以多吃含维生素,蛋白质丰富的食物,多补充水分。

第八节 慢性子宫颈炎

【西医部分】

慢性子宫颈炎多由急性宫颈炎转变而来,常因急性宫颈炎治疗不彻底,病原体隐藏于宫颈黏膜内形成慢性炎症,也有患者不显示急性症状,直接发生慢性宫颈炎。慢性宫颈炎可分为:宫颈糜烂、宫颈肥大、宫颈息肉、宫颈内膜炎及宫颈囊腺肿等。

一、病因

多见于分娩、流产或手术损伤宫颈后,病原体侵入而引起感染,慢性宫颈炎的病原体主要为葡萄球菌、链球菌、大肠埃希菌及厌氧菌。目前沙眼衣原体及淋菌感染引起慢性宫颈炎也逐渐增多,单纯疱疹病毒也可能与慢性宫颈炎有关。

二、临床表现

1.阴道分泌物增多 是慢性宫颈炎的主要症状,由于病原体所致炎症的范围及程度不同,分泌物的量、性质、颜色及气味也不同,有时呈乳白色黏液状,有时呈黄色脓性,伴有息肉形成时易有血性白带或性交后出血。

2.腰骶部疼痛及下腹坠痛 当炎症沿宫骶韧带扩散到盆腔时,可出现上述症状。

3.妇科检查可见宫颈有不同程度的糜烂、肥大,有时可见息肉、裂伤、外翻及宫颈腺囊肿。

三、辅助检查

1.宫颈刮片及宫颈管吸片。

2.阴道镜检。

3.宫颈活体组织检查。

四、诊断

根据临床表现及宫颈的外观表现诊断慢性宫颈炎并不困难,但须与宫颈上皮内瘤样变、早期浸润癌、宫颈结核等鉴别。

五、治疗

慢性宫颈炎(此处主要介绍宫颈糜烂的治疗)以局部治疗为主,可采用物理治疗、药物治疗及手术治疗,而以物理治疗最常见。

(一)物理治疗

物理治疗原理是以各种物理方法将宫颈糜烂面单层柱状上皮破坏,使其坏死脱落后,为新生的复层扁平上皮覆盖,为期 3~4 周,病变较深者需 6~8 周。常用的方法有:①电熨:适用于糜烂程度较深、糜烂面积较大的病例;②冷冻治疗:是利用制冷剂快速产生超低温,使糜烂组织冻结、坏死、变形而脱落,创面经组织修复而达到治疗的目的;③激光治疗:使用 CO_2 激光器治疗糜烂,使糜烂部组织炭化、结痂、痂皮脱落而由新生的上皮覆盖;④微波治疗;⑤波姆仪治疗;⑥红外线凝结法。

(二)药物治疗

局部药物治疗适用于糜烂面积小和炎症浸润较浅的病例。

1.10%~20%硝酸银　用棉签蘸后涂于糜烂面上,每周上药 1 次,每疗程 2~4 次,上药后用生理盐水棉球轻擦局部。

2.重铬酸钾液　此药液为强氧化剂和腐蚀收敛剂,有杀菌、消肿的作用。用小棉签蘸药液均匀的擦糜烂面,上药范围应超过糜烂面的 0.5cm,1~2 分钟后,用 75%酒精擦去子宫表面多余的重铬酸钾溶液。

3.爱宝疗栓　每隔一日晚间将 1 粒栓剂放入阴道深部,共上药 12 次为 1 疗程。

4.重组 2-2α 干扰素(奥平栓)　睡前 1 粒放入阴道深部,贴近宫颈部位,隔日 1 次,7 次为 1 疗程,可重复应用。

5.手术治疗　有宫颈息肉者行息肉摘除术,对宫颈肥大糜烂面较深广且累及宫颈管者,可考虑手术治疗,多采用宫颈锥切术。

【中医部分】

慢性子宫颈炎主要表现为阴道分泌物增多、色白或黄白相间,有异味。与中医带下病相似。此为妇女常见病、多发病,因此有"十女九带"之说。

一、病因病机

中医学认为本病主要由于湿热蕴结子门,肉腐而致,日久可累及脾肾,甚至变生他疾。

1.湿热蕴蒸　本病或因脾虚湿盛,郁久化热;或恣食膏粱厚味酿生湿热;或情志不畅,肝郁化火,横克脾土而致肝热脾湿,湿热蕴蒸子门,或因湿热之邪直犯阴部,累及肝经,肉腐而致病。

2.湿毒内侵　多因经行、产后,胞脉骤虚,湿毒之邪乘虚而入,盘踞子门,湿遏热郁,肉腐而致本病。

二、辨证施治

本病辨证,首先辨带下的量、色、质、味,同时结合全身症状,结合病史、产史、感染史,综合分析,准确辨证。

(一)内治

1.湿热蕴结证　带下量多、色黄或黄白相间,质黏稠或黏腻如脓,有腥臭味;伴胸胁胀痛,烦躁易怒,口苦口腻,口干不欲饮,小便黄;舌红,苔黄腻,脉弦数。

治疗原则:疏肝清热,利湿止带。

方药：龙胆泻肝汤加味。

龙胆草 12g，柴胡 6g，栀子 10g，黄芩 10g，生地 10g，甘草 6g，泽泻 10g，通草 10g，车前子 10g，当归 6g，土茯苓 12g。

若热盛尿赤涩痛，口苦咽干者加蒲公英 15g，黄芩 12g；湿重热轻者，加猪苓 12g。

2.湿毒内侵证　带下量多、色黄，甚或黄绿如脓，或如米泔水样，腥臭，质黏稠；伴小腹胀痛，小便短赤；舌质红，苔黄腻，脉滑数。

治疗原则：清热解毒，燥湿止带。

方药：五味消毒饮合止带方加减。

金银花藤 24g，蒲公英 24g，野菊花 18g，紫花地丁 12g，天葵子：12g，土茯苓 10g，茵陈 10g，栀子 10g，车前仁 10g，炒贯众 24g，椿根皮：l0g，紫草 10g。

如带黄久下不止，淋漓质清稀，兼见气短神疲，面色㿠白，舌淡脉虚者，宜益气升阳，除湿止带，加升麻 10g，苍术 10g，白术 10g，黄柏 10g，黄芪 15g；若带下色红，似血非血，质黏稠，口苦咽干加山栀子 10g，黄芩 10g，炒荆芥 10g。

（二）成药验方

玉清抗宫炎片，每次 5 片，每日 3 次，3 月为 1 疗程。

（三）外治

1.消糜栓　硼砂、蛇床子、川椒、枯矾、血竭；能活血祛瘀，消肿止痛，祛腐生肌；适于不同程度的宫颈糜烂。

使用方法：上药制成每粒 1.5g 的栓剂，用药前清洗外阴，临睡前将栓剂置于阴道深部宫颈处，每次 1 粒，隔日 1 次，5~8 日为 1 疗程，经期

及其前后 3~4 天停用，治疗期间禁性生活。

2.紫草油　紫草 200g，香油 750g。

将紫草入香油炸枯过滤去渣呈油浸剂，干棉球拭去宫颈口分泌物，用棉签蘸紫草油涂擦宫颈，隔日 1 次，10 次为 1 疗程。

3.治糜灵泡腾片　每晚或隔日晚 1 片，阴道上药，连用 6 片为 1 疗程。

三、预防与调护

治疗期间忌房事。注意外阴卫生。提倡淋浴，卫生用具消毒。

四、护理

1.注意个人生活卫生：勤换洗内裤，勤清洗外阴，注意性生活卫生，尽量采用防护措施，同房后要及时清洗。

2.口服用药：了解各类药物的作用、剂量、用法、不良反应和注意事项，指导病人正确服用。

3.运动：坚持锻炼，以提高身体免疫力。

第九节 结核性子宫颈炎

【西医部分】

结核性子宫颈炎几乎都继发于子宫内膜结核及输卵管结核。其病程缓慢,很少出现急性炎症,多无明显自觉症状,常因不孕症、月经不调、慢性盆腔炎就诊做系统检查时被发现。

一、病因

结核性子宫颈炎是由结核杆菌侵入机体,常由子宫内膜结核蔓延至宫颈,或经淋巴或血循环传播。

二、临床表现

肉眼看很像慢性宫颈炎。可分为四种类型。

(一)溃疡型

宫颈结核中比较多见,溃疡形状不规则、较表浅,边缘较硬,组织脆弱易出血。

(二)乳头型

较少见,呈乳头状或结节状,色灰红,质脆似菜花型宫颈癌,分泌物呈脓血样。

(三)间质型

粟粒型病变累及子宫颈,致使宫颈明显肿大。

(四)子宫颈黏膜型

结核病变限于子宫颈管内。

三、辅助检查

病理切片可见结核结节。

四、诊断

根据临床表现及宫颈病理活检即可确诊。

五、治疗

宫颈结核的治疗应采用中西医结合治疗,但主要为抗结核药物的全身治疗。

(一)支持疗法

应注意休息,加强营养。急性患者至少休息 3 个月,慢性患者可以从事部分较轻工作和学习。

（二）抗结核治疗

抗结核治疗对宫颈结核 90% 有效。目前常用的药物为利福平、异烟肼、乙胺丁醇、链霉素及吡嗪酰胺等抗结核药物的联合治疗，疗程为 6~9 个月。具体方案为：

1.利福平、异烟肼、乙胺丁醇 3 种药物联合应用 6 个月，利福平每日 ElHI~450~600mg，饭后 1 小时顿服；异烟肼每日口服 300mg，顿服；乙胺丁醇每日口服 0.75~Ig。

2.利福平、异烟肼联合用药应用 9 个月。

3.利福平、异烟肼、链霉素或 3 种药物每日联合应用 2 个月，然后每周 2 次应用利福平、异烟肼 6 个月。

【中医部分】

结核性子宫颈炎属中医"瘰疬""带下病"范畴。

一、病因病机

多由体质虚弱，气血不足，感染痨虫所致。

二、辨证施治

（一）内治

1.气阴两虚证　白带量多、水样；潮热，盗汗，消瘦，倦怠乏力，失眠多梦，腹胀坠痛；舌质红，少津，脉细无力。

治疗原则：益气养阴，除湿止带。

处方：三才封髓丹加减。

天冬 10g，麦冬 10g，沙参 10g，黄柏 10g，砂仁 6g，银柴胡 10g，鳖甲 15g，白芷 10g，皂刺 10g，香附 6g，甘草 6g，地骨皮 10g，椿根皮 15g。

2.阴虚内热证　白带多，带中夹血，外阴灼热疼痛，婚后年久不孕，骨蒸潮热，手足心热，口干喜冷饮，月经先期、量少；舌红、苔少，脉细数无力。

治疗原则：滋阴凉血，调经止带。

处方：六味地黄汤合止带方加减。

山茱萸 10g，山药 15g，生地 15g，茯苓 10g，泽泻 10g，薏苡仁 12g，牡丹皮 10g，黄芩 10g，椿根皮 10g，地榆炭 10g，炒荆芥 12g，炒贯众 18g。

（二）单方验方

1.葎草 15g，百部 10g，白芨 10g，夏枯草 10g，紫草 10g。水煎服，每日 1 剂，分 2 次温服。

2.铁包金 15g，穿破石 15g，百部 10g，夏枯草 10g。水煎服，每日 1 剂，分 2 次温服。

（三）外治

白芨散：白芨、百部、牡蛎、炮山甲等份研末，消毒装瓶备用，清洁阴道宫颈后，涂敷于宫颈糜烂处，每日 1 次，月经干净后 3 天开始，连续 7 天，3 个周期为 1 疗程。

三、护理

1.注意休息,避免劳累。

2.及时更换衣物,保持外阴及阴道清洁,避免感染

3.未治愈前禁止性生活。

第十节 阿米巴性子宫颈炎

【西医部分】

一、病因

由阿米巴原虫感染引起的宫颈炎,多继发于肠道阿米巴感染,常与阿米巴性阴道炎并存。

二、临床表现

阴道分泌物增多,呈黄色脓性或血性黏液。妇科检查:宫颈可见溃疡及坏死组织,表面有污秽灰黄色分泌物覆盖。

三、辅助检查

分泌物涂片检查或宫颈活检,均可找到阿米巴滋养体。

四、诊断

根据病史、妇科检查及辅助检查,即可确诊,应与宫颈癌及结核性子宫颈炎鉴别。

五、治疗

阿米巴性宫颈炎以全身治疗为主,局部治疗为辅。

(一)甲硝唑片

每次 200mg,每天 3 次,10~14 天为一疗程,可迅速达到疗效。

(二)氯奎宁片

每日 600mg,连服 2 天后,改为 300mg,每天 1 次,2~3 周为一疗程。

(三)局部用药

阴道用 10%乳酸或 1:5000 高锰酸钾冲洗后拭净,将灭滴灵、氯奎宁制成栓剂置于阴道内,每天 1 次,7~10 天为一疗程。

六、护理

1.遵医嘱按时、规律的用药。

2.每日清洗外阴,使用棉质内裤,患者的毛巾、内裤等衣物要隔离洗涤,用开水烫,以免传播。

3.多锻炼身体,增强自身免疫力。

【中医部分】

阿米巴性子宫颈炎归属于中医"带下病"、"阴痒"、"阴蚀"的范畴。中医认为,本病多因湿热或寒湿之邪乘虚入侵阴中,致胞络气血阻滞,化为脓血所致。

中医治疗参照阿米巴性阴道炎。

第十一节　盆腔炎

【子宫内膜炎】

【西医部分】

子宫内膜炎分为急性子宫内膜炎及慢性子宫内膜炎。

Ⅰ.急性子宫内膜炎

急性子宫内膜炎是指病原体侵入子宫内膜,扩散到整个内膜层,引起急性炎症。

一、病因

多发生于产后、剖宫产后、流产后以及宫腔内的手术后,致病菌上行而感染。感染的细菌最常见为链球菌、葡萄球菌、大肠埃希菌、淋菌、衣原体及支原体、厌氧菌等。

二、临床表现

(一)轻型

低热,下腹痛,白带呈水样、黄白色、脓性,有时呈血性,如为厌氧菌感染,分泌物带恶臭,子宫轻压痛。

(二)重型

如炎症未经及时治疗,可扩散至子宫肌层及输卵管、卵巢及盆腔结缔组织,出现高热,体温达 39~40℃,下腹疼痛加剧,白带增多,甚至出血。妇科检查:下腹部压痛,子宫颈口见大量脓性并血性浑浊分泌物流出,伴臭味;若为产后,则子宫复旧不良,宫底高而且有压痛;若非产后则扪及子宫增大并压痛。老年患者因子宫颈口阻塞,炎性分泌物不能外流而致宫腔积脓。

三、辅助检查

(一)宫颈、宫腔分泌物涂片、培养

可查到致病菌。

(二)血常规

白细胞及中性粒细胞均升高。

(三)宫颈扩张

探针扩张阻塞的宫颈口,进入宫腔,脓液由颈口流出.表示有宫腔积液。

(四)诊断性刮宫

可能刮出残留胎盘、脱膜,呈坏死炎性变。

四、诊断

根据病史及临床表现不难做出该诊断。'

五、治疗

(一)一般治疗

1.半卧位休息以利于宫腔分泌物引流。

2.给予高蛋白流汁或半流汁饮食,不能进食者给予静脉输液。

3.高热者采用物理降温,并注意防止败血症,中毒性休克等并发症。

(二)抗生素治疗

在药物敏感试验结果未出来之前可给予广谱抗生素,如青霉素及氨基糖甙类药物,加抗厌氧菌药物。药敏结果出来后,可更换敏感药物,轻者可选择口服或肌肉注射抗生素,如:青霉素 80 万 U,加庆大霉素 8 万 U 肌肉注射,每 8 小时 1 次,加甲硝唑 0.4g,每日 3 次口服,一般 5~7 天后炎症可愈。重者应静脉给药,青霉素 400 万 U 静脉输注,每 12 小时 1 次,加庆大霉素 8 万 U 静脉输注,每 12 小时 1 次,加甲硝唑 0.5g 静脉输注,每 12 小时 1 次,共 7 天。如对青霉素过敏者,可用克林霉素 600mg 静脉输注,每 12 小时 1 次,加庆大霉素 8 万 U 静脉输注,每 12 小时 1 次;或悉复欢 0.2g,静脉输注,每 12 小时 1 次加甲硝唑 0.5g 静脉输注,每 12 小时 1 次,疗程 7~10 天。

国外对急性子宫内膜炎患者给如下 2 种方案治疗。

1.甲氧噻吩头孢菌素 2g 静脉注射,每 6 小时 1 次,加多西环素 100mg,每 12 小时 1 次口服或静脉注射,共 4 天,症状改善后 48 小时,继续使用多西环素 100mg,每日 2 次,共 10~14 天口服,此方案对淋菌及衣原体感染有效。

2.克林霉素 900mg,静脉注射,每 8 小时 1 次;庆大霉素 20mg/kg 静脉或肌肉注射,此后 1.5mg/kg 每 8 小时 1 次共 4 天,用药 48 小时后如症状改善,继续用多西环素 100mg,

每日 2 次口服,共给药 10~14 天,此方案对厌氧菌及兼性的革兰阴性菌有效。

(三)手术治疗

一般急性子宫内膜炎不应做手术治疗,以免炎症扩散,但如宫腔内有残留物或宫颈引流不畅,如宫腔内积液或老年妇女宫腔积脓时,需在应用大量抗生素、病情稳定后清除宫腔残留物或扩张宫颈使宫腔分泌物引流通畅。

Ⅱ.慢性子宫内膜炎

慢性子宫内膜炎常因宫腔内的分泌物过多,防御机制受损或病原体作用时间过长或急性炎症治疗不彻底而形成。

一、病因

多因分娩、产后、剖宫产术后,有少量胎膜或胎盘残留于子宫腔内,或宫内避孕器等引起的炎症,更年期或绝经期体内雌激素水平降低,子宫内膜菲薄,易受细菌感染而发生慢性宫内膜炎。若宫腔内有黏膜下肌瘤、息肉、子宫内膜癌等,子宫内膜易受细菌感染而发生炎症。

二、临床表现

(一)症状

慢性子宫内膜炎无特异症状,轻者一般无症状或只有少许血浆性分泌物。重者常出现不规则阴道流血或月经不规则,有时有轻度腹痛及白带增多。老年妇女常有阴道流黄水。

(二)妇科检查

子宫增大,有触痛,如有胎盘残留、内膜息肉或黏膜下肌瘤,子宫体可增大,宫颈口开放。

三、辅助检查

诊断性刮宫可明确诊断。

四、诊断

根据症状及妇科检查可明确诊断。

五、治疗

在应用抗生素的基础上,应寻找病因并去除。

1.不全流产者,可给予抗感染治疗后清除宫腔内残留组织。

2.若因宫内避孕器而致病者,可取出宫内避孕器。

3.如有黏膜下息肉、肌瘤或内膜腺癌者,应做相应的处理。

4.有宫腔积脓时,应扩张宫颈以利于引流,必要时宫腔内放置橡皮条引流。

5.对老年患者慢性宫内膜炎者,可给予己烯雌酚 0.5mg,每日 1 次,口服 1 月。

【中医部分】

子宫内膜炎属于中医学"带下病""月经不调""妇人腹痛""痛经"等范畴。其主要临床症状为下腹疼痛,甚至痛连腰骶,带下量多、色质异常,或有经期腹痛,月经失调。

一、病因病机

（一）湿毒、热毒壅盛

多因经期、产后胞室空虚,摄生不慎,湿热邪毒乘虚入侵阴中,客于胞宫,阻滞胞脉,影响冲任气血而致病;或肝脾感受湿热邪毒,循经下移,客于胞宫,冲任功能受损而致病。

（二）湿热瘀滞

多由湿浊邪毒之余邪,长期客于胞中,胞宫、胞络气血受阻,冲任功能失调。

（三）寒湿凝滞

寒湿之邪侵及下焦或湿热之邪从寒而化,客于冲任、胞中,寒主收引、凝滞,阻滞气血经络而发病。

（四）肾阳不足

肾阳不足,寒从内生或湿从寒化,阻遏气机,胞脉失于温煦,或带脉失约,任脉失固而致病。

二、辨证施治

（一）内治

1.湿毒、热毒壅盛证　于经行或产后,突然小腹剧烈疼痛,痛而拒按,腰骶坠胀痛;带下量多、色黄如脓或夹杂血丝,质黏稠秽臭;伴高热、寒战,食欲不振,烦躁口渴,小便短赤,大便秘结;舌红,苔黄而燥,脉洪数或弦数。

治疗原则:清热凉血,解毒除湿,佐以行气止痛。

处方:银翘红酱解毒汤加味。

金银花藤 24g,连翘 15g,红藤 15g,败酱 15g,野菊花 24g,薏苡仁 24g,赤芍 15g,栀子 12g,桃仁 12g,炒川楝 12g,玄胡 12g,乳香 6g,没药 6g。

大便秘结加大黄 6g,芒硝 6g;如腹胀较甚者加枳壳 15g,槟榔 10g;带下臭秽浑浊加黄柏 15g,鱼腥草 15g;热毒盛加蒲公英 15g;如素体脾胃虚弱可加白术 12g,谷芽 15g,麦芽 15g;如下腹疼痛难忍,高热不退,改用大黄牡丹皮汤加减(大黄 8g,牡丹皮 12g,桃仁 12g,冬瓜仁 15g,芒硝 6g,皂刺 6g,金银花藤 15g,连翘 15g),以泻热逐瘀。

2.湿热瘀滞证　下腹坠胀,或伴疼痛拒按,腰骶胀痛;带下黄稠,量多有异味;经期延长,经量增多,痛经;或低热,食欲不振,小便黄,大便秘结;舌红,苔白腻,脉缓。

治疗原则:清热利湿,解毒消瘀。

处方:清热化瘀汤加减。

当归 10g,川芎 6g,香附 10g,赤芍 10g,木香 10g,枳壳 10g,三棱 10g,莪术 10g,连翘 15g,红藤 20g,薏苡仁 15g,甘草 6g。

带下色黄臭秽加炒贯众 15g,土茯苓 15g,红藤 15g;尿频尿痛者加滑石 25g,甘草梢 10g,蒲公英 20g;腹胀者加香附 12g,枳壳 12g。

3.寒湿凝滞证　经常小腹冷痛、坠胀,得热则舒,腰骶疼痛下坠;带下量多、色白质稀;经期腹痛加重,经量少,色紫黯有块;面色苍白,畏寒肢冷;舌质淡,苔薄白,脉沉弦或沉迟。

治疗原则:温经散寒,化瘀止痛。

处方:少腹逐瘀汤加味。

小茴香 10g,干姜 10g,肉桂 10g,当归 12g,川芎 10g,赤芍 10g,玄胡 15g,没药 10g,蒲黄(布包)10g,五灵脂 10g。

两侧少腹痛者,加荔枝核 12g,乌药 12g;腰酸下坠者,加桑寄生 15g,川断 15g,狗脊 15g;带下量多,头晕者,加白术 12g,怀山药 12g,白芷 12g;腹胀者加香附 12g,枳壳 12g,藿梗 12g。

4.肾阳不足证　平素小腹绵绵而痛、喜按、得热则舒;带下量多、清冷、质稀薄;腰痛欲折,小便频数清长,大便溏薄;舌质淡,苔薄白,脉沉迟。

治疗原则:温肾健脾,化瘀止痛。

处方:桂附止带汤加减。

肉桂 6g,附子 10g,续断 18g,乌贼骨 18g,芡实 12g,金樱子 12g,艾叶 10g,小茴 10g,茯苓 15g。

如命门火衰,火不暖土,出现脾虚见证者,加白术 12g,山药 12g,薏苡仁 20g;伴痛经者,加当归 12g,川芎 12g,香附 12g,玄胡 12g;腰膝酸软者,加巴戟天 12g,杜仲 12g。

(二)成药验方

1.妇炎康复片,每次 5 片,每天 3 次。

2.妇乐冲剂,每次 1 包,每天 2 次。

3.妇科千金片,每次 6 片,每天 3 次。

4.金鸡冲剂,每次 1 包,每天 2 次。

5.银甲片,每次 3~5 片,每天 3 次。

(三)外治

1.灌肠疗法

(1)蒲公英 30g,金银花藤 30g,红藤 30g,败酱 30g,鱼腥草 30g,当归 15g,桃仁 15g,三棱 15g,莪术 15g。加水 1000mL,浓煎至 100mL,保留灌肠。每晚 1 次,每次 50mL,适用于急、慢性子宫内膜炎。

(2)丹参 30g,鸡血藤 30g,连翘 30g,赤芍 15g,牡丹皮 15g,三棱 15g,莪术 15g。加水 1000mL,浓煎至 100mL,保留灌肠。每晚 1 次,每次 50~100mL。

2.贴敷疗法

组成:千年健 6g,地追风 6g,羌活 6g,独活 6g,川椒 6g,白芷 6g,乳香 6g,没药 6g,红花 6g,血竭 6g,川断 20g,桑寄生 20g,五加皮 20g,赤芍 20g,当归 20g,防风 20g,透骨草 100g,祁艾叶 100g,蛤蟆草 100g。

方法:上药共研细末,入布袋内,蒸热后敷于下腹部,每日 1 次,每次 30~40 分钟。

3.针灸疗法

(1)体针:主穴:关元、气海、三阴交。

配穴:气冲、足三里、阴陵泉。一般采用中刺激,不留针或留针 15 分钟。

(2)耳针:取子宫、卵巢、内分泌,穴位埋针或磁粒敷贴并按压。

4.其他疗法

(1)鱼腥草 30~60g(鲜品加倍),蒲公英 30g,忍冬藤 30g,每日 1 剂,水煎服。

(2)海螵蛸适量,炒后研极细末,每次 9g,每日 2 次,白酒 15g 送下。

三、预防与调护

经期、产褥期忌房事、盆浴。避免辛辣、肥甘厚味饮食,避免饮酒。避免过劳。

【宫腔积脓】

【西医部分】

一、病因

急性或慢性子宫内膜炎导致的宫颈阻塞。放疗后引起宫颈狭窄,宫腔内炎性分泌物引流不畅引起宫腔积脓。恶性肿瘤阻塞子宫开口而形成宫腔积脓。

二、临床表现

发热,小腹坠胀疼痛。子宫增大触痛,宫旁组织增厚。

三、辅助检查

(一)B 超
提示子宫增大,宫腔内有积液。

(二)子宫探针
探入宫腔见脓液流出。

四、诊断

根据病史,临床症状,体征及辅助检查诊断不难确诊。

五、治疗

1.一旦确诊,即扩张宫颈,根据情况可放置橡皮引流管引流。

2.抗感染治疗,同急性盆腔炎。

3.老年患者可少量应用雌激素,若为恶性肿瘤则应对病因进行治疗。

【中医部分】

宫腔积脓在祖国医学古典医籍中并无专论,其症状散见于"带下病"、"妇人腹痛"等症中。其主要临床症状为下腹疼痛,甚至痛连腰骶,带下量多、色质异常。

一、病因病机

(一)湿毒、热毒壅盛

经期、产后胞室空虚,摄生不洁,湿毒、热毒之邪乘虚入侵胞中,与败血搏结,煎熬冲任气血,热盛肉腐成脓,故而发病。

(二)正虚邪毒壅阻

绝经以后,正气不足,外感或内蕴邪毒蕴积于冲任胞宫,阻滞气机,不通则痛;伤及任带,带下量多色黄味臭;正不胜邪,热盛肉腐化而成脓故而发病。

二、辨证施治

(一)内治

1.湿热、热毒壅盛证 于经行或产后,突然小腹剧烈疼痛、坠痛而拒按,腰背酸痛;带下量多、色黄如脓或夹杂血丝,质黏稠秽臭;伴高热、寒战、口干面赤,食欲不振,小便短少,大便燥结;舌红,苔黄而燥,脉洪数或弦数。

治疗原则:清热解毒,凉血行气止痛,利湿排脓。

处方:银翘红酱解毒汤加味。

金银花藤24g,连翘15g,红藤15g,败酱草15g,野菊花24g,薏苡仁24g,赤芍15g,栀子12g,桃仁12g,炒川楝12g,玄胡12g,乳香6g,冬瓜仁24g,蒲公英18g。

如腹胀较甚者加枳壳15g,大黄8g;带下臭秽浑浊加黄柏12g,鱼腥草30g。

2.正虚邪毒壅阻证 下腹疼痛、拒按,伴腰骶胀痛;带下黄稠、量多有异味;低热,食欲不振,小便短赤,大便秘结;舌红,苔黄腻,脉弦数或濡数少力。

治疗原则:扶正排脓。

处方:扶正排脓汤加减。

生黄芪30g,忍冬藤30g,赤小豆10g,大蓟10g,桃仁10g,牡丹皮10g,益母草15g,赤芍10g,白英15g。

如气阴亏损加沙参15g,麦冬15g;热甚,皮肤见红疹,加红花10g,大青叶15g,蒲公英15g;带下色黄臭秽加炒贯众15g,红藤15g;大便稀溏者生大黄改为熟大黄8g;食欲不振加大豆黄卷15g,白术15g。

(二)单方验方

1.败酱草60g,冬瓜仁60g,当归6g,甘草6g,金银花藤30g,茯苓24g,黄芪60g,薏苡仁30g,赤小豆30g。水煎,每日1剂,6小时1次,4次服完。

2.鱼腥草30~60g(鲜品加倍),蒲公英30g,忍冬藤30g,每日1剂,水煎服。

三、预防与调护

经期、产褥期忌房事及盆浴。避免辛辣、肥甘厚味饮食,戒酒、戒过劳。

【急性输卵管、卵巢炎和盆腔腹膜炎】

【西医部分】

急性输卵管卵巢炎和盆腔腹膜炎是指输卵管卵巢、盆腔腹膜发生的急性炎症。

一、病因

1.产后、剖宫产或流产后感染。

2.妇科手术后感染。

3.经期性交或使用不洁月经垫。

4.邻近盆腔器官的炎症蔓延,最常见者为急性阑尾炎和腹膜炎。

5.慢性炎症急性发作。

6.全身炎症如败血症和菌血症引起急性输卵管卵巢炎。

7.淋菌、沙眼衣原体和支原体通过性传染。

二、临床表现

1.急性输卵管、卵巢炎及盆腔腹膜炎多发生在月经期前后、产后、流产及不洁性交后。

2.发热体温达 39~40℃,发热前可先有寒战、头痛。

3.一侧或双侧下腹部剧痛,如疼痛发生在月经期可出现月经量增多,经期延长;在非月经期疼痛发作,可有不规则阴道出血,白带增多呈脓性或血性。

4.少数患者有膀胱及直肠刺激症状,如尿频、尿急、腹胀、腹泻等。

5.妇科检查:阴道、宫颈充血,见黄白色或脓性白带,有时带恶臭,宫颈触痛、举痛,子宫增大、压痛,活动受限,双侧附件增厚或触及包块,压痛明显。炎症扩散至盆腔腹膜,则下腹部剧痛,有压痛、反跳痛。

三、辅助检查

1.血常规检查,白细胞及中性粒细胞升高。

2.妊娠试验阴性。

3.后穹隆穿刺可抽出脓液或渗出液,送细菌培养及药敏试验。

4.B超检查发现输卵管卵巢肿大或形成边界不清的包块。

5.腹腔镜检查,既可明确炎症所累及部位,又可取病变部位分泌物进行培养和监测。

四、诊断

根据病史及临床表现、辅助检查可明确诊断。

五、治疗

急性输卵管炎、卵巢炎及盆腔腹膜炎,确诊后应积极治疗,以防止转为慢性。

(一)全身治疗

1.卧床治疗,半卧位以利于盆腔内的渗出液聚积在子宫直肠陷窝内而使炎症局限。

2.给予高热量易消化的流质、半流质饮食。

3.补充液体,纠正电解质紊乱及酸碱失衡。

4.高热时物理降温。

(二)抗生素治疗

药物的选择应根据分泌物的培养加药物敏感试验来决定,但在未得到培养及药敏结果之前,药物的选择一般选用一种广谱抗生素及抗厌氧菌药物联合用药,且抗生素的应用还应遵循足量、足够疗程的原则。具体用药方案如下:

1.青霉素320万U静脉输注,每8小时1次;加庆大霉素8万U静脉输注,每12小时1次;加甲硝唑0.5g静脉输注,每12小时1次;连续10~15天。

2.克林霉素加入5%糖盐水250mL静脉输注,每12小时1次;加庆大霉素16万U放入0.9%生理盐水500mL静脉输注,每天1次;连续7日;症状缓解后,可口服克林霉素胶囊300~450mg,每日3~4次,共10~14日巩固治疗。

3.悉复欢0.2g静脉输注,每12小时1次,加替硝唑400mg静脉输注,每12小时1次,连续使用15日。

4.洛美沙星0.4g静脉输注,每12小时1次,加奥硝唑0.5g静脉输注,每12小时1次,连续10~15日。

(三)手术治疗

1.经药物治疗48~72小时,体温持续不降,附件肿块增大或有中毒症状者,应及时做手术清除病灶,年轻妇女应尽量保留卵巢功能。

2.诊断盆腔脓肿或盆腔结缔组织脓肿,可经腹或阴道切开排脓,同时注入抗生素。

3.输卵管或卵巢脓肿,经保守治疗病情好转,肿物局限也可行手术切除肿物。

4.脓肿破裂,出现弥漫性腹膜炎,应行急诊剖腹探查术。

【中医部分】

输卵管卵巢炎和盆腔腹膜炎在祖国医学古典医籍中并无专论,其症状散见于"带下病""妇人腹痛""癥瘕""热入血室"等证中。其主要临床症状为下腹疼痛剧烈,甚至痛连腰骶,带下量多、色质异常,或有恶寒发热等。

一、病因病机

(一)热毒壅盛

经期、产后胞室空虚,摄生不洁,湿热毒邪乘虚入侵胞中,与败血搏结,阻于冲任,伤及带脉,正邪交争,邪毒壅盛而发病。

（二）湿热壅阻

外感或内蕴湿热之邪,滞留于胞脉、胞络、气血搏结,阻滞气机,不通则痛;伤及任带,带下量多色黄味臭。

（三）寒湿凝滞

寒湿之邪侵及下焦或湿热之邪从寒而化,客于冲任、胞中,寒主收引、凝滞,阻滞气血经络而发病。

（四）肾阳不足

肾阳不足,寒从内生或湿从寒化,阻遏气机,胞脉失于温煦,或带脉失约,任脉失固而致病。

二、辨证施治

（一）内治

1.热毒壅盛证 于经行或产后,突然小腹剧烈疼痛,痛而拒按,腰骶胀痛;带下量多、色黄如脓或夹杂血丝,质黏稠秽臭;伴高热、寒战,食欲不振,小便短赤,大便秘结;舌红,苔黄而燥,脉洪数或弦数。

治疗原则:清热解毒,凉血行气止痛。

处方:五味消毒饮加味。

金银花藤 24g,蒲公英 24g,野菊花 18g,紫花地丁 15g,天葵子 15g,土茯苓 12g,炒贯众 18g,牡丹皮 12g,炒川楝 12g,玄胡 12g,赤芍 12g,红藤 15g。

如腹胀较甚,大便干结者加枳壳 15g,桃仁 15g,生大黄 6g;带下臭秽浑浊加黄柏 15g,鱼腥草 15g;痛盛加乳香 5g,没药 5g。

2.湿热壅阻证 下腹疼痛、拒按,伴腰骶胀痛;带下黄稠、量多有异味;低热,食欲不振,小便短赤,大便秘结;舌红,苔黄腻,脉弦数或濡数。

治疗原则:清热利湿,止痛止带。

处方:清热调血汤加减。

牡丹皮 15g,黄连 10g,生地 15g,川芎 6g,桃仁 10g,红花 10g,香附 10g,玄胡 12g,炒川楝 12g,薏苡仁 24g。

带下色黄臭秽加炒贯众 15g, 土茯苓 15g, 红藤 15g;尿频尿痛者加滑石 15g, 连翘 15g,琥珀 5g;腹胀、便结者加生大黄 8g,枳实 10g。

3.寒湿凝滞证 经常小腹疼痛,按之加重,遇冷痛甚,得热则舒,腰骶疼痛下坠;带下量多、色白质稀,经期腹痛加重;经量少、色紫黯,畏冷形寒;舌质淡,苔薄白,脉沉弦或沉紧。

治疗原则:温经散寒,化瘀止痛。

处方:少腹逐瘀汤加味。

小茴香 10g,干姜 10g,肉桂 6g,当归 12g,川芎 10g,赤芍 10g,玄胡 12g,没药 10g,蒲黄(布包)10g,五灵脂 10g。

两侧少腹痛者,加荔枝核 15g,炒川楝 12g,乌药 12g;腰酸下坠者,加桑寄生 15g,川断 15g,狗脊 15g;带下量多者,加白术 15g,怀山药 15g;腹胀者加香附 12g,枳壳 12g。

4.肾阳不足证 平素小腹绵绵而痛,喜按,得热则舒;带下量多、清冷、质稀薄;腰痛欲折,小便频数清长,大便溏薄;舌质淡,苔薄白,脉沉迟。

治疗原则:温肾助阳,化瘀止痛。

处方:金匮肾气丸加减。

干地黄 15g,山药 15g,山茱萸 15g,泽泻 10g,茯苓 12g,肉桂 10g,乳香 10g,没药 10g。

小腹凉甚者,加小茴 12g,川椒 6g,艾叶 12g;伴痛经者,加当归 12g,川芎 12g,香附 12g,玄胡 10g,鸡血藤 20g;腰膝酸软者,加巴戟天 12g,杜仲 12g。

(二)成药验方

1.妇炎康复片,每次 5 片,每天 3 次。

2.妇乐冲剂,每次 1 包,每天 2 次。

3.妇科千金片,每次 6 片,每天 3 次。

4.金鸡冲剂,每次 1 包,每天 2 次。

5.银甲片,每次 5 片,每天 3 次。

(三)外治

1.灌肠疗法

(1)蒲公英 20g,金银花藤 20g,败酱 20g,黄芩 20g,丹参 20g,牡丹皮 20g,加水 1000mL,浸泡 30 分钟,浓煎至 100mL,冷却至 37~40℃,保留灌肠,每晚 1 次,每次 50mL,适用于急、慢性输卵管卵巢炎及盆腔炎。

(2)紫花地丁 30g,野菊花 30g,鱼腥草 30g,蒲公英 30g,鸭跖草 30g,赤芍 15g,牡丹皮 15g,加水 1000mL,浓煎至 100mL,保留灌肠,每晚 1 次,每次 50~100mL。

2.贴敷疗法

(1)组成:侧柏叶 60g,大黄 60g,黄柏 60g,薄荷 30g,泽兰 30g。上药共研细末,水或蜜调,外敷于下腹部,每日 1 次,每次 30~40 分钟。

(2)金黄散调水外敷下腹部,每日 1 次。适用于急性输卵管卵巢炎及盆腔腹膜炎者。

3.针灸疗法

(1)体针:主穴:关元、气海、三阴交。

配穴:气冲、足三里、阴陵泉,一般采用中刺激,不留针或留针 15 分钟。

(2)耳针:取子宫、卵巢、内分泌、穴位埋针或磁粒敷贴并按压。

4.其他疗法

(1)丹参注射液 10mL 稀释至 50mL,直流电透入小腹皮肤,每日 1 次,10 次为 1 疗程。

(2)盆炎康栓(成都中医药大学附属医院妇科院内制剂),每次 1 粒塞肛,每日 2 次(早晚用),连续 15~20 天为 1 疗程,连续 2~3 疗程(经期坚持疗效更佳)。

三、预防与调护

经期、产褥期忌房事、盆浴。避免辛辣、肥甘厚味饮食,避免饮酒,避免过劳。

【慢性输卵管、卵巢炎和盆腔腹膜炎】

【西医部分】

慢性输卵管、卵巢炎和盆腔腹膜炎是由于急性盆腔炎、输卵管炎及卵巢炎未经及时治疗或治疗不彻底,迁延而形成;或无急性炎症的过程直接发生慢性炎症。

一、临床表现

1.常有急性盆腔炎、急性输卵管炎病史。

2.下腹痛及腰痛,表现为双下腹隐痛、坠胀、腰骶部酸痛,于性交后或月经期加重。

3.月经不调,表现为:周期延长、经量增多。

4.继发性不孕(常因输卵管阻塞所致)。

5.白带增多。

6.胃肠道功能障碍。

7.妇科检查,子宫体常呈后位,活动受限或粘连固定,双侧附件与子宫旁组织明显粘连、增厚,常可触及有压痛的包块。输卵管积水时囊肿呈椭圆形、腊肠形、肾形或葫芦形;输卵管卵巢囊肿则呈圆形或椭圆形较大的粘连囊性肿块。

二、辅助检查

(一)子宫输卵管碘油造影术或输卵管通液术

可检查输卵管是否通畅或显示输卵管积水。

(二)B超检查

可见子宫及附件边界欠清,可伴有盆腔积液,也可见输卵管积水或输卵管卵巢囊肿。

(三)宫颈分泌物、输卵管管腔液、后穹隆穿刺液

有时能检查出淋球菌、沙眼衣原体、支原体。

三、治疗

(一)一般治疗

鼓励患者增强治疗信心,增加营养,锻炼身体,提高机体抗病能力。

(二)抗生素治疗

1.慢性输卵管炎经常有亚急性发作,因此,抗生素治疗仍是很重要的,治疗方案同急性输卵管、卵巢炎的治疗。

2.局部抗生素治疗:能阻断恶性刺激,改善组织营养。局部抗生素治疗包括:①抗生素侧穹隆封闭:用抗生素加地塞米松一并注入侧穹隆。每日或隔日 1 次。7~8 次为 1 疗程, 一般需要 3~4 疗程。②宫腔输卵管内注射抗生素:用庆大霉素 8 万 U 加地塞米松 5mg 加生理盐水 10mL 混合,在月经干净后注入宫腔,隔 2~3 日 1 次,连续 5~6 次,持续 3~4 个周期。

3.玻璃酸酶:可促进粘连和炎症的吸收。用法:1 500U 肌肉注射,隔日 1 次,共 5~10 次。α-糜蛋白酶也有类似作用,用法为:5mg 肌肉注射,隔日 1 次,5~10 次为 1 疗程。

(三)物理治疗

能促进局部血液循环,改善组织的营养状态,提高新陈代谢,以利于炎症的吸收和消退,常用的有微波、超短波、激光、紫外线照射等。

(四)手术治疗

输卵管积水、输卵管卵巢囊肿直径大于 6~8cm,及炎症反复发作经久不愈者,月经过多而年龄在 40 岁以上或不孕症患者有条件做输卵管矫形手术者可考虑手术治疗,手术原则是力求彻底清除病灶。手术方式包括:输卵管切除,单侧附件切除或全子宫加双侧附件切除。小于 45 岁患者尽量保留卵巢功能。术后应使用抗生素,并加用理疗以利炎症的吸收和消散。

【中医部分】

参见急性输卵管、卵巢炎和盆腔腹膜炎

【急性盆腔结缔组织炎】

【西医部分】

急性盆腔结缔组织炎,盆腔结缔组织是腹膜外的组织,位于盆腔腹膜的后方,子宫两侧及膀胱间隙处,急性盆腔结缔组织炎即指盆腔结缔组织初发的炎症。

一、病因

多由于分娩或剖宫产时宫颈或阴道上端的撕裂,经阴道子宫全切术时阴道断端周围的血肿以及人工流产术中误伤子宫及宫颈侧壁等情况时细菌进入发生的感染。病原体多为链球菌、葡萄球菌、厌氧菌、淋菌、衣原体、支原体等。

二、临床表现

1.高热(体温可达 39~40℃),下腹痛,多与急性输卵管、卵巢炎相似。

2.若炎症发展形成了脓肿,除发热、下腹痛外,常见有直肠、膀胱压迫症状。

3.妇科检查,子宫一侧或双侧有明显的压痛,增厚感,增厚可达盆腔壁,子宫稍大,触痛,阴道穹隆可形成包块,触痛明显。

三、辅助检查

(一)血常规检查

白细胞及中性粒细胞均升高。

(二)B 超检查

可发现盆腔炎症征象。

四、诊断

根据病史、临床症状及妇科检查不难做出诊断。

五、治疗

(一)抗生素治疗

与急性盆腔炎同。

(二)手术治疗

急性盆腔结缔组织炎,轻症者一般不手术治疗,以免炎症扩散或出血,但有些情况应行手术治疗。

1.宫腔内残留组织、阴道出血时,首先应积极消炎,如无效或出血较多时,可在抗感染的同时,用卵圆钳小心谨慎的清除宫腔的内容物,而避免做刮宫术。

2.宫腔积脓时,应扩张宫口使脓液引流通畅。

3.已形成脓肿时,根据脓肿的部位采取切开排脓手术。

【中医部分】

盆腔结缔组织炎在祖国医学古典医籍中并无专论,其症状散见于"带下病"、"妇人腹痛""痛经""癥积"等病证中。其主要临床症状为下腹疼痛,甚至痛连腰骶,带下量多、色质异常,或有经期腹痛,下腹部扪及包块。

一、病因病机

(一)热毒壅盛

经期、产后胞室空虚,摄生不洁,湿热毒邪乘虚入侵胞中,与气血搏结,气血凝滞,阻于冲任,伤及带脉故而发病。

(二)湿热壅阻

外感或内蕴湿热之邪,蕴积于冲任胞宫,阻滞气机,不通则痛;伤及任带,带下量多色黄味臭。

(三)湿瘀互结

热去而湿邪留滞,蕴结下焦,阻遏气血运行致瘀,湿瘀互结,见下腹或腰骶部疼痛,痛有定处,时有针刺;日久积而成癥,则见下腹瘕块等症。

(四)寒湿凝滞

寒湿之邪侵及下焦或湿热之邪从寒而化,客于冲任、胞中,寒主收引、凝滞,阻滞气血经络而发病。

(五)肾阳不足

肾阳不足,寒从内生或湿从寒化,阻遏气机,胞脉失于温煦,或带脉失约,任脉失固而致病。

二、辨证施治

(一)内治

1.热毒壅盛证　于经行或产后,突然小腹剧烈疼痛,痛而拒按,腰骶胀痛;带下量多、色黄如脓或夹杂血丝,质黏稠秽臭;伴高热、寒战,食欲不振,小便短赤,大便秘结;舌红,苔黄而燥,脉洪数或弦数。

治疗原则:清热解毒,凉血行气止痛。

处方:五味消毒饮加味。

金银花藤 24g,蒲公英 24g,野菊花 18g,紫花地丁 15g,天葵子 15g,土茯苓 12g,炒贯众 18g,牡丹皮 12g,炒川楝 12g,玄胡 12g,赤芍 12g,红藤 15g。

如腹胀较甚,大便干结者加枳实 10g,桃仁 10g,生大黄 6g;带下臭秽浑浊加黄柏 12g,鱼腥草 30g;痛盛加乳香 6g,没药 6g。

2.湿热壅阻证　下腹疼痛、拒按,伴腰骶胀痛;带下黄稠、量多、有异味;低热,食欲不振,小便短赤,大便秘结;舌红,苔黄腻,脉弦数或濡数。

治疗原则:清热利湿,止痛止带。

处方:清热调血汤加减。

牡丹皮 15g,黄连 10g,生地 15g,川芎 6g,桃仁 10g,红花 10g,香附

10g,玄胡 12g,炒川楝 12 克,薏苡仁 24g。

带下色黄臭秽加炒贯众 15g,土茯苓 15g,红藤 15g;尿频尿痛者加滑石 15g,连翘 15g,琥珀 6g;腹胀、便结者加生大黄 6g,枳实 10g。

3.湿瘀互结证　下腹或腰骶部疼痛,痛有定处,时有针刺感;或见下腹瘕块;白带量多色黄,或月经不调,经色黯红或紫黯有块;小便黄,大便不爽;舌质黯红,或见瘀点、瘀斑;苔黄腻,脉弦或弦涩。

治疗原则:清热除湿,化瘀止痛。

处方:银甲丸(《中医妇科学》)。

金银花 15g,连翘 15g,升麻 10g,生鳖甲 15g,红藤 15g,蒲公英 15g,紫花地丁 15g,大青叶 15g,椿根皮 15g,茵陈 15g,琥珀 6g,生蒲黄 15g,桔梗 10g。

如下腹或腰骶部疼痛明显者,可加川楝子 10g,玄胡 10g,川芎 10g;带下色黄臭秽加炒贯众 12g,炒荆芥 12g,土茯苓 12g;月经不调,经色黯红或紫黯有块者,加益母草 15g,茜草 15g。

4.寒湿凝滞证　经常小腹疼痛,按之加重,遇冷痛甚,得热则舒,腰骶疼痛下坠;带下量多、色白质稀;经期腹痛加重,经量少、色紫黯,畏冷形寒;舌质淡,苔薄白,脉沉弦或沉紧。

治疗原则:温经散寒,化瘀止痛。

处方:少腹逐瘀汤加味。

小茴香 10g,干姜 10g,肉桂 6g,当归 12g,川芎 10g,赤芍 10g,玄胡 12g,没药 10g,蒲黄(布包)10g,五灵脂 10g。

两侧少腹痛者,加荔枝核 15g,炒川楝 10g,乌药 10g;腰酸下坠者,加桑寄生 12g,川断 15g,狗脊 15g;带下量多者,加白术 12g,怀山药 12g;腹胀者加香附 12g,枳壳 12g。

5.肾阳不足证　平素小腹绵绵而痛、喜按、得热则舒;带下量多、清冷、质稀薄;腰痛欲折,小便频数清长,大便溏薄;舌质淡,苔薄白,脉沉迟。

治疗原则:温。肾助阳,化瘀止痛。

处方:金匮肾气丸加减。

干地黄 15g,山药 15g,山茱萸 15g,泽泻 10g,茯苓 12g,肉桂:10g,乳香 10g,没药 l0g。

小腹凉甚者,加小茴 10g,川椒 6g,艾叶 10g;伴痛经者,加当归 10g,川芎 10g,香附 10g,玄胡 10g,鸡血藤 15g;腰膝酸软者,加巴戟天 10g,杜仲 10g。

(二)成药验方

1.妇炎康复片,每次 4 片,每天 3 次。

2.妇乐冲剂,每次 1 包,每天 3 次。

3.妇科千金片,每次 6 片,每天 3 次。

4.金鸡冲剂,每次 1 包,每天 2 次。

5.银甲片,每次 5 片,每天 3 次;同时服用化瘀止痛片,每次 5 片,每天 2 次。

(三)外治

1.灌肠疗法

(1)蒲公英 30g,金银花藤 30g,红藤 30g,败酱 30g,鱼腥草 30g,丹参 15g,三棱 15g,莪术 15g。加水 1000mL,浓煎至 100mL,保留灌肠。每晚 1 次,每次 50mL。适用于急慢性盆腔结缔组织炎。

(2)丹参 30g,鸡血藤 30g,连翘 30g,赤芍 15g,牡丹皮 15g,三棱 15g,莪术 15g。加水1000mL,浓煎至 100mL,保留灌肠。每晚 1 次,每次 50~100mL。适用于慢性盆腔结缔组织炎。

2.贴敷疗法

芙蓉叶 300g,大黄 300g,黄芩 240g,黄柏 240g,黄连 240g,泽兰叶 240g,冰片 9g。共研细末,用黄酒调敷下腹部,每日换药 2 次。适用于急性盆腔结缔组织炎。

3.针灸疗法

(1)体针:主穴:关元、气海、三阴交。

配穴:气冲、足三里、阴陵泉,一般做中刺激,不留针或留针 15 分钟。

(2)耳针:取子宫、卵巢、内分泌、穴位埋针或磁粒敷贴并按压。

4.其他疗法

(1)鱼腥草 30~60g(鲜品加倍),蒲公英 30g,忍冬藤 30g。每日 1 剂,水煎服。

(2)盆炎康栓(成都中医药大学附属医院妇科院内制剂),每次 1 粒,每日 2 次(早晚用),连续 15~20 天为 1 疗程,连续 2~3 个疗程。

三、预防与调护

经期、产褥期忌房事、盆浴。避免辛辣、肥甘厚味饮食,避免饮酒,避免过劳。

【慢性盆腔结缔组织炎】

【西医部分】

一、病因

慢性盆腔结缔组织炎多由于急性盆腔结缔组织炎治疗不彻底或患者体质较差,炎症迁延而成冰冻状。由于宫颈的淋巴管直接与盆腔结缔组织相通,因此多系慢性宫颈炎发展至盆腔结缔组织炎。

二、临床表现

1.轻度慢性盆腔结缔组织炎,一般多无症状,偶有腰痛,下腹坠痛。

2.重度者可有严重的下腹坠痛、腰痛、性交痛。

3.妇科检查,子宫多呈后位,子宫骶主韧带增粗呈索条状,触痛,如为一侧性则可触及子宫变位,趋向于患侧,如已形成冰冻骨盆,则子宫的活动性可完全受限。

三、诊断

根据有急性盆腔结缔组织炎病史、临床症状与妇科检查,可做出诊断。

四、治疗

须积极治疗慢性宫颈炎及急性盆腔结缔组织炎。慢性盆腔结缔组织炎可采用物理治疗与抗生素治疗相结合的方法,可以减轻疼痛,起到一定的疗效,但抗生素不能长期使用且慢性盆腔结缔组织炎易在月经后、重体力劳动后复发,因此,应向患者讲明原因,以得到患者的理解。

【中医部分】

慢性盆腔结缔组织炎在祖国医学古典医籍中并无专论,其症状散见于"带下病"、"妇人腹痛"、"痛经"、"癥积"等病证中。其主要临床症状为下腹疼痛,甚至痛连腰骶,带下量多、色质异常,或有经期腹痛,下腹部扪及包块。

一、病因病机

(一)热毒壅盛

经期、产后胞室空虚,摄生不洁,湿热毒邪乘虚入侵胞中,与气血搏结,气血凝滞,阻于冲任,伤及带脉故而发病。

(二)湿热壅阻

外感或内蕴湿热之邪,蕴积于冲任胞宫,阻滞气机,不通则痛;伤及任带,带下量多色黄味臭。

（三）湿瘀互结

热去而湿邪留滞，蕴结下焦，阻遏气血运行致瘀，湿瘀互结，见下腹或腰骶部疼痛，痛有定处，时有针刺；日久积而成癥，则见下腹癥块等症。

（四）寒湿凝滞

寒湿之邪侵及下焦或湿热之邪从寒而化，客于冲任、胞中，寒主收引、凝滞，阻滞气血经络而发病。

（五）肾阳不足

肾阳不足，寒从内生或湿从寒化，阻遏气机，胞脉失于温煦，或带脉失约，任脉失固而致病。

二、辨证施治

（一）内治

1.热毒壅盛证　于经行或产后，突然小腹剧烈疼痛，痛而拒按，腰骶胀痛，带下量多、色黄如脓或夹杂血丝，质黏稠秽臭，伴高热、寒战，食欲不振，小便短赤，大便秘结；舌红，苔黄而燥，脉洪数或弦数。

治疗原则：清热解毒，凉血行气止痛。

处方：五味消毒饮加味。

金银花藤24g，蒲公英24g，野菊花18g，紫花地丁15g，天葵子15g，土茯苓12g，炒贯众18g，牡丹皮12g，炒川楝12g，玄胡12g，赤芍12g，红藤15g。

如腹胀较甚，大便干结者加枳实10g，桃仁10g，生大黄6g；带下臭秽浑浊加黄柏12g，鱼腥草30g；痛盛加乳香6g，没药6g。

2.湿热壅阻证　下腹疼痛、拒按，伴腰骶胀痛，带下黄稠、量多有异味，低热，食欲不振，小便短赤，大便秘结；舌红，苔黄腻，脉弦数或濡数。

治疗原则：清热利湿，止痛止带。

处方：清热调血汤加减。

牡丹皮15g，黄连10g，生地15g，川芎6g，桃仁10g，红花10g，香附10g，玄胡12g，炒川楝12克，薏苡仁24g。

带下色黄臭秽加炒贯众15g，土茯苓15g，红藤15g；尿频尿痛者加滑石6g，连翘6g，琥珀6g，腹胀、便结者加生大黄6g，枳实10g。

3.湿瘀互结证　下腹或腰骶部疼痛，痛有定处，时有针刺；或见下腹瘕块，或白带量多色黄，或月经不调，经色黯红或紫黯有块，小便黄，大便不爽；舌质黯红，或见瘀点、瘀斑；苔黄腻，脉弦或弦涩。

治疗原则：清热除湿，化瘀止痛。

处方：银甲丸（《中医妇科学》）。

金银花15g，连翘15g，升麻10g，生鳖甲15g，红藤15g，蒲公英15g，紫花地丁15g，大青叶15g，椿根皮15g，茵陈15g，琥珀6g生蒲黄15g，桔梗10g。

如下腹或腰骶部疼痛明显者，可加川楝子10g，玄胡10g，川芎10g；带下色黄臭秽加炒贯众 12g,炒荆芥 12g,土茯苓 12g;月经不调,经色黯红或紫黯有块者,加益母草 15g,茜草12g。

4.寒湿凝滞证 经常小腹疼痛,按之加重,遇冷痛甚,得热则舒,腰骶疼痛下坠,带下量多、色白质稀,经期腹痛加重,经量少、色紫黯,畏冷形寒;舌质淡,苔薄白,脉沉弦或沉紧。

治疗原则:温经散寒,化瘀止痛。

处方:少腹逐瘀汤加味。

小茴香 10g,干姜 10g,肉桂 6g,当归 12g,川芎 10g,赤芍 10g,玄胡 12g,没药。10g,蒲黄(布包)10g,五灵脂 10g。

两侧少腹痛者,加荔枝核 15g,炒川楝 10g,乌药 10g;腰酸下坠者,加桑寄生 12g,川断 15g,狗脊 15g;带下量多者,加白术 12g,怀山药 12g;腹胀者加香附 12g,枳壳 12g。

5.肾阳不足证 平素小腹绵绵而痛、喜按、得热则舒,带下量多、清冷、质稀薄,腰痛欲折,小便频数清长,大便溏薄;舌质淡,苔薄白,脉沉迟。

治疗原则:温肾助阳,化瘀止痛。

处方:金匮肾气丸加减。

干地黄 15g,山药 15g,山茱萸 15g,泽泻 10g,茯苓 12g,肉桂 10g,乳香 10g,没药 10g。

小腹凉甚者,加小茴 10g,川椒 6g,艾叶 10g;伴痛经者,加当归 10g,川芎 10g,香附 10g,玄胡 10g,鸡血藤 15g;腰膝酸软者,加巴戟天 10g,杜仲 10g。

(二)成药验方

1.妇炎康复片,每次 4 片,每天 3 次。

2.妇乐冲剂,每次 1 包,每天 3 次。

3.妇科千金片,每次 6 片,每天 3 次。

4.金鸡冲剂,每次 1 包,每天 2 次。

5.银甲片,每次 5 片,每天 3 次;同时服用化瘀止痛片,每次 5 片,每天 2 次。

(三)外治

1.灌肠疗法

(1)蒲公英 30g,金银花藤 30g,红藤 30g,败酱 30g,鱼腥草 30g,丹参 15g,三棱 15g,莪术 15g。加水 1000mL,浓煎至 100mL,保留灌肠。每晚 1 次,每次 50mL。适用于急慢性盆腔结缔组织炎。

(2)丹参 30g,鸡血藤 30g,连翘 30g,赤芍 15g,牡丹皮 15g,三棱 15g,莪术 15g。加水 1000mL,浓煎至 100mL,保留灌肠。每晚 1 次,每次 50~100mL。适用于慢性盆腔结缔组织炎。

2.贴敷疗法 芙蓉叶 300g,大黄 300g,黄芩 240g,黄柏 240g,黄连 240g,泽兰叶 240g,冰片 9g。共研细末,用黄酒煎,调敷下腹部,每日换药 2 次。适用于慢性盆腔结缔组织炎。

3.针灸疗法

(1)体针:主穴:关元、气海、三阴交。

配穴:气冲、足三里、阴陵泉,一般做中刺激,不留针或留针 15 分钟。

(2)耳针:取子宫、卵巢、内分泌、穴位埋针或磁粒敷贴并按压。

4.其他疗法

(1)鱼腥草 30~60g(鲜品加倍),蒲公英 30g,忍冬藤 30g。每日 1 剂,水煎服。

(2)盆炎康栓(成都中医药大学附属医院妇科院内制剂),每次 1 粒,每日 2 次(早晚用),连续 15~20 天为 1 疗程,连续 2~3 个疗程。

三、预防与调护

经期、产褥期忌房事、盆浴。避免辛辣、肥甘厚味饮食,避免饮酒,避免过劳。

【盆腔脓肿】

【西医部分】

盆腔脓肿是急性盆腔炎与急性盆腔结缔组织炎未得到及时的治疗,化脓而形成的严重后果,也可以是慢性或复发性盆腔炎的一种不常见的并发症。脓肿可局限于子宫一侧,也可局限于子宫的双侧,脓肿可破裂,产生弥漫性腹膜炎,脓液流入盆腔深部,可形成陷窝脓肿。

一、病因

盆腔脓肿常为多种细菌所致,如需氧菌、厌氧菌、淋菌、衣原体、支原体等,而以厌氧菌为主。

二、临床表现

1.有盆腔感染史。

2.下腹疼痛,持续高热,体温可达 39℃以上。

3.阴道分泌物增多,子宫异常出血。

4.脓肿可引起膀胱及直肠刺激症状。如:尿频、尿急、尿痛、排便困难,排便时疼痛,便意频数等。

5.脓肿破裂可引起急性腹膜炎、脓毒症、败血症和休克,出现发热、寒战、心动过速、定向力障碍、低血压、少尿。

6.妇科检查,宫颈举痛,可在子宫的一侧或双侧扪及包块,或在子宫后方子宫直肠窝处触及包块并向阴道后穹隆膨隆,有波动感。脓肿破裂,下腹部出现肌紧张和反跳痛,肠鸣音减弱或消失。

三、辅助检查

1.B 超,可见盆腔内包块,壁不规则增厚,内回声杂乱,见有反光增强的不规则光点等。
2.后穹隆穿刺,抽出脓液,即可诊断。
3.CT 检查。

四、诊断

根据病史、体检及辅助检查,即可做出诊断。

五、治疗

(一)一般治疗

卧床休息,采取半卧位,使脓液沉积于盆腔底部,以利于炎症局限,给予高蛋白半流食,注意水、电解质平衡,必要时输血,以提高机体的免疫力。

(二)药物治疗

联合应用抗厌氧菌和抗需氧菌的抗生素,并根据病原体的培养和药物敏感试验结果来纠正用药。抗生素应用必须足量,常在体温控制正常后,再须用药 2 周,以防复发。

1.青霉素 2000 万~3000 万 U 静脉注射或氯霉素 4~6g 静脉注射,每 24 小时 1 次,使用中注意氯霉素的骨髓抑制作用。

2. 青霉素 2000 万~3000 万 U 和氨苄西林 8g 静脉注射或庆大霉素 5mg/kg 静脉注射,24 小时 1 次;克林霉素 900mg 静脉注射,每天 3 次,甲硝唑以 15mg~/k 的剂量可代替克林霉素 7.5mg/kg 每天 4 次。

3.头孢西丁 8~12g 静脉注射,24 小时 1 次;庆大霉素或妥布霉素 5mg/kg 静脉注射,每 24 小时 1 次。

4.头孢噻肟 6~8g 静脉注射,每 24 小时 1 次,症状消失后应继续给药 10~14 天。

5.悉复欢 0.4g 静脉注射,每 12 小时 1 次,加甲硝唑 0.5g 静脉滴注,每 12 小时 1 次。

6.加替沙星 100mL 静脉滴注,每 12 小时 1 次,加奥硝唑 0.5g 静脉滴注,每 12 小时 1 次。

(三)手术治疗

药物治疗效果不好者可行手术治疗。

1.脓肿切开引流,常用于脓肿聚集在子宫直肠窝或阴道直肠窝,可先于阴道后穹隆穿刺,如能吸出大量的脓液,则自该穿刺部位切开,排脓后插入引流管,每 4 小时用生理盐水冲洗 1 次,直至脓腔消失 3 日后拔管。

2.经足量抗生素治疗48~72 小时后,中毒症状明显或疑有脓肿破裂或有输卵管、卵巢脓肿者,应行剖腹探查术,对年轻患者应尽量保留卵巢,以维持卵巢功能。

【中医部分】

盆腔脓肿在祖国医学古典医籍中并无专论,其症状散见于"带下病"、"妇人腹痛"、"癥积"等病证中。其主要临床症状为下腹疼痛,甚至痛连腰骶,伴恶寒发热,或低热不退,带下量多、色质异常。

一、病因病机

(一)热毒壅盛

经期、产后胞室空虚,摄生不慎,湿热毒邪乘虚入侵下焦,与败血搏结,热盛肉腐化而成脓,故而发病。

(二)正虚邪盛

外感或内蕴湿热之邪,蕴积于冲任、胞宫、胞脉,加之正气虚弱,正不胜邪,湿热之邪盘踞下焦,气血瘀阻,瘀久化热,热盛肉腐化而成脓,故而发病。

二、辨证施治

(一)内治

1.热毒壅盛证　于经行或产后,突然小腹剧烈疼痛,痛而拒按,腰骶胀痛;带下量多、色黄如脓或夹杂血丝、质黏稠秽臭;伴高热、寒战,或低热不退,食欲不振,小便短赤,大便秘结;舌红,苔黄而燥,脉洪数或弦数。

治疗原则:清热解毒,凉血行气止痛。

处方:银翘红酱解毒汤加味。

金银花藤 24g,连翘 15g,红藤 15g,败酱 15g,野菊花 24g,薏苡仁 24g,赤芍 15g,栀子 12g,桃仁 12g,炒川楝 12g,玄胡 12g,乳香 6g,没药 6g。

若脓肿形成,用金银花藤 30g,连翘 15g,蒲公英 24g,葛根 15g,败酱草 30g,冬瓜仁 15g,皂刺 15g。水煎,每日 1 剂,分 2 次服。同时结合西医治疗。

2.正虚邪盛证　下腹疼痛、拒按,伴腰骶胀痛;带下黄稠、量多有异味;低热,食欲不振,倦怠乏力,眠差,小便黄热,大便秘结或稀溏;舌红,苔黄腻,脉弦数无力。

治疗原则:扶正祛邪,活血排脓。

处方:扶正排脓汤加减。

生黄芪 30g,金银花藤 30g,生大黄 10g,牡丹皮 12g,赤芍 10g,赤小豆 30g,益母草 15g,桃仁 12g,桔梗 10g,玄胡 12g,川楝子 12g,薏苡仁 24g。

如气阴亏损加沙参 15g,麦冬 15g;热甚,皮肤见红疹,加红花 10g,大青叶 15g,蒲公英 15g;带下色黄臭秽加炒贯众 15g,红藤 15g;大便稀溏者生大黄改为熟大黄;食欲不振加大豆黄卷 12g,白术 12g。

(二)单方验方

败酱草 60g,冬瓜仁 60g,当归 6g,甘草 6g,金银花藤 30g,茯苓 24g,黄芪 60g,薏苡仁 30g,赤小豆 30g。水煎,每日 1 剂,6 小时 1 次,4 次服完。

三、预防与调护

经期、产褥期忌房事、盆浴。避免辛辣、肥甘厚味饮食,避免饮酒,避免过劳。

四、护理

1.保持会阴部清洁干燥,每晚用清水清洗外阴,专盆专用。如无外阴阴道的炎症,忌用各种消毒剂,洁剂清洗外阴。应选择棉质宽松内裤,紧身内衣不宜长期穿着。

2.应注意在治疗期间禁止同房,注意性生活卫生,减少性传播疾病。

3.注意休息,养成良好的睡眠习惯,坚持有规律的生活。

(郑　颖　郝秀丽　李芳　王　燕　刘娇)

第六章 不孕症

【西医部分】

指同居 2 年以上,规律性生活,未避孕而未怀孕者称为不孕症。婚后从未妊娠者称为原发不孕;曾经妊娠,经过 1 年或 1 年以上而未妊娠者,称为继发不孕。不孕症的发病率约为 8%,近年有不断增加的趋势。

一、病因

1.女方不孕因素　各种因素引起的卵巢功能紊乱,包括排卵障碍,无排卵或稀发排卵,黄体功能不全等;输卵管发育不全、炎症、粘连可使输卵管阻塞引起不孕;子宫畸形、宫腔粘连、子宫内膜炎,内膜结核;子宫颈肌瘤、息肉、宫颈黏液异常;外阴、阴道畸形、狭窄、炎症等均可引起不孕。

2.男方因素　主要为生精障碍和输精障碍,如少弱精症、先天性睾丸发育异常,垂体、肾上腺、睾丸分泌功能异常,腮腺炎并发睾丸炎导致睾丸萎缩,影响生精功能。附睾及输精管结核可引起输精管阻塞。

3.双方免疫因素。

4.心理因素。

二、临床表现

不孕症患者除不孕外,或多或少有一些临床症状,如月经失调、闭经、痛经、溢乳、乳房胀痛、腰背痛等。

1.月经异常　表现为周期紊乱,经量异常,甚至闭经,多与排卵障碍有关。如有闭经溢乳、乳房胀痛,可能与高催乳素血症有关。

2.腰腹坠痛　下腹一侧、双侧或正中疼痛,及腰骶部坠痛,提示有输卵管炎及盆腔病变的可能。

3.白带异常　如生殖道炎症出现白带异常,或雌激素分泌不足引起的阴道干涩。

4.发热　生殖器结核、盆腔炎时,可能出现低热症状。

5.性功能障碍　性欲低下,性功能障碍。

三、辅助检查

1.全身检查　体态,瘦弱、肥胖的妇女均可能不孕,检查第二性征、毛发分布和乳房发育情况。腹部有无包块。

2.妇科检查 了解内外生殖器有无发育异常,有无炎症,双合诊有无盆腔肿块。

3.检查卵巢功能 如阴道细胞学、宫颈黏液、基础体温、超声监测卵泡发育等。

4.内分泌检查 检测 LH、FSH、E2、P 及 PRI.,了解卵巢功能及有无排卵。同时检查甲状腺功能。

5.B 超 排除肿瘤和一些器质性病变。

6.性交后试验检查 精子穿透能力及宫颈黏液情况。

7.染色体检查 及免疫学检查有无遗传因素,以及免疫性不孕的因素存在。

8.子宫、输卵管碘油造影 了解子宫和输卵管的形状和通畅度。

9.宫腔镜、腹腔镜检查 了解有无盆腔粘连、子宫内膜异位症、子宫内膜情况、子宫腔粘连和畸形等。

10.诊断性刮宫 了解子宫内膜是否适宜孕卵着床,排除子宫内膜结核。

11.男方精液检查。

四、诊断

1.根据病史和查体不难做出不孕的诊断。

2.根据辅助检查情况,查出不孕原因,以便进行有针对性的治疗。

五、治疗

1.一般治疗 增强体质,纠正营养不良和贫血,治疗慢性病,指导受孕。

2.对症治疗 可用氯米芬、HMG、LHRH、HCG、溴隐亭等诱发排卵,或雌孕激素周期疗法,停药后激发反跳性排卵。子宫发育不良者给予雌激素或雌孕激素周期疗法促进子宫发育。输卵管粘连、阻塞者行输卵管再通术、吻合术。宫腔粘连者行分粘术。积极治疗宫颈及阴道炎症。

3.免疫性不孕的治疗 提倡性生活时用避孕套,以免接触抗原,同时服用免疫抑制剂,如地塞米松、泼尼松等。

4.助孕技术对于有适应证的病人,可采用不同的助孕技术,如人工授精、IVF–ET、配子输卵管移植、配子宫腔内移植等。

【中医部分】

女子婚后夫妇同居 2 年以上,配偶生殖功能正常,未避孕而未孕者;或曾孕育,未避孕又 2 年以上未再受孕者,称为不孕症。前者称原发性不孕,后者称继发性不孕。古称前者为"全无子"或"全不产",后者为"断绪"。

一、病因病机

1.肾虚精亏先天禀赋不足,或房事不节,或多次流产,肾精气亏虚,不能摄精成孕。

2.肝郁气滞情志不畅,肝气郁结,疏泄失常,血气不和,冲任不能相资,以致不能摄精成孕。

3.痰湿阻滞　素肥胖体,或嗜食肥甘厚味,躯脂满溢,痰湿内盛,阻塞冲任,闭塞胞宫;或脾虚痰湿内生,湿浊流注下焦,滞于冲任、胞脉,以致不能摄精成孕。

4.瘀血内阻平素性情抑郁或经期感寒饮冷,致气滞或寒凝血瘀,瘀阻胞脉、冲任,以致不能摄精成孕。

5.湿热蕴结经期产后余血未尽,摄生不慎,湿热之邪乘虚入侵,与胞宫余血浊液互结冲任、胞脉,以致不能摄精成孕。

二、辨证施治

(一)内治

1.肾虚精亏证

(1)肾气虚证:婚久不孕,月经量少或周期延后;头晕耳鸣,腰酸膝软,神疲乏力,夜尿频多或小便清长;舌淡,苔白,脉沉细。

治疗原则:补肾益气,填精养血。

处方:毓麟珠(《景岳全书》)。

人参 20g,白术 12g,茯苓 12g,白芍 15g,川芎 12g,炙甘草 5g,当归 12g,熟地 10g,菟丝子 15g,杜仲 15g,鹿角霜 15g,川椒 12g。

腰疼如折,酌加桑寄生 15g,续断 15g,怀牛膝 15g;腰膝或下腹不温者,酌加巴戟天 12g,补骨脂 12g,仙茅 15g,仙灵脾 15g。

(2)肾阴虚证:婚久不孕,月经提前或伴量少,色红无块,形体消瘦,腰膝酸软,心烦失眠,口干喜饮,或五心烦热;舌质偏红,苔薄黄,脉细数。

治疗原则:滋。肾养血,调补冲任。

处方:养精种玉汤(《傅青主女科》)加减。

当归 12g,白芍 15g,熟地 12g,山茱萸 10g,女贞 15g,旱莲草 20g,牡丹皮 12g,地骨皮 15g。

五心烦热明显者,加知母 12g,炙鳖甲 15g,龟板 15g;阴虚内热,症见月经先期,量少色红者,加赤芍 15g,丹参 15g,茜草 15g。

2.肝郁气滞证　婚后多年不孕,月经提前或推后,量或多或少,经前乳房胀痛,胸胁不舒,下腹胀痛,精神抑郁,或烦躁易怒;舌质淡红,苔白,脉弦。

治疗原则:疏肝解郁,理血调经。

处方:开郁种玉汤(《傅青主女科》)。

当归 12g,白术 12g,白芍 15g,茯苓 12g,牡丹皮 12g,香附 12g,天花粉 15g。

胸胁胀满甚者,去白术,加青皮 12g,玫瑰花 10g,以理气行滞;眠差多梦者,加炒枣仁 12g,夜交藤 15g,合欢皮 15g,以益肝宁神;乳房胀痛明显,酌加王不留行 15g,橘核 12g,路路通 15g,疏肝理气。

3.痰湿阻滞证　婚久不孕,形体肥胖,月经延后或停闭,带下量多,色白质稠;痰多胸闷,苔白腻,脉滑。

治疗原则:燥湿化痰,理气调经。

处方:启宫丸(《医方集解》)。

制半夏 12g,苍术 12g,香附 12g,茯苓 12g,神曲 15g,川芎 12g。

痰湿内盛,痰多胸闷,加瓜蒌 15g,天南星 10g,石菖蒲 12g,宽胸理气,化痰除湿;月经延后或月经停闭者,加当归 12g,仙灵脾 15g,巴戟天 12g,温肾活血。

4.瘀血内阻证 婚后多年不孕,月经后期,量多或量少,或经行不畅,色暗红或紫黯,经前或经行小腹疼痛,拒按;舌质暗红或紫暗,舌边有瘀点或瘀斑,脉弦涩。

治疗原则:活血调经,温经通络。

处方:少腹逐瘀汤(《医林改错》)。

小茴香 10g,干姜 10g,玄胡 12g,没药 10g,当归 10g,川芎 12g,肉桂 12g,赤芍 15g,生蒲黄 15g,五灵脂 10g。

血瘀兼血虚,症见头晕心悸者,可选用调经种玉汤(《万氏女科》):当归 12g,川芎 10g,熟地 12g,香附 12g,白芍 15g,茯苓 12g,陈皮 12g,吴茱萸 10g,牡丹皮 12g,玄胡 15g。

5.湿热蕴结证 婚久不孕,下腹疼痛,或腰骶部胀痛,经行加重,白带量多,色黄味臭,月经量多或经期延长,或经行淋漓不尽,色暗红夹黏液;舌质红或暗红,苔黄腻。

治疗原则:清热除湿,活血通络。

处方:四妙丸(《成方便读》)合金铃子散(《素问?病机气宜保命集》)加减。

黄柏 12g,苍术 10g,薏苡仁 24g,川牛膝 12g,炒川楝 10g,玄胡 12g,丹参 12g,桃仁 10g,路路通 15g,红藤 20g,蒲公英 20g,败酱草 15g。

月经量多者加炒贯众 15g,炒地榆 15g,炒荆芥 12g;经期延长或淋漓日久不尽者,加茜草 12g,乌贼骨 24g。

(二)成药验方

1.女宝,每次 4 粒,每日 3 次,用于肾虚血瘀型不孕。

2.逍遥丸,每次 6~9g,每日 3 次,用于肝郁气滞型不孕。

3.参茸鹿胎丸,每次 1 丸,每日 3 次,用于肾阳虚型不孕。

4.归肾丸,每次 9g,每日 3 次,用于肝肾阴虚型不孕。

5.益母丸,每次 1 丸,每日 2 次,用于血瘀型不孕。

(三)外治

1.药物治疗 主要适用于肝郁气滞,湿热蕴结,瘀血阻滞所致的不孕症。月经期一般停用。

(1)敷贴法:夏枯草 90g,牡蛎 30g,苏木 60g,三棱 60g,海藻 40g。研末,对入白醋适量,加蜂蜜 180g 煎熬成膏,外敷下腹部。

(2)灌肠法:丹参 15g,王不留行 15g,荔枝核 15g,乳香 10g,没药 10g,赤芍 10g,桃仁 10g,皂刺 10g,川楝子 10g,路路通 10g,刘寄奴 10g。每日 1 次。浓煎 100mL,保留灌肠。

(3)热敷法:王不留行 20g,当归 15g,川芎 15g,山慈姑 15g,穿山甲 15g,肉苁蓉 15g,肉桂 10g,威灵仙 15g,乳香 10g,没药 10g。

用法:将上药研粗末,装入布袋内,洒入少许白酒,蒸 40 分钟,热敷下腹部,在布袋上面压热水袋以保温,温度维持在 40℃左右,敷 40~60 分钟,每日 1 次,两日更换 1 袋。

4.离子导入:穿山甲 12g,皂刺 12g,三棱 12g,莪术 12g,丹参 12g,路路通 15g,桃仁 12g,地龙 10g,蒲公英 20g,红藤 20g。

用法:浓煎 100~150mL,用直流电透入皮肤,隔日 1 次,10 次为 1 疗程。

2.针灸治疗

(1)体针:取穴:中极、归来、三阴交;中极、大赫、血海。针法:两组穴位交替使用,每日 1 组,连续 4 日,于排卵期前 2~3 日开始,针刺后有尿意则停针,5 分钟捻转 1 次,中等刺激,留针 15 分钟,有补肾调经以促排卵之功。

(2)灸法:取穴:关元、神阙、气门、子宫穴、三阴交。艾条灸:每穴 5~10 分钟,每日 1 次;隔姜灸:中等艾炷 3~5 壮,隔日 1 次;神阙穴隔盐灸:中、大艾炷 3~5 壮,隔日 1 次,5~7 次为 1 疗程。

3.穴位注射丹参注射液 2mL,生理盐水 3mL;α-糜蛋白酶 5mL,生理盐水 5mL。上两组药物交替使用,分别于子宫双侧进针,患者感觉酸胀麻为得气,即可注入药液,隔日 1 次,15 日为 1 疗程,连续用 2 个疗程。

(四)其他疗法

1.推拿疗法

(1)胸腹部手法:患者取仰卧位,医者坐或站于患者右侧,先取华盖、中极穴,用中指从上至下轻压 3 分钟左右,再用右手掌心压神阙穴,医者上臂用力,下臂放松,外动内不动,患者感觉腹腔温热,元气下行,有蠕动之感,施术 5~7 分钟。最后用点法按揉子宫穴区域,1~2 分钟,患者有热流向两腿放射和酸、胀、麻、热之感。

(2)腰背部手法:患者取卧位,医者站于右侧,先以直推和分推为主,时间 6~10 分钟,再用右手指推腰背肌,用轻推法,内动外不动,点压肾俞、八髎,最后重压八髎,沿膀胱经用小空拳捶击下肢,患者可有发热感。

(3)下肢部手法:从腹部、背腰部循经逐渐揉按至下肢部,3~5 分钟,然后再重点按揉三阴交、血海、足三里穴。

2.药膳疗法

(1)牛肾粥(《圣惠方》):牛肾 1 枚(去筋),阳起石 120g(布包),粳米 60g。

用法:先将阳起石加水 1000mL,煮 30 分钟后去石,下大米及牛肾,加葱少许煮做粥,空腹食之,每日 1 次。适用于肾阳虚型。

(2)萸肉粥(《中国药粥谱》):山茱萸 15g,粳米 50g,红糖适量。

用法:上述 3 味同时入砂锅,加水 450mL,用文火煮粥,表面有粥油为度,每日晨起空腹温热顿服 1 次,10 天为 1 疗程。适用于肾阴虚型。

(3)莱菔粥(《饮食辨录》):莱菔子 20g,大米 100g。上两味加水 600mL 煮粥服食,每日 1 次,可连服。适用于肝郁气滞型。

(4)桃仁墨鱼粥(《巧吃治百病》):桃仁 6g,墨鱼 15g,姜、葱、盐适量。

用法:将墨鱼去骨、皮,洗净,与桃仁同入锅内,加水 500mL,炖至墨鱼熟透即成。食墨鱼汤,每日 1 次。适用于血瘀型不孕。

(5)鹿茸酒(《疑难病食疗》):鹿茸 3g,山药 30g,白酒 500mL。

用法:把鹿茸、山药切片,装入纱布袋内,扎紧口,放入酒罐内,再倒入白酒,上盖,浸泡 7 天即成,每次 10mL,每日 2 次。适用于宫寒型不孕。

三、预防与调护

调情志,慎起居,保持心情舒畅。注意经期、产后卫生,节制性生活。实行计划生育,避免多次人工流产。戒烟酒,注意饮食调

四、护理

1.戒烟:任何一方吸烟,都可以减少怀孕的可能性。吸烟还降低了生育治疗的可能效果,在吸烟女性中流产更为常见。吸烟会增加男性勃起功能障碍和精子数量减少的风险。

2.限酒:对于女性,在怀孕或怀孕期间没有安全的饮酒水平,可能会导致不孕。对于男性,大量饮酒会减少精子数量和运动能力。

3.控制体重:不健康的生活方式和超重可能会增加不孕风险。

(郝秀丽 孙艳敏 李芳 刘娇 曹翠君)

第七章 其他杂症

第一节 外阴病

【外阴瘙痒】

【西医部分】

外阴瘙痒是妇科患者常见的症状,多由外阴各种不同病变所引起,但也可发生于外阴完全正常者。

一、病因

(一)局部病因

1.特殊感染 念珠菌外阴阴道炎和滴虫性阴道炎是引起外阴瘙痒最常见的原因,阴虱、疥疮也可导致发痒,蛲虫病引起幼女肛门周围及外阴瘙痒,以夜间为甚,常影响其睡眠。

2.外阴色素减退疾病 以奇痒为主要症状,伴有外阴皮肤发白。

3.药物过敏或化学品的刺激 引起接触性或过敏性皮炎,出现外阴瘙痒。

4.不良卫生习惯 皮脂、汗液、经血、阴道分泌物等长期刺激,或尿、粪浸渍,可引起外阴瘙痒;经期卫生巾或化纤内裤均使局部长时间不透气而诱发瘙痒。

5.其他 皮肤病变擦伤、寻常疣、疱疹、湿疹、肿瘤等均可引起外阴刺痒。

(二)全身性病因

1.糖尿病由于尿糖对外阴皮肤的刺激而诱发外阴瘙痒。

2.黄疸,维生素 A、B 缺乏,贫血,白血病等患者外阴瘙痒常为全身瘙痒的一部分。

3.妊娠期肝内胆汁淤积症亦可出现包括外阴在内的全身皮肤瘙痒。

4.妊娠期和经前期外阴部充血,偶可导致外阴瘙痒不适。

5.不明原因外阴瘙痒:部分患者外阴奇痒,但找不到明显的全身或局部原因。可能与精神或心理方面因素有关。

二、临床表现

外阴瘙痒多位于阴蒂、小阴唇,也可波及大阴唇、会阴甚至肛周等皮损区,常为阵发性发作,也可持续性,一般夜间加剧。无原因的外阴瘙痒一般仅发生在育龄期或绝经期妇女,多波及整个外阴部,但也可仅局限于某处或单侧外阴,虽瘙痒严重,但局部皮肤和黏膜外观正常,或仅有抓痕和血痂。

三、治疗

(一)一般治疗

注意经期卫生,保持外阴清洁干燥,切忌搔抓。不要用热水洗烫,忌用肥皂。内裤应宽松透气,忌辛辣或过敏食物,有感染时用 1∶5000 高锰酸钾液坐浴,严禁局部擦洗。

(二)病因治疗

消除引起瘙痒的局部或全身性因素。

(三)对症治疗

1.外用药 急性炎症时用 1%间苯二酚加 1‰依沙吖啶溶液,或 3%硼酸液湿敷,洗后局部涂擦 40%氧化锌油膏;慢性瘙痒可用肾上腺糖皮质激素软膏或 2%苯海拉明软膏涂擦。

2.内服药 症状严重时,口服氯苯那敏 4mg,苯海拉明 25mg 或异丙嗪 25mg,以兼收镇静和脱敏功效。

3.乙醇注射法 对外阴皮肤完全正常,但瘙痒严重,其他治疗无效者,可采用皮下注射纯乙醇治疗。

【中医部分】

阴痒是外阴各种不同病变所引起的一种症状,也发生于外阴完全正常者。

一、病因病机

本病的发生,多由湿热下注,肝肾阴虚,心肝郁火所致。

(一)湿热下注

脾虚湿盛,湿壅化热,或肝郁化热,湿热互结,流注下焦,湿遏热郁,发为阴痒。

(二)肝肾阴虚

素体肝肾不足,或年老体衰,或产育过多,或久病大病,或房劳过度,皆可使肝肾重伤,精血两亏,外阴失于濡养而发为阴痒。

(三)心肝郁火

情绪不稳,或愤愤不已,或抑郁不舒,以致肝郁化火,肝火引动心火,循经下扰阴户而致阴痒。

二、辨证施治

因全身原因(如消渴、黄疸等)所致者,应治疗全身疾病,局部有特殊原因(如感染、化学刺激,皮肤病变等),要消除病因,可参照外阴炎、阴道炎进行治疗。

(一)内治

1.湿热下注证阴部瘙痒,带下量多、色黄、秽臭,外阴及阴道充血,心烦少寐,口苦而腻,尿黄便结;舌略红,苔黄腻,脉弦数。

治疗原则:清热利温,杀虫止痒。

处方:萆薢胜湿汤加减。

萆薢 15g,薏苡仁 15g,黄柏 10g,茯苓 15g,牡丹皮 20g,泽泻 15g,通草 10g,滑石 10g,苦参 10g,白鲜皮 15g,苍术 12g,牛膝 10g。

肝经郁热,热象偏重者,加龙胆草 10g,栀子 10g,黄芩 15g;大便干燥者,加枳实 10g,熟大黄 9g,厚朴 10g;尿黄尿痛者,加车前草 20g,篇蓄 15g,瞿麦 15g。

2.肝肾阴虚证 阴部干涩,灼热瘙痒,带下色黄,甚则血样,五心烦热,头晕目眩,时有烘热汗出,耳鸣口干,腰膝疫楚;舌红少苔,脉细数。

治疗原则:调补肝。肾,凉血止痒。

处方:知柏地黄汤加减。

知母 12g,黄柏 15g,茯苓 15g,山药 20g,山茱萸 12g,牡丹皮 15g,泽泻 15g,生地 15g,白芍 20g,地骨皮 15g,钩藤 10g。

烘热出汗者,加黄芩 15g。牡蛎 15g;痒甚失眠者,加茯神 15g,炒枣仁 15g,夜交藤 20g。

3.心肝郁火证 外阴瘙痒,心情抑郁,烦躁易怒,愤怒忧虑,夜寐不宁;舌质偏红,苔黄脉弦细数。

治疗原则:清泄心肝,凉血止痒。

处方:丹栀逍遥散合酸枣仁汤加减。

牡丹皮 20g,栀子 10g,柴胡 12g,白芍 20g,香附 12g,当归 12g,白术 10g,茯苓 15g,薄荷 12g,甘草 6g,川芎 10g,知母 10g,黄芩 15g,枣仁 15g。

烦躁者,去当归、白术,加钩藤 15g,龙骨 20g,牡蛎 20g;病久皮肤变厚、变硬者,加桃仁 15g,红花 10g,穿山甲 10g。

(二)成药验方

1.知柏地黄丸,每次 6g,每日 3 次,用于肝肾阴虚者。

2.龙胆泻肝丸,每次 6g,每日 3 次,用于湿热下注者。

(三)外治

1.外洗方(塌痒汤)鹤虱 30g,苦参 30g,威灵仙 15g,当归 20g,狼毒 10g,蛇床子 15g,煎汤熏洗外阴,每日 1—2 次。

2.熏洗方旱莲草 30g,女贞叶 30g,牡丹皮 20g,夜交藤 30g,薄荷 20g,当归 20g。煎汤熏洗外阴,适用于肝肾阴虚或心肝郁火证。

3.外搽方(珍珠散)珍珠 3g,青黛 3g,雄黄 3g,黄柏 9g,儿茶 6g,冰片 0.3g。共研细末外搽。

4.针刺取会阴、气冲、阴陵泉、三阴交、照海、太冲穴,隔日 1 次,10 次为 1 疗程。

三、预防与调护

保持外阴干燥清洁,避免热烫、肥皂、消毒液等刺激。不食辛辣炙博之品,戒烟酒。调畅情志,减少烦躁等情绪刺激。

【外阴白色病变】

【西医部分】

外阴白色病变又称外阴色素减退疾病,系指女阴皮肤和黏膜组织发生变性及色素改变的一组慢性疾病。因病变部位皮肤和黏膜多呈白色,故又称其为外阴白色病变。该病的病因不明,因而有关命名意见不一。1987年国际外阴病研究协会与国际妇科病理学会共同讨论,将病因不明的外阴色素减退疾病分为外阴鳞状上皮细胞增生和外阴硬化性。苔癣两种疾病。

一、分类

(一)外阴鳞状上皮细胞增生

是以外阴瘙痒为主要症状但病因不明的疾病,以往称之为增生性营养不良。

(二)外阴硬化性苔癣

是一种以外阴及肛周皮肤萎缩变薄为主的皮肤病。

(三)外阴硬化性苔癣合并鳞状上皮细胞增生

以往称为外阴混合性营养不良。

注:如以上任何一种出现不典型增生时,则按赘生性鳞状上皮内瘤样病变(VIN)诊断和处理。

二、病因

外阴鳞状上皮细胞增生可能与长期外阴局部潮湿和对外来刺激物反应过度有关。

外阴硬化性苔癣发病因素可能有:①遗传性因素;②自身免疫因素;③性激素变化,睾酮不足。

三、临床表现

(一)外阴鳞状上皮细胞增生

多发生在30~60岁妇女,主要症状为外阴奇痒,抓破后伴局部疼痛。病变范围不一,常呈对称性,波及大阴唇、阴唇间沟、阴蒂包皮和阴唇后联合等处。病区皮肤增厚似皮革,隆起有皱襞或有鳞屑、湿疹样变。病变较轻时皮肤颜色为暗红或粉红,过度角化部位则呈现白色。一般无萎缩或粘连。

(二)外阴硬化性苔癣

发生于任何年龄,但多见于40岁左右妇女。主要症状为病损区发痒,但较增生型病变轻,甚至个别患者无瘙痒不适。病损区常位于大阴唇、小阴唇、阴蒂包皮、阴蒂后联合及肛周,多呈对称性分布。早期见粉红、白色或有光泽的多角形平顶小丘疹,融合成片后呈紫癜状,进一步发展时皮肤和黏膜变白、变薄,失去弹性,干燥易皲裂,阴蒂萎缩且与包皮粘连,小阴唇缩小变薄,与大阴唇内侧融合以致消失。晚期皮肤菲薄皱缩似卷烟纸,阴道口狭窄,仅能容一指尖。

外阴硬化性苔癣合并鳞状上皮细胞增生:表现为在非薄的外阴发白区邻近部位或在其范围内伴有局灶性皮肤增厚或隆起。

四、诊断

一般根据临床表现做出诊断,最后确诊依靠病理检查。活检时选择不同病变部位多点取材。取材选用 1%甲苯胺蓝涂抹病变皮肤,白干后用 1%醋酸液擦洗脱色,在不脱色区取活检。

五、治疗

(一)一般治疗

经常保持外阴皮肤清洁干燥,禁用肥皂或其他刺激性药物擦洗,避免搔抓患处。不食辛辣和过敏性食物,衣着宽大,忌穿化纤内裤。

(二)药物治疗

1.对外阴鳞状上皮细胞增生患者,主要在于控制局部瘙痒。用类固醇制剂如氟氢可的松、曲安西龙、地塞米松等软膏涂擦患处,每日 3~4 次,待瘙痒基本控制后改用氢化可的松软膏每日 1~2 次继续治疗,经较长时期后增生变厚的皮肤可明显改善,甚至恢复正常。

2.对外阴硬化性苔癣患者,采用 2%丙酸睾酮鱼肝油软膏涂擦患处,每日 3~4 次,可缓解瘙痒和促使粘连松解。至少用药 1 周可出现疗效,一般连续治疗 3~6 月。患硬化性苔癣型幼女到青春期时病变多自行消失,故一般采用类固醇软膏缓解瘙痒即可。

3.对混合型患者可采用上述两类药物交替或合并治疗。

4.对精神紧张、瘙痒明显以致失眠者,可用镇静、安眠和脱敏药物以加强治疗。

(三)外科治疗

仅适用于:①已有恶变或恶变可能者;②反复内科治疗无效者。

1.激光治疗 CO_2 激光或氦氖激光治疗,破坏深达 2mm 的皮肤层,阻断瘙痒和搔抓所引起的恶性循环,但复发率较高。

2.单纯外阴切除经药物治疗无效,特别是局部出现溃疡、结节病变者,或有重度不典型增生者,可行单纯外阴切除术,术后仍应定期随访。

【中医部分】

外阴白色病变在中医古籍中无相应的病名,但根据其临床症状及体征,可属"阴痒"、"阴疮""阴痛"等范畴。《中医临床诊疗术语》将其命名为"阴燥"。现代对该病的探讨也较多,内服及外用的药物也较多,特别是观察到电热药物及电热针治疗对病变局部微循环改善、营养状况改善及机体免疫功能改善等都有促进作用。

一、病因病机

总为肝、脾、肾三脏功能紊乱,则生化乏源,精血不充,外阴失于濡养,或正虚邪侵,郁热,湿热侵袭肝经所循之外阴而发病。

（一）肝肾阴虚

素体虚弱,或久病失养,或多产房劳,或失血过多,重耗精血,阴虚血亏,外阴失于滋养。

（二）脾肾阳虚

素体虚弱,肾阳不足,脾失温煦,阳气不得敷布,外阴络脉失养。

（三）肝郁气滞

情志所伤,性情抑郁,肝失疏泄,气机不畅,气血失和,化燥生风。

（四）湿热下注

肝经郁热,脾运失职,蕴湿化热,或湿毒内侵,流注下焦,浸渍外阴所致。

二、辨证施治

要辨病与辨证相结合,内服与外治并举,方可起效。

（一）内治

1.肝肾阴虚证　外阴干燥、瘙痒、烧灼疼痛,性交困难,头晕目眩,双目干涩,腰膝疫楚,耳鸣乏力。外阴皮肤多萎缩变白、变薄、色素减退,阴蒂及小阴唇萎缩平坦,甚至粘连。病检多见硬化苔癣型营养不良;舌质红,苔薄或少苔,脉细数无力。

治疗原则:滋补肝。肾,养血润燥。

处方:知柏地黄汤加味。

熟地 15g,山药 15g,山茱萸 15g,泽泻 10g,茯苓 10g,牡丹皮 10g,知母 10g,黄柏 10g,制首乌 15g,白鲜皮 15g,补骨脂 10g。

头晕目眩者,加当归 10g,白芍 20g,川芎 15g,钩藤 12g;外阴黏膜弹性减退,性交困难者,加仙灵脾 15g,菟丝子 15g,仙茅 15g,肉苁蓉 15g;大便干结者,加玄参 15g,麦冬 15g,枸杞 15g,决明子 15g。

2.脾肾阳虚证　外阴瘙痒,腰脊疫楚,尿频尿多,四肢欠温,形寒畏冷,面浮肢肿,纳差便溏。外阴局部皮肤黏膜变薄、变脆、色素减退、弹性减弱,阴蒂阴唇萎缩平坦,甚或粘连。病检多见硬化苔癣型营养不良改变,也可见混合型营养不良。舌质淡胖,苔薄,脉细无力。

治疗原则:温补脾肾,祛风止痒。

处方:二仙汤加减。

仙茅 15g,仙灵脾 15g,巴戟天 15g,知母 12g,黄柏 12g,当归 10g,泽泻 15g,白术 15g,党参 30g,荆芥 10g,防风 12g,地肤子 10g。

脱屑皲裂者,加桃仁 12g,红花 10g,穿山甲 10g。

3.肝郁气滞证　外阴瘙痒、干燥、灼热疼痛,性情抑郁,经前乳房胀痛,胸闷嗳气,两胁胀痛。外阴皮肤粗糙肥厚,或皲裂、脱屑、溃疡,或色素减退,可发生在大小阴唇间或波及阴蒂会阴处。病检多见增生型营养不良改变。舌质淡或红,苔薄,脉细弦。

治疗原则:疏肝解郁,养血祛风。

处方:逍遥散加减。

生地 15g,柴胡 12g,当归 10g,白芍 20g,白术 15g,茯苓 15g,甘草 6g,生姜 5g,薄荷

12g,地肤子10g,蝉蜕10g。

咽干口燥,头晕目眩者,加枸杞15g,麦冬15g,太子参15g,川楝子10g;肝郁化热,心烦易怒者,加牡丹皮20g,栀子10g。

4.湿热下注证 外阴瘙痒,灼热疼痛,或破损溃疡,渗流黄水,带下量多,色黄有臭味,胸胁胀满,心烦少寐,口苦咽干,溲赤便结。外阴皮肤多增厚粗糙,或变薄变脆,破损溃疡。病检可见增生型营养不良,也可见混合型营养不良。舌质红,苔黄腻,脉弦数。

治疗原则:清热泻肝,除湿止痒。

处方:龙胆泻肝汤加减。

龙胆草9g,柴胡6g,泽泻12g,车前子9g,川木通9g,生地9g,栀子9g,黄芩15g,白鲜皮15g。

局部红肿,渗流黄水者,加蚤休15g,土茯苓15g,连翘15g,蒲公英20g;白带量多色黄者,加薏苡仁20g,苍术15g,银杏15g。

(二)成药验方

1.白斑膏,每次适量外用,每日1~2次。适用于各类型白斑。

2.杞菊地黄丸,口服,每次6g,每日3次,适用于肝肾阴虚型。

(三)外治

1.电热药物熏法

药物:苦参15g,白鲜皮15g,蛇床子30g,补骨脂15g,红花10g,紫草20g,胆矾10g,生牡蛎15g。

加减:增生型加三棱20g,莪术20g,生大黄15g;硬化苔癣型加淫羊藿15g,鱼腥草15g;混合型以上药物酌情加减,有不典型增生者,加白花蛇舌草20g,半支莲20g。

用法:将药物混匀,分成二份,分别装入两个纱布袋中,一袋用开水浸泡,备用,另一袋置于DY2-1型电热药物熏仪中,通电加热煮沸,导气外出。此时,将开水浸过的纱布袋放于病变部位,由电热药物熏仪导出的药性蒸汽熏于纱布袋上,对病变部位进行熏,温度不宜过热,以免烫伤。每日1~2次,每次30分钟,30天为1疗程。月经期停用。

2.外洗方 当归20g,苦参20g,蛇床子20g,菟丝子15g,地肤子15g,苍耳子15g,白蒺藜15g,补骨脂15g,紫荆皮15g,仙灵脾10g,皂角刺6g,煎水湿敷或浸泡外阴。

3.外搽膏 血竭15g,紫草10g,当归10g,蜈蚣10g,白芷:10g,麝香1.5g,硼砂0.3g,冰片3g,共研细末,混匀用麻油或凡士林制成膏,外擦患处每日1~2次。

4.电热针 用DRl-1型电热针仪,针刺局部,电流量55~110mA,留针30分钟。隔日1次,10次为1疗程,经期停治。

5.体针 取会阴、曲骨、中极、三阴交、阿是穴,隔日1次,15次为一疗程,增生型浅刺,硬化苔癣型深刺。

6.穴位注射 丹参注射液对体针的取穴每穴注射0.5mL,隔日1次,15次为1疗程。

7.理疗 氦氖激光、波姆光局部照射,每天1次,每次15~30分钟。外治法可选2种或2种以上交替使用。

三、预防与调护

保持外阴清洁,避免用手抓搔,着棉织内衣裤。避免刺激性药物、肥皂等的刺激。避免食辛辣之品。

【外阴尖锐湿疣】

【西医部分】

尖锐湿疣是由人乳头瘤病毒(HPV)感染引起的鳞状上皮增生性疣状病变。外阴尖锐湿疣又称生殖器疣或性病疣,是目前最常见的性传播疾病(STD)。主要经性交直接传播,其次通过污染的衣物、器械间接传播。约半数以上患者伴有阴道、宫颈的尖锐湿疣,且与淋球菌、滴虫、念珠菌、衣原体、梅毒螺旋体并存。

一、病因

由人乳头瘤病毒接触感染所致,以 HPV6,11,16,18 型感染最多,温暖、潮湿的外阴皮肤适宜于 HPV 的生长。HPV16,18 型与外阴癌、宫颈癌关系密切。

二、临床表现

潜伏期 3 周至 8 个月,平均 3 个月。以年轻妇女居多,临床症状不明显,部分患者有外阴瘙痒、烧灼痛或性交后疼痛。病变部位常位于小阴唇内侧或边缘、舟状窝、大小阴唇间、肛门周围、尿道口,也可累及阴道和宫颈。典型体征是初起为微小散在的淡红色、暗红色或灰污色的柔软突起呈指样突起或为小而尖的丘疹,质稍硬,孤立、散在或呈簇状,病灶逐渐增大、增多互相融合成鸡冠状或菜花状,顶端可有角化或感染溃烂。宫颈病变多为扁平状。

三、辅助检查

(一)细胞学检查
可见到挖空细胞。
(二)阴道镜检查
典型病灶表现为每个乳头状突起的半透明表皮下都有中央血管袢。
(三)病理组织学检查
棘细胞层高度增生,有挖空细胞出现为 HPV 感染的特征性改变。
(四)聚合酶链反应(PCR)
可诊断是否为 HPV 感染,且能确定 HPV 亚型。
(五)核酸 DNA 探针杂交
有助于对组织学可疑病变的鉴别。

四、诊断

根据临床表现及辅助检查可做出诊断。

五、治疗

（一）药物

1.25%足叶草脂酊或50%鸦胆子油点涂病损处,每周1~2次。

2.50%三氯醋酸液,外涂病损处,每周1次。

3.5%氟尿嘧啶软膏,每天1~2次涂病损处。

4.5%氟尿嘧啶软膏,每天1~2次涂病损处。

（二）理疗

可用激光、电灼、冷冻治疗。适用于体积较大、数目较多,不宜涂药或涂药无效者。

（三）手术

适用于较大带蒂病灶。

【中医部分】

外阴尖锐湿疣属中医外阴臊疣,《中医临床诊疗术语》将其命名为外阴臊疣。本病是临床常见的一种性传播疾病,复发率较高,中医内服外治均有一定疗效,对控制和防止复发有作用,如与西医药及手术疗法

一、病因病机

多由交媾不洁,感染淫毒所致。

（一）湿热下注

过食肥甘、辛辣厚味,以致湿热内蕴,下注外阴;或妊娠血聚以养胎,全身气血亏损,湿热之邪乘虚而入,下注外阴所致。

（二）湿热蕴毒

交媾不洁,染着淫毒,湿热与淫毒侵袭肤表,均能致病。

二、辨证施治

局部治疗以消除疣体,内服药以排出体内毒素,防止复发。对疣体超过1cm以上者,或范围过大者应手术切除。

（一）内治

1.湿热下注证　患处发生赘疣,形似乳头菜花,表面凸凹不平,摩擦后潮湿浸渍,臭秽难闻;可伴有食不知味,腹胀纳呆,二便不调;舌质红,苔黄而腻,脉滑数。

治疗原则:清热利湿解毒。

处方:龙胆泻肝汤加减。

龙胆草10g,柴胡10g,黄芩15g,栀子10g,车前子15g,泽泻15g,川木通10g,黄柏

12g,苍术 15g,茵陈 20g,薏苡仁 20g,赤小豆 15g。

2.湿热蕴毒证　病程较长,或愈后又复发,疣体范围较大,形如鸡冠花,破后臭汁腐秽,甚则出血,局部淋巴结肿大,白带增多,性交疼痛;舌质红,苔黄微腻,脉弦数。

治疗原则:解毒化瘀利湿。

处方:解毒通络汤加减。

丝瓜络 6g,三棱 10g,赤芍 10g,黄柏 10g,紫花地丁 15g,牡丹皮 10g,苍术 10g,苦参 15g,紫草 15g,土贝母 9g,忍冬藤 15g,鸡血藤 15g,薏苡仁 30g,夏枯草 20g,山慈姑 4.5g。

（二）外治法

1.五妙水仙膏　对范围较小,呈散在性者,可选用五妙水仙膏点涂;外阴皮肤处单个较大(1 cm 左右)的疣体,可用五妙水仙膏贴敷患处,并先用凡士林涂擦保护周围皮肤。

2.去疣膏　去疣散(生石灰 500g,鸦蛋子仁 60g,血竭 30g,混合研细,筛过)1 份,凡士林 3 份,调膏,外涂,每日 1 次。

3.外洗方　朴硝 12g,硼砂 9g,明矾 9g,开水冲化,趁热湿敷或外洗患处。

（三）针灸疗法

1.毫针法　阿是穴(疣体),消毒后采用银针从疣体最高点垂直刺入,施泻法,不留针,放血 2~3 滴;然后在疣的基底部呈 15°斜刺 4 针,留针 15 分钟,2 日 1 次,适用于疣体较集中的赘疣。

2.灸法　阿是穴(疣体)局麻后,将艾炷放置疣体上,点燃任其燃尽,最后外涂 2%甲紫溶液,外盖消毒纱布;遗留的残疣,10 日后再按上法灸之。适用于散在的、个体不大的赘疣。

三、预防与调护

洁身自好是堵源之措施。性伴要严密监护或同时治疗。养成卫生习惯,不使用被污染的毛巾或其他用品。

【外阴湿疹】

【西医部分】

湿疹是一种常见的过敏性炎症性皮肤病。本病患者多具有过敏体质,当机体处于过度疲劳、精神紧张等情况下,使皮肤对各种刺激因子易患性增高而易诱发湿疹。

一、病因

本病病因复杂,目前多认为是一种第Ⅳ型变态反应。过敏源可来自外界或机体内部。

（一）外界过敏源

如化学药品、化妆品、染料、某些动物的毒素,蛋、鱼、虾、牛奶等异性蛋白以及某些植物花粉或空气中的尘埃等。

（二）内部过敏源

如体内病灶,肠寄生虫病,某些代谢、内分泌产物,或消化功能失调以及人体组织在某些因子的影响下,其成分发生改变而形成自身抗原等。

二、临床表现

有急、慢性之分,其病程长短不定,发作无规律性,平时自觉症状不明显,往往在就寝前或精神紧张时出现剧烈瘙痒。

1.病变初期,外阴呈弥漫性潮红,界限不清,继而发展为丘疹、水泡,由于灼热感及瘙痒而抓伤进而出现浸渍糜烂,甚至继发感染,形成痂皮。

2.病程延长,则在表皮与真皮内引起浸润与肥厚,不仅皮肤肥厚粗糙,表面有糠皮状鳞屑,伴有抓伤,由于血痂及色素沉着而呈褐色。

三、诊断

根据病史及局部表现,不难诊断。

四、治疗

(一)一般治疗

1.尽可能追寻病因,隔绝致敏源,去除病灶,治疗全身慢性疾患。

2.保持会阴清洁干燥,勿用肥皂液,不穿化纤内裤,避免致敏食物,勿饮酒及进食辛辣刺激性食品。

(二)局部治疗

1.病变初期仅有潮红、丘疹、无渗液者选用止痒剂,如炉甘石洗剂、2%冰片等涂擦。

2.出现糜烂,选用防腐收敛液做湿敷,如2%~3%硼酸水、复方硫酸铜溶液等。

3.继发感染者,用0.1%依沙吖啶溶液湿敷。

4.对慢性湿疹以止痒为主,选用2%冰片,5%~10%复方松馏油软膏及肾上腺糖皮质激素软膏等涂擦。

(三)全身治疗

1.服用维生素 B_1、维生素 C 及各种抗组胺类药物。

2.止痒脱敏可用葡萄糖酸钙、溴化钠或硫代硫酸钠等治疗。

3.继发感染者,选用抗生素治疗。

【中医部分】

外阴湿疹属中医学“阴湿疮”范畴。本病在临床较常见,是以阴部皮肤呈多型性皮疹,渗液结痂,瘙痒为主要病变的外阴皮肤病。中药内服及外治都具有特色,但该病慢性难愈,疗程较长。

一、病因病机

总因禀性不耐,风湿热邪客于阴部肌肤所致。

（一）肝脾湿热

肝经循阴器,脾虚生湿或外感湿邪循肝经所经过部位,下注外阴,浸淫所致。

（二）肾虚风袭

肾经亏损,风热邪气乘虚而外袭,致外阴肤燥、干痒等。

二、辨证施治

本病有虚有实,虚在脾与。肾,实在外邪风热与湿浊,对此必须辨析精当,分而治之。

（一）内治

1.肝脾湿热证 皮疹肥厚,浸润亦深,状如席纹,搔破则滋水渗出或糜烂;自觉剧痒,且越搔越痒;舌质淡红,苔少,脉虚细。

治疗原则:清肝扶脾,祛湿止痒。

处方:四妙丸合知柏地黄汤加减。

苍术 15g,黄柏 15g,薏苡仁 20g,牛膝 20g,知母 10g,牡丹皮 10g,生地 10g,山茱萸 10g,山药 20g,茯苓 15g,蛇床子 15g,白鲜皮 10g。

2.肾虚风袭证 皮损干燥、肥厚、粗糙,甚至皲裂,病程迁延日久,痒感日轻夜重,或伴大小阴唇萎缩或减色斑;舌质淡红,苔少,脉虚细。

治疗原则:补虚益肾,熄风止痒。

处方:三才封髓丹加味。

太子参 30g,天冬 12g,熟地 12g,玄参 10g,黄柏 15g,茯神 12g,苍术 10g,杜仲 10g,砂仁 6g,五味子 10g,山茱萸 10g,山药 20g,生龙骨 20g,生牡蛎 20g。

若剧痒难入睡加黄连 5g,酸枣仁 15g,夜交藤 20g,钩藤 10g;带下淋漓加椿根皮 15g,金樱子 15g,芡实 15g;皮肤干燥、皲裂加地骨皮 20g,枸杞 15g,制首乌 15g,茺蔚子 15g。

（二）外治

1.外擦方(石青散) 熟石膏 30g,苦参 10g,黄柏 10g,五倍子 10g,滑石 15g,硼砂 6g,青黛 6g,冰片 3g。研细末,外擦或油调敷之。

2.外洗方 蛇床子 30g,五倍子 30g,苍术 30g,黄柏 30g。水煎,温热时洗浸患处,早晚各 1 次。

三、预防与调护

忌用热水烫洗和搔抓;忌用肥皂。忌食酒类、辛辣及鱼虾。去痂皮最好用花生油或液状石蜡清洁患处。

【外阴白色病变】

【西医部分】

外阴白色病变又称外阴色素减退疾病,系指女阴皮肤和黏膜组织发生变性及色素改变的一组慢性疾病。因病变部位皮肤和黏膜多呈白色,故又称其为外阴白色病变。该病的病因不明,因而有关命名意见不一。1987年国际外阴病研究协会与国际妇科病理学会共同讨论,将病因不明的外阴色素减退疾病分为外阴鳞状上皮细胞增生和外阴硬化性。苔癣两种疾病。

一、分类

(一)外阴鳞状上皮细胞增生

是以外阴瘙痒为主要症状但病因不明的疾病,以往称之为增生性营养不良。

(二)外阴硬化性苔癣

是一种以外阴及肛周皮肤萎缩变薄为主的皮肤病。

(三)外阴硬化性苔癣合并鳞状上皮细胞增生

以往称为外阴混合性营养不良。

注:如以上任何一种出现不典型增生时,则按赘生性鳞状上皮内瘤样病变(VIN)诊断和处理。

第二节　更年期综合征

【西医部分】

更年期是妇女由生育功能旺盛走向衰退的过渡时期,卵巢分泌雌激素的功能减退直至消失,引起内分泌失调和自主神经功能紊乱的一系列症状,称为更年期综合征。一般发生在41~65岁,持续时间长短不一。年轻妇女切除双侧卵巢后、放疗或药物影响卵巢功能后,也可出现更年期综合征。由于自主神经功能紊乱,影响下丘脑-垂体-卵巢轴功能改变,出现潮热多汗、头晕、烦躁易怒、心悸失眠、浮肿等,伴月经紊乱、生育能力和性活动能力下降。

一、病因

卵巢功能衰退是引起一系列代谢变化和临床症状的主要因素,卵泡发育不全,黄体功能衰退;无排卵,或无黄体形成。内分泌的变化主要为垂体促性腺激素(FSH)分泌增加,持续5~10年,然后开始下降,维持在低水平。绝经后雌激素水平降低,孕激素明显减少,催乳素、雄烯二酮均降低。

二、临床表现

(一)月经紊乱

表现为月经周期、经期和经量异常,周期往往缩短,经期延长,而经量多少不一;或停经数月后阴道大量出血;或忽然停经,不再来潮。

（二）血管舒缩症状

表现为潮热、盗汗、心悸或"假性心绞痛"，影响睡眠。

（三）神经精神症状

出现头昏头痛、失眠、耳鸣、压迫感、记忆力减退、判断力不准，甚至感觉异常、抑郁等。

（四）骨关节症状

骨质疏松症是更年期最常见的症状之一，常伴有肌肉及关节疼痛。

（五）其他

如尿频、尿痛、尿失禁、萎缩性膀胱炎；食欲不振、便秘、腹泻或腹痛。

三、辅助检查

（一）妇科检查

外阴萎缩，阴道变短，黏膜皱襞消失，弹性差，黏膜色浅，常伴有出血点，子宫颈、子宫变小，卵巢不能扪及。

（二）其他检查

细胞学、血激素了解雌激素水平；骨密度检查了解有无骨质疏松；乳腺超声检查或 X 线检查了解乳腺情况。

四、诊断

中老年妇女出现潮热盗汗、心悸、情绪不稳定等症状，伴有月经紊乱或停经，血中 FsH 增高而雌激素水平低下，在排除其他可能引起上述症状的疾病如精神创伤、过度劳累、高血压、甲亢、心绞痛后，可以诊断该病。

不足 40 岁的患者应询问家族史、卵巢手术或放化疗史。对于阴道不规则出血的病人，要行诊刮和内膜病检，排除子宫内膜息肉和子宫内膜癌。

五、治疗

（一）有关知识的宣传

对患者进行更年期保健知识的宣传，解除恐惧心理和思想负担，适当地参加体力劳动和文娱活动，可使相当一部分患者无须药物治疗而平安度过更年期。

（二）药物控制

对症状较重的患者需药物控制，镇静药可选用安定、利眠灵、苯巴比妥、甲丙氨酯、奋乃静、多虑平等。调节自主神经功能可用谷维素、维生素 E 或复合维生素。

（三）激素替代疗法

常用的有雌孕激素联合周期治疗，每月用 21 天雌激素，最后 10 天加服孕激素，如倍美力 0.3~0.625mg/d，共 21 天，后 10 天加服安宫黄体酮 4mg，每日 2 次。对已行子宫附件切除术后的患者，可用单一雌激素疗法。激素替代治疗必须严格掌握适应证和禁忌证，根据患者的具体情况决定用药方案，并坚持随访观察。

（四）局部用药

雌三醇栓、欧维婷等局部应用对老年性阴道炎、萎缩性阴道炎、性交困难者效果好。

【中医部分】

本病中医称之为"绝经前后诸症"，或"经断前后诸症"，古代医籍无此病名记载，但有关本病的病因病机、临床表现及治疗论述较多，分别见于"脏躁"、"百合病"、"年老血崩"等病症中。

一、病因病机

（一）肾阴虚

经断前后，天癸渐竭，精亏血少，真阴不足，若素体阴虚，或多产房劳数伤于血，或忧愁思虑，营阴暗耗，或失血久病耗伤阴血，均可致肾阴亏虚。肾阴虚内热，阳失潜藏；肾水亏，不能上济心火，心肾不交；肾阴虚，水不涵木及阴虚血燥，肌肤失润等均可致本病发生。

（二）肾阳虚

经断前后，肾气渐衰，若素体阳虚，或早婚房劳多（流）产损伤肾气，或过用寒凉，均可重伤肾气，或致肾阳虚惫。肾气虚阳衰，脏腑经脉失于濡养，则可导致本病发生。

（三）肾阴阳两虚

经断前后，肾气渐衰，肾精渐亏，因肾为水火之宅，藏元阴而寓元阳，水火既济，阴阳调和，若阴阳平衡失常，或肾阴虚及阳或阳损及阴均可出现肾阴阳俱虚，致使本病发生。

（四）心肾不交

经断前后，肾精不足，不能上济心火，心火上炎，不能下交于肾，致心肾不交，致使本病发生。

（五）肾虚肝郁证

经断前后，肾阴虚精亏，水不涵木，加之平素性情急躁或抑郁，致肝失疏泄，气机不畅，气郁化火，或肝郁克伐脾土，则可导致本病发生。

二、辨证施治

（一）内治

1.肾阴虚证　经断前后，烘热汗出，头晕耳鸣，腰酸膝软，五心烦热，失眠多梦，口干咽燥；或月经紊乱，经量或多或少，经色鲜红，或皮肤干燥，瘙痒，或尿少色黄，大便干燥；舌红少苔，脉细数。

治疗原则：滋肾益阴，育阴潜阳。

处方：六味地黄丸（《小儿药证直诀》）加生龟板、生牡蛎、生龙骨、石决明。

熟地12g，山药12g，山茱萸12g，茯苓10g，牡丹皮12g，泽泻10g，龟板15g，生牡蛎20g，生龙骨20g，石决明15g。

若肝肾阴虚，精亏髓减血枯，兼见头晕健忘，腰背疼痛，骨节酸痛，齿摇发脱，治宜滋肾填精养血，方用左归丸（《景岳全书》）加减。

若阴虚肝郁兼见烦躁易怒或抑郁多虑,胸胁胀痛,治宜滋肾疏肝,方合逍遥散加减。

若阴虚血燥,皮肤瘙痒者选加荆芥 12g,防风 10g,蝉蜕 6g,白蒺藜 15g,制首乌 20g,枸杞 12g,白芍 15g,当归 10g 等,养血润燥,疏风止痒。

若阴虚肝旺,肝阳上亢,症见头痛眩晕,耳鸣耳聋,面色红赤,舌红苔黄,脉弦有力,治宜育阴潜阳,镇肝熄风,方用镇肝熄风汤(《医学衷中参西录》)。

怀牛膝 15g,生赭石 15g,生龙骨 20g,生牡蛎 20g,生龟板 15g,白芍 15g,玄参 15g,天冬 15g,川楝子 10g,生麦芽 15g,茵陈 10g,甘草 5g。

若肾水不能上济心火,致心肾不交,兼见心悸怔忡,失眠多梦,心神不宁,甚至情志异常,治宜滋肾宁心安神,可兼服补心丹(《摄生秘剖》)。

生地 12g,玄参 15g,麦冬 15g,天冬 12g,党参 15g,丹参 15g,茯神 12g,枣仁 10g,远志 8g,五味子 15g,柏子仁 12g,桔梗 12g,当归 10g,蜜丸,朱砂为衣。

2.肾阳虚证 经断前后,头晕耳鸣,腰膝酸冷,形寒肢冷,或精神萎靡,面色晦暗;或月经紊乱,量时多时少,经色淡红,质稀薄;或带下清稀,小便频数或失禁,大便溏薄;舌质淡,苔薄白,脉沉细无力。

治疗原则:温肾扶阳。

处方:右归丸(《景岳全书》)。

熟地 10g,山药 15g,山茱萸 10g,枸杞 15g,杜仲 12g,菟丝子 15g,鹿角胶 12g,当归 12g,制附子 10g,肉桂 6g。

若肾阳虚不能温运脾土,致脾肾阳虚,兼见四肢倦怠,食少便溏,或面目肢体浮肿,舌质淡胖,苔白,脉沉细缓,治宜温肾健脾,方用健固汤(《傅青主女科》)加补骨脂、仙灵脾、山药。

党参 20g,白术 12g,茯苓 12g,薏苡仁 24g,巴戟 15g,补骨脂 12g,仙灵脾 15g,山药 15g。

若腰背冷痛甚者,加川椒 6g,附子 10g,鹿角霜 15g,温通督脉;若月经量多,色淡质薄者,加补骨脂 12g,赤石脂 15g,温。肾固冲止血。

3.肾阴阳两虚 证经断前后,既见烘热汗出,头晕耳鸣,心烦失眠等肾阴虚证;又现畏寒肢冷,浮肿便溏等。肾阳虚之证;舌质淡红,苔白,脉沉细弱。

治疗原则:阴阳双补。

处方:二仙汤(《中医临床方剂手册》)。

仙茅 12g,仙灵脾 15g,当归 12g,巴戟 12g,黄柏 12g,知母 10g。

若腰背冷痛明显,加川椒 6g,鹿角胶 15g,续断 15g,杜仲 15g,温肾强腰;若纳少便溏,去当归,加山药 15g,白术 12g,茯苓 12g,健脾止泻。

4.心肾不交证 绝经前后出现心悸怔忡,心烦不宁,失眠多梦,记忆力减退,腰膝酸软,健忘易惊,神志异常;舌红少苔,脉沉细或细数。

治疗原则:滋肾宁心,交通心肾。

处方:滋阴大补丸(《成方切用》)。

熟地 12g,山药 15g,枸杞 15g,杜仲 15g,肉苁蓉 15g,茯苓 15g,牛膝 12g,山萸肉 15g,

巴戟天 12g，大枣 12g，石菖蒲 10g，小茴香 10g，炙远志 10g，五味子 10g。

心悸怔忡明显者，加丹参 15g，苦参 10g；失眠多梦，难以入睡者加柏子仁 10g，酸枣仁 10g；心烦不安，难以自制者，加黄连 6g，肉桂 3g；月经过多者，去牛膝，加续断 15g，煅龙骨 30g，煅牡蛎 30g。

5.肾虚肝郁证 绝经前后出现面部潮红，烘热汗出，五心烦热，胸闷胁胀，烦躁易怒，情绪不稳，甚或无故悲伤；或纳差便溏；或月经紊乱，周期先后不定，经量或多或少；舌质红，苔薄白或薄黄，脉细弦或弦数。

治疗原则：滋肾益阴，疏肝清热。

处方：滋水清肝饮（《医宗己任篇》）。

熟地 12g，山药 15g，山萸肉 10g，牡丹皮 12g，白芍 15g，茯苓 12g，泽泻 10g，柴胡 12g，当归 10g，栀子 10g，大枣 10g。

潮热汗出，五心烦热甚者，加生龙骨 30g，生牡蛎 30g，白薇 15g，地骨皮 15g；胸闷胁胀，烦躁易怒者，加炒川楝 12g，郁金 12g；纳差便溏者，去栀子、当归，加白术 10g，陈皮 10g，砂仁 6g；月经量多者，去当归、泽泻，加生地 15g，旱莲草 15g，炒地榆 15g，益母草 15g。

（二）成药验方

1.更年女宝片，每日 3 次，每次 2~3 片。适用于阴虚肝旺，心血不足之证。

2.琥珀安神丸，每次 1 丸，每日 2 次，口服。适用于心肾不交证。

3.六味地黄胶囊，每次 2 粒，每日 3 次。适用于肾阴亏虚证。

（三）外治

1.体针主穴：肾俞、足三里、三阴交。配穴：太冲、百会、膻中。以补肝肾，强筋骨。腰痛甚配委中以止痛；心烦失眠，配内关、神门以镇静安神；外阴干涩瘙痒，配会阴以滋阴止痒；倦怠纳少，配脾俞、关元以健脾益气，平补平泻，留针 20~30 分钟。中间用小幅度捻转手法行针 2 次，每天针刺 1 次，连续 6 天，中间休息 1 天，4 次为 1 疗程。

2.耳针取内分泌、神门、交感、皮质下及心、肝、脾、肾。每次选 3~4 个穴位，隔日针刺 1 次，或耳穴埋王不留行籽，4 次为 1 疗程。

（四）其他疗法

1.推拿疗法

（1）胸腹部取穴：膻中、中脘、气海、关元、中极。

操作：患者仰卧位，医者坐其右侧，用右手一指禅推法分别施治于膻中、中脘、气海、关元、中极穴，每穴 2~3 分钟，接着用顺时针揉摩法施于胃脘部及下腹部，分别为 5 分钟。

（2）腰背部取穴：厥阴俞、膈俞、肝俞、脾俞、肾俞、命门、背部督脉、背部膀胱经第一侧线。

操作：患者俯卧位，医者坐或立其体侧，用右手一指禅推法或拇指按揉法施于厥阴俞、膈俞、肝俞、脾俞、肾俞、命门穴，每穴 2 分钟。然后用小鱼际擦法擦背部督脉经和背部膀胱经第一侧线及肾俞、命门穴，以透热为度。

（3）头面及颈肩部取穴：太阳、攒竹、四白、迎香、风池、肩井。

操作：患者坐位，医者随操作改变而变更体位，用拇指与食指对称拿风池及项部 2 分钟,五指拿顶(由前发际向后发际移动)5~10 次,两拇指同时按揉太阳、攒竹、四白、迎香穴各半分钟,拇指按揉百会半分钟,拿肩井 5~10 次。

2.药膳疗法

(1)黑木耳 30g,黑豆 30g,共研末,每次服 2~3g,每日 1~2 次。

(2)枸杞百合粥:枸杞、百合各 30~60g,大米适量,共煮粥食用。

(3)核桃肉芡实莲子粥:核桃肉 20g,芡实 15g,莲子肉 15g,大米适量。共煮粥食用。

(4)山萸肉 15g,糯米 50g,红糖适量。以上 3 味同放入砂锅,加水适量,用文火熬粥,每晨空腹服下 1 剂,连服 10 天为 1 疗程。

三、预防与调护

加强卫生宣传和保健措施,开展保健咨询门诊,使广大妇女了解更年期正常的生理过程,消除对更年期的顾虑及精神负担。定期检查,每半年至一年进行一次妇科检查及全身体格检查,包括防癌检查及必要的内分泌检查,积极防治更年期易患的身心疾病。注意劳逸结合,生活规律,防止过度疲劳和紧张,保持心情舒畅,随遇而安。适当参加体育锻炼,增强体质。维持适度的性生活,有利于心理和生理健康,以防止早衰。

四、护理

1.协调好家庭生活,减少矛盾和不良刺激,防止情绪波动。

2.多参加有益的社交活动多交朋友,防止孤独和寂寞,克服抑郁焦虑的情绪。

3.学会控制情绪,解除忧愁,放弃成见,依赖和顺从别人的安排,遇事不忘退一步想。

4.更年期综合征的预防保健要建立有规则的生活制度,饮食、睡眠、学习、生活等都要有规律有节奏,不能有时工作至深夜,娱乐到深夜,第二天又不起床,随意安排一天的生活。

5.多多参加有益身心的文体活动,培养乐观的情绪,既可活跃生活,又可增强体质延缓衰老,用多方面的情趣爱好等来分散更年期出现的各种症状的注意力,以减轻不适感。

第三节　生殖器官肿瘤

【子宫肌瘤】

【西医部分】

子宫肌瘤是由增生的子宫平滑肌组织和少量结缔组织形成的良性肿瘤,又称子宫平滑肌瘤,是女性生殖器中最常见的良性肿瘤。

本病多见于 30~50 岁妇女。子宫肌瘤可发生于子宫任何部位,按肌瘤所在部位不同可分为子宫体肌瘤和子宫颈肌瘤,前者约占子宫肌瘤的 90%~96%,后者仅占 2.2%~8%。根据子宫肌瘤与子宫肌壁的关系将其分为肌壁间肌瘤、浆膜下肌瘤和黏膜下肌瘤。

一、病因

病因未明,可能与遗传因素、性激素(包括雌激素、孕激素)以及生长因子等有关。其发生发展可能是多因素共同作用的结果,其发病涉及机体 E2、P 的变化,局部多肽因子反应,细胞有丝分裂率的改变及体细胞突变等诸方面。

二、临床表现

(一)症状

子宫肌瘤的症状取决于肌瘤的部位、种类、大小、生长速度和是否有并发症出现。有的子宫肌瘤可无症状,于体检时偶然发现。

1.月经改变 为子宫肌瘤最常见的症状。临床上可表现为:①月经过多、经期延长、出血有周期性,此种类型最多见;②月经频多、月经周期缩短、经量增多;③阴道不规则出血,月经失去正常周期性,持续时间长,时多时少且淋漓不尽,多见于黏膜下肌瘤。

2.下腹部肿块 如子宫增大超过 3 个月妊娠大小或宫底部有肌瘤时可触及下腹部肿块。

3.疼痛 一般子宫肌瘤不产生疼痛,如肌瘤发生病理性改变如红色变性、恶变或浆膜下肌瘤蒂扭转时可出现下腹部疼痛。

4.不孕与流产 子宫肌瘤多数患者可以受孕,有些患者可出现不孕。肌瘤的部位、大小、数目可能对受孕有一定影响。宫颈肌瘤可能影响精子进入宫腔;黏膜下肌瘤可阻碍孕卵着床;巨型子宫肌瘤使宫腔变形特别是输卵管间质部被肌瘤挤压不通畅,妨碍精子通过等均可致不孕。子宫肌瘤引起的宫腔变形以及肌壁、子宫、内膜静脉充血、扩张,使子宫内环境对孕卵着床不利,胚胎发育供血不足而致流产。

5.压迫症状 肌瘤增大可压迫邻近脏器而产生相应症状,如子宫前壁肌瘤或宫颈肌瘤,可压迫膀胱致尿频、排尿困难、尿潴留等;压迫输尿管时可致肾盂积水,子宫后壁肌瘤压迫直肠可致便秘、里急后重、大便不畅等。

6.失血性贫血 月经过多未及时治疗或长期月经过多导致贫血。

(二)体征

与肌瘤大小、位置、数目以及有无变性有关。

妇科检查:妇科检查时,肌壁间肌瘤子宫常增大,质硬、不规则;黏膜下肌瘤子宫均匀性增大,有时宫颈口扩张,瘤体可脱出于宫颈口外,呈红色,表面光滑、质硬;如感染可见溃疡或渗出物,排液有臭味;有时可扪及质硬的肿块与子宫间有蒂相连,可活动,多为浆膜下肌瘤。

三、辅助检查

(一)B 型超声检查

肌瘤可显示出低回声区。有助于了解肌瘤的部位、大小及数量、有无变性、是否合并妊娠。

(二)诊断性刮宫

可探查宫腔深度、方向、有无变形及黏膜下肌瘤,并刮取宫内膜组织做病理检查,了解子宫内膜的病理性质。

四、诊断

根据患者的病史、症状和体征,子宫肌瘤一般不难诊断。必要时可借助 B 超等协助诊断。病理检查可确诊。

五、治疗

子宫肌瘤的治疗方案必须根据患者的年龄、婚姻、生育状况、肌瘤的部位、大小及数量、有无症状及其轻重、最近发展情况及有无并发症以及患者的全身情况来确定,治疗应个体化、有针对性。治疗方法分为保守治疗、放射治疗和手术治疗。

(一)保守治疗

1.期待疗法 定期随诊观察。适于:①子宫<10 周妊娠大小;②无症状;③近绝经期患者。3~6 月随诊检查 1 次。随诊期间如出现月经量增多、压迫症状或肌瘤生长较快,应改为手术治疗。

2.药物治疗 子宫肌瘤为性激素依赖性肿瘤,临床上主要应用性激素拮抗剂,降低体内雌激素水平或对抗雌激素。适于:①子宫<12 周妊娠大小;②症状不明显;③近绝经期或绝经后患者;④全身情况差不能胜任手术者;⑤术前辅助治疗。

目前临床常用药物包括:

(1)雄激素类:常用的雄激素类药物有甲睾酮和丙酸睾酮。其制剂有:①甲睾酮和丙酸睾酮:一般于月经来潮出血量过多时,每日肌肉注射丙酸睾酮 25~50mg,共 3 天,止血或血量减少后改用甲睾酮,每日舌下含化 5~10mg,共 22 天,一般连用 3~6 个周期。②丹那唑:丹那唑经受体直接作用于丘脑下部和垂体,抑制促性腺激素释放激素(GnRH)和促性腺激素的释放。常用剂量为每日口服 400mg,6 个月为 1 个疗程。依症状及副反应,药量可增至每日 600~800mg。

(2)GnRHa(又称黄体生成激素释放激素激动剂,LHRHa):为人工合成的 10 肽类化合物。其作用与 GnRH 相同。应用后与 GnRH 受体结合,最终使血清中 E2、P 水平下降。肌瘤缩小。此外,GnRHa 可使表皮生长因子受体减少,使子宫和肌瘤的血量减少,细胞凋亡增加,导致肌瘤缩小。常用制剂有:①葛舍瑞林:3.6mg,皮下注射,每月 1 次,共 3 次。②丙氨瑞林:150μg,肌肉注射,每月 1 次,共 3 个月。③量丙瑞林:3.75mg,肌肉注射,每月 1 次,共 3~6 个月。④trypforeling:3.75mg,肌肉注射,每月 1 次,共 3~6 个月。

(3)米非司酮(RU486),10~25mg,/d,口服,连服 3 个月;适于手术前以缩小瘤体,纠正贫血,减少盆腔充血者。近绝经妇女服用,可提前绝经。

(二)放射治疗

适于年龄较大,临床症状明显,药物治疗效果不佳,有手术禁忌者。其目的在于通过放射线破坏卵巢功能,引起绝经,从而阻止肌瘤生长而至缩小。对40岁以下、伴有盆腔炎、巨大肌瘤或宫颈肌瘤、肌瘤恶变,同时合并卵巢肿瘤者禁用。用60Co或直线加速器,全盆照射总量为2000Gy,分5~10次照射。注意照射前常规做诊断性刮宫排除子宫内膜癌。

(三)手术治疗

迄今为止,手术仍是子宫肌瘤的主要治疗方法。其术式大体可分为子宫切除术、肌瘤剥除术。术式的选择应根据患者的症状、年龄、对生育的要求、肌瘤的部位、大小及数量等综合考虑。

1.肌瘤剥除术　适于年龄≤40岁,有生育要求,或患者虽无生育要求但不愿切除子宫者。

2.子宫次全切除术　适于:①40岁以下妇女自愿保留宫颈者或40岁以上要求保留宫颈者;②患者一般情况危急需要争取时间抢救者;③患者有严重内科并发症不能耐受时间较长的子宫全切除术者;④盆腔粘连严重切除宫颈有困难者。注意术前应行阴道细胞学检查排除宫颈癌的可能性。

3.子宫全切除术　适于:①无生育要求,子宫≥12周妊娠大小;②月经过多伴继发性贫血;③肌瘤生长较快;④有膀胱或直肠压迫症状;⑤保守治疗或肌瘤切除后复发。子宫全切除术手术途径包括经腹部或经阴道两种途径。

【子宫肌瘤红色变性】

一、诊断

(一)临床表现

1.子宫肌瘤红色变性多见于妊娠期或产后,亦可发生于绝经期妇女。

2.剧烈的下腹疼痛。

3.发热,一般在38℃左右。

4.妇科检查,子宫增大、不规则、肿瘤局部压痛明显。

(二)B超可协助诊断。

二、治疗

(一)止痛对症治疗

一般经此治疗后症状逐渐好转,1周左右恢复,如为妊娠期妇女,可暂不手术。

(二)手术治疗

如对症治疗无效,应行剖腹探查术,行子宫肌瘤切除术或子宫全切术。

【子宫肌瘤扭转】

一、诊断

1.患者突然出现下腹疼痛、拧痛,下腹憋坠感。

2.下腹部肿块局部压痛。

3.子宫肌瘤扭转主要发生于浆膜下肌瘤,妇科检查时子宫可正常或增大,子宫表面可触及质地较硬的肿物,有压痛。

4.B超检查可协助诊断。

二、治疗

一经诊断应尽快手术治疗。

【中医部分】

子宫肌瘤属中医"癥瘕"范畴,癥瘕者谓妇女下腹部包块,有形可征,有块可掬,坚硬不移。由于本病多久积成癥,虽系顽固之疾,但多半属于良性病变,治疗应徐图缓攻。

一、病因病机

"瘀血内停"为本病的主要病机。本病病位在胞宫,初起以实证为主。但瘀血内结,血不归经,常可致暴崩不止或淋漓漏下或崩闭交替,日久则致气虚、血虚,甚则气血两虚;瘀久化热,热灼阴精,阴不足而阳有余,可伴见虚热之象。故病久最终导致虚实夹杂,因果交织的复杂证候。

1.瘀血停滞"离经之血"即为瘀血,或由经产之时,或手术损伤,或房事不节,致余血留于脉外,与邪气相搏结,阻于胞中,旧瘀不去,新血不归经,凝结成瘀,日久成癥。

2.气滞血瘀气为血帅,气滞则血瘀,停于胞宫,渐以成瘕。

3.寒凝血瘀寒性收引,"血受寒则凝结成块"。外感寒邪,或阳虚生寒。均可致经脉拘急,血运迟滞而成瘀,留着日久,渐成癥瘕。

4.痰瘀互结素体脾肾阳虚,运化水湿功能减弱,聚湿生痰,痰浊阻于胞宫胞脉,胶结难除,壅滞经脉,血行受阻,痰浊与血相搏,结久成癥。

5.气虚血瘀气弱运血无力,经脉迟滞,血行不畅而致瘀。

二、辨证施治

(一)内治

1.瘀血停滞证 腹部包块坚硬固定,小腹疼痛、拒按;经血量多或夹血块,或见月经周期延后,经期延长,或见漏下不止;面色晦暗,口干不欲饮;舌紫暗,有瘀斑或瘀点,苔厚而干,脉沉涩或弦。

治疗原则:活血逐瘀,消癥散结。

处方:大黄䗪虫丸(《金匮要略·血痹虚劳病》)加减。

大黄 6g,黄芩 10g,桃仁 12g,杏仁 12g,干地黄 15g,芍药 12g,甘草 9g,干漆 3g,虻虫 5g,水蛭 6g,蛴螬 5g,土鳖虫 10g。

本方虫药过多,虑其过于峻猛,去虻虫、蛴螬;月经过多者加炒蒲黄 12g,炒五灵脂 12g,三七粉 6g,以化瘀止血;出血日久,气随血耗,阴随血伤出现气阴两虚之象者加生脉散(《内外伤辨惑论》)以益气养阴。

2.气滞血瘀证　月经或前或后,经量或多或少,时崩时漏,经色黯红,常夹瘀块或块大且多,或经行不畅,淋漓不净;伴少腹胀痛,经前乳房胀痛,心烦易怒或口苦口干;舌红苔薄,舌边瘀点,脉弦细数。

治疗原则:疏肝行气,活血化瘀消癥。

处方:血府逐瘀汤(《医林改错》)合失笑散(《和剂局方》)加减。

桃仁 12g,红花 9g,当归 9g,生地黄 9g 川芎 10g,赤芍 10g,牛膝 9g,桔梗 10g,柴胡 10g,枳壳 10g,甘草 6g,五灵脂 10g,蒲黄 10g。

疼痛剧烈者加玄胡 12g,乳香 6g,没药 6g,以活血定痛。

3.寒凝血瘀证　腹部包块,胀硬疼痛,月经量少或停闭,经色暗或淡或有水迹;面色灰暗,身冷畏寒,少腹冷痛,得热则减,拒按;带下量多,色白清稀;舌淡苔薄白或白腻,脉沉涩有力。

治疗原则:温经活血,化瘀消癥。

处方:桂枝茯苓丸(《金匮要略·妇人妊娠病》)加减。

桂枝 12g,茯苓 12g,芍药 12g,牡丹皮 12g,桃仁 12g。

腹部冷痛甚加艾叶 10g,吴茱萸 6g,温经止痛;月经延后量少加当归 10g,川芎 10g,温经活血;带多清稀加苍术 10g,薏苡仁 20g,健脾除湿。

4.痰瘀互结证　腹中包块,胀满,时或作痛,触之或硬或软;月经量少或停闭,带下量多,色白,质黏;胸脘痞闷,或呕恶痰多,头眩,浮肿,形体多肥胖;舌苔白腻,脉沉滑或弦滑。

治疗原则:理气化痰,活血化瘀消癥。

处方:开郁二陈汤(《万氏妇人科》)合消瘰丸(《医学心悟》)加减。

陈皮 12g,白茯苓 12g,苍术 12g,香附 12g,川芎 12g,半夏 10g,青皮 10g,莪术 10g,槟榔 12g,甘草 6g,木香 6g,生姜 15g,玄参 10g,牡蛎 30g,浙贝母 15g。

下腹包块触及明显者,可酌加鳖甲 15g,夏枯草 15g,以加强化痰软坚散结之效。

5.气虚血瘀证　经来量多,或漏或崩,经色淡,质清稀,小腹坠胀作痛,喜温喜按;或伴腰酸腿软,便溏或正常,纳少神倦,气短懒言;舌淡边有齿痕,舌边瘀点,苔薄白,脉沉细。

治疗原则:益气固冲,化瘀止血消癥。

处方:举元煎(《景岳全书》)合失笑散(《和剂局方》)加减。

党参 30g,黄芪 18g,白术 9g,炒升麻 6g,炙甘草 9g,炒蒲黄 12g,炒五灵脂 12g。

经期出血量甚多者加炒槐花 15g,炒地榆 15g,仙鹤草 15g,以凉血止血,三七粉 6g,或云南白药 1g,以化瘀止血。

(二)成药验方

1.桂枝茯苓胶囊　本方有活血化瘀,缓消癥块之功。每次 3 粒,每日 3 次,饭后服用,经期停用,3 个月为 1 疗程。

2.宫瘤清胶囊　本方有活血逐瘀,消癥散结,养阴清热止血作用。每次 3 粒,每日 3 次,3 个月 1 疗程。

3.妇科回生丹(《中国中成药优选》)　功能益气养血,软坚散结。每次 1 丸,每日 2 次,忌食生冷,经期停药。

4.调经至宝丸(《中国中成药优选》) 功能行气化瘀,软坚消癥。每次12g,每日1次,经期停服。

5.子宫肌瘤经期方(《妇科治验》) 当归9g,干地黄9g,白芍9g,茜草9g,刘寄奴9g,蒲黄炭9g,川芎9g,丹参15g,阿胶12g(烊化),益母草12g,紫草根9g。

6.子宫肌瘤非经期方(《妇科治验》) 当归9g,川芎9g,干地黄9g,赤白芍9g,桃仁9g,红花9g,三棱9g,莪术9g,昆布12g,海藻12g,丹参12g,刘寄奴12g,鳖甲12g。

7.加味消癥散(夏桂成经验方) 炒当归10g,赤白芍10g,石打穿10g,五灵脂10g,蒲黄(包)6g,制香附8g,花蕊石15g(先煎),血竭末4g,琥珀末4g(吞),黄芪10g,党参15g。经行大便溏者,去当归加炒白术10g,神曲10g;心烦失眠者,加炙远志6g,紫贝齿10g(先煎),太子参10g;经净后,上方去蒲黄、花蕊石、琥珀末,加三棱10g,莪术10g,土鳖虫9g。

8.温经化癥汤(卓雨农自制方) 秦归6g,川芎6g,莪术6g,桃仁6g,吴茱萸6g,肉桂6g,盐炒小茴9g,橘核6g,乳香6g,血竭6g,青皮9g。白带多而腰痛者加附子9g,焦艾9g。

(三)外治

(1)水蛭蒲黄散:水蛭、丹参、蒲黄、赤芍、红花、川芎、姜黄各等份,研为细末备用。取上药20g,加入60度白酒适量,做成饼状,固定于脐部,2天换药1次,15次为1疗程。

(2)桃仁15g,川芎15g,三棱15g,莪术15g,穿山甲15g,川木通15g,路路通15g,陈皮15g,枳实15g,昆布15g,牡蛎15g,土鳖虫12g;肥胖痰湿重者加夏枯草15g,法半夏15g,将药物浓煎成100mL,温度40℃左右。灌肠前排空大便,用中号导尿管插入肛门15~20cm,用100mL注射器将药液徐徐注入直肠,拔出后抬高臀部,右侧卧位,保留2小时,每日1次,30次为1疗程,经期量多时停用。

(四)其他疗法

1.饮食疗法

(1)桃仁粥:桃仁10g,粳米30g。将桃仁捣烂如泥,去渣取汁,以汁煮粳米为粥,每日2次,空腹温服。适于瘀血停积成癥瘕者。

(2)加味三七散:三七10g,制香附5g,陈皮10g,橙汁适量。三七等共研细末,调入橙汁并温开水冲服,每日2次。用于子宫肌瘤气滞明显者。

2.内外合治

(1)消癥灵:党参15g,川芎15g,桂枝10g,鹿角片10g,桃仁:10g,海藻10g,三棱20g,莪术20g,夏枯草20g,水蛭(冲服)3~10g,当归12g,茯苓12g,山慈姑10~30g。水煎服,每日1剂。1个月后药量加倍制成丸散剂内服,每次6~9g,每日3次,红糖水冲服。经期停服。

(2)外敷方:马钱子、蜈蚣、川芎、天南星、桂枝等,研末以凡士林调成膏,外敷神阙穴及少腹肌瘤相应处,外用胶布固定,每次2~8小时,每日1次。经期忌用。1个月为1疗程。

三、预防与调护

保持情绪舒畅,防止七情过极,劳逸结合,不宜过食肥甘。正确对待疾病,经量过多者,不宜过劳与过食辛辣,防止出血过多。肌瘤较小,症状轻者,定期复查。

【子宫颈癌】

子宫颈癌为生长于子宫颈部的上皮性恶性肿瘤，为最常见的女性生殖系统恶性肿瘤,宫颈癌主要分为鳞癌、腺癌和未分化癌,鳞癌占 70%左右,腺癌占 20%左右,未分化癌占 10%左右。

一、病因

其病因至今尚未完全确定,可能与早婚、过早性生活、早产、多产、性生活紊乱、不洁性生活、吸烟、口服避孕药以及病毒感染,尤其人乳头瘤病毒(HPV)及疱疹病毒Ⅱ型(HSV-Ⅱ)等有关。

二、临床表现

早期可无症状,普查发现宫颈癌。

(一)症状

1.阴道分泌物增多　呈水样、米汤样、脓血性伴臭味。

2.阴道不规则出血　绝经后出血,开始量少,为接触性出血或大便后出血,继而持续出血甚至大出血。

3.疼痛　为晚期宫颈癌的症状,可表现为一侧或双侧腰骶部持续性疼痛或坐骨神经痛,下肢肿胀痛。

4.癌瘤侵犯膀胱　患者出现尿频、尿急、尿痛、下坠和血尿,侵犯直肠者出现下坠、排便困难、里急后重和便血等。

5.消瘦、贫血、恶病质　常出现于晚期患者。

(二)体征

1.全身检查　晚期患者可有:①消瘦、贫血、感染及恶病质;②浅表淋巴结尤其腹股沟淋巴结及锁骨上淋巴结肿大。

2.盆腔检查　早期宫颈癌检查所见无特异性,宫颈癌典型所见可为:①宫颈呈菜花样,组织脆、极易触血;②宫颈变粗大、硬,宫颈口往往光滑;③宫颈呈火山口状。癌灶向周围侵犯,累及阴道,可扪及阴道壁增厚、结节状、失去弹性,累及宫旁组织及韧带可扪及其增厚、结节状、失去弹性。

三、辅助检查

1.阴道脱落细胞检查(宫颈细胞刮片检查)　为早期发现宫颈癌最有效的检查方法,其对于宫颈癌早期诊断的阳性率可达 90%以上。注意应在宫颈癌的好发部位鳞、柱交界处取材。

2.碘试验　将 2%碘溶液涂在子宫颈和阴道黏膜上,观察其碘染色的情况,不着色为阳性,在该部位取活检。当宫颈细胞涂片异常或临床可疑癌而又无阴道镜时,借助碘试验有助于发现异常部位。

3.阴道镜检查　当临床可疑或细胞学检查异常而又无明显的子宫颈癌体征时,应进行阴道镜检查,以协助定位,提高检出率。

4.子宫颈活体组织检查　此为最可靠的诊断方法。取材的方法包括钳取法、子宫颈管刮取法及子宫颈锥形切除法等,前两种常用。

5.其他辅助检查　方法视患者的具体情况还可行膀胱镜检、直肠镜检、肾图、肾盂造影、胸片、骨扫描等检查,必要时可进行 CT 扫描或 MRI 检查,对确定病变范围、选择恰当的治疗方法、判断预后非常必要。

四、诊断

一般根据病史、临床症状和体征,诊断宫颈癌并不困难。但确诊须依据子宫颈活体组织检查。

五、临床分期

0 期　原位癌或上皮内癌(0 期病例不能列入浸润癌治疗效果统计中)

Ⅰ期　癌严格局限于子宫颈

Ⅰa 期　仅在显微镜下能鉴别的浸润癌。所有肉眼可见病变甚至于仅仅是浅表浸润也都定为Ⅰb 期。浸润癌局限于可测量的间质浸润,最大深度为 5mm,宽度不超过 7mm

Ⅰa1 期　可测量的浸润癌间质浸润深度不超过 3mm,宽度不超过 7mm

Ⅰa2 期　可测量的浸润癌间质浸润深度超过 3mm 但小于 5mm,水平扩展不超过 7mm

Ⅰb 期　临床病变局限子宫颈,或临床前病变超过Ⅰa 期

Ⅰb1 期　临床病变不超过 4cm

Ⅰb2 期　临床病变大于 4cm

Ⅱ期　癌已超出宫颈,但未达盆壁,癌累及阴道,但未达阴道下 1/3

Ⅱa 期　无明显宫旁浸润

Ⅱb 期　有明显宫旁浸润

Ⅲ期　癌浸润达盆壁,直肠检查时肿瘤与盆壁间无间隙,肿瘤累及阴道下 1/3,有肾盂积水或肾无功能者均列入Ⅲ期,但非癌所致的肾盂积水或肾无功能者除外

Ⅲa 期　宫旁浸润未达盆壁,但累及阴道下 1/3

Ⅲb 期　宫旁浸润已达盆壁,或肾盂积水或肾无功能

Ⅳ期　癌播散超出真骨盆或临床侵犯膀胱或直肠黏膜

Ⅳa 期　肿瘤播散至邻近器官

Ⅳb 期　肿瘤播散至远处器官

六、治疗

宫颈癌的治疗主要为手术治疗及放射治疗,化学治疗为主要的辅助治疗手段。

手术是早期宫颈癌的主要治疗方法之一,中晚期宫颈癌采用放疗和(或)化疗与手术相结合的综合治疗,特别是晚期或复发患者,在手术或放疗前先用化疗,使病灶缩小,或

者手术或放疗后再加用化疗,以提高疗效。

(一)手术治疗

为早期宫颈癌的主要治疗手段。手术适应证原则上限于0~Ⅱa期患者,特殊情况另作考虑。年轻、卵巢无病变者,卵巢可以保留。根据不同临床分期可选择不同的子宫切除术式及盆腔淋巴结清扫术。

1.扩大的筋膜外全子宫切除术:适用于0期或Ⅰa1期患者。

2.改良的子宫广泛切除术或子宫次广泛切除术及盆腔淋巴结清扫术:适用于Ⅰa2期肉眼未见明显病灶或病灶极小的浸润癌患者。

3.子宫广泛切除术及盆腔淋巴结清扫术:适用于Ⅰb~Ⅱa期患者。

(二)放射治疗

放射治疗为治疗宫颈癌的主要治疗手段

1.适应证 适应证较广,各期宫颈浸润癌及不适于手术的原位癌均可采用放射治疗。

2.禁忌证

(1)骨髓抑制:周围血白细胞总数<$3×10^9$/L,血小板≤$70×10^9$/L。

(2)肿瘤泛化、恶病质、尿毒症。

(3)急性或亚急性盆腔炎时,不宜行腔内治疗。

(4)急性肝炎、精神病发作期、严重心血管疾患未获控制者。

(5)宫颈癌合并卵巢肿瘤时,应先切除卵巢肿瘤后再行放疗。

3.放疗方案

(1)高剂量率腔内后装放疗+全盆照射+盆腔四野照射。

先行全盆照射,照射完后开始腔内后装放疗。后者可与盆腔四野照射同期进行(腔内治疗当日不行体外照射)。

全盆照射:每周5次,每次2~2.5Gy,宫旁总量25~30Gy。

腔内放疗:每周1次,每次A点5~7Gy,总剂量36~42Gy。

盆腔四野照射:每周4次,每次2~2.5Gy,宫旁总量15~20Gy。

(2)中剂量率腔内后装放疗+全盆照射+盆腔四野照射。

先行全盆照射,照射完后开始腔内后装放疗。后者可与盆腔四野照射同期进行(腔内治疗当日不行体外照射)。

全盆照射:每周5次,每次2~2.5Gy,盆腔中心总剂量20~25Gy。

腔内放疗:每周1次,每次A点5~6Gy,总剂量36~40Gy。

盆腔四野照射:每周4次,每次2~2.5Gy,宫旁总量20~25Gy。

4.术前放疗 术前放疗目的在于缩小肿瘤,减少手术引起的癌细胞扩散,主要采用腔内放疗。其适应证为:①Ⅰb期宫颈癌外生型肿瘤较大者;②Ⅱa期宫颈癌累及阴道较多;③病理分级在Ⅲ级以上;④黏液腺癌、腺鳞癌、透明细胞癌等。

术前腔内放疗,一般给全量腔内放疗的1/3~1/2。于放疗完成后4~6周内手术。

5.术后放疗 术后放疗目的为补充手术之不足,主要采用体外照射。其适应证为:①盆腔或腹主动脉旁淋巴结癌转移;②血管、淋巴管有癌栓以及手术不彻底者。一般给组织量 40~50 Gy。可于手术后 2 周进行。

(三)化学治疗

化学治疗可作为宫颈癌手术或放疗的辅助治疗手段。化疗对宫颈癌复发或转移癌有一定疗效。新辅助化疗联合手术可能有益于宫颈癌早期高危患者,盆腔动脉灌注化疗可能优于全身化疗。目前化疗主要适用于以下几种情况:①宫颈癌晚期,全身广泛转移的病例;②局部巨大肿瘤的术前化疗;③中、晚期宫颈癌配合放疗增敏;④非鳞癌(如宫颈腺癌、腺鳞癌、透明细胞癌及小细胞癌)等预后较差病例的综合治疗。

常用药物为顺铂、环磷酰胺、异环磷酰胺、阿霉素、博莱霉素、丝裂霉素、长春新碱等。

常用化疗途径为全身化疗及动脉灌注化疗。

目前较常用的化疗方案如下。

1.鳞癌

方案 I(FAVC 方案):

5-氟尿嘧啶,500mg/m²,静脉滴注或动脉灌注,第 1,8 天。

阿霉素,45mg/m²,静脉注射或动脉灌注,第 1,8 天。

长春新碱,1mg/m²,静脉注射,第 1,8 天。

环磷酰胺,100mg/m²,口服,第 1~8 天。

每 4 周重复。

方案 II(PVB 方案):

顺铂,50mg/m²,静脉滴注或动脉灌注,第 1 天。

博莱霉素,20mg/d,静脉注射或动脉灌注,第 1~3 天。

长春新碱,1mg/m²,静脉注射,第 1 天。

每 2 周重复。

2.腺癌

方案 I(FMP 方案):

5-氟尿嘧啶,750mg/d,静脉滴注或动脉灌注,第 1~5 天。

丝裂霉素 C,4~6 mg/d,静脉滴注或静脉注射,第 1,5 天。

顺铂,50mg/m²,静脉滴注或动脉灌注,第 1 天。

每 3 周重复。

方案 II(PAM 方案):

顺铂,60mg/m²,静脉滴注或动脉灌注,第 1 天。

表柔比星 50mg,静脉注射,第 1 天。

氨甲蝶呤,30mg/m²,静脉注射,第 1 天。

每 3 周重复。

【中医部分】

中医古籍中无"宫颈癌"之名,但类似宫颈癌的论述则散见于相关文献的"癥瘕""崩漏""带下"等门中。

一、病因病机

中医学认为,子宫颈癌的发生多出情志内伤,饮食不节,早婚多产,房劳过度,不节房事,感染邪毒等因素,以致肝脾肾功能失调,冲任气血损伤,湿热毒邪瘀结于胞宫,久之血肉腐败而致。

(一)肝郁气滞

妇人七情所伤,肝郁气滞,日久渐成。此型多见于本病早期,以局部病变为主。

(二)湿热蕴毒

经血未止而合阴阳,或湿郁化热,湿毒下注;或感受热邪,湿热邪毒凝聚胞中,结而成瘕。

(三)肝肾阴虚

肝肾虚损,阴虚生内热,热迫血行,热遏毒生,故表现有漏下、五色带、宫颈局部结节或菜花样糜烂等。

(四)脾肾阳虚

房劳、多产、早婚及性乱伤肾,忧思饥饱伤脾;脾肾虚损则正气虚弱,正衰则邪盛,机体抗癌能力降低,往往使癌瘤进一步扩散全身,多为晚期。

二、辨证施治

(一)内治

1.肝郁气滞证 胸胁胀满,情绪郁闷或心烦易怒,小腹胀痛,口苦咽干,白带多色黄,阴道多有出血;舌质稍暗,舌苔厚或微黄,脉弦。宫颈局部轻度或中、重度糜烂。

治疗原则:疏肝理气,解毒散结。

处方:逍遥散(《和剂局方》)加减。

当归10g、柴胡10g、杭芍10g、白术10g、青皮10g、陈皮10g、郁金10g、黄芩10g、茯苓10g、半支莲15g、白花蛇舌草15g、败酱草15g。

2.湿热蕴毒证 带下量多,色如米泔或黄,气臭,少腹胀痛,尿黄便干;舌质暗红苔白腻,脉滑数或弦滑。

治疗原则:清热利湿,解毒化瘀。

处方:四妙丸(《成方便读》)加味。

苍术10g,黄柏10g,牛膝10g,薏苡仁15g,土茯苓15g,赤芍15g,牡丹皮12g,败酱草15g,蒲公英15g,半枝莲15g,白花蛇舌草15g。

3.肝肾阴虚证 头晕耳鸣,腰膝酸痛,手足心热,便秘尿赤,时有阴道出血;舌质红,苔少或有剥苔,脉弦细。宫颈局部常为结节型、菜花样或溃疡。

治疗原则:滋。肾养肝,解毒清热。

处方:知柏地黄丸(《医宗金鉴》)合二至丸加减。

生地12g,知母12g,黄柏12g,山药12g,草河车15g,女贞子15g,山萸肉15g,旱莲草15g,半枝莲15g,大蓟15g,小蓟15g。

4.脾肾阳虚证 神疲乏力,腰膝酸冷,纳少便溏,小腹坠胀,白带多清稀,或有阴道出血;舌体胖,苔白润厚腻,脉细弱。

治疗原则:健脾温肾,补中益气。

处方:完带汤(《傅青主女科》)合真武汤(《伤寒论》)加减。

黄芪15g,生牡蛎15g,生龙骨15g,党参15g,白术15g,茯苓15g,吴茱萸6g,补骨脂12g,升麻12g,山药15g,制附子10g。

(二)成药验方

1.王绪鳌验方(《全国中医妇科验方集锦》) 白术15g,白毛藤30g,槿花10g,野苎麻根30g,椿根皮12g,大蓟12g,小蓟12g,土茯苓30g,生薏苡仁30g,木馒头15g,生黄芪15g。水煎服,每日1剂。适用于宫颈癌见赤白带下、腥臭异常者。

2.高金亮验方(《全国中医妇科验方集锦》) 熟附片5g,黄药子6g,莪术6g,鸡内金6g,露蜂房9g。水煎分服,隔日1剂,15剂为1疗程。

3.掌叶半夏片 每片0.3g,口服,每次2~3片,每日3次。具有消肿散结的功效。用于子宫颈癌前期病变。

(三)外治

1.药物治疗

(1)"三品"锥切疗法:先取白砒45g,明矾60g,研粉后高温锻制,再研细后,加入雄黄7.2g,没药3.6g,研粉混合,压成饼和杆状,紫外线消毒后备用。治疗时将饼贴敷于宫颈,或将杆插入宫颈管,并敷双紫粉,9天左右换药1次。

(2)天南星栓:每栓含天南星生药50g,用时将栓贴敷于宫颈癌病灶处。

(3)乌梅18g,鸦胆子9g,硇砂9g,蟾酥9g,马钱子6g,轻粉6g,雄黄6g,红砒6g。研末外敷局部。治疗菜花型、糜烂型子宫颈癌。

(4)催脱钉:山慈姑18g,枯矾18g,白砒9g,雄黄12g,蛇床子3g,硼砂3g,冰片3g,麝香0.9g。将药研成细末,加适量江米糊,制成长1mm左右钉剂,插置于颈管或敷贴于宫颈部,使宫颈的糜烂面、赘生物凝固坏死。一般3~5日上药1次,连续2~3次。适用于宫颈癌早期患者。

2.针灸治疗

(1)毫针

主穴:气海、中极、大巨、水道、归来、肾俞、三阴交。

配穴:胃俞、肝俞、脾俞、缺盆、照海、交信、内关、通里、列缺、地机、中都、蠡沟。

手法:平补平泻法,轻刺激。

(2)芒针

取穴:子宫、关元。

操作:一般的芒针是5~8寸的毫针。根据要针刺的穴位,深刺5~7寸,连续运针1小时,或运针15分钟后留针5分钟。

(3)挑针

取穴:①压痛点:在癌症患者身上寻找明确压痛点,部位要选择精确。②黑的色素点:在背部上1/3和脊柱中央较集中处挑此点有扶正作用。③红的色素点:也以背部为主,有时也选用胸部和四肢。挑红点有明显消炎、退热的作用。

三、预防与调护

加强计划生育宣传,提倡晚婚、少产,节制性生活,杜绝性紊乱。避免宫颈损伤,发生裂伤应及时缝合,并预防感染。积极治疗宫颈糜烂及慢性炎症,开展防癌普查工作。宫颈有出血、疼痛者应注意休息。

【输卵管恶性肿】

【西医部分】

原发性输卵管癌是一种非常罕见的女性生殖系统的恶性肿瘤,其发生率仅占妇科恶性肿瘤的 0.5%,好发于 40~60 岁妇女。平均发病年龄为 52 岁。其主要病理类型为乳头状腺癌,占 90%。其他的组织类型包括子宫内膜样癌、鳞癌、腺棘癌、腺鳞癌、透明细胞癌、移行细胞癌及黏液性癌。

一、病因

输卵管癌的发病原因尚不清楚。慢性输卵管炎或输卵管结核可能与发病有一定关系。

二、临床表现

(一)症状

1.阴道排液　阴道排液为输卵管癌患者最常见的症状,排出的液体呈浆液性,淡黄色或血水样。

2.阴道出血　阴道不规则出血亦是常见症状之一。一般出血量不多。

3.腹痛　大约半数患者有下腹疼痛,疼痛一般不重,常表现为一侧下腹间断性钝痛或绞痛。

(二)体征

1.妇科检查　可扪及一侧附件肿块,可为实性、囊性或囊实性,多数活动受限或固定。部分患者妇科检查可正常。

2.腹水　较少见,呈淡黄色,有时呈血性。

三、辅助检查

输卵管癌无特殊的辅助诊断方法,但通过辅助检查如阴道细胞学检查、子宫内膜检查、腹腔镜检查、盆腔 B 超检查、血清 CA125 测定等可协助鉴别诊断,力求获得术前诊断。

四、诊断

因原发性输卵管癌罕见,又缺乏一种可靠的临床诊断方法,因此,不仅术前诊断率极低,甚至在剖腹探查时仍难确定病变的性质。临床医生应提高警惕,注意输卵管癌的临床特征即二联征(阴道排液和盆腔包块)或三联征(腹痛、阴道排液和盆腔包块),并通过一定的辅助检查措施,力求更多病例在术前能做出诊断。

五、临床分期

输卵管癌的手术病理分期(FIGO,1991年9月)

0期 原位癌(病变局限于输卵管黏膜)

Ⅰ期 病变局限于输卵管

Ⅰa期 病变局限于一侧输卵管,侵及黏膜下和(或)肌层,但未穿至浆膜表面,无腹水

Ⅰb期 病变局限于双侧输卵管,侵及黏膜下和(或)肌层,但未穿至浆膜表面,无腹水

Ⅰc期 Ⅰa或Ⅰb期病变,侵及浆膜表面;或在腹水或腹腔冲洗液中查见恶性细胞

Ⅱ期 病变累及一侧或双侧输卵管,伴盆腔内扩散

Ⅱa期 病变扩散和(或)转移至子宫和(或)卵巢

Ⅱb期 病变扩展至其他盆腔组织

Ⅱc期 Ⅱa或Ⅱb期病变,腹水或腹腔冲洗液中查见恶性细胞

Ⅲ期 病变累及一侧或双侧输卵管,伴盆腔外的腹腔内种植和(或)腹膜后淋巴结或腹股沟淋巴结转移,肝表面转移属于Ⅲ期

Ⅲa期 病变大体所见局限于盆腔,淋巴结阴性,但腹腔腹膜面有镜下种植

Ⅲb期 腹膜种植瘤直径小于2cm,淋巴结阴性

Ⅲc期 腹膜种植瘤直径大于2cm和(或)腹膜后或腹股沟淋巴结阳性

Ⅳ期 病变累及一侧或双侧输卵管伴有远处转移,有胸腔积液时需找到恶性细胞;肝转移需累及肝实质

六、治疗

因输卵管癌和卵巢癌的临床过程和播散途径十分相似,因此,近年来输卵管癌的治疗与卵巢癌相同,以手术治疗为主,术后辅以化疗和(或)放疗等。

(一)手术治疗

输卵管癌的手术方式与卵巢癌相同。Ⅰa、Ⅰb期行全子宫、双附件切除术,选择性腹膜后淋巴结切除;Ⅰc、Ⅱ期则行全子宫、双附件、大网膜切除术及腹膜后淋巴结清扫术和转移病变切除术;Ⅲ期、Ⅳ期行肿瘤细胞减灭术,包括全子宫、双附件、大网膜及阑尾切除术和腹膜后淋巴结清扫术,对于盆腹腔内一切转移和种植的病变尽可能全部切除。

(二)化学治疗

化学治疗是主要的术后辅助治疗。因输卵管癌同卵巢浆液性癌的形态学和生物学特点十分相似。所以,常用的化疗药物及应用方法与卵巢上皮性癌基本相同。一般采用以铂类药物为基础的联合化疗,常用的方案为CP或CAP方案。紫杉醇在输卵管癌的应用已有不少报道,可作为二线化疗药物。

(三)放射治疗

放射治疗仅作为输卵管癌综合治疗的一种手段,其疗效尚不能确定。主要用于手术

后经化疗未控制或复发的病人,但仅作为姑息治疗。

(四)激素治疗

因输卵管上皮在胚胎学和组织发生学上与子宫内膜相似,对卵巢的雌、孕激素有周期性反应,而且有时该肿瘤的孕激素受体滴度高。因此,有文献报道用长效孕激素治疗者。

【中医部分】

输卵管恶性肿瘤属中医"癥瘕"范畴。

一、病因病机

中医学认为,本病的发生主要因于经期、产后摄生不慎,风、寒、湿、热之邪内侵,或七情内伤,使脏腑功能失调,气机阻滞,瘀血痰饮,湿浊等有形之邪,相继内生,停积小腹,日久成为癥瘕。

一、辨证施治

(一)内治

1.气滞证 积块不坚,推之可移,小腹胀满或疼痛,时作时缓,或伴胸胁不舒,抑郁不畅等证;苔薄润,脉沉弦。

治疗原则:行气导滞,兼理血散结。

处方:香棱丸加减。

木香10g,丁香10g,茴香9g,枳壳15g,青皮15g,川楝子12g,三棱10g,莪术10g。

小腹痛甚,按之有包块者,去丁香、木香、茴香,加桃仁10g,乳香10g,没药10g,白花蛇舌草15g,半支莲15g;痛时兼带下量多者加红藤15g,败酱草15g,贯众15g,黄柏15g;月经后期,量少者加当归15g,川芎10g。

2.血瘀证 包块坚硬,固定不移,疼痛拒按,可伴有闭经或痛经,或月经过多,月经提前,经期延长,崩漏,面色晦暗,形体消瘦,肌肤甲错,口干不欲饮;舌边瘀点,脉沉涩。

治疗原则:活血散结,破瘀消癥。

处方:大黄䗪虫丸加减。

制大黄6g,土鳖虫9g,虻虫5g,水蛭9g,蛴螬5g,黄芩10g,杏仁10g,熟地15g,白芍15g,甘草10g。

若少腹冷痛,喜热熨者加制附子10g,肉桂10g;若病久体弱者加黄芪20g,红参10g。

3.湿热瘀结证 小腹及腰骶疼痛而胀,少腹包块,带下量多、色黄臭秽,可伴经期延长,月经量多,经期腹痛加重,溺黄;苔黄腻,脉弦。

治疗原则:清热解毒除湿,祛瘀散结。

处方:银甲丸加减。

金银花20g,连翘20g,蒲公英20g,紫花地丁15g,红藤15g,大青叶15g,升麻10g,茵陈15g,椿根皮15g,鳖甲30g,生蒲黄10g,琥珀6g,桔梗15g。

少腹疼痛加玄胡12g,川楝子12g,香附15g;阴道流血量多或漏下不止加仙鹤草30g,

茜草 25g,旱莲草 30g,三七粉 6g,地榆炭 15g;带下量多有臭味者加芡实 25g,苍术 15g,车前子 15g,薏苡仁 15g;小腹包块者加甲珠 12g,半支莲 20g,天葵子 20g,白花蛇舌草 20g。

4.阴虚内热证 小腹疼痛不休,少腹包块,带下量多、色黄臭秽或夹血丝,形体消瘦,倦怠无力,低热盗汗,五心烦热,头晕目眩,口干尿赤;舌红少苔,脉弦细而数。

治疗原则:养阴清热,化瘀散结。

处方:秦艽鳖甲汤加减。

地骨皮 12g,银柴胡 15g,秦艽 15g,知母 12g,当归 12g,鳖甲 15g,青蒿 15g。

腰酸乏力者加枸杞 15g,山萸肉 12g,女贞子 15g,旱莲草 15g;少腹疼痛加玄胡 12g,川楝子 12g,灵脂 10g;口干、舌红少津者加麦冬 15g,沙参 20g,天花粉 25g;包块仍存在者加半支莲 20g,白花蛇舌草 20g,天葵子 20g,山慈菇 15g。

(二)成药验方

1.水蛭晒干研细粉,每晚用黄酒冲服 3g 左右。本方用于输卵管、卵巢肿瘤,有一定疗效。

2.人参鳖甲丸,每丸 3g,每次服 2~3 丸,每日 3 次。具有活血化瘀:散结止痛,养阴扶正之功效。适用于瘀痰互结兼阴虚内热之癥瘕。

3.大黄䗪虫丸,每次 3g,每次服 1~2 丸,每日 2 次。具有活血化瘀,消肿散结,清热凉血之功效。适用于气滞血瘀,兼有热毒之癥瘕。

4.西黄丸,每丸 3g,每次服 1 丸,每日 2 次。具有清热解毒,化痰散结,活血止痛之功效。适用于痰瘀互结,疼痛较剧的各种癌症。

(三)外治

1.药物治疗 宝珍膏(大号)加麝香 0.3g,或丁桂散 0.5g。贴在下腹患处。

2.针灸疗法

(1)气滞证:太冲、内关、中极、子宫、三阴交。三阴交施平补平泻手法。

(2)血瘀证:中极、归来、三阴交、行间。行泻法,可施灸法。

三、预防与调护

注意个人卫生,积极预防及治疗盆腔、输卵管慢性炎症。调节情志,树立必胜信心,探寻生活乐趣,协调人际关系,配合医生治疗,适量进食富有营养的饮食,适当进行活动,包括户外活动。积极做好心理护理工作,为治疗成功创造条件。

【卵巢上皮性癌】

【西医部分】

卵巢上皮性癌为来源于卵巢表面的生发上皮的一组恶性肿瘤,为最常见的妇科恶性肿瘤之一。如早期发现,多数患者是可以治愈的。但是,肿瘤早期常无症状,多数患者在诊断时肿瘤已属晚期。因此,卵巢癌的死亡率高于其他所有妇科恶性肿瘤的死亡率之和。

病理类型包括浆液性乳头状囊腺癌或乳头状癌、黏液性囊腺癌、子宫内膜样癌、透明细胞癌、恶性移行细胞(Brenner)瘤、混合性上皮性癌、未分化癌及不能分类或其他上皮性癌。

一、病因

病因尚未确定。可能与遗传、内分泌、不孕、饮食及环境因素等有关。

二、临床表现

（一）症状

1.早期无症状，表现为一侧或双侧下腹部肿块。

2.胃肠道症状：腹胀、消化不良、下腹坠胀不适或腹痛。

3.偶见阴道不规则出血或月经不调。

4.晚期患者可有消瘦、严重贫血及全身衰竭等恶病质征象。

5.压迫症状：腹部肿块较大时可出现膀胱、直肠压迫症状，大量腹水压迫横膈可致呼吸困难。

6.如有转移灶可产生相应症状，如肺转移可致咯血，肠道转移可引起大便改变、肠梗阻等。

7.警惕卵巢癌"三联征"：40~60岁妇女、卵巢功能障碍、胃肠道症状为卵巢癌的早期信号。

（二）体征

1.全身检查 可能触及下腹包块，腹水征阳性。腹股沟或锁骨上淋巴结肿大。

2.妇科检查 在子宫的一侧或双侧触及肿块，形态不规则、实性或囊实性、表面凹凸不平、活动度差，子宫直肠窝可触及固定之结节。晚期可呈"冰冻骨盆"状。

三、辅助检查

（一）B型超声检查

能测定肿块部位、大小、形态及性质。临床诊断符合率>90%。

（二）放射学检查

晚期患者常需行腹部和盆腔CT或MRI扫描。

（三）肿瘤标志物血清CA125检测

80%的卵巢上皮性癌的CA125水平高于正常值。

（四）腹水细胞学检查

可查找癌细胞。

（五）腹腔镜检查

可了解盆腹腔内肿块情况，对可疑病变进行多点活检，也可抽取腹水行细胞学检查。

（六）病理检查

对部分或全部受累的卵巢或腹腔内其他任何可疑肿块进行显微镜检查可确诊卵巢癌。

四、诊断

根据症状和体征可做出初步诊断，B超、腹部和盆腔CT及CA125等辅助检查可协助诊断。但确诊需行病理检查。

五、临床分期

卵巢癌分期为手术分期,常采用1985年FIGO(国际妇产科学联盟)分期法。TNM分期系统与FIGO分期一致。

Ⅰ期　病变局限于卵巢

Ⅰa期　病变局限于一侧卵巢,包膜完整,卵巢表面无肿瘤,无腹水

Ⅰb期　病变局限于双侧卵巢,包膜完整,卵巢表面无肿瘤,无腹水

Ⅰc期　Ⅰa或Ⅰb期病变已穿出卵巢表面;或包膜破裂或在腹水或腹腔冲洗液中查见恶性细胞

Ⅱ期　病变累及一侧或双侧卵巢,伴盆腔内转移

Ⅱa期　病变扩展或转移至子宫和(或)输卵管

Ⅱb期　病变扩展至其他盆腔组织

Ⅱc期　Ⅱa或Ⅱb期病变,肿瘤已穿出卵巢表面;或包膜破裂或在腹水或腹腔冲洗液中查见恶性细胞

Ⅲ期　病变累及一侧或双侧卵巢,伴盆腔以外种植或腹膜后淋巴结或腹股沟淋巴结转移,肝浅表转移属于Ⅲ期

Ⅲa期　病变大体所见局限于盆腔,淋巴结阴性,但腹腔腹膜面有镜下种植

Ⅲb期　腹腔腹膜种植瘤直径小于2cm,淋巴结阴性

Ⅲc期　腹腔腹膜种植瘤直径大于2cm,或伴有腹膜后或腹股沟淋巴结转移

Ⅳ期　远处转移,胸腔积液存在时需找到恶性细胞;肝转移需累及肝实质

六、治疗

治疗原则:以手术治疗为主,加用化疗、放疗的综合治疗。

(一)手术治疗

手术治疗是卵巢癌最有效的治疗方法,只有将肿瘤切尽,才能为辅助治疗创造条件,并能延长生存期。因此,手术尤其是首次手术至关重要。应先吸取腹水或腹腔冲洗液做细胞学检查;然后全面探查盆、腹腔,包括横膈、肝、脾、消化道、腹膜后各组淋巴结及内生殖器等。对可疑病灶及易发生转移部位多处取材做组织学检查。根据探查结果,决定手术范围。

手术范围:

(1)Ⅰa、Ⅰb期行全子宫及双附件切除术及仔细的手术分期。Ⅰa期交界性或G1肿瘤常通过单纯手术可以治愈。

(2)Ⅰc期及其以上期别患者应施行全子宫、双附件切除术、大网膜切除术及盆腔、主动脉旁淋巴结切除术,并尽量切除原发病灶及转移灶,使肿瘤残余灶直径≤2cm,即行肿瘤细胞减灭术。黏液性癌同时行阑尾切除术。

年轻患者保留对侧卵巢的指征:

(1)年轻未生育。

(2)临床Ⅰa期,肿瘤分化好。

(3)肿瘤为临界恶性或低度恶性。

(4)术中剖视对侧卵巢未发现肿瘤。

(5)术后有条件严密随访。

(6)愿意生育后再次手术。

(二)化学治疗

化学治疗为主要的辅助治疗。卵巢上皮性癌对化疗较敏感。

化疗适应证：

(1)术后化疗：适用于卵巢癌患者术后预防复发及术时无法切除的癌瘤。

(2)术前化疗：可以使肿瘤体积缩小，固定的癌块松动，为手术创造机会。

(3)姑息性化疗：适用于不能手术切除的晚期患者。

术后化疗于手术后 1~2 周开始，对于手术基本切尽者，一般给予术后化疗 6~8 个疗程。对于手术困难的晚期患者，可予术前化疗 1~2 疗程，待肿瘤松动后再行手术。

化学治疗主要采用以铂类药物为主的联合化疗。以全身化疗为主，也可考虑全身化疗联合腹腔化疗及盆腔动脉灌注化疗。可选用铂类药物、烷化剂、抗代谢类、抗生素类、抗肿瘤植物成分类等抗癌剂。

常用的化疗方案如下：

1.CP 方案

环磷酰胺，750mg/m²，静脉注射，第 1 天。

顺铂，75~100mg/m²，静脉滴注或腹腔灌注，第 1 天。

每 3~4 周为 1 疗程。

2.CAP 方案

环磷酰胺，750mg/m²，静脉注射，第 1 天。

阿霉素或表柔比星，50mg/m²，静脉注射，第 1 天。

顺铂，50mg/m²，静脉滴注或腹腔灌注，第 1 天。

每 3 周为 1 疗程。

3.CEP 方案

环磷酰胺，500mg/m²，静脉注射，第 1 天。

足叶乙甙，每日 100mg/m²，静脉滴注，第 1~5 天。

顺铂，50mg/m²，静脉滴注或腹腔灌注，第 1 天。

每 3 周为 1 疗程。

4.EP 方案

紫杉醇，135mg/m²，静脉滴注，第 1 天。

顺铂，75mg/m²，静脉滴注或腹腔灌注，第 2 天。

每 3 周为 1 疗程。

5.紫杉醇、卡铂联合化疗方案

紫杉醇，175mg/m²，静脉滴注，第 1 天。

卡铂，静脉滴注，第 2 天。

每 3 周为 1 疗程。

6.HCP 方案

六甲密胺,每日 150mg/m²,口服,第 8~21 天。

环磷酰胺,750mg/m²,静脉注射,第 1 天。

顺铂,50mg/m²,静脉滴注或腹腔灌注,第 1 天。

每 3 周为 l 疗程。

7.HCAP 方案

六甲密胺,每日 150mg/m²,口服,第 8~21 天。

环磷酰胺,600mg/m²,静脉注射,第 1 天。

阿霉素或表柔比星,25~30mg/m²,静脉注射,第 1 天。

顺铂,50mg/m²,静脉滴注或腹腔灌注,第 1 天。

每 3 周为 1 疗程。

(三)放射治疗

卵巢上皮性癌对放射治疗有一定敏感性。主要适用于:①术后残余灶直径<2cm,无腹水、无肝肾转移者;②卵巢癌术后复发,病灶只局限于阴道残端者。可采用腹腔内灌注放射性核素如 32P 或全腹移动条野照射或盆腔外照射,肝?肾区应加保护。盆腔放射剂量为 40~50Gy,上腹部放射剂量为 20~30Gy。

(四)激素治疗

激素治疗主要采用大剂量孕激素如醋酸甲羟黄体酮、甲地黄体酮等孕激素。主要适用于卵巢宫内膜样癌。常用药物为甲地黄体酮 160mg/d,口服;甲羟黄体酮 500mg/d,口服;己酸黄体酮 500~1000mg,每周肌肉注射 2 次。

【中医部分】

卵巢恶性肿瘤属中医的"肠覃"、"癥瘕"等范畴。卵巢癌的治疗目前仍以手术、化疗及放疗为主,中药治疗为辅。

一、病因病机

本病成因,多由外感六淫,内伤七情,饮食不节,房劳过度或生育产伤等致脏腑功能失和,气血乖违,气机阻滞,瘀血内停,或水湿内盛,痰湿凝结,积之日久,发而为病。

(一)肾虚湿盛

先天禀赋不足,或后天房劳多产,久病及肾,肾阳虚弱,水湿不化,聚而成痰,阻滞胞络,痰瘀交阻,积而成块。

(二)脾虚痰湿

素体脾虚或思虑伤脾,脾失健运,水湿不化,湿聚成痰,痰滞胞络,积而成块,或痰湿与血瘀结为瘕块。

(三)气滞血瘀

愤怒伤肝,肝气郁结,或经期产后正气虚弱,余血败精内留,均可以致瘀血内阻,瘀结日久结,于少腹发为癥瘕。

(四)气血虚弱

经期产后失血过多,或脾胃虚弱,气血化源不足,气虚无力不帅血行,血行缓慢致气虚血瘀结成包块,或兼脾胃功能失调,水湿不化聚而为痰,痰凝血瘀结为癥瘕。

(五)寒湿凝滞

经期产后,血室正开,若感风寒之邪,与血搏结于少腹,积而成块。

(六)湿热邪毒

脾失健运,湿浊蕴遏,久而化热,湿与热合,瘀结下腹,或湿毒秽浊之邪,乘产后体虚或经期血室正开内犯,与血相搏,结于下腹而成癥块,若邪毒日久耗伤正气,正气虚衰,邪毒炽盛,发为正虚邪实之候。

二、辨证施治

(一)内治

1.脾虚痰湿证 少腹包块,隐痛或不痛,月经提前或延后,量多或少,或阴道流血淋漓不断,带下量多、色白,身体疲乏无力,头晕,食欲不振,大便溏;舌质淡,苔薄白,脉沉迟或滑。

治疗原则:健脾祛湿,利水散结。

处方:胃苓汤(《太平惠民和剂局方》)加减。

苍术 10g,厚朴 10g,陈皮 12g,白术 10g,茯苓 15g,猪苓 10g,泽泻 10g,桂枝 9g,甘草 4g,生姜 2 片,大枣 2 枚。

面色萎黄,为血虚,加熟地 10g,白芍 10g;腹痛得温则舒,为寒凝血瘀,可去桂枝加肉桂 6g,益母草 15g,桃仁 12g;若经血淋漓不断,可加升麻 10g,党参 15g,乌贼骨 15g。

2.肾虚湿盛证 少腹包块,月经周期正常或延后,量中或少,色红,带下量多或少,色清质稀,头晕,耳鸣腰酸,小便频数,夜尿多,或手足心热;舌质淡,苔薄白,脉沉迟或沉细。

治疗原则:温补肾阳,化水散结。

处方:肾气丸(《金匮要略》)加减。

附子 6g,肉桂 6g,熟地 10g,山药 15g,山萸肉 15g,牡丹皮 10g,茯苓 15g,泽泻 10g。

兼有肾阴虚,可加女贞子 15g,枸杞子 15 菟丝子 15g;伴有气虚,加黄芪 15g,党参 15g;兼瘀血加桃仁 10g,没药 6g;兼气滞加莪术 10g,香附 10g,郁金 10g。

3.气血虚弱证 少腹包块,不痛或隐痛,月经超前或延后,量多或少,色淡质稀,头晕,气短,乏力,面色萎黄,或失眠;舌质淡,苔薄白,脉沉细或沉弱。

治疗原则:补益气血,化瘀散结。

处方:八珍汤(《正体类要》)合桂枝茯苓丸(《金匮要略》)加减。

熟地 10g,白芍 10g,当归 10g,川芎 10g,党参 15g,白术 12g,茯苓 15g,甘草 4g,桂枝 10g,赤芍 12g,牡丹皮 12g,桃仁 6g。

肾虚腰痛加川断 12g,寄生 12g,杜仲 12g;兼有湿热加败酱草 15g,夏枯草 15g。

4.气滞血瘀证 少腹包块,月经周期延后,色暗有块,经来腹痛,经前乳房胀痛,下腹时痛或针刺样痛,头痛,烦躁易怒;舌质暗,有瘀点或瘀斑,苔薄白,脉沉弦或弦涩。

治疗原则:理气活血,化瘀消癥。

处方:膈下逐瘀汤(《医林改错》)加减。

当归 10g,川芎 10g,赤芍 12g,桃仁 9g,红花 9g,枳壳 10g,玄胡 10g,五灵脂 10g,牡丹皮 12g,乌药 10g,香附 12g,甘草 4g。

兼气血虚弱者加黄芪 15g,党参 15g,熟地 12g,白芍 12g;腰酸痛者加川断 15g,寄生 15g;白带多、色黄者加败酱草 15g,夏枯草 15g,海藻 15g。

5.寒湿凝滞证 少腹包块伴有月经周期延后,月经量少,色暗有块,或经来腹痛,得温则舒,带下量多、色白、质稀,素日下腹冷痛或隐痛,得温则舒或夜间重,腰酸痛;舌质暗,苔薄白,脉沉迟。

治疗原则:温里通滞,化痰散结。

处方:阳和汤(《外科全生集》)加减。

熟地 10g,白芥子 10g,鹿角胶 6g,炮姜炭 10g,麻黄 6g,肉桂 6g,甘草 4g。

肝气不舒者加柴胡 10g,香附 10g,以疏肝理气。

6.湿热邪毒证 下腹包块,月经期量多、色红、质稠,白带多、色黄或黄绿如脓、味臭,下腹痛,头痛,易怒,大便干结,小便黄赤,舌质红,苔黄腻,脉滑数或数。

治疗原则:清热解毒,软坚散结。

处方:大黄牡丹皮汤(《金匮要略》)加减。

大黄 18g,牡丹皮 9g,桃仁 12g,冬瓜子 30g,芒硝 9g。

增强其清热解毒,软坚散结之功,加红藤 12g,败酱草 12g,桃仁 12g,炙穿山甲 12g;气虚者加黄芪 15g,党参 15g,太子参 15g,白术 15g;腰膝酸楚者加功劳叶、金毛狗脊;经量偏多者加花蕊石 15g,禹余粮 15g,炒槐花 15g;瘀块多者加血竭 8g;经量少,伴一侧或两侧小腹剧痛者加三棱 10g,莪术 10g,马鞭草 15g。

(二)成药验方

1.化瘰膏(上海中医学院附属曙光医院方) 牡蛎 30g,夏枯草 12g,海藻 12g,海带 12g,露蜂房 9g,天花粉 9g,玄参 6g,川贝母 4.5g,蜈蚣 4.5g。软坚散结,适用于卵巢癌及乳腺癌。

2.卵巢癌方(湖北中医药大学附属医院方) 白花蛇舌草 60g,半支莲 60g,橘核 15g,昆布 15g,桃仁 15g,地龙 15g,土鳖虫 9g,川楝 9g,小茴香 9g,莪术 12g,党参 12g,红花 3g。清热解毒,化瘀软坚,适用于卵巢癌。

3.卵巢癌方(上海中医学院附属曙光医院方) 炙穿山甲 15g,鳖甲 15g,白花蛇舌草 30g,桃仁 30g,薏苡仁 30g,熟地 15g,赤芍 12g,铁树叶 30g,水蛭 4.5g,虻虫 4.5g,丹参 12g,三棱 15g,莪术 15g,枳壳 9g,香附 12g,黄芪 15g,小茴香 9g,七叶一枝花 9g。活血软坚,破瘀消癥,适用于卵巢癌术后阴道转移。

(三)药膳疗法

(1)山药苡米海带粥:山药 15g,薏苡仁 15g,海带 20g,莲子 15g,大枣 6 枚,小米或糯米 50~100g。以上各药与糯米共煮粥,粥熟后加盐或白糖少许。空服,每日 2 次。适用于脾虚痰湿证。

(2)虫草红枣炖甲鱼:活甲鱼 1 只,虫草 10g,红枣 20g,料酒、盐、葱、姜、蒜、鸡清汤各适量。将甲鱼切成 4 大块,放入锅中煮沸,捞出,割开四肢,剥去腿油,洗净。虫草洗净,红枣用开水浸泡,甲鱼放入汤碗中,上放虫草、红枣,加料酒、盐、葱段、姜片、蒜瓣和清鸡汤,上笼隔水蒸 2 小时,取出拣去葱、姜即成,有条件可 1~2 日服 1 次,或每周 1~2 次。适用于肾虚水湿证。

(3)黑木耳红枣党参瘦肉汤:猪瘦肉 300g,黑木耳 30g,红枣 20 枚(去核),党参 10g,薏苡仁 15g。黑木耳用清水浸开,红枣去核,猪瘦肉切片,用调味品腌 10 分钟,把黑木耳、红枣、党参、薏苡仁放锅内,加清水适量,文火煲沸 20 分钟后,放入猪瘦肉片煲至熟,调味供用。适用于气血虚弱证。

(4)桃树根炖肉:瘦猪肉 200g,桃树根 150g。瘦猪肉洗净,加水 5 碗与桃树根一齐煲汤,煲余剩 1.5 碗即可,吃肉喝汤。适用于气滞血瘀证。

(5)姜枣海藻红糖汤:干姜 30g,大枣 30g,红糖 30g,海藻 15g。将大枣去核洗净,海藻、干姜洗净切片,加红糖同煎汤服。适用于寒湿凝滞证。

三、预防与调护

由于卵巢肿瘤早期诊断较困难,应加强对早期肿瘤防治,凡 30 岁以上妇女应每年普查 1~2 次,绝经后妇女在妇科检查时触到卵巢,应高度重视,复查确诊。对绝经后出血,久治不愈附件包块,青春期附件肿块,或小囊肿持续 3 个月以上不消退或增长者应进一步检查,必要时剖腹探查。

病后应适当休息,注意四季气温变化增减衣着,避免寒冷热毒之邪入侵,可户外散步或练太极拳。

保持心情舒畅,避免七情所伤,遵循《内经》"恬淡虚无,真气从之,精神内守,病安从来"的观念,保持良好的精神状态,开导病人树立信心,积极配合治疗。饮食宜富于营养,清淡。

【卵巢恶性生殖细胞肿瘤】

【西医部分】

卵巢恶性生殖细胞肿瘤为来源于原始性腺生殖细胞的一组卵巢恶性肿瘤,约占所有卵巢恶性肿瘤的 5%。好发于儿童和青少年。卵巢恶性生殖细胞肿瘤除无性细胞瘤外,侵袭能力极强,生长迅速。主要细胞类型包括无性细胞瘤、内胚窦瘤、胚胎癌、非妊娠性绒癌、未成熟畸胎瘤和混合性生殖细胞肿瘤。

一、病因

其病因不清。

二、临床表现

(一)症状
1.早期无症状,表现为一侧或双侧下腹部肿块。

2.可能出现下列症状

(1)腹痛、腹胀,甚至出现急腹症。

(2)下腹部肿块短期内迅速长大。

(3)儿童期出现阴道流血、流液或青春期前出现性早熟。

(4)少数患者可出现短期闭经或月经稀少。

(二)体征

1.体格检查 可扪及下腹部肿块或腹水征阳性。

2.妇科检查 可扪及下腹部肿块位于一侧或双侧,囊实感或实性,常较固定,一般无压痛。

三、辅助检查

(一)B型超声检查

能测定肿块部位、大小、形态及性质。

(二)放射学检查

晚期患者常需行腹部和盆腔CT或MRI扫描。

(三)肿瘤标志物

①血清甲胎球蛋白(AFP)测定:结合临床,AFP升高对卵巢内胚窦瘤及混合有内胚窦成分的恶性混合性生殖细胞肿瘤有明确诊断的意义;②血、尿绒毛膜促性腺激素β亚单位(β-HcG亚单位)测定:升高可协助诊断非妊娠性绒癌及混合有绒癌成分的恶性混合性生殖细胞肿瘤;③血清乳酸脱氢酶(LDH):升高可协助诊断无性细胞瘤;④血清神经细胞特异性烯醇化酶(NSE)的测定:升高可协助诊断未成熟畸胎瘤及无性细胞瘤。

(四)病理检查

对部分或全部受累的卵巢或腹腔内其他任何可疑肿块进行显微镜检查可确诊。

四、诊断

根据患者的年龄、临床症状和体征,结合盆腔B超、血AFP及β-HCG亚单位测定结果。不难做出诊断,但确诊需行病理检查。

五、临床分期

同卵巢上皮性癌所采用的国际妇产科联盟(兀G0)的分期法。

六、治疗

(一)手术治疗

为主要治疗手段。目前提倡保留生育功能的手术,对年轻需要保留生育功能的患者,除非对侧卵巢或子宫已受累,均可行保守性手术即一侧附件切除术、大网膜切除术及仔细的手术分期包括盆腔和主动脉旁淋巴结取样,腹腔冲洗液查找恶性细胞,仔细检查腹腔表面并对横膈和腹腔表面进行随机多点活检。但如果患者已经生育或对侧卵巢或子宫已受累,手术方案应与相应期别的卵巢上皮性癌的手术方案相同。

(二)化学治疗

卵巢生殖细胞肿瘤对化疗非常敏感。除肿瘤局限于一侧卵巢(Ia期)、分化好的(G1)未成熟畸胎瘤或无性细胞瘤妇女,不需要术后化疗外,其他的所有患者术后均需要化疗。

常用的化疗方案为:

1.BEP方案(为目前的首选方案)

博莱霉素或平阳霉素,15mg/d,缓慢持续静脉滴入,第1~5天。

足叶乙甙,100mg/m²,静脉滴注,第1~5天。

顺铂,100mg/m²,静脉滴注或腹腔灌注,第1天。

每3~4周为1疗程。共6个疗程。

2.BVP方案

博莱霉素或平阳霉素,15mg/d,缓慢持续静脉滴入,第1~5天。

长春新碱,1~1.5 mg/m²,静脉注射,第1天。

顺铂,100mg/m²,静脉滴注或腹腔灌注,第1天。

每3~4周为1疗程。共6个疗程。

3.VAC方案

长春新碱,1~1.5mg/m²,静脉注射,第1天。

放线菌素D,0.5mg/d,静脉注射,第1~5天。

环磷酰胺,每日5~7mg/kg,静脉注射,第1~5天。

每3~4周为1疗程。共12个疗程。

(三)放射治疗

无性细胞瘤是一种对放疗特别敏感且放疗可治愈的肿瘤,手术后辅以放疗,患者存活率高达100%;但因联合化疗对无性细胞瘤有奇效,而且无性细胞瘤多数为年轻患者,盆腹腔放疗对其生理和生育均有影响,因此,目前很少使用放疗。放疗主要适用于:①患者已经有小孩而肿瘤又为晚期,转移或复发瘤较多;可于手术后辅以放疗;②远处转移或复发。

七.护理

1、生殖道肿瘤患者术后需要注意伤口的清洁与护理,注意按时更换敷料,避免粘连或感染。术后定期测量体温,监测伤口有无出血或渗液。卧床期间需要促其肌肉的舒缩活动及抬高患肢,促进其血液循环,减少其压疮和肿胀,促进其早日恢复。

2、生殖道肿瘤患者术后需按医嘱定期放化疗,注意放化疗结束后采血,监测有无血细胞降低现象,若出现异常及时就医。

3、生殖道肿瘤患者在治疗期间注意卧床休息,避免剧烈活动。

(孙艳敏 李芳 曹翠君 郝秀丽 王燕)

第八章 外阴手术

第一节 前庭大腺囊肿手术

【概述】

前庭大腺囊肿(bartholin cyst)系因前庭大腺管开口部阻塞,分泌物积聚于腺腔而形成的囊肿。前庭大腺管阻塞的主要原因有:①前庭大腺脓肿消退后,腺管阻塞,脓液吸收后被黏液分泌物所代替而形成囊肿。②腺腔内的黏液浓稠或先天性腺管狭窄,分泌物排出不畅,导致囊肿形成。③非特异性炎症阻塞,如分娩时会阴与阴道裂伤后瘢痕阻塞腺管口,或会阴侧一斜切开术损伤腺管。前庭大腺囊肿可继发感染而形成脓肿反复发作

【诊断】

(一)症状

本病多为单侧性,也可以双侧发生。如果前庭大腺囊肿小且无感染,患者可无自觉症状;若囊肿大,患者可感到外阴有坠胀感或有性交不适。

(二)体征

在一侧大阴唇后部下方有囊性包块,常向大阴唇外侧突出,无触痛。小型囊肿呈椭圆形或梭形,大型囊肿可占据整个大阴唇中下 1/3 部位,致小阴唇被完全展平,阴道口被挤向健侧。囊肿可持续数年不变。按压时没有疼痛,或有轻微的压痛。

(三)检查

诊断困难时,可做局部穿刺,抽得的黏液送细胞培养和药敏试验。

(四)诊断要点

1.病史 有前庭大腺急性炎症史或淋病史。

2.临床表现 患侧大阴唇下 1/3 处有囊性包块,呈椭圆形,无明显压痛。

3.辅助检查 做局部穿刺,抽得黏液即可以确诊。

(五)鉴别诊断

(1)本病主要须与前庭大腺脓肿相鉴别:脓肿的特点是症状明显,发病过程急,局部表现为肿胀、疼痛、烧灼感,行走不便。

(2)前庭大腺囊肿应与大阴唇腹股沟疝相鉴别:疝与腹肌沟环相连,咳嗽时肿块有冲动感,推压后可以复位,肿块消失,而下屏气时肿块增大。

【适应证】

没有感染或感染已控制的前庭大腺囊肿。

【术前准备】

消毒液(1:5000 高锰酸钾或 1:2000 碘伏液)坐浴 3d。

【体位】

膀胱截石位。

【麻醉】

局部浸润麻醉或阴部神经阻滞麻醉。

【手术方法】

1.前庭大腺囊肿造口术

此术式操作简单,能保留前庭大腺功能但有复发的可能。

(1)在黏膜与皮肤交界处切开囊肿,切口应与囊肿等长,排出囊液。

(2)用生理盐水或抗生素溶液冲洗囊腔。

(3)用可吸收缝合线或 4 号丝线将囊壁与周围的皮肤及黏膜作间断缝合,形成袋状。

(4)袋腔内放置碘伏纱条或凡士林纱条引流。

2.前庭大腺囊肿切除术

(1)在黏膜与皮肤交界处偏黏膜侧纵向切开囊肿,切口与囊肿等长。

(2)分离阴道黏膜与囊肿之间的结缔组织,钝性或锐性剥离囊肿至其根部。

(3)缝扎其根部血管,切除囊肿。

(4)用可吸收缝合线缝合囊肿及底部,不留死腔,严密止血。

(5)切除多余的周边黏膜。

(6)用可吸收线或丝线间断缝合阴道黏膜,必要时放置引流条。

【术后护理】

(1)、注意休息,进行适当的活动。

(2)注意外阴清洁,每天用 1:5000 高锰酸钾坐浴,至外阴切口完全愈合为止。

(3)每天更换内衣裤,并注意房事前后夫妻的外阴清洁。

(4)注意营养,以高蛋白、低脂肪饮食为主,多吃水果蔬菜。

第二节 前庭大腺脓肿手术

【概述】

前庭大腺位于两侧大阴唇后 1/3 深部,腺管开 l2l 于处女膜与小阴唇之间。因解剖部位的特点, 在性交、分娩等情况污染外阴部时, 病原体容易侵入而引起前庭大腺炎(bartholinitis)。主要病原体为葡萄球菌、大肠杆菌、链球菌、肠球菌,随着性传播疾病发病率的增加,淋病奈瑟菌及沙眼衣原体已成为常见的病原体。急性炎症发作时,病原体首先侵犯腺管,腺管呈急性化脓性炎症,腺管开口往往因肿胀或渗出物凝聚而阻塞,致脓液不能外流、积存而形成前庭大腺脓肿(abscess of bartholinitis)。

【诊断】

(一)症状

急性期局部疼痛、红肿,前庭大腺脓肿形成时疼痛最为剧烈。常有发热,寒战者较少。有时大小便困难。局部触痛显著,有波动感,腹股沟淋巴结多肿大。

(二)体征

发病常为单侧性,大阴唇下 1/3 处有硬块,表面红肿,压痛明显。当脓肿形成时,肿块迅速增大、有波动感、触痛明显。当脓肿增大,表皮变薄时可自行破溃,流出脓液。同侧腹股沟淋巴结肿大。若为双侧脓肿,淋球菌感染可能性大。

(三)检查

1.脓液涂片检查 白细胞内找到革兰阴性双球菌,即可诊断淋球菌性前庭大腺炎。

2.脓液细菌培养 根据培养所得细菌及药敏试验,决定下一步治疗。

(四)诊断要点

(1)一侧大阴唇局部肿胀、疼痛、灼热感,行走不便,有时会因疼痛而导致大小便困难。

(2)检查见局部皮肤红肿、发热、压痛明显,脓肿形成时有明显的波动感。前庭大腺开口处充血,可有脓性分泌物。

(3)本病主要依靠临床症状和体征来做出诊断。在前庭大腺开口处或破溃处取脓液进行涂片检查及细菌培养和药敏试验,便于指导临床用药。

(五)鉴别诊断

1.尿道旁腺炎 尿道旁腺炎位置比较高,很少位于小阴唇的下方。

2.腹股沟疝 嘱患者咳嗽,会感觉到肿块冲动;挤压局部时,肿块可消失,有时候肿块可以突然增大,叩之呈鼓音。

3.外阴疖 一般在皮肤的表面且较小,质硬,无脓液形成。

4.外阴血肿 一般有明确的创伤史,血肿在短时间内迅速形成,疼痛不如脓肿明显,也无腹股沟淋巴结肿大。

【适应证】

前庭大腺感染化脓形成脓肿者。

【禁忌证】

前庭大腺感染红肿硬结尚未形成脓肿者。

【术前准备】

消毒液坐浴 3d。

【体位】

膀胱截石位

【麻醉】

局部浸润麻醉或阴部神经阻滞麻醉。

【手术方法】

1.切口

在脓肿表面波动感最明显的部位做纵向切口,长度近脓肿全长。操作时,应用尖刀反方向挑开脓腔,再用剪刀延长切口。

2.脓腔处理

脓液完全排出后,用生理盐水或抗生素液(最常用庆大霉素)冲洗脓腔,再以抗生素纱条填塞脓腔,最后用消毒纱布覆盖创面。

【术后护理】

(1)对有局部伤口加压包扎或留置引流管的病人,应注意局部组织血运情况,引流管排出情况;如有伤口出血不止、伤口裂开、剧烈疼痛肿胀、敷料污染严重者,应及时就诊。

(2)肢体部位手术者,应在维持功能体位基础上,避免负重及大幅度运动,以免影响伤口愈合。其他部位手术者,均不影响患者生活自理,每天可以进行一些体力消耗小的活动。

(3)做好术后伤口的护理工作,避免伤口感染,冬季注意伤口的保暖工作,如此就能够有利于患者伤口的愈合速度。

(4)如果患者伤口由于各种原因出现伤口不愈合,在做好以上护理工作的前提下,可使用于氏收口方之类促进伤口愈合的良药进行治疗。

(5)术后还应该注意饮食调理,多食用一些含有维生素、蛋白质、锌丰富的食物,避免食用辛辣、刺激性的食物,避免食用发物。

第三节 外阴血肿手术

【概述】

外阴部血肿多是因外阴部直接碰撞硬物、分娩时损伤或粗暴性行为引起的。表现为局部肿胀、疼痛及皮下淤血。巨大血肿压迫尿道可致尿潴留。血肿形成的最初 24h 内,特别是最初数小时内,切忌穿刺抽吸,以防诱发再度出血。

【适应证】

(1)外阴血肿较大不能自行吸收者。

(2)经姑息治疗无效、血肿有继续增大趋势者。

(3)有感染化脓倾向者。

【术前准备】

(1)详细询问病史并作全身检查。

(2)血肿较大者需备血、输血,有感染征象时给予抗生素。

(3)外阴备皮、消毒、导尿。

【体位】

膀胱截石位

【麻醉】

局部浸润麻醉、阴部神经阻滞麻醉、骶麻。

【手术方法】

(1)在血肿壁薄弱或波动感最明显处做纵向切口,直达血肿腔。

(2)用手指或纱布将血肿腔内的血凝块全部取出。

(3)充分止血后,自血肿腔基底用 0 号可吸收线间断缝合,不可遗留间隙。

(4)修剪多余的切口边缘,用细丝线间断缝合。

(5)伤口加压包扎,阴道填塞纱布,以达压迫止血的目的。

(6)如血肿合并感染,清除血块,充分止血后清洗血肿腔,用抗生素局部喷洒,缝合切口时放置橡皮引流条。

【术后护理】

(1)每日用消毒剂擦洗外阴,更换敷料。

(2)伤口局部加压固定,以达止血目的。

(3)应用抗生素及止血剂。

(4)术后 24h 取出引流条,72h 取出阴道纱布。

第四节 小阴唇粘连分解术

【适应证】

幼女外阴炎后或创伤后引起小阴唇粘连者。

【术前准备】

消毒剂坐浴,每日 1 次,共 3~5d。

【体位】

膀胱截石位

【麻醉】

表面麻醉或局部浸润麻醉,幼女可用静脉或全身麻醉。

【手术方法】

1.手分离

用手将小阴唇向两侧轻轻牵拉,粘连时间短暂可逐渐分离。如粘连较牢固,可分次分离,每次分离后,在已分离除涂以 0.05% 乙烯雌酚和红霉素软膏,隔日继续徒手剥离。最终至粘连完全分开。

2.钳分离

手分离失败或粘连时间长不易分离者,可用探针或止血钳插入粘连的小孔,在其指引下向两侧作钝性剥离。

3.刀分离

钝性分离失败者,可用刀刃自中线分离粘连。分离时可用一槽状探针插入粘连组织后方作引导。

【术后护理】

消毒液坐浴,每日 2 次,洗后创缘涂雌激素软膏和消毒油膏,持续 1 周。

第五节　外阴肿物切除术

【适应证】

外阴良性肿瘤如乳头状瘤、纤维瘤、脂肪瘤、皮脂腺囊肿等。手术方法基本类似,据其形态可有带蒂与无蒂之分。

【术前准备】

(1)消毒液坐浴 3d。

(2)月经干净后 3~5d 施行手术为宜。

(3)术前排空直肠粪便。

【体位】

膀胱截石位。

【麻醉】

局麻或骶麻。

【手术方法】

1.带蒂者

(1)于瘤蒂周围做纺锤形切口。

(2)切口皮肤,分离出蒂根。

(3)用止血钳夹住瘤蒂根部,切除肿瘤。

(4)缝合结扎瘤蒂根部及皮肤。

2.无蒂者

(1)将肿瘤尽量提起,沿肿瘤边缘做切口。

(2)用 Allis 钳牵拉肿物并行钝性或锐性分离,直至完整剥离。

(3)用可吸收线自基底部间断缝合关闭瘤腔。

(4)用细丝线间断缝合皮肤。

【术后护理】

(1)外阴擦洗,每日 2 次。

(2)肿瘤近尿道口者,酌情留置导尿管。

(3)术后 5~6d 拆线。

(李芳 孙艳敏 刘强 郑颖 刘娇)

第九章　阴道手术

第一节　处女膜切开术

【概述】

　　女性生殖道在其各个阶段的发育中,可能受到不良因素的干扰而发生相应部位的异常,如副中肾管与泌尿生殖窦之间的隔膜未消退则导致处女膜闭锁。青春期无月经来潮,因周期性下腹痛就医诊查时才发现。可见阴道口部位显著膨隆,呈紫蓝色。肛诊可扪及阴道膨大,需及时做处女膜切开术。

【适应证】

　　诊断明确的处女膜闭锁。

【禁忌证】

　　阴道闭锁,单纯切开处女膜部位不能解决经血排出问题,须作好阴道成形术的准备才能实施手术。

【体位】

　　膀胱截石位。

【麻醉】

　　局麻

【手术方法】

　　1.切口

　　于阴道口膨隆处做"X"形切口,近达处女膜环。

　　2.修剪处女膜

　　沿处女膜环剪除多余的处女膜组织,形成圆形阴道口。如有出血,用2-0可吸收线间断缝合切缘。

　　3.插入金属导尿管

如闭锁部位较高或隔膜组织较厚，可能是泌尿生殖窦未发育或后天炎症粘连所致，应向尿道插入金属导尿管，将食指伸入肛门以引导切开方向，避免损伤其他器官。

【术后护理】

术后即可下床活动，以利经血流出。不宜坐浴或阴道灌洗。口服抗生素预防感染。

第二节　阴道成形术

【概述】

先天性无阴道是因胎盘发育期间副中肾管发育不全，使全部阴道及子宫阙如或幼稚子宫(Rokitansky-küster-Hauserz 综合征)，但卵巢、输卵管一般存在。极少数有发育正常的子宫。先天性无阴道患者至青春期时无月经并且婚后不能性交，多需行阴道成形术。另有一部分先天皮质增生，除行阴道成形术外还应切除真两性畸形患者盆腔内的卵睾组织，切除男性假两性畸形的睾丸组织和肥大的阴蒂，这些措施均为防止恶变，并需长期补充雌激素，肾上腺皮质增生者要终身服用强的松药物。

一、乙状结肠人工阴道成形术

【适应证】

(1)先天性无阴道，两性畸形无正常阴道者。

(2)阴道膀胱瘘或阴道直肠瘘，阴道瘢痕导致阴道严重狭窄，行瘢痕切除后修补，用乙状结肠移植填补瘘孔，即可加固阴道，又可改善阴道狭窄，解决性生活困难的问题。

(3)各类阴道成形术所致膀胱或直肠损伤，在修补瘘孔同时用乙状结肠代人工阴道最为理想。

(4)阴道癌或同时患外阴癌、宫颈癌、行全阴道切除术，用乙状结肠作为阴道创面覆盖物。

【禁忌证】

(1)欲切取的乙状结肠血运发生障碍。

(2)欲切取的乙状结肠过短，不能拉至阴道口，或过细，不能容两指(4cm 粗)。

【术前准备】

(1)同"一般阴道手术前准备"。

(2)肠道准备：①术前 3d 进无油渣半流质饮食。术前 3d 口服甲硝唑 0.2~0.4g，每日 3

次;环丙沙星 0.25g,每日 3 次。②术日禁食。术前日上午 10 点及下午 2 点各口服硫酸镁溶液 30mL,如排大便量少,酌情加肥皂水洗肠。

(3)行 B 超检查了解泌尿系统情况。

【麻醉】

连续硬膜外麻醉或全麻。

【体位】

膀胱截石位。

【器械】

一般腹部手术器械,肠钳、小纹钳。

【手术方法】

1.腹部手术

(1)行下腹正中线左旁切口,长 14~15cm,逐层开腹。

(2)探查盆腔的始基子宫,双侧输卵管、卵巢的情况。

(3)游离乙状结肠:提起乙状结肠,排垫小肠。欲取其自然状态下长约 15cm 的肠段,辨认乙状结肠的血管支配。将该肠段的近端及远端分步钳夹,切断,结扎其肠系膜组织并钳夹切断其间血管:左结肠动脉降支及乙状结肠最下动脉。在切断血管前先试行钳夹欲切的血管,见欲切肠段血运良好,再切断。注意结扎肠系膜血管不要连带较多组织,以免肠系膜纵切缘过短造成肠管下置穴道困难。

(4)切断肠管:于游离的乙状结肠近、远两端各夹两把直肠钳,每侧肠管切断处肠系膜缘分别横向游离约 1cm。钳夹方向应向保留侧肠管的游离缘稍微倾斜,以保证肠吻合成功。于两钳之间切断肠管。将切成的肠管外包盐水纱布备用。

(5)吻合肠管:取下保留肠管近、远端所夹的肠钳,断面用碘酒消毒后以小圆针和 1 号丝线间断全层缝合肠管后壁和前壁,线结打在肠腔内,间断内翻缝合浆肌层,针距 3mm。吻合完毕后检查吻合口,应见吻合口上下肠管颜色红润,血运良好,吻合口处应能容纳 1 拇指以上,才不至于狭窄。

2.阴道造穴

(1)用手指在前庭部加压,即出现凹陷,在凹陷中央做 4~5cm 横切口或浅弧形切口,稍微剪开组织。再用左右食指进入组织间隙依骨盆轴方向进行分离,切忌向骶侧分离及用力过猛,以免损伤直肠。造穴深度应以能看到顶端光滑腹膜,宽度能同时容纳食、中、无名指为适宜。

(2)切口盆底腹膜与穴道相通:于两侧始基子宫直接稍后方的腹膜处,横向切开 6cm 以上。在阴道造穴中用手指上顶达膀胱与直肠间的盆底 腹膜,于此处切开,使盆底腹膜与穴道相通。

(3)将游离的乙状结肠置入穴道形成阴道;取游离的乙状结肠段系膜较长的一端,向穴道内置入并拉到阴道口,用 4 号丝线将其边缘一周间断缝合于阴道口,肠管与穴道间放置橡皮条引流。

(4)缝合游离的乙状结肠盆腔端:将留置于盆腔的乙状结肠另一端用 4 号丝线间断缝合全层,关闭为盲端,其两端悬吊在始基子宫的相当于宫骶韧带处。

(5)缝合切开的肠系膜前后叶并将置入穴道的乙状结肠系膜,用小圆针和 1 号丝线间断缝合固定于盆腔后腹膜。

(6)检查吻合肠管血运良好后,关闭腹壁各层。关腹前用甲硝唑溶液冲洗盆腔。

(7)用窥器打开所造阴道,以庆大霉素棉球擦洗,再用浸有庆大霉素的纱布制成纱布卷,外包碘仿纱条,最外包被凡士林纱布,填入阴道内,纱布垫封闭阴道口,戴丁字带。

【术后护理】

(1)饮食:术后 72h 内禁食,72h 后进清流质,逐渐过渡至半流质。术后第 7d 改半流质,术后 10d 左右酌情改普食。禁食与流质饮食期间给予液体支持疗法,补足肠道外营养(包括葡萄糖、脂肪乳、氨基酸等)及维生素,按生理需要量补充电解质。

(2)给予有效广谱抗生素预防感染。

(3)严密观察体温即大便情况。第一次大便多在术后第 5~6d,初可为柏油样便,后大便颜色转为正常。

(4)注意外阴清洁,每日擦洗外阴 1 次。

(5)穴道壁放置橡皮膜引流者,每日松动 1 次,至 48~72h 后取出。

(6)安放导尿管持续开放 1 周,每日用氯霉素眼药水滴尿道口 1 次。

(7)术后 7d 取出阴道凡士林纱布卷。

(8)每日晚行高锰酸钾溶液坐浴,夜间放置阴道模具,术后 1 个月复查。查阴道口愈合良好,无狭窄可行性生活。有狭窄可自己先用中、食指戴阴茎套每晚扩张或戴阴道模具扩张至性生活满意为止。

二、盆腔腹膜移植阴道成形术

【适应证】

先天性无阴道,无既往造穴形成的膀胱尿道瘘或直肠前庭瘘者。

【术前准备】

同"一般腹部手术、阴道手术术前准备"做好肠道准备。

【麻醉、体位】

连续硬膜外麻醉或全麻。

膀胱截石位

【手术方法】

1.阴道造穴

同"乙状结肠人工阴道成形术"。

2.分离腹膜

于两侧始基子宫间稍后方横向切开约 6cm,从切开周围钝性分离膀胱后、直肠前及两侧盆壁腹膜下的疏松结缔组织,使游离的腹膜呈筒状腔穴。腹膜缘切口前、后、左、右各缝一针,4 号丝线作牵引,游离范围大小以能将腹膜切口牵拉至阴道口为度。

3.腹膜移植穴腔

将 4 根腹膜牵引线沿穴道相应部位牵拉至阴道口。如腹膜牵拉紧张,可切断与始基子宫相连的圆韧带或横向切开骨盆漏斗韧带腹膜,后纵向缝合切口。如仍感腹膜紧张,可适当游离外阴切口用 4 号丝线或 3-0 可吸收线间断缝合,腹膜外与穴腔间放橡皮膜引流。

4.关闭盆底腹膜形成阴道顶

将直肠前方、膀胱后方及两侧盆壁腹膜用 1-0 可吸收线连续或两侧半荷包缝合第一层,继之加固缝合第二层,为防阴道脱垂,可将始基子宫缝合固定于阴道顶端两侧角。

5.填充阴道

用金属窥器外罩阴茎套从外阴切口置入穴道的腹膜腔内,填充同"乙状结肠人工阴道成形术"。

【术后护理】

1.一般护理

同乙状结肠代阴道成形术。为防粪便污染伤口,术后需给予止泻药剂 4d。

2.饮食管理

术后流质免奶、输液支持疗法,肛门排气后进半流质饮食,术后 5d 服缓泻剂,第 6d 排大便后改为普通饮食。

3.阴道模具放置

术后 9~10d 外阴拆线,取出阴道纱布及阴茎套。消毒阴道并放置阴道模具(我院采取玻璃模具,外包凡士林纱布,内放 1 块无菌纱布),每日清洁消毒更换 1 次,持续 3 个月。3 个月后间断放置,半年后改每周两次至婚后停放。

4.性生活

腹膜阴道完全上皮化需 5~6 个月,故最早于术后 6 个月进行性生活为宜。

三、皮片移植阴道成形术

植皮或植羊膜阴道成形术的手术简单易行、安全、成功率高,但皮肤组织不如黏膜柔软润滑,且弹性差、干涩。另有术后放置阴道模具时间较长,皮肤挛缩会使阴道变浅是其缺点。

【适应证】

先天性无阴道,无既往造穴形成的膀胱尿道瘘或直肠前庭瘘者。

【术前准备】

同"一般阴道手术前准备",作好肠道准备。取皮者作取皮区准备。

【麻醉、体位】

连续硬膜外麻醉或全麻。

膀胱截石位。

【器械】

一般阴道手术器械,如用大腿皮瓣需备切皮机。

【手术方法】

1.取皮法

常规消毒准备好的一侧大腿内侧的皮肤,用切皮机取下 1 块中等厚度(20‰~40‰),长 20cm、宽 10cm 的皮片,放入无菌温生理盐水内保留备用。供皮区创面用无菌油纱布和干纱布覆盖包扎。

2.造穴

同"乙状结肠人工阴道成形术"。

3.植皮与固定

将准备好的皮片覆盖在撑开的金属阴道窥器上(皮筒与窥器之间以一层纱布相隔),两侧边缘用 3-0 可吸收线或 4 号丝线作间断缝合(线结应打在阴道腔面),使之形成皮筒状。皮筒的前后壁以尖刀多点刺破成小孔。将皮筒连同窥器一起放入穴腔内(皮片创面与穴腔创面相贴),从顶端开始用含有庆大霉素的碎纱布条均匀地填满皮筒。取出窥器,将纱布边缘覆盖于碎纱布前方。

4.缝合阴道口

将皮筒外缘与阴道口的创缘用 4 号丝线间断缝合,放置导尿管,以双 7 号丝线间断缝合两侧大阴唇皮肤,封闭阴道口,待开封时拆除缝线。

【术后护理】

(1)一般护理同"盆腔腹膜移植阴道成形术"。

(2)阴道模型的放置:一般认为,术后 3~6 个月为人工阴道的收缩期,尤以术后 1 个月为明显,故术后放置模型时间应持续 3~6 个月,以后白天取出,夜间放置或隔 3~5d 放置一次,直至结婚。如阴道内有肉芽生成,应行消炎并去除肉芽。

四、Vecchietti's 阴道成形术

Vecchietti's 手术即前庭黏膜阴道成形术,手术简单易行,外阴阴道无任何创伤痕迹,阴道柔软、湿润,具有弹性。

【适应证】

先天性无阴道,无既往造穴形成的膀胱尿道瘘或直肠前庭瘘者。

【禁忌证】

尿道口处于前庭中心部位,上提前庭黏膜易使尿道口被拉入阴道。

【术前准备、麻醉、体位】

术前准备同"一般阴道手术前准备",作好肠道准备。

连续硬膜外麻醉或全麻。

膀胱截石位。

【器械】

除一般腹部手术器械外,另备 1 根特制的约 3mm 粗、带孔眼的穿刺针,两根长而结实的 Mersilen 线和 1 个直径 2.5cm、光滑的纽扣及腹壁金属固定器。

【手术方法】

1.腹部切口

腹部耻骨上横切口或纵切口打开腹腔或达腹膜前。

2.隧道形成

盆腔腹膜切口同乙状结肠移植法。钝性分离膀胱与直肠间隙至前庭 1cm 处,宽度至少两恒指。

3.上提前庭黏膜

用两根 Mersilen 线穿过 2.5cm 直径的纽扣或相同的塑料球,距两线的短端 10cm 处打结,使纽扣或塑料球不至于脱落。从盆腔隧道口伸入一粗的带孔穿刺针,穿入未打开的部分尿道直肠间隙,由前庭中部透出,将两线长端套入针孔,再退回穿刺针,线被带出隧道口。分离两侧盆腔腹膜(如从父母外分离膀胱直肠间隙则无须此步骤),使两根线分别从腹膜外穿出前腹壁,关闭盆腔腹膜切口。

4.关闭腹壁各层

5.腹部安放牵拉装置

将穿出腹壁的两根线系于固定牵拉装置的两端,扭动螺旋使两线拉紧。术毕,纽扣可上提 2~4cm(从纽扣外所留的 10cm 线端可测知)。术后每日调节牵拉线,使线每日上提 0.5~1cm(但勿牵拉过紧致前庭黏膜破裂),牵拉 1 周后,新阴道可形成 10~12cm 深,即可

去除牵引线及纽扣,阴道持续放置模型 2~4 周。此后改为每日顶压扩张,每次 20min。1 个月后改为 2d1 次或每周 2 次。

五、外阴皮瓣代阴道术(Williams 手术)

该术式不需要在尿道和膀胱与直肠之间打开间隙,仅利用大阴唇皮肤、皮下脂肪及部分会阴组织形成一约 3cm 的皮瓣代阴道。此后性交继续扩张前庭自然腔穴达满意程度,多不使用阴道模型。

【适应证】

先天性无阴道,无既往造穴形成的膀胱尿道瘘或直肠前庭瘘者。

【麻醉】

硬膜外麻醉或骶管麻醉。

【体位】

膀胱截石位。

【手术方法】

1.切口

于尿道口水平外侧各 4cm 处,分别沿大阴唇阴毛内侧向下切开皮肤与皮下脂肪,直至会阴后联合处,转向中线与正中会合形成“U”形切口。

2.成形缝合

从会阴中部开始,用 2-0 可吸收线向前缝合内侧皮肤边缘(线结留在皮肤外表面),形成袋状,用细丝线水平间断缝合脂肪层。

3.缝合外侧皮肤边缘

【术后护理】

同“外阴手术”,应特别注意预防感染。安放导尿管持续导尿 1 周,每日用氯霉素眼药水滴尿道口 1 次。

第三节 阴道瘢痕

后天性原因可造成阴道瘢痕形成。常见原因有：①幼年时全身性传染病并发阴道炎;②局部损伤:外伤或阴道手术后再闭锁、难产时阴道裂伤合并感染的后遗症;③药物腐蚀。

【适应证】

因阴道瘢痕导致的经血潴留,性交困难者。

【禁忌证】

阴道瘢痕合并感染或溃疡未愈者。

【术前准备】

应作好肠道准备:术前 3d 无油渣半流质饮食,口服肠道消炎药包括抗厌氧菌和抗需氧菌药物。需植皮者术前两天清洁大腿内侧皮肤,备皮、消毒,用无菌包裹。

【体位】

膀胱截石位

【麻醉】

腰麻或硬膜外麻醉。

【手术方法】

(一)单纯瘢痕切开法

适于轻度粘连,瘢痕环较薄者。以小尖刀沿瘢痕环做放射状切开,深度达阴道壁平面。修剪瘢痕组织,以 2-0 可吸收线间断缝合切开,对合缝针垂直于切开,以防术后狭窄。

(二)瘢痕切开创面植皮法

适于瘢痕广泛或粘连导致阶段性闭合者。

1.切除瘢痕

将金属导尿管插入膀胱,助手将食指伸入直肠,术者探查阴道瘢痕与尿道、膀胱及直肠间的距离,小心切除瘢痕,切勿损伤相邻器官,结扎或缝扎止血。

2.创面植皮

阴道瘢痕松解并扩张阴道使其能容 3 指宽度后,将游离皮片覆盖于创面,用 2-0 可吸收线将皮片边缘与阴道创面边缘间断缝合。

3.充填阴道

将阴道窥器外罩阴茎套置于阴道内,填塞浸有抗生素的纱布条,记清填入条数,取出窥器,以 7 号丝线间断缝合阴道口皮肤,封闭阴道。

【术后护理】

(1)放置导尿管长期开放 7~10d,每日用氯霉素眼药水滴尿道口 1 次。

(2)术后 7~10d 拆除外阴缝线,取出阴道纱布条,立即放置阴道模型。每日更换 1 次,直至术后 3~6 个月。

第四节 阴道隔切除术

【概述】

阴道隔可分为纵隔、横膈和斜隔。前两者均因胚胎发育障碍而致。纵隔系因两侧副中肾管融合时尾端中隔未消失或部分消失所致,又分为完全纵隔和不完全纵隔。完全纵隔偏于一侧时一般对性交与分娩无影响,如纵隔位于正中或是不完全纵隔,则会发生性交困难及分娩时先露下降受阻等情况。横膈是阴道在腔化过程中,某一部位的组织未被吸收贯通或部分贯通吸收所致。斜隔病因不明,常合并有斜隔一侧的肾阙如或其他泌尿道畸形。斜隔分 3 型,I 型:无孔斜隔,阴道斜隔上无孔,隔后阴道腔积脓;II 型:有孔斜隔,阴道斜隔上有小孔,隔后阴道、子宫积血;III 型:无孔斜隔合并宫颈(或宫腔)瘘管,阴道斜隔上无孔,宫颈间有通道或子宫间有通道,隔后阴道腔积脓。横膈和斜隔可造成经血潴留或排出不畅,斜隔的 II 型和 III 型还可造成隔后腔积脓。

【适应证】

导致功能障碍的纵隔,如纵隔位于阴道正中使性交困难和分娩困难者。横膈及斜隔。

【禁忌证】

孕早期发现纵隔,可不予处理,待分娩期阴道分娩受阻时可以切开纵隔。早孕期发现不全横膈,可不予处理,待分娩期如果横膈较薄可行切开,胎儿娩出后切成隔膜,隔膜较厚者宜行剖宫产术。

【术前准备】

按"一般阴道手术前准备"。

【体位】

膀胱截石位

【麻醉】

局麻或腰麻。

【手术方法】

(一)纵隔切除术

(1)先用手指触摸纵隔与阴道前后壁的解剖关系,在距离前后阴道壁约 0.5cm 处剪除或切除纵隔。

（2）用 1-0 可吸收线连续缝合创面。

（3）注意事项：阴道纵隔常合并双子宫，如双子宫者，纵隔一侧闭锁，则闭锁侧子宫积血，将子宫推向上方，可误诊为阔韧带囊肿。但不应切除子宫，因经血引流后子宫可恢复正常，且双子宫发育较差，为保留生育功能，宜保留子宫。对纵隔一侧阴道闭锁积血较多而致黏膜受损者，切除纵隔后检查有无阴道狭窄，无狭窄须填塞凡士林油纱布，有狭窄应放置阴道模型矫正。

（二）有孔横膈切除术

以子宫探针插入孔内，探查上方阴道的宽度和深度。先自小孔向两侧作较小的切开，伸入食指并作进一步的探查。如隔膜较薄，穹隆正常，可放射状切开隔膜达阴道壁平面；如隔膜较厚，切开后还应做环形切除，用 1-0 可吸收线间断缝合创面。

（三）无孔横膈切除术

基本上与处女膜闭锁切开术相同，但切开部位较深，更应仔细操作，修剪创缘时尤其注意前后壁不要剪除过多，预防损伤邻近脏器。横膈创面过大者，应放置和更换阴道模型。

阴道纵隔或横膈切除术后，除分娩期外，应填塞凡士林纱布卷（必要时安放导尿管），6~12h 后取出。

（四）阴道斜隔切除术

1.方法一

（1）对于 I 型和 III 型阴道斜隔，可于向外膨出的隔膜正中部位用长针头作穿刺，抽出积血证实为隔后腔，由此处向上下切开分别达宫颈穹隆及斜隔下部附着处，再沿隔膜附着基底部切除多余的隔膜组织。II 型斜隔是自斜隔小孔处切开，方法同上。

（2）斜隔基底创面用 2-0 可吸收线间断缝合。隔后阴道黏膜有损伤者填塞凡士林油纱布，子宫有积血者除外。

2.方法二

菱形切除多余的隔膜边长 1.5~2 cm，切除后电凝止血。充分暴露隔后宫颈，用肠线间断缝合切缘粗糙面，然后用碘仿纱条填塞囊腔及切口，既可压迫止血，又可预防切口回缩粘连，48~72h 后取出。

第五节　阴道损伤缝合术

【概述】

阴道损伤的常见原因有产伤、性交和外伤。其中产伤累及阴道的多为会阴 II 度裂伤和 III 度裂伤。应及时检查阴道损伤，了解裂伤部位和深度，予以正确处理，避免导致持续性出血，继发感染乃至瘢痕粘连和功能障碍等情况的发生。

【体位】

膀胱截石位。

【麻醉】

局麻或加阴部神经阻滞麻醉。

【手术方法】

(一)产伤的缝合

1.I度会阴裂伤缝合术

用2-0可吸收线作裂伤部位间断缝合。

2.II度会阴、阴道裂伤缝合术

II度会阴、阴道裂伤累及阴道黏膜和会阴部皮肤、肌肉组织。分为两层修复缝合,首先缝合浅层肌肉和筋膜,用手指或阴道拉钩暴露裂伤部位,明确解剖关系,判断裂伤深度,用1-0可吸收线间断缝合裂伤肌肉。再用1-0或1号可吸收线间断缝合阴道壁黏膜,用4号丝线间断缝合会阴皮下组织及皮肤。

复杂的II度裂伤常呈蹄形裂口。首先在阴道裂伤上方填塞一带尾纱布卷,压迫产道止血,术者左手食、中两指置于伤口两侧缘外并向后下方压迫,充分暴露裂伤的顶端,明确解剖关系,了解裂伤深度后,用1号可吸收线自顶端开始作连续或间断缝合黏膜。如裂伤顶端较高不易暴露,可先于裂伤顶端以下部位开始缝合,将线端向下外牵引,逐步暴露顶端并缝合之。注意创面底部勿留腔隙缝线不能穿透直肠壁。缝合时可将左手食指伸入肛门内作为引导以防穿透直肠壁。用1号可吸收线间断缝合会阴肌层,4号丝线间断缝合会阴皮下组织和皮肤。

3.III度会阴、引导裂伤缝合术

III度会阴、引导裂伤的范围包括直肠前壁黏膜、肌层撕裂,肛门外括约肌断裂,会阴体前肌层及皮肤黏膜的裂伤。修补缝合前应仔细检查裂伤情况,明确解剖关系,然后按解剖关系逐层修复缝合。

(1)缝合直肠前壁:用2-0可吸收线间断缝合直肠前壁,注意缝线部穿透直肠黏膜。

(2)缝合断裂的肛门括约肌:肛门外括约肌断裂后,局部呈陷窝状,用Allis钳将其两断端夹住提出,用7号丝线间断缝合两针,如需加强缝合,可再用7号丝线自肛门前缘一侧皮肤进针穿过该侧括约肌断端及对侧断端,从对侧皮肤穿出,结扎缝线,保留稍长一段线尾,以备拆除。

(3)用0号可吸收线间断缝合会阴体肌层。

(4)用0号可吸收线间断缝合阴道及会阴黏膜。

(5)用4号丝线继发缝合会阴皮下组织和皮肤。

(二)性交所致的阴道裂伤缝合术

性交所致的损伤常发生于阴道后穹隆,伤口呈新月形。对裂口较浅,无活动性出血者,用纱布填塞压迫止血。出血多则需仔细检查,结扎开放的血管,注意是否有腹膜后血肿或穿透腹腔的内出血。必要时行 B 超检查了解深部组织和盆腔是否出血。对活动性出血应用可吸收线缝合,充分止血,并避免穿透直肠壁,助手可将食指伸入直肠作引导。有腹膜后血肿和盆腔出血者酌情开腹手术。

(三)外伤所致的阴道损伤缝合术

外伤的原因不同造成的结果可分为简单的黏膜破裂渗血,伤及血管的活动性出血,甚至可合并邻近器官如膀胱、直肠的损伤。个别者有子宫峡部不全断裂、子宫血管损伤出现。简单的渗血可用纱布压迫止血,复杂的损伤出血需在硬膜外麻醉下认真检查、仔细缝合、切实止血,对邻近脏器破损进行修补。给予抗生素预防术后感染。对不洁损伤者应注射破伤风抗毒素,有肠管损伤及泌尿道损伤者分别给予相应的术后常规护理和处理。

第六节　后穹隆穿刺术

阴道后穹隆穿刺术是经阴道后穹隆向腹腔的最低部位即子宫直肠陷凹作穿刺的一种方法。目的在于了解腹腔内有无积液和检查积液的性质,以便协助诊断,有时也是作为治疗的一种方法。

【适应证】

(1)行妇科双合诊断检查或 B 超检查提示有盆腔积液,可疑内出血或积脓者。

(2) 对某些盆腔脓肿或输卵管炎性积液患者可行后穹隆穿刺抽取脓液或炎性渗出液,提示注入抗生素进行治疗。

【禁忌证】

可疑盆腹腔恶性肿瘤者不宜作穿刺,以免引起瘤细胞转移和种植。

【体位】

膀胱截石位。

【麻醉】

视患者的具体情况,一般可不用麻醉,必要时给予适当的麻醉。

【消毒】

常规消毒外阴及阴道,置窥器暴露子宫颈及穹隆部。

【穿刺方法】

用宫颈钳或 Allis 钳向前上方牵拉宫颈后唇，在后穹隆中央部或稍偏病变侧，用 10mL 空针接 18 号长针头作平行穿刺，当针穿透阴道壁进入子宫直肠陷凹有落空感时即可抽吸。抽出液体后拔出针头，对液体进行观察，必要时送实验室做镜检或细菌培养。

【注意事项】

为便于诊断，抽出液体最好不少于 2mL，如为脓液，应尽可能多抽取。穿刺深度要适当，一般为 2~3cm，过深会刺入盆腔器官。穿刺点向左右偏离不应超出子宫骶骨韧带的内侧，以防伤及脏器。如进针后抽不出液体，可将针头边慢慢向外退边抽吸，常可将较少的液体抽出。如抽不出液体应检查穿刺针是否过细或堵塞，而且穿刺次数不宜过多。

第七节　后穹隆切开术

【概述】

后穹隆切开术的目的是引流盆腔脓肿或盆腔血肿。有时也用于检查盆腔或子宫附件的肿块，协助诊断。但子宫内膜异位证或肿瘤所致肠管粘连、子宫直肠陷凹封闭、盆底结构紊乱者应视为禁忌。

【体位】

膀胱截石位。

【麻醉】

局麻、腰麻或静脉麻醉。

【手术方法】

1.穿刺

按后穹隆穿刺法，将 18 号针头刺入子宫直肠陷凹，抽出脓汁或血液后，保留针头不动。

2.切开阴道壁

用长尖刀在针头两侧平行切开阴道壁 2~3cm，再将长弯钝头剪刀伸入切口，向深部继续分离，达脓腔或血肿腔。

3.引流内容物

用长弯血管钳经切口深入盆腔轻轻扩张，使内容物引流干净。必要时将食指伸入进行探查分离，引流脓液，或用小卵圆钳取出血块。

4.安放引流管

对盆腔脓肿者,自切口放入 T 形橡皮管做引流,不缝合切口。引流管下端达阴道口外,不宜过长或过短。

【术后护理】

(1)术后患者保持半卧位以利引流。

(2)常规给予抗生素预防或控制感染。

【注意事项】

做后穹隆切口时,注意不要损伤直肠,必要时将手指伸入直肠作引导,如腔隙较大、内容物较多,可在 B 超监测下清除内容物。将长弯血管钳伸入切口时应使钳弯向上,靠近子宫一侧。同时应注意避免损伤宫旁血管及输尿管。另外,术后应保持引流通畅,待内容物基本流尽后取出引流管。

(马永征 郝秀丽 吴金芝 李芳 曹翠君)

第十章 宫颈手术

第一节 宫颈活检术

【适应证】

阴道细胞学涂片检查可疑或高度可疑或已查到癌细胞者,需经病理检查确诊。

(1)阴道细胞学涂片检查虽无异常,但临床有接触性出血而怀疑宫颈癌变者。

(2)确定宫颈病变性质者。

【禁忌证】

疑有阴道炎者需治疗后施术。

【体位】

膀胱截石位

【手术方法】

(1)消毒:用0.05%碘伏或聚维酮碘液冲洗外阴、阴道,铺无菌裤腿巾及孔巾。用窥器扩开阴道,暴露宫颈。用0.2%碘酒1遍、75%酒精3遍从宫颈口处螺旋式向外消毒宫颈、阴道。当有阴道出血时不宜作阴道冲洗。

(2)暴露宫颈:用窥器扩开阴道,以活检钳在3点、6点、9点、12点钟的位置咬取宫颈鳞-柱状上皮移行带病变组织。可疑部分咬取碘试验不着色区,组织块大小以0.5cm3为宜。疑为颈管有病变者,用小型刮匙搔刮颈管组织送检。

(3)如无宫颈活检钳或应用活检钳不易采取组织时,可应用宫颈钳或Allis钳夹持,以尖刀或剪刀采取。

(4)活检后,创面如有出血用无菌纱布压迫止血,24h后取出。

(5)所采取组织分别标志、分装,应用95%乙醇或10%甲醛溶液固定送检。

(6)有条件者最好在阴道镜下进行手术。

第二节　宫颈扩张术

【概述】

宫颈扩张术是妇产科宫腔手术的基础,许多宫腔疾病的检查及治疗手术均需要在扩张宫颈后进行,应熟练掌握。

【适应证】

(1)原发不孕症及痛经诊治。

(2)先天性、后天性宫颈狭窄。

(3)子宫颈粘连伴子宫积液、积脓。

(4)宫颈手术的准备步骤,如颈管息肉、宫颈肌瘤、宫颈切除术。

(5)宫腔手术的准备步骤,如诊断性刮宫、输卵管子宫造影、输卵管通气、宫腔黏膜下肌瘤或内膜息肉切除、宫腔镜检查等。

(6)计划生育手术,如上环及取环的准备步骤。

(7)放射治疗时,如宫腔内放疗前步骤。

【禁忌证】

疑有阴道炎者须治疗后施术。

【麻醉】

一般无须麻醉,也可酌情选用局麻镇痛药。

【手术方法】

(1)病人自解小便后,取膀胱截石位。用0.2%碘伏冲洗外阴、阴道两遍,铺无菌裤腿巾及孔巾。

(2)双合诊检查:仔细了解宫颈、子宫大小、位置、屈度,有无附件炎症。

(3)暴露宫颈:用窥器扩开阴道后再用碘酒、酒精消毒宫颈、阴道。用 Allis 钳在距宫颈外口 1~1.5cm 处钳夹及牵拉宫颈前唇。

(4)探测宫腔:应用子宫探针循子宫为位置及屈度探测宫腔,以证实其屈度大小与妇科检查是否符合,并探测其长度。

(5)宫颈手术:将扩张器由小到大排列,不可跳号。术者以左手拉持宫颈钳固定宫颈,向外牵拉使宫颈管保持直筒状以利于探针及扩张器进入,以右手的拇、食、中指持扩张器柄循子宫屈度方向送入,动作要轻、稳、缓,施用腕力。宫颈扩张器按从小号到大号的顺序逐渐进行扩宫口。扩张器越过宫颈内口时有失空感。宫颈扩张器进入宫腔的深度以越过宫颈内口 1cm 左右为宜。进内口时犹如通过括约肌的紧握感。然后可来回抽动扩张器数次。如内口过紧,病人诉痛可放置 3~5min 以期适应,然后取出,再放入较大 1 号扩张器,操作同前。

扩张程度因目的而异。一般诊刮术或上环及取环术至 6 号即可;如痛经、不孕症者一般可扩张至 7~8 号;9 号或以上者,应用卡孕栓及解痉剂如斯帕丰等 10~15min 后,宫颈自然扩大或易于扩张器探入扩张。

五、手术中可能出现的情况及处理

1.探针不能进入宫颈外口

探针不能进入宫颈外口多为绝经期妇女有宫颈外口粘连,子宫探针不能进入外口,可换直径更小的探针伸入,然后用最小号扩张器逐一探入扩张。

2.探针不能通过宫颈内口

探针不能通过宫颈内口的情况较多见。应重新作双合诊检查,再次明确子宫屈度及方向,然后将子宫探针按子宫屈度弯曲,再试行探入,曾有将探针侧弯曲至 70°~80° 后才能进入宫颈内口的例子。如为有陈旧裂伤的宫颈,宫颈口有时偏向一侧。若子宫过于前屈者,可用宫颈钳牵拉后唇,使子宫体前屈稍有所减轻,以利探入。如为重度后屈时,可牵拉前唇。

3.宫颈坚韧

宫颈坚韧时,扩张器不易放入,每增 1 号都遇到很大的困难,这是最好使用以半号递增的扩张器。每当扩张器进入内口后,可放置 2~3min,并抽动数次。扩张时不可用力过猛以免宫颈裂伤。

4.增号扩张器不能进入内口

若增号扩张器不能进入内口则用原小 1 号扩张器再行扩张,多放置些时间再增号。遇有困难,也可采用宫颈扩张栓剂,则不难解决。

5.宫颈裂伤

(1)较少见。其原因为暴力扩张或跳号扩张,尤其是未生育的老年患者或宫颈原有炎症或癌变的患者。宫颈裂伤轻者可使宫颈内口撕裂,重者全宫颈裂伤延长至子宫下部。

(2)宫颈裂伤表现为扩张时突然无阻力地滑入或原来扩张困难而骤然变为易扩张,伴有疼痛或出血。日后有可能发生感染、瘢痕形成及宫颈内口功能不全等情况。

(3)发生裂伤时应立即停止扩张,在宫颈管及阴道内填塞纱布条压迫止血,并予抗生素预防感染。

(4)宫颈裂伤累及子宫血管及其分支时,出血较急较多。如裂口自宫颈外口向上延长时可看到出血血管,试用止血钳钳夹后缝扎;如出血点不能视及,可将宫颈侧壁剪开寻找出血点缝扎。也可以按经阴道子宫的切除方法上推膀胱及阴道侧穹隆部黏膜暴露宫颈主韧带,缝扎子宫动脉宫颈支或结扎子宫动脉主干。如阴道操作不成功时或裂伤较重、出血较多时应立即剖腹,经腹部结扎子宫动脉或髂内动脉,填塞修补、缝合裂伤宫颈。

6.子宫穿孔

(1)可为探针或扩张器穿孔。在子宫穿孔的同时患者可有突然的疼痛加重感。穿孔原因可为未查清子宫屈度、大小,使金融器械的方向及深度有错误,或使用暴力直接损伤宫壁,或宫壁有变化或病变,如哺乳期、妊娠期子宫、葡萄胎、恶性葡萄胎、绒毛膜癌、子宫内膜癌、老年萎缩性子宫、子宫内膜炎和肌炎等。

(2)穿孔依其部位可穿入腹腔、阔韧带或穿过子宫前壁到达膀胱后壁。

(3)穿孔症状依穿孔大小、损伤器官类别、损伤程度而异。主要为疼痛和出血,可能形成阔韧带血肿、内脏损伤(肠管、膀胱等)、内脏脱出(如大网膜、肠管)和继发性感染(盆腔腹膜炎、盆腔结缔组织炎)。

(4)如在探试或扩张时发现器械超过原有深度,不论其有无腹痛及出血体征,必然为穿孔,应停止操作,不应再试探或请别的医生试探或验证,而应仔细观察必然的脉搏、血压、腹疼等情况,必要时行B超检查。观察期间应给予宫缩剂及抗生素。子宫为恶性病变者应及时剖腹探查,并行子宫切除术。如系人工流产时穿孔,处理详见"计划生育手术"章节。如有内出血、内脏损伤和休克,应立即行剖腹探查术。如系简单穿孔,一般不会发生什么问题。

第三节　宫颈息肉摘除术

【概述】

宫颈息肉表现为宫颈赘生物,性状多为水滴状,触之易出血。息肉可来自颈管及宫颈外口附近,大小不一,可单发或多发,多为良性病变,但常可复发。

【手术方法】

(1)病人自解小便后,取膀胱截石位。用0.05%的碘伏或聚维酮碘液冲洗外阴、阴道两遍,铺无菌裤腿巾及孔巾。

(2)双合诊检查了解息肉大小、部位,蒂的长短及附着部位。

(3)消毒外阴阴道,用窥器扩张阴道,暴露宫颈及息肉,用0.2%碘酒1遍、75%酒精3遍从宫颈口处螺旋式向外消毒宫颈、阴道。

(4)用Allis钳钳夹牵引固定宫颈,如小息肉可用长弯钳或活检钳摘取。如息肉较大,蒂粗且附着部位较高者,用卵圆钳或长弯钳钳夹根部旋转取下。蒂端如有渗血可用纱布压迫止血,如出血较显著可以缝扎或电灼。

(5)如蒂根部有残留可予刮匙搔刮根部以免复发。

二、送检

所采取组织应用95%乙醇或10%甲醛溶液固定后送检。

第四节 宫颈肌瘤切除术

【阴道手术前准备】

1.术野皮肤准备

备皮范围为外阴、会阴、大腿内侧上 1/3。

2.阴道准备

白带检查正常者术前用 0.05% 碘伏或聚维酮碘液冲洗阴道,每日 1 次,共 3d。如有阴道出血则用碘酒、酒精消毒宫颈、阴道,每日 1 次,共 3d。

3.如有开腹准备者

手术前晚集手术日晨各行肥皂水灌肠 1 次,合血、腹部备皮。

【麻醉与体位】

1.麻醉

手术较小者可不必麻醉。较大手术多用持续硬膜外麻醉。必要时行全身麻醉。

2.体位

膀胱截石位。

【手术方法】

经阴道子宫颈黏膜下肌瘤切除手术

(1)适应证:子宫颈黏膜下肌瘤呈息肉样脱出于阴道内或突向颈管者。

(2)手术方法:①用 0.05% 碘伏或聚维酮碘液冲洗外阴、阴道,铺巾后用单叶阴道拉钩或大口窥阴器暴露宫颈及肌瘤,用碘酒、酒精消毒阴道及宫颈。②瘤蒂较细者可用组织钳夹住肌瘤,向一个方向缓慢旋转直至蒂部断裂取出。一般无出血,如有可填塞纱布。③瘤蒂较粗可用 2-0 肠线贯穿缝扎两道,然后在线结下切断瘤蒂。④突向颈管者可切开肌瘤包膜,剜除肌瘤,在蒂部剪除包膜,缝扎或电烙止血。

(3)注意事项:①在切断瘤蒂时应仔细辨明,尽可能于蒂根部稍高处切断,但要防止伤及子宫;②术后注意瘤蒂处有无出血。

(4)术后护理:①保持外阴清洁,防止局部感染,必要时给予抗感染治疗;②切除标本送病理检查;③嘱患者术后禁性生活、盆浴 1 个月。

第五节　刮宫术

【概述】

刮宫术是妇产科常用手术之一,依其目的,刮宫术可分为诊断性刮宫及治疗性刮宫。B超显示宫内有原因不明的光团时,先行宫腔镜检查再作诊断性刮宫更有利于诊断且兼有治疗意义。

【适应证】

1.诊断性刮宫

(1)怀疑有不全流产,拟诊子宫内膜结核、子宫内膜息肉、子宫内膜癌、子宫滋养细胞病变者。

(2)妇科内分泌疾病(包括闭经、不孕、多囊卵巢综合征、功能性子宫出血等)的诊断或治疗学观察者。

(3)子宫肌瘤欲了解内膜病理变化者。

(4)子宫颈癌欲了解颈管及内膜病理者。

2.治疗性刮宫

不全流产、过期流产、葡萄胎、内膜息肉、胎盘胎膜稽留(中期妊娠引产、足月分娩后)、宫内失调性子宫出血、黏膜下子宫肌瘤切除术后,欲除外内膜病变者。

【禁忌证】

各类急性外阴阴道炎、急性子宫内膜炎、急性输卵管炎及盆腔炎等。

【麻醉】

一般不需要麻醉。如患者特别敏感时,可于术前半小时肌注解痉剂如斯帕丰等或将卡孕栓置于直肠,或度冷丁100mg,或镇静药。确有必要时可在硬膜外阻滞或全身麻醉下施术。

【手术方法】

(1)消毒、体位、双合诊检查及探测宫腔同宫颈扩张术,正常生育年龄妇女的子宫腔深度为7cm左右。

(2)如小刮匙可以放入则不必扩张宫颈。如小刮匙不能放入或需要较大刮匙时应先扩张宫颈。扩张号数依放入刮匙大小而定,一般至8号即可送入中型刮匙。扩张宫颈应注意事项详见"宫颈扩张术"一节。

（3）刮去宫腔组织：刮宫前科在宫颈后唇下放置纱布条，刮匙按宫腔方位送入宫底部，从宫底部刮宫外口带出刮出物，然后依前臂、侧壁、后壁、宫底部的次序刮取组织。不同性质的宫腔或内膜病变，刮宫的部位和重点也不同，如功能失调性子宫出血时，应全面地刮除子宫内膜，以达彻底清除肥厚的内膜、止血和行病理检查之目的；如拟诊绝经后流血、内膜癌、恶性滋养细胞病变者，诊刮要特别细心，除注意宫壁变化外，若刮出少许可疑癌组织能行病理检查即可；如拟诊子宫内膜结核，应特别注意刮取宫腔两侧角组织；如拟诊难免流产、不全流产、葡萄胎时应急诊行全面刮宫术。

粗暴刮宫可造成损伤、出血和穿孔。恶性葡萄胎、绒毛膜癌刮宫前，还应作好剖腹、输液、输血准备。

（4）分段诊刮术：分段诊刮的目的在于确定疾病的原发部位是属于宫颈管抑或宫腔病变。先不用探针探宫腔及扩张器进入子宫体腔，先用小细刮匙在颈管内口以外刮取颈管组织后，再用探针探宫腔及扩张器扩张宫颈，刮取宫腔内组织。刮出物应分装送病理。

【并发症】

1.出血

一般出血较少。如系葡萄胎、稽留流产、不全流产时出血较多，术前应予输液。如遇大出血（恶性葡萄胎、绒毛膜癌），不应实行诊刮术。

2.穿孔

见"宫颈扩张术"一节。

3.感染及败血症

如术前宫腔已有感染未能控制，术后炎症易扩散至盆腔内生殖器、宫旁组织、邻近器官及并发败血症。故凡为感染性流产、院外宫腔操作或已有宫腔感染者，应先控制感染，纠正一般情况后再予刮宫。如宫腔内残留组织感染或感染性流产发生多量流血时，应以卵圆钳夹出宫腔内大块感染组织达暂时止血和清除病灶的目的，待炎症基本控制后另行彻底刮宫。

【护理】

刮宫后，患者在医院休息半小时至一小时，出院前无特殊不适。阴道出血发生在刮宫后两周内，因为子宫内膜有伤口。一般来说，血量低于月经或类似月经是正常的。如果您的血量超过两周或您的血量超过您的月经量，请立即去医院。术中疼痛可能导致出汗过多。因此，手术后要注意保暖，避免风寒，防止外感，夏天不要吹太多空调。

第六节　子宫黏膜下肌瘤摘除术

【概述】

该术应用于黏膜下子宫肌瘤脱入阴道者,瘤蒂往往连于宫腔。较大的黏膜下肌瘤蒂粗大,由于重力学的牵拉往往并有不同程度的子宫内翻,手术时应予注意。若合并有肌壁间或浆膜下肌瘤不需保留子宫者应经腹行子宫切除术。

【术前准备】

(1)宫颈黏膜下肌瘤感染严重者应进行全身抗生素治疗后手术。

(2)有严重贫血者应在纠正贫血后进行。

(3)术野皮肤准备:备皮范围为外阴、会阴、大腿内侧上 1/3。手术前日剃去阴毛。

(4)阴道准备:白带检查正常者,术前 3d 用 0.05%碘伏或聚维酮碘液冲洗阴道,有阴道出血时用碘酒、酒精消毒宫颈、阴道,每日 1 次。

(5)肌瘤较大者需备血、合血及开腹手术前准备。腹部术野备皮,手术前 1 天净肠。

【禁忌证】

同"宫颈活检术"。

【麻醉】

手术较小者可不麻醉,骶管麻醉可收到满意效果。较大手术则用持续硬膜外麻醉。

【体位】

膀胱截石位。

【消毒】

用 0.05%碘伏或聚维酮碘液冲洗消毒外阴,铺巾后用单叶阴道拉钩或大口窥阴器暴露宫颈及肌瘤,用碘酒、酒精消毒宫颈、阴道。

【手术方法】

1.黏膜下肌瘤

黏膜下肌瘤脱入阴道内,颈管多已控制而不需要在扩张宫颈。

2.息肉状肌瘤

可用双爪钳夹持蒂根部旋转取下(同宫颈肌瘤),或用长弯血管钳钳夹蒂根部剪除。在剪除肌瘤蒂时,应在蒂基底部稍高处进行,不要离蒂基底部太近,以免剪破宫壁,因为瘤蒂附着处宫壁总有不同程度的宫壁内翻或脱垂。

3.较小的肌瘤,切开被膜。右手沿被膜切口深入分离被膜并娩出肌瘤。也可行双合诊,左手从腹部固定子宫,将肌瘤剥出。

4.较大的黏膜下肌瘤

这种肌瘤往往将颈管扩张并充塞整个阴道,其基底部较宽大,蒂附着部较高,且伴有不同程度的子宫内翻,故手术时难度较大,宜采用碎分法切除术。

(1)剪除部分肌瘤:术者左手夹持剪刀或刀,先将肌瘤中部作楔形剪除,以缩小肿瘤体积。

(2)剥离被膜:肿瘤体积缩小后,即可沿剪开的被膜边缘剥离被膜,边剥离边分块剪除肌瘤。

(3)剜出肿瘤:于基底部将肌瘤全部剜除,注意勿损伤宫壁。

(4)剪除被膜:用卵圆钳与基底部夹住并切除被膜。蒂端如有出血可用纱布条填塞压迫止血或缝扎、电灼止血。

【手术中可能出现的情况及处理】

1.肿瘤过大

一般 3~5cm 直径的肌瘤可通过扩张的宫颈取出。如肿瘤过大者,可行碎分法切除。如黏膜下肌瘤合并多发肌瘤欲行子宫切除术时,则可经腹剖开子宫前壁,于蒂根部离断肌瘤,将肌瘤经阴道推出。

2.出血

一般出血较少,若为宫颈肌瘤切除时损伤子宫血管分支可致大出血,必要时行子宫切除术。

3.损伤

常见为子宫损伤和宫颈裂伤。

(1)在剥离肿瘤被膜,于基底部检查治疗蒂时穿通子宫。

(2)宫体部息肉状肌瘤过大往往并有不同程度的子宫内翻。施行碎分法时将宫壁当成肿瘤剪破。穿孔小,无感染可即行缝合修补。如穿孔大并出血应经腹探查以决定修补或行子宫切除术。

第七节 子宫内膜息肉摘除术

【概述】

子宫内膜息肉多引起月经过多、白带多、宫体增大或继发感染,有蒂的黏膜息肉可脱垂入颈管或阴道内。双合诊和 B 超检查以及宫腔镜检查可予确诊。这里讲的是黏膜息肉可脱垂入宫颈或阴道内的手术治疗。

【适应证、禁忌证与术前准备】

同"宫颈肌瘤切除术"。

【手术方法】

(1)体位、消毒及麻醉处理同"子宫黏膜下肌瘤摘除术"。

(2)宫颈扩张 至8~10号,术者行阴道检查了解息肉大小、蒂粗细及可能的附着部位。

(3)用小号胎盘钳夹取息肉,旋转取下。

(4)刮宫腔要全面,并试探有无残存息肉,并注意刮除根部残余组织。如有出血者可予无菌纱布条压迫止血,24h后取出。如填塞纱布条有困难,可用消毒的,充入无菌生理盐水的Foley氏尿管压迫止血。

【护理】

(1)首先,我们大家一起来了解一下,子宫内膜息肉的护理措施,对于患有子宫内膜息肉疾病的患者,一定要积极的配合手术的方式进行治疗,避免延误病情的治疗,术后应该要注意多休息,少吃一些生冷刺激性的食物,避免过度劳累。

(2)其次,在我们的日常生活中,对于子宫内膜息肉疾病的女性朋友应该要注意多休息,养成良好的生活作息习惯饮食应该要做到有规律来补充人体所需的一些微量元素内裤最好穿纯棉质地的内裤,应该要注意保暖问题。

(3)最后,在我们的日常生活中,对于女性朋友来说,应该定期到一个医院接受检查,同时也要避免频繁过度的性生活,性生活应该要注意个人卫生,避免不洁的性交方式要注意多休息,少吃刺激性的食物。

第八节　子宫颈电热圈环切术(LEEP)

【宫颈电热圈环切术(LEEP)的发展史及工作原理】

LEEP是圆圈状电外科切除术(loop electrw-surgical excision procedure)的英文缩写,其工作原理是外科电热疗法中针对宫颈病变组织的电环切除 (loop diathermy excision)。1984年法国的Cartier医生首先报告使用很小的loop环获取子宫颈活检。1989年Prendiville等人报告用大的loop环切除子宫颈转化区, 以评估子宫颈细胞学图片结果异常的妇女,这样就在切除子宫颈病变的同时获得了用于病理学评价的大块组织标本。近20年来,国内外大多数临床医生在阴道镜的引导下行宫颈多点活检术,组织学确定宫颈上皮内瘤样病变(CIN)后,利用LEEP治疗高等级CIN。

LEEP 的工作原理是由电极尖端产生的 3.8MHz 高频电波在接触身体组织的瞬间,由于组织本身产生阻抗,吸收此高频电波而产生高热来完成各种切割止血手术,即电能转化成热能和光能,热能在手术电极与组织之间形成高压电弧,允许医生通过气化切割组织(达 100℃)或通过脱水使组织凝固(超过 100℃)。根据其功率的设置和使用波频,在组织中起到干燥、切割和电灼等作用。电极是由非常细(0.2cm)的不锈钢或钨丝制造的,其形状有圆形、椭圆形、方形、三角形、球形和针形,以达到切割不同的宽度、深度和外形的肿瘤。圆形和椭圆形电极多用于切除子宫颈组织,方形和三角形电极多用于切除子宫颈管组织,球形和针形电极用于止血。电极板应尽量放置于靠近手术的部位。

【宫颈电热圈环切术(LEEP)的优点】

LEEP 手术同时有诊断和治疗的作用,它可达到传统电刀达不到的非常精细的手术效果,不会发生组织拉扯及碳化现象,可以得到不影响病理检查的完好组织标本,对邻近组织损伤小。可在门诊进行,手术时间短,一般 10min 内完成手术,不需麻醉,费用低廉,患者痛苦小,创面不结痂,几乎不留瘢痕,出血和感染的并发症少,没有电流通过身体的危险。电极板不需涂电极膏,不会有灼伤的危险。

【适应证】

2001 年 9 月在美国马里兰州 Bethesda 城召开的美国阴道镜与子宫颈病理学会(ASCCP)上重新修订了对宫颈细胞学诊断结果异常与经组织学活检确诊为 CIN 妇女的统一管理规范,该规范是目前在全世界范围内诊治和管理宫颈癌前期病变的临床处理指南。该指南推荐利用 LEEP 或激光锥切或冷刀锥切对符合适应证的 CIN 实施宫颈锥切术,并对其适应证规定如下:

(1)组织学活检为 CIN-I 级、阴道镜检查不满意者。

(2)组织学活检为 CIN-I 级、病变持续存在达 1 年以上者。

(3)组织学活检确诊为 CIN-II 级、CIN-III 级和原位癌(CIS)者。

(4)三阶梯技术(细胞学-阴道镜-组织学)的诊断结果不一致者。

(5)颈管刮取术(ECC)提示宫颈管内病变阳性者。

(6)锥切标本切缘阳性者(首选 4~6 个月的阴道镜随访或 ECC,也可重复性锥切)。

(7)妊娠期高度怀疑宫颈浸润癌者(仅提倡宫颈诊断性切除,不提倡大锥切,建议 LEEP 或 CKC)。

【手术方法】

(1)患者取膀胱截石位,常规消毒外阴及阴道,铺盖孔巾。

(2)电子阴道镜检查:仔细观察宫颈上皮情况、血管走行及碘试验,以显示宫颈病变部位。

(3)切除病灶:根据病变范围的大小选择不同的电切环,于病灶范围外 3mm 处切除病灶,深度为 1~1.5cm。切割方向可从左向右,也可从右向左。前后切割时,一般从后向前,以避免出血造成视野模糊。病变在宫颈管内者用尖锥形切除;病变在宫颈者用蘑菇形切除。病灶较大或较深时可分割切除。

(4)止血:可用球形或针形电极止血,还可用碘仿纱布填塞压迫止血。

【术后指导】

术后 1 周来院复查,出血多者随诊。1 个月内禁止性生活,阴道灌洗及阴道上药。嘱患者定期随访。

【术后随访】

患者行 LEEP 术后第一年内每 3 个月随访 1 次,各项检查无异常者第二年每半年随访 1 次,第三年起每年随访 1 次。随访时行宫颈细胞学涂片检查(TCT)和阴道镜检查,发现异常者,在阴道镜下行宫颈多点活检术和颈管刮取术(ECC)。病理证实 CIN-Ⅱ级以上者(除外浸润癌)可再次行 LEEP 术。

【并发症】

(1)继发性出血:一般在术后 3d 内发生,Murdueh 等报道,出血发生率为 2%~4%。

(2)阴道分泌物多:术后分泌物增多可达 2~6 周,但逐渐减少。

(3)子宫颈管狭窄:据报道有 10% 的病例发生宫颈管狭窄。

【护理】

(1)月经干净后 3~7d 内进行,术前 3d 禁止性生活。

(2)如有盆腔炎、子宫颈炎、滴虫性阴道炎、念珠菌性阴道炎、细菌性阴道炎、生殖道溃疡等,待病情控制后再实施手术。

(3)术前签署知情同意书,包括治疗效果、副作用、并发症、远期疗效等。

(郑 颖 郝秀丽 马永征 蔡玉培)

第十一章 子宫手术

【概述】

子宫切除术是妇科最常用及最基本的手术之一。有全子宫切除术、次全子宫切除术与子宫体高位切除术之分,又有经腹、经阴道、腹腔镜及腹腔镜辅助等不同途径,本章探讨经腹子宫切除术。

第一节 经腹子宫次全切除术

【适应证】

子宫或附件良性病变需要或要求保留宫颈者。

【禁忌证】

子宫恶性病变。

【术前准备】

(1)化验检查:血细胞分析及血型、生化化验、凝血功能、两对半化验、HIV 及 RPR 筛查。

(2)常规检查:术前行心电图、B 超、胸片、宫颈刮片检查,必要时行肾及输尿管 B 超检查,已婚妇女术前行分段诊刮术。术前必须排除子宫及宫颈恶性病变。

(3)阴道准备:术前 1d 阴道宫颈涂碘。

(4)术前 1d 准备:清洗腹壁皮肤,自剑突下至耻骨联合,两侧达腹壁侧缘,剃毛并用碘伏消毒。术前晚用肥皂水洗肠或口服 20%甘露醇 250mL。术前晚给镇静剂使患者安然入睡。

(5)术前 8h 进食。

(6)术前医生与患者及家属沟通:对病情的认知和了解,手术的预期结果、手术风险、手术有可能出现的并发症及术后异位症复发的可能,签手术知情同意书。

(7)术前留置导尿管。

【手术方法】

(一)麻醉

可根据患者的情况选择全麻、连续硬膜外麻醉或腰椎麻醉。

(二)体位

仰卧位

(三)切口

1.下腹纵切口

(1)正中或中线切口:在脐下沿腹正中线做纵向切口。

(2)旁正中切口(左或右):在腹正中线旁 2cm 处做纵向切口。

2.下腹横切口

Pfannenstiel 切口:为耻上横弧形切口,通常位于耻骨联合上 1~2 横指处,即位于阴毛线水平或稍下方。

(四)手术方法

(1)开腹进入腹腔,用手探查盆腔脏器。

(2)将两块大纱布分别固定于两侧腹膜上以保护切口,放固定拉钩,用盐水纱垫排垫肠管,暴露盆腔手术野。如取下腹横切口则不必放置固定拉钩,直接用盐水纱垫排垫肠管,放置外科拉钩即可。

(3)用两把血管钳夹持宫角处,上提子宫。

(4)切断圆韧带:用两把长弯钳钳夹右侧圆韧带内 1/3 处,在两钳间切断圆韧带,用双 7 号丝线贯穿缝扎,保留远端结线。左侧同法处理。

(5)提拉圆韧带结线:自圆韧带断端起剪开右侧阔韧带前叶,术者用食指将阔韧带后叶无血管区向前顶起,打洞。左侧同法处理。

(6)处理卵巢固有韧带:用 3 把长弯有齿血管钳钳夹输卵管峡部及卵巢固有韧带,钳尖穿过阔韧带后叶开孔处,切断,用双 7 号丝线贯穿缝扎,用单 7 号丝线加固缝扎。

(7)若同时切除附件,用 3 把长弯有齿血管钳钳夹骨盆漏斗韧带,钳尖应穿过阔韧带后叶开孔处,切断,用双 7 号丝线贯穿缝扎,用单 7 号丝线加固缝扎。

(8)自一侧剪开的阔韧带腹膜,用剪刀分离膀胱子宫腹膜返折,弧形剪开,直至与对侧剪开的阔韧带腹膜切口相连。另一方法:用长镊子提起膀胱子宫中间皱褶处腹膜并剪一小口,向两侧作弧形扩大与阔韧带腹膜切口相连。

(9)分离膀胱:向上牵拉附着在膀胱上的腹膜返折,用食指自子宫下段和宫颈前壁推开膀胱,或用组织剪分离膀胱宫颈间的疏松组织。一般下推膀胱附着面 1.5cm。

(10)沿子宫侧壁将阔韧带后叶向下剪开,同法处理对侧。

(11)处理子宫血管:将子宫牵向左侧,暴露右侧子宫血管,用两把长弯有齿血管钳和一把长血管钳钳夹子宫血管及周围结缔组织,钳夹水平应达宫颈内口稍下方处,切断,用双 7 号丝线贯穿缝扎,用单 7 号丝线加固缝扎。同法处理左侧子宫血管。

(12)切除子宫体:提拉子宫体,手术刀面稍向宫颈管内倾斜,环形切断宫颈,使剩余宫颈呈锥形,锥尖在下端。

(13)以 Allis 钳钳夹宫颈残端,用 2 号可吸收线在残端正中"8"字缝合 1 针,两侧各间断或"8"字缝合 1 针。中间一针结线暂不剪断,用于牵拉宫颈残端,检查各断端有无出血。

(14)将圆韧带和附件悬吊于宫颈残端,同法处理对侧。

(15)膀胱腹膜正中与宫颈后壁腹膜用 7 号丝线"8"字缝合 1 针或 1 号丝线间断缝合,关闭后腹膜。

(16)检查盆腔无出血后,拆除固定拉钩及固定腹膜的纱布,取出纱垫,清点纱布及器械,无误后常规缝合关闭腹腔。

(五)术后处理

(1)保持外阴清洁。

(2)保留导尿管 48h。

(3)应用抗生素预防感染。

(4)术后 14d 内不宜活动过多。

(5)术后禁止性生活 2 个月。

第二节　经腹子宫全切术

一、筋膜外子宫全切除术

【适应证】

(1)子宫良性病变。

(2)宫颈良性病变。

(3)宫颈原位癌。

(4)子宫内膜癌原位癌、Ia 期。

【禁忌证】

患有内口疾患不宜手术者。

【术前准备】

(1)基本同"经腹子宫次全切除术"。

(2)阴道准备:术前 3d 阴道灌洗或阴道宫颈涂碘。

(3)在病房不留置导尿管。

【手术方法】

(1)麻醉和体位同"经腹子宫次全切除术"。

(2)麻醉后再次进行阴道宫颈消毒,并留置导尿管。

(3)自处理圆韧带至先露子宫血管为止,手术方法同"经腹子宫次全切除术"。

(4)分离膀胱:方法同"经腹子宫次全切除术",但下推膀胱至宫颈外口水平。

(5)处理子宫血管:于子宫颈内口水平或稍下方,用 3 把长弯有齿血管钳紧靠宫颈呈45°钳夹子宫动、静脉,切断,断端应绕过血管钳的尖端使血管与宫颈游离,用双 7 号丝线贯穿缝扎,用单 7 号丝线加固缝扎。同法处理对侧子宫血管。

(6)处理子宫骶韧带:将子宫向前提起,显露宫骶韧带,用两把长弯有齿血管钳钳夹骶韧带,切断,用双 7 号丝线贯穿缝扎,同法处理对侧。也可与主韧带一并钳夹,切断,用双 7 号丝线贯穿缝扎。

(7)处理子宫主韧带:用两把有齿血管钳沿宫颈侧方垂直钳夹主韧带,切断,用双 7 号丝线贯穿缝扎。一般分 2~3 次钳夹、切断、缝扎。同法处理对侧。

(8)将子宫向头侧牵引,拇指在前,中、食指在后触摸宫颈及宫颈外口下方的阴道前后壁,了解阴道后穹隆游离是否充分。也可术者双手分别置于子宫前后侧,以食指触摸宫颈,了解分离水平线是否已超过宫颈而达阴道穹隆。膀胱两侧分离液应达左右阴道穹隆部。

(9)用纱布围绕宫颈周围,防止切开阴道后分泌物溢入盆腔。

(10)用两把弯的有齿血管钳钳夹两侧穹隆部,切断,露出阴道,将酒精纱布放入阴道,沿穹隆剪下全子宫,交台下处理。也可用手术刀刺入阴道前穹隆,用 Allis 钳夹持阴道前穹隆切开边缘,用组织剪沿宫颈环形剪开或电刀切开阴道穹隆,取下子宫,阴道切缘用 4 把 Allis 钳牵拉,用 75%酒精纱布涂擦阴道残端切缘后置入阴道内。

(11)用 1 号可吸收线"8"字缝扎两侧,在阴道壁侧方打结,连续锁边缝合阴道断端,也可作间断或褥式缝合。

(12)将 T 形引流管放入阴道。夹持各残端无出血后,用小圆针 1 号丝线间断缝合后腹膜,也可在膀胱腹膜正中与宫颈后壁腹膜用 7 号丝线"8"字缝合 1 针。

(13)拆除固定拉钩及固定腹膜的纱布,取出纱垫,清点纱布及器械无误后常规缝合关闭腹腔。

(14)术后取出阴道酒精纱布。

(15)家属看过后标本送病理。

【术后护理】

(1)保持外阴清洁。

(2)保留导尿管和 T 形引流管 48h。

(3)应用抗生素预防感染。

(4)术后 14d 内不宜活动过多。

(5)术后禁止性生活 3 个月。

二、筋膜内子宫全切除术

【适应证】

(1)子宫良性标本。

(2)宫颈良性标本。

【禁忌证】

同"筋膜外子宫全切除术"。

【术前准备】

同"筋膜外子宫全切除术"。

【手术方法】

(1)麻醉和体位同"筋膜外子宫全切除术"。

(2)自处理圆韧带至子宫血管结扎,手术方法同"筋膜外子宫全切除术"。

(3)于两侧子宫血管结扎残端水平,宫骶韧带上方横向浅层切开。用 Allis 钳夹住切开的腹膜和筋膜,以组织剪钝性分离,使筋膜自宫颈后壁分离,两侧子宫骶韧带随筋膜下移。

(4)宫颈前壁作一与宫颈后壁相同并在同一水平的横向浅层切开,用 Allis 钳夹住筋膜,用手指或长弯血管钳作钝性分离,使筋膜与宫颈前壁分离。

(5)在套子内紧贴宫颈侧壁,用有齿直血管钳夹住韧带,切断,用双 7 号丝线贯穿缝扎。若主韧带较宽可分次钳夹、切断、缝扎、

(6)切开阴道壁、取下子宫、缝合阴道顶的手术方法同"筋膜外子宫全切除术"。

(7)用 4 号丝线连续缝合切开的宫颈筋膜。

(8)其余步骤同"筋膜外子宫全切除术"。

【术后处理】

同"筋膜外子宫全切除术"。

第三节 经腹子宫肌瘤剔除术

【适应证】

(1)因子宫肌瘤引起不育者。

(2)子宫肌瘤有变性、超过妊娠 3 个月大小或有压迫症状,但患者年轻要求保留子宫者。

【禁忌证】

子宫恶性病变。

【术前准备】

同"经腹子宫次全切除术"。

【麻醉】

硬膜外麻醉或全身麻醉。

【体位】

仰卧位。

【手术方法】

(一)肌壁间肌瘤挖除法

(1)取下腹正中或旁正中切口,打开腹腔。

(2)于子宫肌瘤切口周围注射催产素以减少出血。

(3)于子宫肌瘤最隆起部位切开子宫浆膜及表面正常肌层达瘤核。

(4)子宫肌瘤较大者可做棱形切口。

(5)用 Allis 钳夹持并提起切口边缘,用爪钳或缝线牵引瘤核,用刀柄或组织剪或手指缠绕纱布分离疏松假包膜达肌瘤底部,剜出肌瘤,避免进入宫腔。

(6)剪除部分包被瘤核的过多宫壁,并仔细探查避免遗漏小肌瘤。

(7)剜出瘤核后,以 0 号无创伤缝线"8"字或环形缝扎基底部,腔穴内间断缝合止血,瘤腔深者可分两层缝合,勿穿透子宫内膜,勿留无效腔,避免血肿形成。

(8)以 1-0 无创伤缝线间断或连续褥式缝合子宫壁切口的浆肌层。

(9)分层缝合腹壁各层。

(二)浆膜下带蒂肌瘤切除法

(1)向前提起子宫浆膜下肌瘤,于蒂部距子宫壁 1cm 处环形切开浆膜及包膜。

(2)向下钝性环形分离直达瘤蒂基底部。

(3)于根部切断瘤蒂,摘除子宫肌瘤,用 4 号丝线缝扎蒂部。

(4)用 1 号无创伤缝线间断缝合子宫浆膜面。

(5)分层缝合腹壁各层。

【术后护理】

女性在得了子宫肌瘤之后,严重一点的通常治疗方式都是手术治疗,在这种情况下,女性们接受完手术之后,需要如何进行护理,注意哪些事项呢。下面就请专家来给大家介绍一下子宫肌瘤手术后如何护理。

（1）注意清洁

出院后腹壁的切口需保持干燥，一周后再沐浴（禁盆浴），因出院时缝线刚拆除，伤口还未完全愈合，况且切口的痂尚未脱落，因此不宜沐浴。当然全身皮肤仍需保持清洁以擦澡为宜，每晚或便后清洗阴部。

（2）注意异常症状的发生

（3）阴道出血：行肌壁间肌瘤或黏膜下肌瘤剔除术者，子宫壁有伤口，这会导致术后有少量的阴道流血，一般不会超过10天，均属正常，如大于半月应上医院检查；

（4）行次全切除术后一般不会出血，但如宫颈切缘部位高，可能每月于月经来潮的日子会有少许阴道出血，量的多少视宫颈切缘的高低而定，如切缘高、内膜残留多则阴道出血相对偏多，反之，阴道出血少；

（4）子宫全切术后，10–15天可能会有少量黄色分泌物或血性分泌物可观察几天，自然消退，如出现脓性分泌物，可能是阴道切口残端有感染或阴道炎应去医院诊治、查明原因，及时处理。若子宫次切或全切患者出现大量的阴道流血，有可能是缝线裂开，应立即去医院急诊检查。

（郝秀丽 马永征 孙艳敏 王 燕）

第十二章 输卵管重建手术

【概述】

生命始于配子,配子在输卵管壶腹部融合,输卵管的生理功能包括将卵子输送到受精部位、拾卵、输送卵子及提供适合受精的环境,使受精卵成活,并转移至宫腔。以上任何功能异常均可导致异位妊娠或输卵管因素的不孕。

一、输卵管阻塞不孕因素的检查

对不孕妇女的检查应行如输卵管通气、子宫输卵管造影并除外男性不育因素(如男性有异常可待治疗后再行女性不孕手术治疗),确定输卵管不孕因素,根据输卵管病变部位、程度不同选择手术方式。其方式包括输卵管粘连松解术、输卵管伞端成形术、输卵管伞端造口术、输卵管显微吻合术。

许多输卵管重建术即可开腹也可在腹腔镜下进行,手术方式的选择依赖于输卵管损坏程度、术者技术、患者意愿及输卵管子宫造影提供的信息综合评价。作为医生,应该为患者选择最佳的方式,本章仅介绍开腹方式。

【适应证】

(1)男方健康,无不孕因素或经治疗可致孕者。

(2)患者为育龄,渴望生育者。

(3)妇科检查,盆腔软无炎症表现。

(4)子宫输卵管造影显示输卵管阻塞或远端闭锁及周围粘连。

(5)输卵管结扎术后,符合再生育条例者。

(6)无开腹手术禁忌证者。

【术前准备】

(1)常规妇科开腹手术术前准备,包括血常规、尿常规、血生化检测、心电图、胸部 X 线检查。

(2)常规阴道灌洗 3d,并于手术前 1d 行阴道消毒。

(3)手术最佳时期应为月经干净后 3~10d。

(4)麻醉后宫腔置双腔管(Foley 氏管)1 根,待术中观察输卵管的通液情况。

(5)放置导尿管。

【手术方法】

(1)麻醉:可根据患者的情况选择连续硬膜外麻醉或静脉麻醉。

(2)体位:仰卧位。

(3)切口:取脐耻间切口,长度原则视方便术野及操作为宜。绝育后复通术以原切口为准,剔除原瘢痕。

(4)开腹将纳入腹腔,洗手探查盆腔脏器,了解盆腔脏器情况及与周围粘连的程度。

二、输卵管粘连松解术

用剪刀锐性分离、松解输卵管与周围脏器粘连带,恢复解剖位置。立即彻底止血,减少对输卵管的损伤,并防止再粘连。

三、输卵管伞端成形术

输卵管伞端成形术是对伞端粘连和伞端包裹而致的输卵管远端阻塞的重建术。

伞端包裹系伞部的粘连可完全闭锁,也可仅有 1 个小口。用显微手术蚊式钳伸入小口,轻柔地分离即可纠正粘连。完全闭锁时必须切开,切开的边缘间断缝于壶腹部浆膜层,使其边缘外翻。

四、输卵管伞端造口术

输卵管完全闭锁积水须行输卵管终末端造口术, 手术部位可以是壶腹部、峡部及伞端,这取决于输卵管的病变部位。方式有十字切开及多点切开并翻转与输卵管浆膜层缝合。

五、输卵管显微吻合术

【简介】

输卵管显微吻合术是指于手术显微镜下进行的输卵管吻合术。输卵管任一部位的吻合,以绝育术后最多见,也可以是输卵管病变所致阻塞。根据绝育部位的不同可行输卵管壶腹部–壶腹部、壶腹部–峡部、峡部–峡部、峡部–间质部显微吻合术,依照吻合部位的不同显微镜可放大 10~36 倍。术者要经过一定的培训并具有镜下操作能力。缝合最好选用可吸收、无创伤、6-0~11-0 的缝合线。首先间断缝合黏膜与肌层,最后间断缝合浆膜层。

【手术方法】

(1)用阑尾钳钳夹一侧输卵管系膜,显露预吻合部位。

(2)剪除原结扎瘢痕及近侧与远侧盲端,游离输卵管浆膜层。

(3)用 6-0 无创伤缝线缝合吻合口 6 点位置,依次分别结扎 12 点、9 点、3 点。

(4)间断缝合输卵管浆膜层。

(5)测量吻合后输卵管长度。如果输卵管长度<4cm,则会影响受孕。

(6)彻底止血,用温盐水清洗腹腔。

(7)局部或盆腔置入防止能力的材料和药物。

(8)清点器械纱布无误,逐层关闭腹腔各层。

(马永征　孙艳敏　李芳　刘娇)

第十三章　异位妊娠手术

第一节　输卵管异位妊娠切除输卵管手术

【概述】

异位妊娠是指受精卵种植在子宫体腔以外部位的妊娠,又称宫外孕。近年来国内外报告异位妊娠的发病率明显提高。异位妊娠的诊断和治疗在近20年已经发生巨大的变化,超声技术、血HCG检测广泛应用于临床,腹腔镜技术的普及,使得诊断技术呈跨越式发展,治疗手段不断革新。据美国疾病控制中心报道,异位妊娠死亡率已经明显下降。

输卵管妊娠在异位妊娠中占97.7%,腹腔妊娠为1.4%,卵巢妊娠和子宫颈妊娠小于1%。在输卵管妊娠中,输卵管壶腹部妊娠是最常见的(81%);输卵管峡部妊娠为12%;输卵管伞端妊娠为5%;输卵管间质部妊娠为1%。

【适应证】

(1)输卵管妊娠破裂,因小血管损伤而发生急性大出血、休克,发病急剧。

(2)输卵管妊娠流产,没有生育要求的患者。

(3)输卵管妊娠诊断确立,病情虽较平稳但病人已有子女,并要求绝育者。

【麻醉】

连续硬膜外麻醉,腰麻。

【体位】

平卧位。

【手术方法】

1.切开腹腔

选择下腹正中纵切口,长度8~10cm,分层切开皮肤、脂肪、筋膜、腹膜。

2.探查腹腔

开腹后边吸血、边探查盆腔情况,先触及子宫,于子宫角处,用卵圆钳钳夹患侧输卵管,断其血源,如有严重休克,此刻停止任何操作,同时积极补充血容量,待休克恢复后再行以下操作,将腹腔内大量血液吸出,并取出血块,检查输卵管病变部位及卵巢是否正常。子宫、附件与周围脏器以及输卵管本身是否粘连,如粘连应予以分离,同时检查对侧附件情况。

3.切除输卵管

以 Allis 钳夹住、提起输卵管的伞端或用左手将输卵管提起,使输卵管伸直,将系膜展平,用两把弯血管钳,靠近输卵管由伞端向宫角部平行钳夹输卵管系膜,在两把弯血管钳之间切断,再用 7 号丝线贯穿缝合,并"8"字缝扎加固保留侧。如果输卵管的系膜过长,可沿输卵管下缘由伞端多次钳夹,直达子宫角输卵管间质部,缝扎可在末次钳夹切断后进行,也可在输卵管全部切断后进行。

如果是输卵管部分切除,则在输卵管峡部予以钳夹、切断,用 7 号丝线结扎。检查切除的输卵管内妊娠物是否完整、新鲜,是否与妊娠月份及血 HCG 的数值相符,如有新鲜的破碎绒毛与妊娠月份和血 HCG 的数值不相符,应反复冲洗盆腔、腹腔,在冲洗液中检查有无破碎的绒毛,预防持续性异位妊娠和继发性腹腔妊娠。术后应检测血 HCG。

4.包埋输卵管系膜残端

如系膜残端较大,可用 1 号丝线缝合圆韧带腹膜,覆盖系膜残端。

第二节　输卵管异位妊娠保守手术

【适应证】

患者年轻无子女,尚需保留生育能力,而对侧输卵管有炎症粘连或已手术切除。病侧输卵管未破,或虽破裂但裂口较整齐,当时病人情况平稳。近年来,输卵管异位妊娠的发病率增加,发病年龄降低,此术式在临床上更多地被采用。

【麻醉】

连续硬膜外麻醉,腰麻。

【体位】

平卧位。

【手术方法】

1.切开腹膜

分层切开皮肤、脂肪、筋膜、腹膜。

2.探查腹腔

3.切开输卵管取出胚胎组织

（1）术者左手食、中指由输卵管伞端平行夹住输卵管的系膜，并提起输卵管或用两把Allis钳垂直夹住输卵管病灶两端系膜上，提起输卵管。

（2）纵向切开管壁直达妊娠输卵管的全层，长度应同胎囊的长度相同，挤压或用刀柄或用血管钳剔除胎囊，用生理盐水加压冲洗胎囊附着处，检查确定无绒毛残留及出血。

4.切口处理的方法

切口边缘无出血可不缝合，日后自然闭合；也可用 6-0 未成熟缝合线间断缝合切口缘的全层，即输卵管开窗术，也可用 6-0 无创伤缝合线间断缝合两切缘的全层，使切口闭合。

5.输卵管伞端挤压术

也可用于治疗输卵管壶腹部妊娠。通过压迫输卵管将孕卵从伞端挤出，但这种技术会导致较多的组织损伤，滋养绒毛在挤出过程中会发生潜在性播散，使持续性异位妊娠和再次异位妊娠的危险性增高。所以除非已有部分流产或组织已突出于输卵管口，一般不采用输卵管伞端挤压术。在这种情况下，可用血管钳轻柔地把组织从伞端去除，这样操作术后的生育机会能更高。

【注意事项】

1.术中注意事项

保留输卵管手术的患者多因年轻需保留生育功能，故手术操作要娴熟、轻巧，减少创伤以免形成粘连以致输卵管闭塞。术中用温盐水反复冲洗盆腔，直至水色清亮，血块及组织物清理干净，在手术创面涂抹透明质酸钠等生物制剂，可预防粘连和再次发生异位妊娠。

2.术后观察

术后应追踪观察血 HCG 数值，直至正常。

3.持续性异位妊娠（PEP）

持续性异位妊娠（PEP）的诊断和治疗是异位妊娠保守性手术后最重要的问题，在此重点阐明。此病的报道逐渐增多，发病率为 3%~20%，PEP 定义为异位妊娠保守性手术后，病侧输卵管内有持续生长的滋养细胞。综合有关 PEP 的不同报道，PEP 的概念大致包括以下几方面的内容。

（1）输卵管妊娠保守性手术后，血 β-HCG 水平下降缓慢或上升。

（2）患侧输卵管内残留有存活的滋养细胞。

（3）部分患者因腹痛或内出血需药物或手术治疗。血 β-HCG 水平上升或血 β-HCG 水平下降缓慢后逐步上升，是有滋养细胞持续存活的指标。输卵管妊娠保守性手术后，每隔 3 天测一次 β-HCG，β-HCG 至少应当下降 20%，异常缓慢下降或上升提示有存活的滋养细胞，应引起高度注意。

（4）PEP 的诊断：主要依靠异位妊娠手术后的血 β-HCG 的监测。输卵管妊娠保守性手术治疗后，血 β-HCG 的活性变化分为早、晚两期，早期是指手术后 0~48h 内，此期HCG 值受术前 HCG 水平影响；晚期指术后 3~7d，晚期 HCG 水平变化不依赖于术前 HCG值，晚期明显延长可作为评价 PEP 的指标。我们认为术前血 β-HCG 水平超过 3000IU/L

者,术后易发生 PEP,建议术后应严密监测血 β-HCG 水平,术后第 7dHCG 水平至少应低于 1000IU/L(阳性预示率 64%)。HCG 水平变化低于 100IU/L,则危险性仅为 2%;患者输卵管妊娠保守性手术治疗后出现腹痛的症状;阴道 B 超检查腹腔内出血可明确诊断。治疗可选择 B 超引导下局部注射 MTX 或全身 MTX 的治疗,也可采用再次开腹或通过腹腔镜行保守性手术,应注意彻底清理着床部位。输卵管膨大处内容多为血块和妊娠物,而真正的滋养细胞侵入部位在该处的近子宫端。所以作线性切开时,切口应足够长,并注意冲洗和探查病变部位的近子宫侧,以防残留滋养细胞组织。

4.输卵管切口处止血要完善

输卵管切口处止血要完善,防止形成局部血肿,影响输卵管的生育功能。

第三节　残角子宫妊娠手术

【适应证】

1.病史

(1)闭经史。

(2)血、尿 HCG 试验阳性。

2.妇科检查

子宫大小或稍大,在子宫的一侧可扪及 1 个与妊娠月份相符合的包块,常在子宫内口处有一较厚的蒂相连。

3.B 超检查

子宫的残角与子宫不相通,妊娠可在这种发育畸形的子宫角内发展。

【麻醉】

连续硬膜外麻醉。

【体位】

平卧位。

【手术方法】

1.切开腹膜

分层切开皮肤、脂肪、筋膜、腹膜。

2.探查腹腔

明确解剖,当发生输卵管间质部妊娠时,圆韧带位于胎囊内侧,而发生残角子宫妊娠时,圆韧带则位于胎囊外侧。

3.加固缝扎

钳夹、切断患侧残角子宫的圆韧带及输卵管、卵巢固有韧带,用 7 号丝线贯穿缝合、结扎,并加固缝扎。

4.切除妊娠残角子宫

如妊娠的残角子宫与正常子宫相连的蒂较细,可直接用两把 kocher 钳夹住切断,用 7 号丝线缝扎两次;如蒂较粗,可在子宫端将其楔形切除。

5.缝合子宫切口

用 1 号可吸收肠线"8"字间断缝合子宫切口。

6.固定圆韧带、卵巢固有韧带及输卵管

将上述结扎在一起的组织固定在子宫的一侧,用 1 号丝线间断包埋、缝合阔韧带前后叶,使暴露于腹腔的残端光滑。

五、术后护理

(1)如妊娠残角子宫已破裂或破裂口大出血,病人发生失血性休克时,抢救应和手术一并进行,根据内出血的情况补充血液和胶体,检测电解质的情况,纠正电解质紊乱。

(2)如已发生失血性休克,术后应给予治疗量抗生素预防感染。

(3)积极治疗贫血,改善机体状况,增强机体免疫力。

第四节 子宫颈妊娠手术

宫颈妊娠是一种非常罕见的异位妊娠,病因可能是孕卵着床延迟,在治疗过程中会发生致命的大出血,特别是被误诊为早孕吸宫术时,妊娠宫颈充血,变软发蓝,宫口松弛,外口变薄呈喇叭状,子宫体正常大小。B 超检查提示宫腔内无胎囊,宫颈管增粗部分位于子宫峡部以下,并可见到胎囊。

【适应证】

患者年轻无子女,尚需保留生育能力,变软情况平稳,可先行双侧髂内动脉或子宫动脉下行支结扎,而后清除胚胎组织。另外也可先行 MTX 治疗。

【麻醉】

连续硬膜外麻醉,腰麻。

【体位】

膀胱截石位或平卧位。

【手术方法】

(1)已生育不需要保留生育能力的患者想,行了宫切除术,请参阅"经腹子宫全切除术"一节。

(2)如要求保留子宫,术前病情稳定、阴道无大量出血,可先行通过介入治疗堵塞双侧髂内动脉或子宫动脉下行支,而后观察血 HCG 下降明显后再行刮宫,清除胚胎组织,观察宫颈出血的情况,如出血量不多,可用碘仿纱条压迫止血。

(3)如孕周未超过 6 周,病情稳定,患者尚未生育或坚决要求保留子宫,可先给予化疗药物如 MTX、5-FU,将胚胎杀死,宫颈局部的充血明显改善后,行钳刮术清除胚胎组织,而后观察出血情况,如出血不多可用碘仿纱条压迫止血。

【注意事项】

(1)治疗后,定时复查 B 超、血 HCG 值。

(2)给予抗生素预防感染,应给予广谱抗生素兼顾厌氧菌的治疗。

(3)在术后 48~72h 取出阴道内的碘仿纱条,如仍有出血,可再次填塞,直至出血停止。

(4)宫颈妊娠的处理必须慎之又慎,尤其是年轻尚未生育的患者,不能操之过急,无论是化疗后还是介入治疗后,隔日查血 HCG 了解下降的情况,待血 HCG 下降到1000mµg/L以下再行刮宫术较为稳妥。

第五节　腹腔妊娠手术

【概述】

孕卵在腹腔内生长发育的情况为腹腔妊娠,孕卵直接种植在盆腔器官和组织者为原发性腹腔妊娠。原发的腹腔妊娠临床上罕见,多会自发流产,引起腹腔内出血。腹腔妊娠可以发生在整个腹腔,但多数发生在盆腔。

【适应证】

诊断明确后应立即手术、确诊可根据下列征象而定。

(1)有闭经、腹部剧痛及阴道不规则出血史,腹部检查触及胎儿肢体,但子宫轮廓不清,胎心音异常清晰,胎位常不正,多为横位,位置较高。

(2)盆腔检查子宫颈位置较高、较小,子宫较妊娠月份小,偏向一侧。

(3)B 超明确提示胎儿与子宫的关系。

(4)X 线检查:侧位像可见胎儿骨骼与孕母脊柱重叠,有时可见到石胎,常见胎儿贴近孕妇腹壁,位置较高,胎位异常。近年来超声在妇产科普及应用,应用 X 线检查的情况已经罕见。

【麻醉】

连续硬膜外麻醉。

【胎位】

平卧位。

【手术方法】

1.开腹取胎

常规依次切开腹壁各层,切开腹膜时要慎重,避免损伤广泛粘连的脏器。打开腹腔后,仔细分离胎囊外粘连的大网膜、肠管等,尽可能使羊膜腔保持完整。切开胎囊,吸出羊水,取出胎儿(常已死亡浸软),于近胎盘处断脐,用可吸收肠线双重结扎。

2.胎盘处理

腹腔妊娠时大多数胎盘附着面积广,往往与肠管及其他脏器粘连,不宜剥离,尤其是活胎或刚死亡不久,胎盘附着血运丰富,强行剥离易造成大出血。可将胎盘留在腹腔内,把游离的羊膜尽量剪除,待其逐渐被自然吸收。如果胎盘附着在阔韧带、子宫、大网膜等处,可断其血源,试行剥离或连同附着的脏器一并切除。如胎儿死亡日久,胎盘血循环已停止,剥离则不太困难。

【术后护理】

(1)预防感染:术后应用广谱抗生素预防及控制感染,尤其是胎盘残留在腹腔的患者。

(2)如果胎盘残留在腹腔,应用中药活血化瘀,促其吸收。

【并发症】

因胎盘可附着在任何部位,如肝脏等主要器官,尤其是活胎或刚死亡不久,胎盘的附着处血运极其丰富,如强行剥离,必定会造成无法控制的大出血、休克,严重威胁患者生命。将其留在腹腔内,不放引流管,也不必作腹壁的袋口缝合。数月后或1年后,胎盘可自行吸收。如有液化、感染的情况再行剖腹探查,即时取出胎盘,但此期间应注意预防感染。

第六节 剖宫产瘢痕妊娠手术

【概述】

剖宫产瘢痕妊娠(Caesarean Scar Pregnancy,CSP)是一种最罕见、最危险的异位妊娠,可引起子宫破裂和一系列并发症,可威胁孕妇的生命。随着剖宫产率的上升,这一罕见的异位妊娠的发病率也在增加。

临床表现和宫颈妊娠相同,可引起子宫破裂、盆腔内出血、低血容量性休克。阴道超声和腹部超声的结合,能明确胎囊种植在剖宫产瘢痕上;在瘢痕部位增大的妊娠囊或混合性包块的周边血流丰富;妊娠囊与膀胱间有一薄的处于破裂前状态的子宫肌层,其妊娠的部位较宫颈妊娠稍高,上述几点有助于鉴别诊断。CSP确诊后立即终止妊娠。治疗目的杀灭胚胎,排除妊娠囊,保留患者的生育能力。治疗的方法与宫颈妊娠相同。

【适应证】

患者年轻无子女,尚需保留生育能力,病人情况平稳,可先行双侧髂内动脉或子宫动脉下行支结扎,而后清除胚胎组织。另外也可先行 MTX 治疗,已生育不需要保留生育能力的患者,行子宫切除术。

【麻醉】

连续硬膜外麻醉、腰麻。

【体位】

膀胱截石位。

【手术方法】

(1)已生育不需要保留生育能力的患者行子宫切除术,请参阅"经腹子宫全切除术"一节。

(2)如要求保留子宫,术前病情稳定、阴道无大量出血,可先行通过介入治疗堵塞的双侧髂内动脉或子宫动脉下行支,而后观察血 HCG 下降明显后再行刮宫,清除胚胎组织,观察出血的情况,如出血量不多,可用碘仿纱条压迫止血。

(3)如出血量多,病人出现休克症状,立即剖腹探查盆腔情况。先触及子宫,于子宫下段处,需立即停止任何操作,同时积极补充血容量,待休克恢复后再行以下操作:将腹腔内大量血液吸出,并取出血块,检查局部蓝色凸起的子宫前壁的面积,如切除子宫,见"经腹子宫全切除术";如要求保留子宫,可行子宫前壁局部切除,而后修补子宫前壁。

(4)如孕周未超过 6 周,病情稳定,患者尚未生育或坚决要求保留子宫,可先给予化疗药物如 MTX、5-FU,将胚胎杀死,妊娠局部的充血明显改善后,行钳刮术。

(孙艳敏 郝秀丽 马永征 曹翠君)

第十四章 卵巢手术

任何年龄的女性都有可能患卵巢肿物。在年轻妇女中最常见的卵巢肿物是成熟型畸胎瘤、子宫内膜异位症囊肿,中年妇女较常见的卵巢肿物是卵巢浆液性囊腺瘤和黏液性囊腺瘤,这都需要手术治疗,但目前临床上采用何种手术方式都应同病人和家属反复交换看法,绝经前良性肿物切除卵巢时应慎重,必须征得病人及家属的同意,以免引起不必要的医疗纠纷。

第一节 卵巢切除术

【概述】

卵巢肿物切除手术包括患侧卵巢切除或行患侧附件切除术,目前多数主张行第二种手术。因为切除卵巢只留一条输卵管无益而有害,可能继发感染或发生宫外孕。

【适应证】

(1)卵巢的赘生性良性肿物。

(2)卵巢的非赘生性肿物发生扭转、破裂不能保留卵巢者。

(3)在子宫切除术时,预防性切除卵巢。近绝经期或有卵巢癌家族史的患者,病人及家属要求切除卵巢者可行卵巢切除术。术前应反复交代人工绝经的危害,告知病人及家属可能发生绝经期综合征。若病人及家属同意签字后,也可对40岁以上的妇女行预防性卵巢切除术。另外患有乳腺癌的病人可行卵巢去势手术预防性切除卵巢。

【连续硬膜外麻醉】

【体位】

平卧位。

【手术方法】

(1)切开腹膜:分层切开皮肤、脂肪、筋膜、腹膜。

(2)探查腹腔:明确解剖,检查子宫及双侧卵巢,明确病变的范围是在单侧或双侧,肿物是实性或囊性,有无粘连及其粘连的程度,并了解肿瘤、盆腔及腹腔脏器、腹膜、大网膜处有无转移瘤,腹水的性质等。根据探查情况,决定手术范围及手术方式。

(3)挽出肿物:有粘连则进行分离或将右手伸入腹腔肿瘤上极下面,托起肿瘤的一端或一侧,先从切口挽出,然后挽出整个肿瘤。在挽出的过程中,助手可轻压腹壁协助肿物挽出。如良性肿物体积太大,可先行穿刺,吸出其内容物,而后将穿刺部结扎,将囊壁取出。这样可以避免切口过大。但术前必须明确诊断为良性肿物。

(4)切断缝扎骨盆漏斗韧带:用手托起肿瘤使骨盆漏斗韧带暴露清楚,用两把 kocher 钳平行钳夹漏斗韧带,注意不使卵巢动静脉遗漏。肿物较大时,骨盆漏斗韧带缩短,暴露不清楚,特别容易发生卵巢动、静脉遗漏,导致术后腹腔内出血,手术中应特别注意。切除并用双 7 号丝线或 10 号丝线贯穿缝合,再"8"字加固缝扎。

包埋残端:阔韧带腹膜覆盖残端,用 4 号丝线连续缝合。

(5)送检:常规将切成的肿物送冰冻切片检验。

(6)关腹:检查确认各缝扎断端无出血或渗血,清除盆腔积血,清点切下、纱布无误,逐层常规缝合。

【护理】

1、创口的护理

术后应卧床 3 天,及时更换辅料,保持创口清洁,注意保护创口,术后遵循医嘱短期内不要洗澡,避免伤口污染。

2、饮食护理

应选择高蛋白易消化的食物,如粥类和汤类的流食,鱼类也是很好的选择。蔬菜瓜果含有丰富的维生素和矿物质,能增强人体的免疫力,帮助创口愈合,是术后恢复期必不可少的营养饮食。忌食刺激性食物,如辣椒、生姜、生蒜、浓茶和咖啡等;忌食热性食物。如羊肉、牛肉、狗肉及海鲜等。

第二节　卵巢楔形切除术

【适应证】

(1)年轻患者,卵巢良性肿物,如单纯性囊肿、成熟型畸胎瘤、子宫内膜异位囊肿;中年妇女较常见的卵巢浆液性囊腺瘤和黏液性囊腺瘤,都需要只剔除卵巢肿物。

(2)卵巢的非赘生性肿物,如滤泡囊肿、黄素囊肿,术前不能排除为肿物时多采用腹腔镜下剔除囊肿的治疗方法。

【麻醉】

连续硬膜外麻醉。

【体位】

平卧位。

【手术方法】

(1)切开腹膜:常规依次切开腹壁各层。

(2)探查腹腔:明确解剖,检查子宫及双侧卵巢,明确病变的范围是在单侧或双侧,肿物是实性还是囊性,有无粘连及其粘连的程度,并了解肿瘤、盆腔及腹腔脏器、腹膜、大网膜处有无转移瘤,腹水的性质等。根据探查情况,决定手术范围及手术方式。

(3)挽出肿物:有粘连则进行分离或将右手伸入腹腔肿瘤上极下面,托起肿瘤的一端或一侧,先从切口挽出,然后挽出整个肿瘤,在挽出的过程中,助手可轻压腹壁,协助肿物挽出。

(4)剔除囊肿:在肿物的周围垫上纱布垫,沿卵巢的纵轴方向,在靠近正常卵巢组织处、距卵巢门 3cm 处,切开囊肿壁,先切开 1 个小口,将血管钳伸入包膜与瘤壁之间,边分离、边切开包膜。当分离约一半以上包膜时,用 Allis 钳夹住肿瘤包膜的边缘,手指沿肿瘤面剥离,将肿瘤完整剥除。

(5)送检、缝合:常规将切除肿物送冰冻切片检验。用 2-0 可吸收线荷包缝合成形卵巢。

(6)关腹:检查确认各缝扎断端无出血或渗血,清除盆腔积血,清点器械、纱布无误,逐层常规缝合。

五、护理

卵巢囊肿剔出术中子宫内膜异位症囊肿和卵巢畸胎瘤的剔除要格外注意,子宫内膜异位症囊肿可以是多房,应仔细检查是否剔除干净,预防术后短期内复发。卵巢畸胎瘤在剔除过程中要注意层次,尽可能不要损伤包膜,如包膜不慎破裂,畸胎瘤内容物流入盆腔,应当用温热生理盐水反复冲洗,预防医源性盆腔炎。

第三节　卵巢冠囊肿剔除术

卵巢冠囊肿位于输卵管和卵巢间的两页阔韧带间的腹膜间隙,是莫非氏管的遗迹因积液而形成囊肿,输卵管常被拉长至囊肿的上方,卵巢正常。

【适应证】

卵巢冠囊肿术前难以确诊,术前多诊断为卵巢囊肿,肿物的直径大于 5cm。

【麻醉】

连续硬膜外麻醉。

【体位】

平卧位。

【手术方法】

根据囊肿的大小、患者的年龄等因素界定手术的方式,如囊肿大,患者无生育要求,年龄近绝经期,可行一侧附件或输卵管与囊肿切除,保留同侧的卵巢;年轻有生育要求的患者应单纯剔除囊肿。检查患侧卵巢正常,卵巢冠囊肿位于卵巢外侧的阔韧带内。

(1)切开阔韧带前页,适用于囊肿较小而又位于输卵管及卵巢之间,在囊肿最突出的部位切开阔韧带的前叶,分离并切除囊肿。

(2)闭合阔韧带间隙。间隙内如有渗血可先用细丝线缝扎止血,而后填塞吸收性明胶海绵压迫止血。如肿物较大超过 10cm,间隙内出血较多,可先用热盐水纱垫压迫止血,而后勇细丝线分层荷包缝合止血,底部缝合要严密、逐层,仔细检查,彻底止血,防止血肿形成。

(3)用 6-0 无创伤可吸收肠线间断缝合阔韧带的腹膜切口,缝合是将输卵管伸直,间断缝合。注意预防输卵管扭曲或狭窄,以免导致日后发生异位妊娠。

卵巢冠囊肿的剔除中要注意较大卵巢冠囊肿与输卵管的关系,输卵管可能附着于肿物的表面,未生育的患者应尽量保留输卵管的系膜及伞端的完整,用 6-0 无创伤肠线对齐、单针缝合系膜及伞端周围的创面,输卵管被拉长超过 12cm。术后应嘱咐病人避孕 1 年,使输卵管恢复到正常。否则有可能导致医源性的异位妊娠。

(郑 颖　郝秀丽　孙艳敏　刘强)

第十五章　盆腔脓肿手术

【盆腔脓肿的主要种类】

(1)子宫直肠陷凹脓肿。

(2)一侧或两侧子宫旁脓肿向阴道突出。

(3)输卵管或输卵管卵巢脓肿。

【手术时机的选择】

无论是行阴道式或经腹式排脓术，在手术前 24~48h 必须先使用大量抗生素以控制感染，防止手术扩散。选择抗生素主要针对厌氧菌感染如青霉素、红霉素、先锋霉素等。

大多数急性盆腔炎经广谱抗生素治疗 24~48h，临床症状迅速改善，如效果不显、腹痛加剧或结合 B 超显示炎性肿块增大、持续高热均应慎重考虑发生盆腔脓肿的可能。盆腔脓肿经保守治疗 48~72h 无效者或经积极治疗有好转但仍有肿块者均应及早手术。如脓肿破裂、突然腹痛加剧、高热、腹胀或有中毒症状出现者应立即剖腹手术。

【盆腔脓肿的手术】

盆腔脓肿根据所在的部位大致有 5 种手术：

(一)后穹隆穿刺术

用于子宫直肠陷凹的脓肿，突出于阴道穹隆的子宫颈旁脓肿等。

(二)阴道或后穹隆切开术

可使引流通畅。子宫全切除术后形成的卵巢脓肿，如脓肿形成时间距手术时间较近，则脓肿接近阴道切断之角，此时可经阴道切开引流排脓。

(三)输卵管(单侧或双侧)切除术或输卵管卵巢(单侧或双侧)切除术

用于脓肿局限在输卵管内或输卵管-卵巢内。对患有输卵管炎症但需保留卵巢的年轻妇女，手术以切除病灶为主，做输卵管切除术。输卵管积脓如卵巢正常即做病侧输卵管切除术。输卵管积脓且卵巢受累，卵巢被迂曲涨大的输卵管包绕，分离后卵巢表面有较大的粗糙面或渗血，保留下来有再次感染形成卵巢囊肿的可能，如对侧卵巢正常，即做输卵管卵巢切除术。

脓肿形成的炎症包块大多数与盆腔脏器、大网膜有不同程度的粘连，剥离粘连是手术的难点。轻度粘连局部解剖关系无任何改变，易于辨认，将粘连剥离后即可行常规手术。重度粘连时，附件与肠管粘成一团块，先找出圆韧带，顺之向上追踪到宫底，然后再向两侧寻找附件。将大网膜的粘连分开，轻者可直接剥离，如粘连范围大而牢固，即以止血钳分段钳夹、切断、缝扎处理。如果肠管与肿块粘连,必须在直视下进行剥离。将粘连的附件包块向旁拉开,使粘连处拉紧,以便看清其界限。剥离肠管以锐性剥离为主配以必要的钝性剥离。边剥边注意止血。因钝性剥离易造成肠壁撕裂,但用剪刀锐性剥离时如未看清楚粘连于肠管的界限,也可直接剪破肠管,需加倍注意。输卵管炎性包块与子宫后壁、阔韧带后叶粘连,有时找不到输卵管与子宫间的缝隙,可先将输卵管子宫端夹住、切断后即可找到缝隙,由此进入子宫后壁及阔韧带后叶处进行剥离。当包块深达盆底时,剥离深部的粘连完全靠手感,手指掌面朝向肿块,从最易处入手,轻轻试行剥离,如遇阻力即停,改从他处剥离,最后宁将部分脓肿壁残留肠壁,不可强行剥离以免损伤肠管。如遇索条样物未辨认清楚前,切勿盲目处理以免损伤输卵管。边剥边疆附件肿块向上提,将粘连拉紧并暴露以利于剥离的进行。附件完全游离后,注意检查盆腔剥离面有无出血,如有渗血以生理盐水纱垫压迫止血,然后进行。输卵管或输卵管卵巢切除术。将单根硅橡胶管置于盆底,另一端从腹部切口旁右侧脐至右侧髂前上棘中外 1/3 处另开口穿出引流。

(四)子宫及双侧附件切除术

输卵管卵巢脓肿发生破裂,如果患者病情尚好,最好施行子宫及双侧附件切除术。输卵管卵巢脓肿对抗生素治疗无效又不符合后穹隆切开引流条件者,应作剖腹探查;双侧病变者应行双侧附件和子宫切除术,特别是在流产后感染的病例。

(五)经腹切开引流术

如脓肿与腹壁粘连,盆腔脓肿性质不清,拟经腹切开引流。

1.麻醉与体位

(1)麻醉:局部麻醉,用 0.5%普鲁卡因或 0.25%利多卡因约 100mL。

(2)体位:平卧位或半坐卧位。

2.手术方法

(1)消毒皮肤,铺无菌巾。

(2)在脓肿波动明显处,用 12 号长穿刺针刺入抽出脓液,送培养及药敏试验。

(3)切口:在针刺处做斜切口,长 4~6cm。

(4)放脓:切开脓腔时,尽可能使切口长些使脓自行流出。

(5)放置引流一般可并排置两根硅橡胶管引流。

(6)缝合腹壁。

3.术后护理

(1)应用抗生素及支持疗法,抗生素在体温正常后应继续应用 10~14d 以防复发。

(2)开始第 1~2d 脓液较多,应多换几次纱布,待脓液减少后,分 2~3 次逐步拔出,一般引流放置 7d 左右,待无脓液流出为止。

(郝秀丽 马永征 孙艳敏 吴金芝)

第十六章 子宫内膜异位症

子宫内膜异位症(endometriosis,EMT)是指具有生长功能的子宫内膜组织出现在子宫腔被覆黏膜以外的身体其他部位。绝大多数异位病变出现在盆腔内生殖器官及邻近器官的腹膜表面,故临床常称为盆腔子宫内膜异位症。常见的部位为卵巢、子宫直肠陷凹、盆腔腹膜、子宫骶骨韧带、输卵管、阴道直肠陷窝、直肠前壁、直肠阴道隔、输尿管、乙状结肠、腹壁切口或会阴切口等部位。子宫内膜异位症的发生率近年逐渐上升,是目前常见的妇科疾病之一。在育龄妇女中的发病率为10%~20%,以25~45岁妇女居多。初潮前无发病者,绝经后或切除卵巢后异位内膜组织可逐渐萎缩吸收,妊娠或使用性激素抑制卵巢功能可暂时阻止此病的发展。

第一节 子宫内膜异位症的术前准备

一、各项化验检查

(1)血细胞分析及血型。

(2)生化化验:包括心、肝、肾功能,血糖,电解质,肥胖者应化验血脂及血黏度。

(3)凝血功能。

(4)两对半化验、HIV及RPR筛查。

(5)必要时作CA125及CA199检查,以了解卵巢异位囊肿是否有恶变的可能。

二、常规检查

(1)心电图。

(2)B超:行盆腔B超检查以了解子宫及双附件情况,行肾及输尿管B超检查以了解双肾有无积水、双侧输尿管有无扩张。

(3)胸大片:排除双肺疾患。

(4)宫颈涂片检查。

(5)排粪造影:对妇科检查直肠窝有痛性结节者或术前有肛门憋坠症状,甚至经期便血者应行排粪造影检查。

(6)肾及输尿管造影检查。

(7)对已婚妇女术前行诊断性刮宫术,特别是对不孕妇女在住院前及行经前诊断性刮宫术。

三、阴道及肠道准备

术前 3d 无油渣半流质,阴道灌洗或阴道宫颈涂碘,口服肠道抗生素药物。特别是异位病灶侵及肠道严重的患者,应当充分作好肠道准备。

四、术前准备

术前 1d 充分作好肠道准备,口服泻剂,为避免脱水,可根据情况补充电解质液体1000~1500mL,如果肠道清理不彻底,当晚清洁灌肠。

五、术前应用 GnRH 类药物治疗 3 个月

考虑异位病灶累及盆腔、直肠严重者,术前应用 GnRH 类药物治疗 3 个月,必要时请泌尿科或肛肠科医生协助手术。

六、医生及患者充分的术前心理准备,病情的反复评估

包括术前医生、患者及家属的沟通,对病情的认知和了解,手术的预期结果、手术风险、手术有可能出现的并发症及术后异位症复发的可能,签手术知情同意书。特别是较年轻患者,要有切除子宫的心理准备以及术后仍有极少数患者复发异位症的可能性。

第二节　子宫内膜异位症保守手术

【适应证】

(1)年龄 35 岁以下的年轻患者。

(2)无子女者。

(3)迫切要求保留生育功能者。

(4)疼痛严重,药物不能缓解者。

(5)长期不孕,经药物保守治疗 3~6 个月治疗无效者。

(6)已经确定卵巢异位囊肿直径达 3cm 以上者。

(7)第一次保守手术后复发者。

【禁忌证及相对禁忌证】

(1)年龄大于 35 岁者。

(2)卵巢功能明显异常,如长期闭经、无排卵功能者。

(3)卵巢门部受侵犯,卵巢不可能恢复正常供血者。

(4)异位病灶过于广泛,周围组织浸润严重,呈冰冻骨盆或盆腔内粘连紧密者。

(5)伴有严重心、肺、肾疾病,不宜生育者。

【手术方法】

(1)体位:对已婚要求生育患者取膀胱截石位,常规冲洗外阴及阴道,用碘酒、酒精消毒宫颈及阴道,宫腔安放双腔管,用碘伏消毒尿道口,安放导尿管。如果患者未婚,在病房安放导尿管。

选择仰卧位,对于手术较困难、估计手术时间长、较肥胖或年龄相对较大的患者,应将足跟垫起,避免因手术时间过长,对双下肢腓肠肌造成压迫,以预防下肢静脉血栓的形成。

(2)麻醉方式:麻醉医师可根据患者的情况选择全麻、连续硬膜外腔阻滞麻醉或蛛网膜下腔阻滞麻醉加连续硬膜外腔阻滞麻醉。

(3)切口:取下腹正中脐耻之间纵切口,切口下端应达耻骨联合上缘,如果脐耻之间距离过短,应取正中左旁开 1.5~2cm 纵切口。

如既往下腹部有手术瘢痕,原则上剔除原瘢痕,再依次切开腹壁各层。

提醒:有腹部手术史者,在打开腹膜时,应避免损伤与腹壁粘连的肠管与大网膜。

(4)探查盆腔脏器:了解子宫、双附件情况及异位病灶分布及侵犯程度。将两块大纱布分别固定于两侧腹膜上以保护切口,避免被异位囊肿的囊液污染,放固定拉钩暴露盆腔。

(5)牵拉子宫,暴露盆腔:用双 7 号丝线于宫底"8"自缝扎,用小血管钳钳夹丝线以牵拉子宫,用纱垫填塞肠管以暴露盆腔脏器。

(6)亚甲蓝通液:双腔管注入亚甲蓝液,观察双侧输卵管是否通畅,如果输卵管伞端粘连,分解粘连并用 3-0 可吸收线行伞端翻转缝合术,见亚甲蓝液自双侧输卵管伞端流出后撤除双腔管。

(7)处理异位囊肿:将纱布垫于异位囊肿周围,于卵巢异位囊肿上做一小切口,用吸引器吸出巧克力样囊液,如为双侧卵巢异位囊肿则以同样方法处理对侧卵巢。钝性及锐性分离双侧卵巢异位囊肿与周围粘连,使双附件充分游离,用温生理盐水清洗盆腔至干净。剪去卵巢异位囊肿粘连部位的异位病灶,剔除异位囊肿的囊壁,特别是卵巢多囊异位囊肿,注意将异位小囊肿剔除干净,以免日后复发。用 3-0 可吸收线重塑单侧或双卵巢。

(8)分离粘连:直视下用弯组织剪锐性分离子宫直肠陷凹粘连,暴露出直肠窝异位病灶。

(9)游离输尿管:游离输尿管,剔除输尿管周围的异位病灶,特别是包绕于输尿管周围的导致输尿管部分梗阻的异位病灶,以缓解输尿管梗阻,解除肾积水。对异位病灶已经累计输尿管的病例,应在泌尿外科医生的协助下行输尿管异位病灶切除术并安放输尿管支架及输尿管吻合术。

提醒:术前考虑异位病灶侵犯盆腔严重者,应行肾、输尿管 B 超检查或肾盂造影检查,以排除因异位病灶累及输尿管致使输尿管狭窄,甚至梗阻而造成肾积水。

(10)切断子宫骶骨韧带:用两把长弯有齿钳分别钳夹双侧骶韧带,中间切断,用 1-0 可吸收线分别"8"字缝扎并结扎在一起。

(11)剔除直肠前壁异位病灶:剔除直肠前壁的异位病灶,如异位病灶累及肌层,则用小针和 1 号丝线间断缝合直肠浆肌层(与直肠纵轴平行),以加固直肠前壁(如异位病灶累及直肠黏膜层,则行直肠前壁异位病灶切除术及支持前壁吻合术,并放腹腔引流管,详见"子宫内膜异位症半根治术"一节)。

(12)切断骶前神经:于右侧骶骨岬水平打开后腹膜,探查右侧输尿管,于第五腰椎体前面,左、右髂总动脉之间游离出骶前神经丛(也称上腹下丛),用两把长弯血管钳钳夹骶前神经丛两端,剪下中间的神经组织送病理,用 4 号丝线分别结扎两断端。用小圆针和 1 号丝线间断缝合后腹膜。

注意:①避免损伤骶前静脉丛,否则,会引起难以控制的出血。②避免损伤输尿管。

(13)子宫后壁异位灶或肌腺瘤的处理:剔除子宫后壁异位病灶或肌腺瘤,如果子宫后壁创面范围较大,取大网膜固定于子宫后壁创面处,使之成为光滑面,以防再次粘连。

(14)圆韧带悬吊:检查盆腔无出血后,拆除固定拉钩及固定腹膜的纱布,于腹膜外分别将两侧圆韧带牵出,用双 7 号丝线缝扎并用小血管钳将两侧圆韧带固定于腹直肌外缘待用。

(15)关腹:取出纱垫,将防粘连药物涂于子宫后壁、直肠窝、双附件等处,清点纱布及器械无误后用 1-0 可吸收线关腹, 用双 7 号丝线将两侧圆韧带缝扎固定于腹直肌前,用 1-0 可吸收线连续缝合筋膜,用生理盐水清洗伤口,用 4 号丝线间断缝合脂肪层,用 3-0 可吸收线缝合皮肤,对合皮缘,用酒精及无菌敷料覆盖伤口,术毕。

【术后处理】

(1)月经期尽量避免过度或过强体育、舞蹈活动,避免月经期及月经刚净时进行性生活。

(2)对实施切除子宫保留卵巢者,应指导其术后服用 3~6 个月孕激素,以防复发。

第三节　子宫内膜异位症半根治手术

【适应证】

(1)患者年龄在 35 岁以上,异位病灶较广泛,盆腔粘连严重,异位症达 III 期以上,不适宜保守手术,需要保留卵巢功能者。

(2)已有子女,无生育要求者。

(3)合并子宫病变,如较大子宫腺肌病、多发性子宫肌瘤不易完全剔除肌瘤者。

(4)卵巢无恶性病变者。

【禁忌证及相对禁忌证】

(1)患子宫内膜异位症,年龄近绝经年龄。

(2)子宫内膜异位病灶广泛,盆腔组织浸润严重,呈冰冻骨盆状,不宜保留卵巢者。

(3)子宫内膜异位症达 IV 期,重要脏器受侵较严重,又不能完全剔除异位病灶者。

(4)子宫内膜异位症病灶较轻,子宫正常大小,尚未生育者。

【手术方法】

(1)体位:采取仰卧位。

(2)麻醉方式:同"子宫内膜异位症保守手术"。

(3)切口:在麻醉满意后,常规取下腹纵切口,依次开腹。

(4)分离卵巢周围粘连:在探查盆腔后,用纱布保护切口,放固定拉钩,钝性及锐性分离双侧卵巢与周围组织的粘连,如卵巢有异位囊肿,先吸出异位囊肿囊液,用温生理盐水清洗盆腔及异位囊肿至干净。剔除囊肿,用3-0可吸收线重塑双卵巢。

(5)牵拉子宫:用两把直有齿血管钳分别钳夹子宫两侧以牵拉子宫,直视下用剪刀锐性分离子宫后壁与周围的粘连,暴露子宫直肠陷凹。

(6)处理圆韧带:在距子宫角2~3cm处,用有齿血管钳钳夹左侧圆韧带,用双7号丝线"8"字缝扎左侧圆韧带,于子宫侧剪断圆韧带,小弯血管钳钳夹丝线固定,右侧圆韧带处理方法同左侧圆韧带。

(7)处理阔韧带:打开阔韧带前叶,于无血管区打洞,用两把有齿血管钳钳夹左侧输卵管及左侧卵巢固有韧带,切断,用双7号丝线"8"字缝扎,单7号丝线加固缝扎,右附件处理方法同左附件。

(8)打开膀胱腹膜返折:打开膀胱腹膜返折,下推膀胱至宫颈外口处。如果膀胱返折处及圆韧带处有异位病灶,应先剔除异位病灶。

(9)分离子宫与直肠粘连:钝性及锐性分离子宫后壁与直肠前壁的粘连,暴露直肠窝,并将直肠向下游离。用Allis钳钳夹双侧骶韧带异位病灶,剪去双侧骶韧带异位病灶。

(10)处理输尿管周围异位病灶:游离双侧输尿管,剔除输尿管周围异位病灶(同"子宫内膜异位症保守手术")。

如果异位病灶侵犯输尿管,甚至造成输尿管狭窄、梗阻,则应在泌尿外科医生的配合下行输尿管异位病灶切除术,安放输尿管支架,行输尿管吻合术。

注意:避免将输尿管游离得过于裸露而影响输尿管吻合口处的血运,造成输尿管吻合口坏死,不能愈合。

(11)处理子宫动、静脉:分离宫旁组织,暴露子宫动、静脉血管,用三把有齿血管钳钳夹左侧子宫动静脉,在第一把与第二把钳之间切断,用双7号丝线贯穿缝扎近端子宫血管,用单7号丝线"8"字加固缝扎,右侧子宫动、静脉处理方法同左子宫动、静脉。如果异位病灶侵犯子宫峡部动、静脉,无法在此处理子宫动、静脉,则于输尿管上部分离子宫动、静脉,在确定输尿管无误条件下,用两把血管钳钳夹子宫动、静脉,剪断子宫动、静脉,继续小心向下分离输尿管,近端血管用单7号丝线结扎两次,对侧子宫动、静脉可以用相同方法处理。

注意:避免损伤输尿管。

(12)处理主韧带:分次处理主韧带,用两把有齿血管钳钳夹左侧主韧带,切断,用双7号丝线"8"字缝扎,继续处理本侧主韧带,直至左侧穹隆。右侧主韧带处理方法同左侧主韧带。

(13)切下全子宫：用两把有齿血管钳钳夹两侧穹隆部，切开，露出阴道，沿穹隆剪下全子宫，用酒精纱布消毒阴道断端后放入阴道。

(14)缝合阴道断端：用1-0可吸收线"8"字缝扎两侧，并锁边缝合阴道断端。

(15)剔除直肠前壁异位病灶：用Allis钳钳夹直肠前壁异位病灶，小心剔除异位病灶，如果异位病灶侵及直肠肌层，剔除病灶后，用小圆针和1号丝线间断加固直肠前壁浆肌层。

如果异位病灶侵犯穿透直肠黏膜层，则应在外科医生的参与下，行直肠前壁异位病灶切除术。切口两端做好标志线，用小圆针和1号丝线缝合直肠全层及浆肌层，用甲硝唑500mL再次清洗盆腔。

(17)关腹：取出纱垫，拆除固定钩及纱布，如果行直肠前壁异位病灶切除术，则于右下腹放置腹腔引流管。清点纱布及器械无误，逐层关腹(见"子宫内膜异位症保守手术")。用4号丝线缝扎引流管根部，固定腹腔引流管。

(18)取出纱布：取出阴道内的酒精纱布，待家属看过标本后送去做病理检查。

【术后处理】

(1)药物治疗：基本同"子宫内膜异位症保守手术"。

(2)直肠异位病灶切除术后处理：直肠前壁异位病灶切除术后，应禁食禁水7~10d，静脉给予抗生素治疗7~10d，每天补充热量6.28kJ（1.5kcal）左右，补充液体量3000~3500mL，根据血 K^+、Na^+、Cl^- 结果补充电解质，应特别注意补钾，隔日补充白蛋白10g。每日观察腹腔引流情况及T形引流管引流情况，如7d后腹腔引流管无明显引流物，则拔除腹腔引流管，且适量进食流质。观察2~3dT形引流管引流情况，如无明显引流物，则拔除T形引流管。

(3)输尿管异位病灶切除术后处理：如果行输尿管异位病灶切除及输尿管吻合术后，应静脉给予抗生素治疗5~7d，保留尿管长期开放21d，膀胱镜下取输尿管支架，导尿管定期开放2d，拔除导尿管。

【并发症及处理】

异位症半根治术的术后并发症同"经腹子宫全切术"，如输尿管损伤，但是，因为异位症盆腔粘连严重，输尿管一般粘连于直肠侧壁或骶骨韧带上。若手术时首先分离出输尿管则术中不容易损伤输尿管。如果术中发现输尿管被异位病灶累及，行输尿管部分切除放置输尿管支架吻合输尿管。如果术后发现阴道流尿，首先确定是输尿管阴道瘘还是膀胱阴道瘘，多数为输尿管阴道瘘，可自阴道断端放入引流管引流尿液，待引流尿液减少后可更换较细的引流管引流，直至引流液基本消失，撤除引流管。

第四节 子宫内膜异位症根治手术

【适应证】

(1)患者年龄 40 岁以上。

(2)异位病灶严重,波及邻近重要脏器或大血管、神经。

(3)保守手术或半根治手术后异位症复发者。

(4)卵巢受到异位病灶破坏严重,无正常的卵巢组织或卵巢门部血管已受破坏,无法保持卵巢血供者。

(5)子宫内膜异位症合并有卵巢恶性肿瘤者。

【禁忌证】

(1)患者年轻,年龄在 40 岁以下。

(2)异位病灶不太严重,未累及重要脏器。

(3)卵巢门部血管未被破坏,仍有正常的卵巢组织。

【术前准备】

向患者交代子宫、卵巢切除术后,特别是卵巢切除术后更年期症状出现的问题以及补救措施。

【手术方法】

(1)基本同"子宫内膜异位症半根治手术"。

(2)处理圆韧带后,打开阔韧带前叶,充分游离双附件,打洞,用 3 把有齿血管钳钳夹左侧漏斗韧带,于远端两把钳之间切断,用双 7 号丝线贯穿缝扎,单 7 号丝线加固缝扎,将左侧附件固定于左侧直 Allis 钳上。右附件处理方法同左附件。

(马永征 孙艳敏 李芳 蔡玉培)

第十七章　子宫脱垂

子宫从正常位置沿阴道下降,宫颈外口降至坐骨棘水平以下,甚至全部子宫脱出阴道口外,称为子宫脱垂。其主要原因是支持组织的松弛。子宫的支持组织依次是骶韧带、主韧带、膀胱子宫韧带、圆韧带及骨盆漏斗韧带。前3个韧带附着于子宫颈部,三者之间无明确的界限,成为一块板状的组织支持子宫的左右两侧。圆韧带和骨盆漏斗韧带则起着吊带作用。此外,阴道前面和膀胱尿道之间有膀胱阴道中隔,也称耻骨子宫颈部筋膜。阴道后面和直肠之间有直肠阴道中隔,也称直肠前筋膜。二者分别隔离膀胱与阴道及直肠与阴道,同时也成为膀胱及尿道或直肠向印度内下垂的堤防。除以上左右各5对共10条韧带及前后各1层中隔共两层筋膜外,骨盆底还有以肛提肌为主的肌肉群扼住生殖器的对外出口。但肌肉的控制力量远抵不上韧带的支持作用。韧带松弛所致子宫脱垂首先是子宫颈先行下垂,继而膀胱及子宫直肠陷凹也被拖带一起下垂。下垂速度缓慢,在相当长的时期内,子宫颈的阴道部伸长,即宫颈延长,宫颈长度可达宫体的2~3倍。体部和颈部的比率与正常子宫的形状相反。

如果肌肉(肛提肌)松弛,首先是阴道后壁失去防御,阴道后壁及直肠开始下垂,然后子宫也一起下垂。这种脱垂的子宫,形状与正常子宫无差别。

一、子宫脱垂的分类

比较理想的分类方法是既能说明临床特征,又能区别其病变机制,且对临床具有指导意义。一般是根据子宫脱垂的程度,分为1度、2度、3度。

1.第1度子宫脱垂

子宫颈下垂到坐骨棘水平以下,不超出阴道口。

2.第2度子宫脱垂

(1)轻度:子宫颈达阴道入口或部分脱出阴道口外。

(2)重度:全部子宫颈或部分子宫体脱出阴道口外。

3.第3度子宫脱垂

子宫颈和子宫体全部脱出于阴道口外。

也有学者认为:3度与2度子宫脱垂的发生机制是不同的,3度子宫脱垂并不是2度子宫脱垂的终了,而是全生殖道脱垂的一部分。所以,他们将子宫脱垂分为阴道子宫脱垂和全生殖道脱垂两种。

4.阴道子宫脱垂

阴道子宫脱垂分为2度:1度即一般分类法的第1度,2度为宫颈脱出于阴道口外。

5.全生殖道脱垂

由于盆底的各层支持组织尤其是肛提肌的减弱或无力,致使盆部组织全部处于松弛状态,因而形成全生殖道脱垂。肠膨出是全生殖道脱垂的早期体征。

全生殖道脱垂的子宫形态与阴道子宫脱垂不同。其宫颈管不伸长,宫颈与个体仍保持正常比例,但子宫多萎缩。Malpas 氏据此来鉴别早期全生殖道脱垂,还是阴道子宫脱垂,并作为选择手术方式的依据。他认为若子宫长度不超过 8cm 应视为全生殖道脱垂,可行全子宫切除术并行盆底修补。

6.先天性子宫脱垂

卵巢较为少见,系指未曾分娩的妇女患有子宫脱垂。年轻妇女由于先天性发育不良或盆底支持组织缺陷,导致盆底支持功能薄弱而发生子宫脱垂。或未曾分娩的更年期妇女,本身就先天性盆底组织薄弱,随着雌激素水平的减低,盆底支持组织更加薄弱,再加用力、腹压增加等外因时,也可形成子宫脱垂。

7.术后生殖道脱垂

手术后生殖道脱垂比较少见。当患有其他子宫疾患,曾行子宫全切除术或次全子宫切除术时,未曾发现潜在的子宫脱垂,未对盆底支持组织进行修补。或进行子宫脱垂手术治疗时,对盆底支持组织修补不当或不彻底,均可形成术后生殖道脱垂。

8.阴道前臂膨出

多并发于 2 度、3 度子宫脱垂,也可单独发生。如阴道膀胱间肌膜受损,则可能伴发膀胱膨出和尿道膨出。

9.膀胱膨出

是由于支持膀胱的耻骨膀胱宫颈肌膜受损,致使膀胱底部连同阴道前臂下降,脱出于阴道口外,分为轻度和重度膨出两种。当患者憋气向下用力时,在阴裂间可见圆形物膨出,堵塞于阴道入口为轻度。重度是指支持膀胱的组织严重受损,致使大部分膀胱脱出于阴道口外,此时可见阴道前壁的皱褶消失而渐光滑。

10.尿道膨出

尿道被耻骨后尿道韧带所固定,当此韧带受到损伤,尿道从耻骨下角脱位,膨出于阴道内,可形成尿道膨出。由于尿道周围组织松弛,尿道增宽,可达正常的 2~3 倍,向阴道内膨出。尿道膨出的重要临床意义在于改变了尿道与膀胱的生理位置,使尿道膀胱后角消失,导致尿失禁。

11.阴道后壁膨出

可分为部分膨出和完全膨出。由于分娩阴道后壁过度伸展而受损伤,致使阴道后壁部分或完全膨出,也常伴发于 3 度子宫脱垂,完全翻出于阴道口外。

12.肠膨出

肠膨出或称阴道顶端子宫直肠凹疝。由于后骨盆支持组织松弛,在后穹隆形成肠疝,腹膜形成疝囊,部分小肠由此膨出于阴道内。肠膨出与 3 度子宫脱垂密切相关,肠膨出的发生常预示盆底支持组织的全部松弛。肠膨出的临床检查困难,诊断多被忽略,所以,在行子宫脱垂修补手术时,对肠膨出的疝囊往往不能进行彻底地切除、修补以及高位缝合肛提肌,导致术后残留严重的腰骶部疼痛和盆腔压迫感。

13.直肠膨出

直肠与子宫的关系,不如膀胱与子宫的关系密切,所以1度、2度子宫脱垂可不伴随直肠膨出。3度子宫脱垂时盆底支持组织全部松弛,则伴有直肠膨出。会阴体和阴道直肠肌膜均为支持直肠的重要组织。分娩损伤以及支持组织变弱等,均可成为导致直肠膨出的原因。年轻妇女虽有分娩损伤,可不发病。随着年龄的增长,支持组织变弱,因其他因素如腹压增加、便秘等均可导致直肠膨出。阴道后壁之伸展,皱褶消失,宛如袋状膨出于阴道内。轻度膨出时,仅在阴道入口处见有膨出的阴道后壁;严重时,则直肠伴随阴道后壁呈袋状脱出于阴道入口处。粪便堆积于此,造成大便困难。阴道下段与支持之间有坚强的会阴体联系,若会阴体未受损,直肠下段就不会膨出。

上述各种脱垂可单独存在,实际上几种脱垂往往是并存的。

二、子宫脱垂的治疗

子宫脱垂多数是因韧带松弛所致,若是韧带松弛,理论上应缩短韧带而不必缝合肛提肌,但如果发生直肠脱垂则要整复肛提肌及阴道会阴部。膀胱阴道中隔的支持力量弱,任何原因引起的子宫脱垂,膀胱阴道中隔也随着被拖下,阴道前壁及膀胱也会随着下垂。若膀胱阴道中隔单纯松弛而其他各韧带或肌肉都正常时,仅表现膀胱下垂(阴道前壁也随着下垂),其他脏器并不下垂。所以,可以说所有子宫脱垂都需要缝合膀胱阴道中隔。

脱垂的程度有轻有重,并可能附带盆腔脏器的不同病理改变,以安全、简单、有效为原则,采用个体化治疗方案,分为保守治疗和手术治疗两种。保守治疗包括支持疗法和子宫托,子宫托易产生并发症,目前已很少使用。手术治疗是最有效的方法。单纯1度脱垂不合并阴道前后壁膨出者一般无须治疗。下述各种手术方法都有各自的适应证,根据不同患者采用不同的术式。阴道前壁修补要缝合尿道处和膀胱的筋膜,旨在缩小泌尿生殖器裂;后壁修补要缝合直肠筋膜及肛提肌以缩小肛提肌裂,改善肛提肌功能,从而纠正膀胱膨出、直肠膨出,治疗子宫脱垂,消除压力性尿失禁。

【护理】

适当休息,避免重体力劳动。避免长期站立或下蹲、屏气等增加腹压的动作。

(孙艳敏 李芳 郑颖 王燕)

第十八章　生殖器官瘘管

女性生殖器官瘘管指生殖道某处与泌尿道或肠道之间的异常通道。临床上以尿瘘最为常见,如膀胱阴道瘘、尿道阴道瘘、膀胱尿道阴道瘘、输尿管阴道瘘;直肠阴道瘘称为粪瘘。绝大多数尿瘘为损伤所致,如难产产程过长、妇科手术损伤、癌瘤侵蚀或放射治疗后损伤。

第一节　尿瘘的术前评估

【确定尿瘘的类型】

尿瘘的类型常按解剖部分分类:
(1)尿道阴道瘘。
(2)膀胱阴道瘘。
(3)膀胱尿道阴道瘘。
(4)膀胱宫颈阴道瘘。
(5)输尿管阴道瘘。
(6)多发性尿瘘。

【亚甲蓝试验诊断尿瘘】

将200mL稀释的亚甲蓝溶液注入膀胱内,过长阴道瘘孔的大小,如阴道未流出蓝染的尿液,提示输尿管瘘;如蓝染的尿液从宫颈外口流出,提示膀胱宫颈瘘;如蓝染的尿液从阴道流出,提示膀胱阴道瘘。

【B超检查】

了解双肾、双肾盂、双输尿管和膀胱的大体情况。

【静脉肾盂造影】

有助于明确输尿管损伤的部位及肾功能情况。

【护理】

1.加强围生期保健,不断提高产科质量　目前我国是属于发展中国家较发达者,而产伤尿瘘仍是发展中国家尿瘘的主要病因。在我国经济技术发达地区,产伤尿瘘已大大减少,就山东省立医院近20年收治的尿瘘,主要来自农村或边远山区。所以,围产保健的重点是在农村,继续加强三级妇幼保健网的建设及孕产妇系统管理,在推广科学接生及提高住院分娩率的基础上,应不断提高妇保人员的业务水平,尤其接产技术水平或难产处理水平。及时发现难产;避免滞产的第二产程延长;阴道手术产严格指征,处理得当,避免直接损伤;重视子宫下段横切口剖宫产术中拨正子宫,推好膀胱,避免切口过低及损伤子宫血管及缝扎输尿管。欲需剖宫取胎后子宫切除者,可行次全子宫切除者不做全子宫切除术,以减少或避免膀胱或输尿管损伤后致瘘。修补后的尿瘘,再孕分娩应行剖宫产术。

2.预防妇科手术损伤 应坚持术前讨论制度,分析手术中难点;把握术中易造成损伤的环节;熟知盆腔脏器解剖及变异情况;提高手术操作的基本技术技能,耐心、细致地操作。近年,有学者强调术前进行评估,根据病变及盆腔情况,选择最佳手术途径及术式。如手术途径是经阴还是经腹,筋膜外全子宫切除还是筋膜内子宫切除,等等。在经腹子宫切除中,有粘连者应分离粘连,不能恢复器官的正常解剖,良性病变可做筋膜内子宫切除。筋膜外全子宫切除充分推离膀胱及两侧角,以及宫旁阴道组织,有助于预防膀胱或输尿管损伤致瘘。如遇阔韧带肌瘤、宫颈肌瘤或处理主韧带时出血等异常情况,若处理不当常可致输尿管损伤。故应触摸输尿管走行位置,必要时从髂内、外动脉分叉处切开后腹膜,显露出输尿管,并向下追踪走行;对处理子宫主韧带子宫血管出血多者可行髂内动脉结扎,有助于正确止血避免输尿管损伤。经阴道子宫切除术、阴道前壁膨出修补术,及对子宫脱垂膀胱膨出伴输尿管位置改变时,必须正确解剖膀胱与宫颈间隙、尿道膀胱与阴道黏膜间隙,充分分离宫颈旁组织。先天性无阴道造穴或部分闭锁阴道切开,找准尿道膀胱与直肠间隙均是避免膀胱、直肠损伤的关键。广泛性子宫切除术,分离膀胱应足够无损伤,正确的输尿管隧道开通处理及避免输尿管鞘膜损伤是预防膀胱阴道瘘及输尿管阴道瘘的关键。

3.重视泌尿生殖道外伤的及时妥善处理及术后管理。肿瘤放疗应按常规,避免计量过大。用子宫托按时放取。

4.提高放射治疗的精确性 放疗时处理不当,如剂量过大或装置器安放不稳,可使膀胱或直肠接受的放射量超过其耐受量,常可导致尿瘘的形成。因此,在放疗前,要全面了解患者情况,制定治疗方案,准确计算放射量,正确放置装置器,保护好健康组织,特别是膀胱及直肠的保护。已有膀胱或直肠转移者不应采用放射治疗。放射治疗后的患者做手术时,术者应注意保护输尿管的血运。

第二节 经阴道膀胱阴道瘘修补术

【适应证】

(1)阴道基本无瘢痕或瘢痕较轻。

(2)瘘口位置不太高,容易暴露及操作。

【禁忌证】

(1)阴道瘢痕严重、阴道狭窄或瘘孔位置较高,经阴道难以显露,难以操作者。

(2)已经过几次阴道修补术,但手术失败者。

(3)输尿管开口位于瘘孔边缘或瘢痕中。

【术前准备】

1.全身检查

包括胸部 X 线检查、心电图、B 超级血化验检查如血细胞分析、血型、生化检查、凝血全项等。

2.局部检查

将亚甲蓝稀释液 200mL 自尿管注入膀胱,经阴道检查瘘口的位置及大小。

3.阴部准备

用 1:5000 的高锰酸钾溶液坐浴 3d。

4.肠道准备

术前 3d 进行无油渣半流质饮食,术前晚及术日清晨用肥皂水灌肠。

【手术方法】

1.体位

俯卧蛙泳式位。

2.麻醉方式

根据手术时间的长短可选择鞍麻、连续硬膜外麻醉、脊-硬联合麻醉或全身麻醉。

3.向心分离法修补术的步骤

适用于各种经阴道修补的瘘孔,尤其是较大瘘孔。

(1)暴露瘘孔:用单叶阴道拉钩向上提拉阴道后壁,充分暴露阴道前壁的瘘孔。

(2)分离阴道黏膜:在瘘孔边缘 2cm 左右,将阴道黏膜切开一个小口,用弯剪钝性分离阴道壁与膀胱之间的间隙。以瘘孔为中心,边环行分离阴道壁与膀胱壁之间间隙,边剪开阴道壁,然后,自阴道黏膜边缘向瘘孔方向分离阴道黏膜至瘘孔边缘 3~5mm 或达瘢痕难以分离处为止。

(3)翻转缝合游离的阴道黏膜:用 2-0 可吸收线全层、间断缝合翻转的阴道黏膜易闭合瘘孔。缝合针距 0.5cm,缝缘 0.5cm,以免过稀渗尿、过密影响血运。

(4)测试修补效果:向膀胱内注入 100mL 亚甲蓝稀释液,观察吻合口处有无渗液。无渗液为修补效果好,有渗液再用可吸收线行褥式间断缝合阴道筋膜。如用 1 号丝线缝合,注意不要穿透修补处的阴道壁,防止尿结石。

(5)缝合阴道黏膜:用 1-0 可吸收线间断缝合阴道黏膜,注意与内层缝合垂直或交叉。

4.离心分离法适用于修补中、小瘘孔。

(1)暴露瘘孔:用阴道拉钩向上提拉阴道后壁,暴露瘘孔。

(2)离心分离阴道黏膜:于瘘孔对侧缘处用尖刀挑切开阴道黏膜全层,根据瘘孔的大小决定挑开的长度,一般在 2cm 以内,用弯剪刀或尖刀分离阴道膀胱间隙,处理对侧及两侧阴道黏膜后,再行本侧阴道黏膜的分离。

(3)修剪瘘孔边缘瘢痕:适当修剪瘘孔边缘瘢痕,造成新鲜创面以利于瘘口愈合。

(4)缝合瘘孔:用 3-0 或 4-0 可吸收线间断缝合膀胱壁全层,以横向缝合为宜,针距以 0.5cm,两侧缘距不少于 0.3cm 为宜。先半荷包缝合两侧角部,保留角部缝合线便于缝合膀胱第二层,褥式间断缝合膀胱第二层。如用 1 号丝线缝合,不得穿透膀胱黏膜,以防形成膀胱结石。测试后无渗液、漏液者用 0 号可吸收线间断缝合阴道黏膜。

注意:缝合瘘孔不得有张力,以防瘘修补术失败。另外,输尿管距瘘孔边缘近的患者应采用向心分离术。

(5)安放导尿管:冲洗膀胱内的血凝块,保持尿液引流通畅。

【护理】

(1)保留尿管长期开放:尿液必须引流通畅,如有尿管不通,及时用 10~20mL 无菌生理盐水冲洗尿管,以防尿管阻塞尿液充盈膀胱而影响膀胱伤口。小尿瘘保留尿管 3~5d,巨大复杂尿瘘保留尿管 7~14d。

(2)侧卧位:取无瘘孔侧侧卧位。

(3)应用抗生素预防感染:通常至拔除尿管后 1 周。

(4)保持外阴清洁:每天用消毒棉球擦洗外阴、尿道口 2 次。

(5)饮食管理:术后进流质及无油渣半流质饮食 3~5d,第 4d 给液状石蜡或润肠丸保持大便通畅。术后每天进液量不少于 3000mL,进食后多饮水,使尿液增多而起到冲洗膀胱的作用,利于预防尿路感染。

(6)已经绝经的患者术后继续使用雌激素 1 个月。

(7)术后持续管理:术后 3 个月禁止性生活及阴道检查,特别是阴道有渗液时也应禁止阴道窥器检查。如妊娠分娩时应行剖宫产术。

第三节　直肠阴道瘘修补术

【适应证】

(1)阴道无瘢痕或瘢痕较轻者。

(2)瘘口相对较小,位置不太高,经阴道容易操作者。

【禁忌证】

(1)高位巨大直肠阴道瘘者。

(2)阴道瘢痕严重,暴露困难者。

(3)同时合并有尿瘘者。

【术前准备】

(1)月经干净后 3~7d。

(2)术前 3d 无油渣半流质饮食,术前 1d 进流质饮食。

(3)术前 3d 灌洗阴道。

(4)术前 3d 口服环丙沙星 0.2g,每日 3 次;甲硝唑 0.4g,每日 3 次。

(5)术前 1d 晨口服 50%硫酸镁 30mL,晚清洁洗肠。

【手术方法】

1.体位

膀胱截石位

2.麻醉方式

根据手术时间的长短可选择鞍麻、连续硬膜外麻醉、脊-硬联合麻醉或全身麻醉。

3.低位前庭阴道瘘修补术

用剪刀伸入肛门,沿中线切开肛门使之成为会阴 III 度裂伤状,将阴道黏膜向两侧分离,露出直肠、肛提肌及肛门括约肌的两侧断端。用 2-0 可吸收线按 0.5cm 间距间断缝合直肠壁,注意不穿透直肠黏膜,缝合肛门括约肌,缝合直肠筋膜,缝合肛提肌,缝合阴道黏膜,缝合皮下脂肪,缝合皮肤。

4.直肠阴道瘘修补术

方法同尿瘘,只不过分离的是直肠壁与阴道后壁。粪瘘修补,多因瘘孔周围组织充裕,健康而较尿瘘修补容易成功。

【护理】

(1)术后禁食 3d,控制排便,补液及静脉给予营养液,静脉输入抗生素 3~5d、

(2) 术后 3~5d 进无油渣半流质饮食, 术后 4d 给植物油 30~40mL 或其他缓泻剂数日,使大便易于排出。

(3)保持外阴清洁,每日擦洗两次。

(李芳 郝秀丽 郑颖 刘娇)

第十九章　子宫畸形矫正术

【概述】

纵隔子宫(完全或不完全)及双子宫多不需手术矫治,只有致不孕或反复流产,患者有生育要求,经宫腔镜、腹腔镜检查证实后可行矫治手术。

第一节　残角子宫切除术

【适应证】

残角子宫积血、妊娠扭转或导致流产。

【术前准备、麻醉与体位】

同"输卵管切除术"。

【手术反复】

(1)切开腹壁,显露子宫、残角子宫和残角子宫侧附件,保留流产,沿图示虚线切除输卵管。

(2)沿残角子宫基部楔形切除残角子宫后,用1-0可吸收线间断缝合。

【护理】

同"输卵管切除术"。

第二节　双角子宫、双子宫单宫颈矫形术

【适应证】

双角子宫、双子宫单宫颈影响妊娠而需矫治者。

【术前准备、麻醉与体位】

同"输卵管切除术"。

【手术方法】

(1)取下腹部正中切口,打开腹腔,于子宫底部横切口直达宫腔,两端输卵管附着处至少 1cm。

(2)剪开宫腔内纵隔,用 1-0 可吸收线缝扎或电凝止血。

(3)宫腔内填纱条,一端自阴道引出,纵向缝合宫底的横切口,用 1-0 可吸收线间断或"8"字缝合肌层,勿透过内膜层。间断缝合浆肌层。

四、术后处理

(1)术后 24h 抽出宫腔纱条。

(2)术后避孕两年,妊娠后密切观察。

(郝秀丽 马永征 孙艳敏 曹翠君)

第二十章　孕产期保健

第一节　概　述

一、女性生理特点

女性一生从出生到衰老大致可分为新生儿期、幼年期、青春期、成熟期、更年期、绝经期6个不同时期。这6个时期的划分及在每个时期的表现又受遗传、环境、营养、疾病等条件的影响,每个人不尽相同,特别是青春期和绝经期差异较大。一般情况下,各期的划分大致遵循以下原则,而每个时期生理特征的出现和消退则多数人相同,不是每个人都符合以下情况。

1.新生儿期　出生后4周内称为新生儿期。此期由于受母体中胎盘所产生雌激素的影响,其子宫、卵巢及乳房均有一定程度的发育。出生后随着脐血流中断,血液中雌激素水平迅速下降,甚至消失,所以有的新生儿表现为出生时乳房肿大,个别可有少量乳汁分泌,或有少量阴道流血,这些现象,可在短期内自然消失。

2.幼年期　出生后4周至12岁称为幼年期。此期的身体生长发育较快,但生殖器官还属幼稚型,卵巢内卵泡低度发育,仍未成熟,10岁以后卵巢可产生少量雌激素,乳房和内、外生殖器官开始发育增大,皮下脂肪分布呈现女性特征。但卵巢仍无排卵功能,也有极少数例外。

3. 青春期　从月经来潮到生殖器官逐渐发育成熟的时期称为青春期。一般从13~18岁。此期的生理特点是身体及生殖器官发育很快,卵泡有不同程度的发育。卵巢也开始发育长大,并有卵子排出及月经来潮。由于卵巢功能尚不健全,因此,初始月经及排卵也很不规律,大约需要2年的时间,才能逐渐达到正常。

4.成熟期从规律性的排卵及月经正常,一般在18岁左右开始进入成熟期。此期生殖器完全发育成熟,内分泌功能最旺盛,具备生育能力。此期持续30年左右。

5.更年期　一般发生在45~55岁。是成熟期到绝经期的过渡阶段,此期持续时间的长短因人而异,从几个月到数年小等。由于卵巢功能的减退,排卵逐渐减少以至消失.月经紊乱到绝经,生育功能消失。因为卵巢的内分泌功能急骤减退,致使自主神经适应不良,而发生功能紊乱,部分表现为更年期综合征。

6.绝经期此期生殖器官萎缩,卵巢功能进一步衰退,月经停止,性功能明显下降,一般指60岁以后。

二、性生理卫生

女性从青春期开始,性欲萌生并逐渐高涨。性生理反应虽然是人们的一种正常的自然现象,但它受社会文明、道德规范的制约,又是人类与其他动物的最大区别之一。夫妻性生活卫生不仅能保证双方身体健康,生活美满,家庭幸福,更重要的是优生优育的重要措施之一。

1.性器官卫生,性器官除了平日注意清洁外,在性生活前,双方都应清洗干净,避免致病菌侵入,而引起生殖器官及泌尿系统炎症。

2.性生活次数应适宜。主要是根据夫妻双方的体质、生理特点、情感、心理状态和性欲的强弱决定。特别是准备生育的夫妇更应注意性生活的频次,因过频可造成精子数量下降、质量不高。一般每周 1~2 次为宜。

3.不宜性生活的特殊时期,如月经期、怀孕前期、怀孕后期和产褥期,以免引起生殖器官感染、流产、早产、死胎等。

4.节制性生活的要求

(1)患病期间性生活要节制:男女任何一方患有某种疾病,特别足传染病时,一定要节制性生活,以免损伤身体,更重要的是避免相互传染。

(2)过度疲劳、心情不佳、大量饮酒或近期内应用过某种药物等,最好节制性生活。因为此时进行性生活,除了影响性生活质量,引起身体不适外,一旦怀孕,将对胎儿带来不利影响,甚至出现畸形、先天性生理缺陷等。

5.准备孕育前的生活调节 准备生育宝宝的夫妻,应禁烟、忌酒,避免过度疲劳,选择双方心情愉快时进行性生活,是获得健康、聪明宝宝的基础。

第二节 孕前准备

男女双方结婚后,怀孕是一种自然现象,但是要做到优生,想使自己的下一代健康、聪明、活泼、可爱,多遗传父母的优点,少遗传父母的缺点,必须首先要增强优生优育的意识,掌握必要的妊娠生理知识,创造一个良好的受孕环境,才能给未来的宝宝打下一个良好的健康基础。

一、心理准备

生儿育女是爱情的结晶,是结婚的必然结果。但是要做到优生优育,夫妻双方要有计划地安排受孕时间,要有充分的心理准备。如孕前要学习一些有关优生优育及孕前保健知识,有意识地进行自我调节、自我保护。同时要积极治疗孕前疾病,如急性传染病、慢性全身疾病、遗传病及生殖器官疾病等。选择最佳受孕年龄。如女性一般在 25~30 岁、男性在 25~27 岁。选择最佳受孕季节,如在夏末秋初最适宜,此季节不仅气候适宜,蔬菜、水果丰富,有利于受孕及胚胎发育,而且按受孕后到分娩时问 280 天推算,宝宝降生时正是次年春暖化开的 5 月,非常适宜于婴儿的生长发育,也有利于产妇的身体复原。在孕前还要注意双方的生活规律,一般要求在受孕前 2~3 个月,大妇双方都要有规律的安排生活,有意识地加强营养,多进高蛋白、高维生素的食物,避免有毒及有害物质,如化学物质、放射线、烟、酒、药物等。若女方服用避孕药者,至少在停药后半年才能受孕。同时要远离毒品,避免过度劳累,保持精神愉快,培养和谐的、愉快的夫妻感情及性生活方式。

二、了解妊娠生理

1.受孕男女性交后,精子随着精液从阴道通过宫颈口达宫腔,通过输卵管入口进入输卵管壶腹部,在此处若能与卵子相遇,精子可进入卵细胞内,即为受精。受精后卵细胞开始分裂,并逐渐由输卵管向子宫腔移动,4~5 天后到达宫腔。受精卵到达宫腔后,开始分泌一种酶,溶解子宫内膜并埋在功能层。子宫内膜被侵蚀的缺口很快被修复,整个这一过程叫作受精卵植入或着床。

精子能与卵子相遇并受精、植入,受很多因素的影响,如正是女性排卵期、男女生殖道必须畅通、精液及每毫升精液含有的精子数量(一般 6000 万~2 亿个)、精子的活动力、子宫内膜良好等,任何一种因素发生故障,都可影响受孕。

2.胚胎和胎儿的发育　从卵子受精后,在母体内孕育 5~8 周内的胎体称为胚胎,8 孕周至妊娠结束称为胎儿,胚胎期是胎体主要器官发育形成阶段,胎儿期是胎儿各器官进一步生长发育成熟阶段。

人体胚胎及胎儿发育情况如下:

3 孕周:相当于卵裂第 1 周,囊胚开始植入。

4 孕周:受精后第 2 周,胚泡完全植入,滋养层增厚,绒毛出现,称二胚层期。

5 孕周:受精后第 3 周,胚内中胚层出现,如神经沟、血管等.称二胚层期。

6 孕周:受精后第 4 周,神经管和原肠形成,此周末前肢芽发生,胚内循环系统开始形成。

8 孕周末:可见手指、趾、外生殖器具雏形,但不能分辨性别,胚胎长 2~2.4cm。

12 孕周末:看外生殖器可辨认男女,肠管可蠕动.肠长 7~8cm。重约 14g。

16 孕周末:有微弱胎动,X 线检查可见胎骨,胎长 15~16cm,重约 100g。

20 孕周末:胎动明显,可听到胎心音。若出生后可有心跳,呼吸,身长 23~25cm,重约 300g。

24 孕周末:出生后存活时间短,外形清瘦,皮肤起皱,身长约 30cm,重约 650g。

28 孕周末:眼睑张开,皮下脂肪增加,各系统功能建立。若出生后环境适宜可以存活,身长约 35cm,重约 1000g。

32 孕周末:如为男胎,睾丸降入阴囊,身长约 40cm,胎重约 1 700g,若出生后加强护理可以存活。

36 孕周末:身长约 45cm,胎重约 2500g,若出生后基本可以存活。

40 孕周末:身长约 50cm,胎重约 3000g 以上,胎儿已成熟,皮下脂肪丰满,皮肤呈粉红色,指、趾甲已超过指、趾床。出生后哭声响亮,四肢活动活跃,吸吮力强,能很好地存活。38~40孕周末出生的婴儿称为成熟儿。

3.孕期母体的变化 妊娠后,母体为了满足胎儿生长发育及自身的生理需要,发生一系列的变化。

(1)新陈代谢变化:妊娠初期,基础代谢率略有下降,妊娠中期逐渐升高,至妊娠后期,可较正常增加10%左右。妊娠初期,由于身体发生不同程度的变化,母体可有早孕反应,可出现恶心、呕吐、食欲下降等,妊娠4个月后,由于胎儿及其附属物的增长,水分、脂肪、蛋白质等的积蓄,使体重逐渐增加,妊娠全过程中体重增加10~12kg。其中妊娠末1个月,每周体重增加不应超过0.5kg,若增加速度过快过重,应注意妊娠水肿及妊娠中毒症的发生。

(2)循环系统的变化:孕妇总循环血量要比孕前增加30%。其中血浆增多40%,红细胞增加20%。由于增长比例失调,常表现为生理性贫血,此种现象,以妊娠8个月时最为明显,产后2~6周恢复正常,同时血沉较正常增快4~5倍,白细胞升高至$(8\sim10)\times10^9/L$,血小板数量也有不同程度的增加。由于循环血量的增加,使心脏负担加重而略扩大,加之增大的子宫将膈肌卜推,使心脏左移并呈横位,大血管发生扭曲,易产生收缩期杂音,盆腔静脉受压而发生下肢或外阴部静脉回流受阻,表现为水肿及静脉曲张等。

(3)呼吸系统变化:常因需氧量的增加,使呼吸加快,但肺活量无明显改变,妊娠后期,因呼吸道黏膜增厚,充血水肿,加之宫底升高将膈肌上推,使呼吸变浅、呼吸道抵抗力降低,故应注意防止呼吸道感染。

(4)消化系统变化:妊娠初期常由于早孕反应而出现恶心、呕吐、食欲下降,后期可凶胃酸降低,胃肠蠕动减慢,肠张力降低,可有食欲异常、肠胀气、便秘等现象出现。

(5)泌尿系统变化:由于肾血流量及肾小球滤过率增加,尿中可出现少量蛋白质和尿糖的增加。妊娠早期及末期,由于膀胱受压,常有尿频。输尿管受到激素及自主神经系统的影响而扩张,蠕动减弱。常可发牛尿液潴留,抵抗力降低而易导致尿路感染及肾盂肾炎等。

(6)内分泌系统变化:妊娠后,由于雌、孕激素分泌增加,对下丘脑、垂体起负反馈作用,抑制促性腺激素的分泌。因此,卵巢内无成熟卵细胞,故排卵停止,出现闭经。其他内分泌腺,如垂体、甲状腺、甲状旁腺、胰腺、肾上腺等均有不同程度增生及分泌功能的变化。

(7)骨与关节的变化:妊娠后,胎盘合体细胞滋养层及蜕膜层分泌的松弛素,使骨盆关节及椎骨间关节松弛,孕妇常感到腰骶部及肢体疼痛不适。后期可使骨盆韧带,特别是耻骨韧带松弛,表现为耻骨联合分离,骨盆关节松弛,有利于胎儿的娩出。

骨质一般情况下无明显变化,若多次妊娠而不注意补充钙,因钙质缺乏可引起骨质疏松,软化而变形。

(8)皮肤变化:孕期腺垂体分泌黑色素细胞刺激素,能使面部、乳头、乳晕、腹中线部位出现色素沉着。随着胎儿生长、子宫增大、孕妇腹壁皮肤的弹力纤维可因过度伸展而断裂,形成多数紫色或淡红色裂纹,称为妊娠纹,也可见于大腿内侧、乳房等处。

(9)乳房变化:妊娠后,乳房逐渐增大,妊娠初期,乳腺腺体及脂肪组织均有增牛,触之有结节感。12周后,可挤出少许黄色液体,称初乳,乳晕部又因皮脂腺肥大形成许多圆形结节。

（10）生殖系统变化：妊娠后，母体中生殖器官变化最大的要属子宫。妊娠后，随着胚胎、胎儿的生长，宫体不断增大，子宫纤维增生、伸展以适应胎儿的发育。妊娠足月子宫约长 30cm、宽 24cm、厚 22cm，重约 1000g，容量由孕前的 5mL 增至 4000mL。

子宫峡部于妊娠后期逐渐伸展形成子宫下段，临产时可伸长至 6~9cm。

子宫颈因充血、腺体增生及黏膜变厚，变得肥大、柔软，呈紫蓝色，子宫颈管内被黏稠的黏液所堵塞。

子宫诸韧带随妊娠子宫的增大而相应变粗变大，以维持子宫于一定的位置。

输卵管充血并随子宫增大而延长。外阴有色素沉着.组织变松软。阴道因充血变为紫蓝色，皱褶加深，分泌物增多，黏膜增厚，肌肉增生，结缔组织疏松。阴道壁延长，用力时，前壁可向阴道口突出。

三、孕前注意事项

1.选择最佳受孕时机　一般认为最佳的受孕时机应选择在婚后半年至 2 年内，因此阶段，经过婚后一段时间的休息，结婚时的疲劳已经缓解，婚后性生活也逐渐默契，特别是经过婚后一段时间的磨合，双方的性格、生活方式、生活习惯逐渐接近或一致，情感逐渐稳定，心情变得轻松、愉快，彼此能够互相关心、互相体贴。

2.切勿未婚先孕青年男女在恋爱过程中，彼此有一种吸引力，在一定的条件下可产生强烈的性冲动。若在此时，不注意控制各自的感情，很容易发生性行为，甚至造成未婚先孕。这种行为首先触犯了法律，其次，对女方造成极大的心理压力，通常情况下，迫于法律和家庭、社会舆论下求助于人工流产得以解决。但是，人工流产处理不当或流产后不注意休息和自我护理，不仅给女方带来严重的身心损害，而且对以后的妊娠和分娩造成不同程度的影响，少数妇女可造成终身不孕。

3.不要多次人工流产　新婚夫妇婚后应认真安排自己的生育计划，并选择适宜的避孕措施。如果婚后短时间避孕，可以选择使用男性避孕套。如果因工作需要或某一方身体原因，需要较长时间避孕，最好选择女性宫内节育器，一般情况下最好不要首选口服避孕药。一旦发生避孕失败而怀孕，如果没有特别严重的生育禁忌，最好选择保留胎儿，尽量避免人工流产，特别是多次人工流产，不仅给女方身心造成严重损害，而且还极易引起子宫内膜和宫颈管损伤，形成瘢痕，出现宫腔粘连，宫颈粘连，引起继发性闭经、腹痛等。如果以后再怀孕容易发生胎盘植入或胎盘粘连而导致大出血，严重时要切除子宫，甚至危及产妇生命。多次人工流产，还容易引起感染，如子宫内膜炎、输卵管炎、盆腔结缔组织炎等，易造成宫外孕，甚至不孕等。

第三节 孕期保健

一、孕早期的自我判断

婚后,对于月经规律的女性,比较容易判断是否怀孕。但对于月经不规律的女性,早期可有一定的难度。不过只要平时注意自身变化的细节,也可以比较早地判断出自己已经怀孕了。怀孕早期主要从以下几个方面进行观察,进行自我判断:①性生活:近期有过性生活史。②停经:以往规律性的月经来潮,突然停止了。③自身变化:主要有恶心、头晕、厌食、乏力,有的出现食欲缺乏、怕冷、偏食,喜食酸性食物或某种特殊食物,喜欢某种特殊气味,厌食油腻及某种食物,讨厌某种气味。比较严重的可出现呕吐,不能进食,全身无力,喜欢卧床、懒语等。④小便变化:常表现为尿频,一次排尿量减少。⑤乳房变化:乳房有胀感,乳头、乳晕有色素沉着而颜色变深。

二、预产期的自我推算

确定自己怀孕后,除了喜悦,最关心的是宝宝的出生日。那么自己怎样推算预产期呢,通常使用以下两种方法。

1.阳历时间推算法 孕妇末次月经的月份减3,日数加7,即可得出预产期。例如某孕妇末次月经第1天是2007年9月15日,那么她的预产期应是月份9减3即为6,日数15加7,即为22,她的预产期就是2008年6月22日。如果末次月经的月份小于3时,则应将月份加9,日数加7。例如某孕妇末次月经时间为2007年2月11日,那么她的预产期就应是2007年11月18日。

2.阴历时间推算法 有人喜欢用阴历来推算月经日期,阴历的推算法,月份也是末次月经第1天加9或减3,但日数则要加14。这是因为阴历的大小月是29或30天。按这种推算法,例如孕妇末次月经第1天是2007年5月8日,那么她的预产期应是:5减3为2,8加14为22,即2008年2月22日。

由于月经周期在21~35天恒定而规律者,都属正常,所以预产期推算也有一定的范围。如推算的预产期与实际生产日期相差在2周之内仍属于正常分娩期。

三、产前检查的目的和时间

妊娠后,由于胎儿生长发育的需要,妊娠母体要发生一系列生理变化,这些变化有一定的生理范围,倘若这些变化超过了生理限度,就可能出现病理现象,轻者给母婴带来一定的影响,重者可危及母婴生命。那么怎样才能知道哪些是正常变化,哪些是异常变化呢,那就要定期进行产前检查。

1.产前检查的目的

(1)通过产前检查,了解母体的健康状况,了解胎儿在宫内的发育情况,及时发现妊娠期并发症及并发症,做到早发现、早防治,防止病情进一步恶化,减少或避免危险因素。

(2)通过检查,向保健人员了解孕期的生理卫生常识,咨询有关健康问题,消除焦虑、恐惧心理。得到保健人员的健康教育,使母子顺利度过围生期。

(3)通过检查,保健人员可根据母儿情况,与孕妇一起讨论孕期异常情况的处理意见,估计、预防分娩期可能发生的危险,选择适宜的分娩时机与分娩方式,确保母儿安全。

2.产前检查的时间　第一次检查在孕12周以前,最好在确诊早孕时开始。孕28周前每个月检查1次,孕28~36周每2周检查1次,孕36~40周每周检查1次。如果孕妇原有慢性疾病,或在孕前检查过程中发现异常情况,则应在保健人员的指导下按时进行检查。

在此需注意一个概念——孕周。孕周是从末次月经第1天算起,怀孕期为280天,分为40个孕周, 每4个孕周为一个孕月, 也就是说从末次月经第1天算起到28天为第1个孕月,末次月经第1天到第7天称为第1个孕周。

四、产前检查的内容　产前检查的内容要很详细、很全面,除了医学检查内容外,医生要询问很多有关个人、家庭、疾病等方面的内容,孕妇要密切配合,不要遗漏某些项目,特别是家庭遗传病史。

产前检查大致分为两方面的内容。

1.病史包括孕妇的年龄、职业、饮食习惯、月经是否规律、末次月经日期,本次妊娠后有无感冒、发热、用药、接受放射线照射等情况。还应了解孕期有无阴道流血及流血的时间、性质、颜色,有无心慌、气短、头痛、头晕、下肢水肿及抽搐等情况,还应排除上述因素对胎儿的影响,如果认为上述因素对胎儿影响较大时,医生会建议做其他检查,以决定是否终止妊娠。

另外,医生还要询问以前有无心、肝、肾、内分泌、血液等方面的病史以及手术、外伤史。如果孕妇患有心、肝、肾功能不全或有急性传染性疾病,医生会建议终止妊娠,或作必要的监护。

医生还要了解以前有无流产、死胎、死产、畸胎、新生儿死亡等不良生育史及其原因,有无产后出血,发热现象,家族有无高血压、糖尿病、多胎、畸胎及其他遗传病史。是否是近亲结婚及家系中有无近亲婚配关系。

2.体格检查

(1)全身检查:主要包括孕妇的发育、营养状况、步态、身高、体重、血压、皮肤、乳房等。若身高≤1.45米、矮胖、骨质粗状者骨盆多偏小。下肢畸形,步态跛行者多有骨盆形态异常。若脊椎成角畸形常同时有胸或腹腔狭小,有影响心肺功能或胎儿发育受限的可能,严重者常不易达到足月妊娠。体重在孕早期≥80kg或≤45kg均有难产的可能。孕晚期若每周体重增长≥0.5kg以上时, 常有隐性水肿。若孕早期血压持续在130/90mmHg以上者,应注意是否有慢性高血压病史。若检查时发现有乳头凹陷者,应及早进行纠正。

(2)产科检查:在孕早期可做阴道检查,以了解阴道和宫颈有无炎症、瘢痕、畸形、肿瘤,并对上述情况进行评估,是否对妊娠和分娩有影响。对腹部的检查,是评估妊娠部位是否在宫腔,子宫的大小是否与孕月相符,有无子宫肌瘤、附件肿瘤及炎性包块等。同时评估胎位、胎动、胎心音有无异常,评估胎盘鸣、脐带鸣、子宫动脉杂音,测量骨盆,评估骨盆与胎儿是否存在头盆不相称的情况,有无难产可能。

（3）辅助检查:主要进行血、尿常规、血型、血小板及晨尿妊娠试验,以进一步明确是否妊娠,有无妊娠并发症等。必要时还需做 B 超、X 线检查,以了解胎儿宫内发育情况,胎盘附着情况以及胎儿的数目、胎儿姿态、胎产式、胎先露、胎方位、胎动、胎心是否正常、胎儿的呼吸、吞咽、排尿活动等情况。排除胎儿畸形 z 前置胎盘、胎盘早剥、胎儿宫内发育迟缓以及是否合并子宫肌瘤、卵巢肿瘤等情况。

因此,产前检查对于母子平安具有举足轻重的作用,是必不可少的保健措施。

五、乳房的自我护理

乳房具有分泌乳汁的功能,对于哺育宝宝有着无法替代的作用。所以孕期乳房的护理非常重要。

随着妊娠时间的延伸,胎盘分泌大量的雌、孕激素,刺激乳腺腺管及腺泡的发育,同时胰岛素、皮质醇、甲状腺素、垂体催乳素及胎盘泌乳素均参与乳腺的发育.使乳房增大、充血,浅静脉明显可见。乳头增大、着色、易勃起,乳晕着色、皮脂腺肥大呈散在小隆起。孕妇自觉胀痛,双腋下可有胀大的淋巴结或副乳腺。

孕期的乳房要保持清洁,从孕 14 周开始要选用不压迫乳房的大号乳罩,将乳房向内上方托起。从孕 17 周开始对乳头进行自我护理,如用温开水将乳头洗净,用手轻轻按摩乳头及周围,每次 5 分钟,每日 2 次。之后一手托起乳房,拇、示指压迫乳晕部,另一手将乳头向外拉,每日数次。如果乳头内陷较深,可用乳头吸引器吸引,每日数次,直至将乳头吸出。每次护理后,可涂以橄榄油或凡上林,以防乳头皲裂。

进入中、晚孕期,可进行乳房按摩。如将毛巾用热水浸湿,以不觉烫为宜,敷在乳房上做轻轻按摩,每日 1 次。有促进乳腺发育及分泌的作用。

在进行乳房护理时应注意,特别在孕中、晚期,注意有无宫缩,在进行乳房护理的同时,引起子宫收缩时,可暂停护理,或减轻手法。

从孕 33 周起,孕妇要注意轻轻挤压乳头,挤出初乳,以防乳腺管外口阻塞,乳汁积聚,影响产后乳汁的排除,甚至引起乳腺炎。

六、胎动及胎心音的自我监测

（一）胎动

正常情况下,自孕 16~20 周开始,孕妇可感受到胎儿的活动。随着孕月的增加,胎儿的活动也越来越活跃。胎动也有一定的规律性,每天早、中、晚胎动频率的幅度也不相同,如果早晨胎动次数较多,幅度较小,傍晚较活跃,这可能与胎儿的生物钟有一定关系。胎动是反映胎儿是否发育正常的一种信息。如果超过孕 30 周,仍感觉不到胎动,应及时到医院进行检查。如果胎动突然过分活跃,常提示有胎儿宫内缺氧情况,可及时到医院检查,以及早排除脐带受压或胎盘早剥。如果胎动次数突然减少或消失,应注意是否存在重度妊娠高血压综合征,应及时到医院全面检查,以排除胎盘功能不良或胎儿发育停滞,甚至胎儿出现某种疾病或死亡。

胎动是反应胎儿在宫内发育情况的良好标志,所以孕妇要把监测胎动作为一项重要任务,也是准妈妈判断未来宝宝发育是否健康的重要措施。

胎动的计数方法:从孕28周开始,直到临产,孕妇应进行规律性的监测、记录。监测孕妇可取坐位或卧位,每天早、中、晚各1次,每次监测1小时,并记录1小时内的胎动次数,并将每天3次测得的胎动次数相加后乘4,即可代表12小时的胎动次数。一般情况下,12小时胎动在30~40次。如果胎动过快、过慢都应及时到医院检查,以及早排除异常情况。或及早治疗某些综合征,确保母子健康。

(二)胎心音

在正常情况下,妊娠20周后,用听诊器可听到胎心音,逐渐用耳紧贴孕妇腹部也能听到胎心音。正常胎心音为双音,类似钟表的嘀嗒声,每分钟120~160次。

胎心音的自我监测任务主要由准爸爸来完成。监测方法是,丈夫将耳紧贴孕妇的左下腹或右下腹,也可在右上腹、左上腹及脐周听到。每天早、晚各1次,每次1分钟,并将胎心率记录在监测单上,同时注意胎心律是否规律,如果在监测过程中出现胎心率持续在每分钟120次以下,或持续在160次以上,或有胎心率快慢不一,胎心音强弱不一时,应及时到医院检查。

七、合理安排休息、睡眠和运动

1.休息 休息对于妊娠妇女是非常重要的,休息不仅可以缓解孕妇的疲劳,而且有利于胎儿的生长发育。特别是孕早期和产前2周的休息,不仅有利于胎儿的生长发育,还有利于胎儿的顺利出生。

2.睡眠 睡眠是最好的休息。保证充足的睡眠和高质量的睡眠,对孕妇极为重要。一般情况下,孕妇的睡眠应保证在每天8~9小时,另外中午也可作短暂的休息。

孕妇到了孕晚期,由于增大的子宫,可影响孕妇的睡眠。因为仰卧时,因子宫压迫腹主动脉,易引起严重不良后果。所以孕妇孕晚期的睡眠姿势只能选择左侧或右侧卧位,且每一姿势不能长时间不变,以免使孕妇感到疲劳,甚至影响胎儿的血液循环,孕晚期最佳的睡眠姿势应为左侧卧位,这样可使右旋的子宫转向直立,可以增加心排血量,改善胎盘血液循环,以利于胎儿氧和营养物质的供应。

在孕早期及孕晚期,由于子宫压迫,使下肢血液回流受到影响,发生下肢水肿,下肢静脉曲张等情况,孕妇可感到腿脚发胀、疲劳而影响休息。这时可在睡前冲个温热水澡,用温热水泡泡脚,睡觉时,可将下肢抬高10~20cm,以促进下肢血液循环,有利于消除疲劳。

3.运动 对于孕妇来说,休息固然重要,但运动也同样重要。要做到劳逸结合,劳逸适度是最重要的。

运动不仅能使心情舒畅,精神放松,而且可以增加肺活量,呼吸新鲜空气,促进血液循环和新陈代谢,增进食欲,促进消化,预防便秘.还可以增加腹肌、腰背肌和骨盆肌的伸展能力,有利于胎儿的生长发育和顺利分娩。

孕妇的运动方式应严格选择,特别是妊娠前3个月和后3个月,不宜选择大运动量以及跑、跳、踢、攀爬、大幅度伸展等,在劳动时应注意,不宜背、挑、抬、扛、提拿重物等,以防止过度牵拉子宫而对胎儿造成损害,孕妇最适宜的锻炼方式应为散步。散步的速度也不要太快,散步的时间应选择在上午或傍晚,场所最好选在公园,因为公园其一是空气新鲜,其二是道路平整,同时又没有危险因素。在运动的同时,还应注意适当的接受日光照射,因为这样可以促进维生素 D 的吸收,有利于胎儿骨骼的发育。

八、孕期的清洁卫生及修饰指导

妊娠后,母体的内分泌发生了很大的变化,随着胎儿的生长发育,母体的容貌、体态都发生着相应的变化。孕期多种激素都能抑制母体的免疫功能,使孕期母体的抵抗力不同程度的降低。因此,孕期卫生清洁是一项不可忽视的系统工程。如口腔、皮肤、会阴、足部等的清洁和护理非常重要。

1.口腔清洁孕妇要坚持每天早、晚各刷一次牙,每日餐后用温开水漱口。孕妇的牙刷要选择软毛刷,防止刷牙时牙刷损伤牙龈,引起牙龈出血,甚至引起牙周细菌感染及其他口腔疾病。

2.皮肤清洁 妊娠后,由于体内新陈代谢旺盛,其汗腺及皮脂腺的分泌功能增强,若不注意皮肤清洁卫生,极易引起皮肤的细菌感染。皮肤是人体的第一道天然免疫屏障,也是面积最大的免疫屏障,有防止有害细菌侵入的作用。特别是妊娠期间,母体免疫功能相对低下,所以皮肤的清洁显得尤为重要。清洁皮肤最好的方法是沐浴,进一步说是淋浴。沐浴露要选择碱性弱的,对皮肤刺激性小的。洗浴的时间不宜过长,水温不宜过高,也不易过低,感觉舒适为宜。沐浴后将皮肤擦干,最好涂上护肤霜,防止干裂。

皮肤的清洁卫生,除了定期沐浴外,更衣也很重要。要勤更换内衣,内裤,换下的衣裤应及时清洗干净,放在阳光下曝晒 4~6 小时,起到清洁、杀菌的作用。

3.会阴清洁 妊娠后,阴道分泌物增多,外阴潮湿,有利于细菌繁殖。因此,经常清洁外阴及会阴部,可有效防止母体泌尿系统感染及外阴、阴道感染,更重要的是防止胎儿宫.内感染,引起死胎。

4.足部清洁妊娠后,特别是孕早期及孕晚期,由于子宫压迫,使下肢血液回流缓慢,孕妇极易发生下肢水肿,以足部为甚。足部淤血水肿,抵抗力下降,易发生感染。因此,孕妇要每晚用温热水泡脚 20~30 分钟,以达到促进足部血液循环、保持足部清洁的目的。也有利于缓解疲劳和促进睡眠一

修饰也是孕妇不可忽视的内容,年轻漂亮的准妈妈,也可能因为怀孕后身体肥胖,面容暗黄,影响容貌,而用化妆品来弥补。这种观点是不可取的。孕妇最好不要用化妆品,因为不管是多么高档的化妆品,或多或少对人身体都有不利的影响因素,甚至有的化妆品还有一定的毒性及致敏物质,如果孕妇使用不当,对母体及胎儿都可造成一定的影响。

衣着穿戴也要注意,孕妇的衣服,特别是内衣、内裤要选用纯棉、原色,这不仅是因为穿着柔软、舒适,更重要的是没有化学物品附着,对母儿都是一种天然的保护。另外,不论是衣裤还是鞋袜都要宽松、舒适,因为过紧会影响血液循环。如果上衣或胸罩过紧,还可影响母体气体交换。孕妇最好穿不用腰带的背带裤、宽松裤。因为腰带及紧身裤,对胎儿的生长发育及胎儿的活动都有影响。孕期不要穿高跟、尖跟鞋,因为高跟、尖跟鞋,不仅脚

部受力不均,易疲劳,而且不易站稳,高跟鞋还能强迫身体前倾,影响子宫的正常位置,有发生胎位不正的可能。

九、孕期性生活卫生

严格说来,孕期不宜进行性生活。尤其是孕期前3个月及最后3个月,由于性生活的刺激,容易引起流产、早产、胎膜早破、孕期感染,甚至造成胎儿宫内感染而死亡。但是因为孕期时间太长,很少有人能控制住自己的感情冲动。特别是年轻夫妇更难做到。那么,孕期里怎样过性生活,才能减少对胎儿的影响呢?

1.有计划地安排性生活　孕前3个月及最后3个月是禁止进行性生活的。在孕中期,可以适当地进行性生活,但要节制次数。要选择在孕妇身体舒适、精神放松、疲劳缓解时进行。性交前,丈夫要多关心妻子,并多给予爱抚,尽量缩短性交时间。同时丈夫的动作不要过猛,更不能粗暴,以免引起宫缩而发生流产。

2.严格注意性器官的清洁卫生　男女生殖器极易宿存细菌,在性交前,男女双方都要认真进行清洁,洗净后,最好用温开水冲洗一遍,待自然晾干或用消毒纸巾沾去水滴,禁用不洁的毛巾等物擦干,以免带入细菌。性交后孕妇要及时用温开水冲洗外阴及尿道口,防止细菌滋生、上行引起泌尿系感染。

3.注意性交体位在孕期进行性交,体位非常重要,若体位不当,容易引起胎膜早破。性交的体位要改变男方在上,女方在下传统的性交姿势。最好采用前侧位或后侧位,其中后侧位是孕期最为安全的性交体位。即:女方臀部稍抬高,双下肢并拢屈曲,侧卧于床上,臀部靠近床边,男方站在床下,从女方臀后,沿阴道方向平行插入阴茎,女方双腿紧并,给男方创造一个舒适的感觉。也可将女方体位抬高,男方跪在床上,使阴茎的方向与阴道保持一致。尽量减少对宫颈及宫体的刺激,以减少损伤。

第四节　孕期营养指导

妊娠后,由于胎儿在母体内逐渐生长发育,而母体为了适应胎儿的生长发育,自身发生着巨大的变化,变化最大的要数新陈代谢。母体要给胎儿提供足够的营养,其新陈代谢必须加速,为了适应新陈代谢的需要,营养、水分及新鲜空气是必不可少的,如果供给不足,就会影响母体的健康,胎儿的生长发育以及产后乳汁的分泌。如果孕期营养不足,则胎儿有可能发生早产、难产、先天性生理缺陷、先天营养不良、贫血等。

因此,孕期营养是孕妇及其家属最为关心的话题。那么,怎样的营养搭配才算合理?孕期母儿的需求又是怎样的?孕妇对食物有无禁忌呢?请参考以下内容。

一、孕期的营养需求

孕期的营养需求主要是胎儿生长发育的需求以及支持母体组织与母体代谢率改变

的需求。整个孕期内,热量及各类营养物质的供应是否充足是决定胎儿是否顺利成长及母体是否健康的重要因素之一。由于胎儿在整个孕期内的生长发育特点不同,所以对热量及营养的需求也有差异。为了便于叙述,可把整个孕期分为 3 个阶段,第一阶段即为妊娠后的前 3 个月称为初期,第二阶段,妊娠 4~7 个月称为中期,第三阶段妊娠后 3 个月称为后期。妊娠各期的营养需求请参照以下内容。

(一)妊娠初期(妊娠 1~3 个月)

这一期主要是胚胎分化期,此期细胞由于卵巢中的黄体逐渐发达,黄体分泌的黄体酮素可使子宫平滑肌松弛,有利于胚胎的发育和胎儿的生长。但黄体酮素也能使消化道内的平滑肌松弛,使孕妇较易产生恶心、呕吐。由于胃肠蠕动减慢,胃内食物排空时间延长,食物易伴随着胃酸逆流回食管,而产生嗳气、反酸、心口灼热等感觉。这些症状不仅影响孕妇的食欲,也影响食物的消化吸收。又因此期胎儿生长较慢,对营养素的需求较少,只要孕期反应不严重,在正常进食的情况下,每天增加蛋白质 2g 及适量的叶酸。因叶酸可促进细胞的分化,叶酸缺乏时早期细胞不能进行正常分裂,婴儿出生后易引起巨红细胞性贫血。叶酸主要来源于食物中的动物肝、肾、酵母及绿色蔬菜中。妊娠初期三餐参考食谱如下:

早餐:五谷根茎类 50g,面包 30g,煮鸡蛋 50g,五香牛肉片 30g,绿色蔬菜 30g,番茄 40g,海带汤 200mL。

午餐:五谷根茎类 50g,馒头 50g,鸡蛋 50g,猪肝或瘦肉 30g,豆腐 30g,植物油 3g,新鲜蔬菜 50g,木瓜 30g。虾米鸡蛋汤 200mL。

晚餐:五谷根茎类 50g,鱼 50g,肉丝 20g,萝卜 20g,蔬菜 20g。小米、大米或玉米面粥 200mL。

两餐之间加牛奶 200g,新鲜水果 100g。

(二)妊娠中期(妊娠 4~7 个月)

这一时期胎儿生长发育较快,从孕 12 周开始出现初级骨化中心,骨骼开始生长,平均每天体重增长 10g 左右。此期不仅需要更多的热量、营养素,还需要补充维生素和矿物质。其中蛋白质每天增加 6g,热量每天增加 300kcal,维生素 B_1、B_2 每天增加 0.2mg,烟酸每天增加 2mg,维生素 E 每天增加 2mg,维生素 C 每天增加 10mg,钙质每天增加 500mg。因为钙的吸收与磷和维生素 D 密切相关,所以在补充钙质的同时,也应补充同等量的磷和适量维生素 D。妊娠中期参考食谱如下:

早餐:五谷根茎类 50g,鸡蛋 50~100g,牛肉 50~100g,绿色蔬菜 50g,紫菜、鸡蛋汤 100~200mL。

午餐:五谷根茎类 50~100g,鸡蛋 50g,瘦猪肉 50~100g,动物肝或肾 20g,绿色蔬菜 100g,虾米冬瓜汤或骨头汤 100~200mL。

晚餐:五谷根茎类 50g,鱼 50g,青椒肉丝 50g,胡萝卜、红萝卜、豌豆凉拌三色 30g,番茄鸡蛋汤 100mL。

两餐之间加牛奶 200g, 新鲜水果 50~100g。睡前热牛奶或热藕粉 200g 或新鲜豆汁 200g 或黑芝麻糊 100~200g。

（三）妊娠后期（妊娠 8~10 个月）

此期胎儿生长迅速，体重增加很快，体重近一半是在此期增加的。胎儿除了生长需要的营养外，还要逐渐开始贮存营养。因此，妊娠后期的营养需求最大，也最丰富。每天增加的营养素分别为：热量 300kcal，蛋白质 12~15g，维生素 B_1、B_2 各 0.2mg，维生素 B_6 0.5~1.0mg，烟酸 2mg，维生素 C10mg，维生素 E2mg，维生素 A850U，钙、磷各 500mg，铁 20~50mg 以及叶酸和其他微量元素。妊娠后期参考食谱如下：

早餐：五谷根茎类 50~100g，鸡蛋 50g，肉丝蔬菜 50g，豆浆 250mL。

午餐：五谷根茎类 50~100g，牛肉烧豆腐（牛肉 25g，豆腐 50g，胡萝卜 20g），虾仁油菜（虾仁 50g，油菜 50~100g），骨头汤 100~200mL。

晚餐：五谷根茎类 50g，鱼 50g，猪肝（或肾）炒黄瓜（各 50g），海带豆腐汤 100~200mL。

两餐之间可添加水果及坚果类副食，如花生、核桃、腰果、开心果、葵花子、杏仁、松子等。

睡前喝牛奶或豆汁 200mL。

每餐食物不应固定不变，应不断变换烹饪方式及食物品种，荤素及营养搭配合理。烹饪方式以清淡易消化为宜，避免油煎、油炸及过于油腻的食物。

二、食物中营养物质的生理功能及主要来源

1.热量　主要来源于食物中的糖类及含糖食品，如五谷根茎类（大米、小米、玉米、小麦、豆类、红薯、山芋、芋头等）、坚果种子类（如花生、核桃、芝麻、腰果、开心果、杏仁、桃仁、松子、葵花子、瓜子等）、糖果、点心、蜂蜜、饮料、水果、蔬菜等。糖类的生理功能：

（1）供给热量：1g 糖氧化后可产生 4kcal 热量，糖类是人类最主要的热量来源。

（2）构成体质：人体中的糖约有 100g 贮存在肝脏，其余 200~250g 则分布于肌肉组织。人体中具有重要生理功能的化合物及血液、体液中也含有糖类。如 DNA、RNA、非必需氨基酸的碳骨架、糖苷类等。

（3）转变成蛋白质、脂肪：糖、脂肪、蛋白质在体内的代谢过程中的中间产物有磷酸丙糖、丙酮酸、乙酰辅酶 A，这三种物质根据体内的需求，可相互交错地联系起来，转化成机体所急需的某种物质（糖、脂肪、蛋白质）。

（4）调节蛋白质、脂肪的代谢：蛋白质、脂肪在氧化过程中，都必须由糖来提供热量。

（5）协调胃肠功能：乳糖可促进肠中有益菌的生长，进而合成维生素 B 族及加强钙质的吸收。

2.蛋白质　主要来源于食物中的瘦肉、鱼、蛋、奶、豆类、五谷类、蔬菜、水果以及坚果种子类等。蛋白质的主要生理功能：

（1）构成人体组织：蛋白质是构成人体的主要原料，人体内的肌肉、骨骼、牙齿、内脏器官、血液、皮肤、毛发、指甲等均以蛋白质为主要成分。

（2）供给热量：人体每日总热量的 20%~25% 来自于蛋白质，成人每日每千克体重需要 1.5g，每克蛋白质可产热 17.2kj，人体内的酶和激素是由蛋白质构成，无论在消化、吸收及代谢过程中，还是在调节生理活动中都起到不可替代的作用。血液中的蛋白质影响着渗透压的平衡，控制着体液的恒定流动，也起着维持酸碱平衡的作用，体内的免疫性球蛋

白能够增强人体抵抗力。同时足够的蛋白质也是维持消化功能正常的必需品。

当体内的蛋白质不足时,不仅人体消瘦,面色无华,抵抗力下降、生理功能减弱,而且还导致体内氨基酸缺乏。常表现为水肿、易感冒、中毒、毛发脱落、低血压、贫血、乏力倦怠等。

3.脂肪主要来源于食物中的动物性脂肪和植物性脂肪,如肥肉、奶油、猪油、大豆油、花生油、菜籽油及鱼肉类、乳类、核果、豆类、种子类、蛋类等。脂肪的主要生理功能:

(1)构成组织:类脂是构成人体组织细胞的重要成分之一,特别是磷脂、胆固醇及其酯,在体内与蛋白质结合生成脂蛋白,构成细胞膜、核膜、线粒体膜等。

(2)供给热量:人体每日总热量的 20%~25% 来自脂肪,成人每日每千克体重需要 1g 脂肪,而每克脂肪可产热量 39 kj。

(3)携带脂溶性维生素及提供必需脂肪酸,还能提供饱腹感及食物的可口性。

(4)维持体温,防止散热,保护内脏器官等。

4.维生素 C 主要来源于食物中的新鲜蔬菜、水果,如各式芽菜、菠菜、红辣椒、青椒、芫荽、甜瓜、石榴、草莓、番茄、柚、橘子、橙子、柠檬、大枣等。维生素 C 的主要生理功能:

(1)促进结缔组织胶原的合成,强化牙齿、牙龈、骨骼等。

(2)刺激铁的吸收。

(3)防止维生素 A、E 的氧化。

(4)协助血红素的合成。

(5)加速伤口愈合。

(6)提高免疫力,防止感染。

(7)帮助钙的代谢,促进叶酸活性化。

(8)预防老化。

若维生素 C 缺乏,人体易患坏血症,易疲劳、瘦弱、发育不良、牙龈出血、毛囊性淤血点、鼻出血、贫血等,人体抵抗力下降,易感冒,人体结构缺乏弹性,关节容易疼痛,孕妇易引起流产、早产、胎儿出生后易患坏血病和贫血等。

5.维生素 B_1 主要来源于食物中的全谷类、糙米、全麦面包、馒头、黑豆、花豆、绿豆、毛豆、豌豆、乳类、松子、杏仁、花生、核果、腰果、酵母、蕈菇类、芹菜、各类芽菜等。维生素 B1 的主要生理功能:

(1)协助葡萄糖转化为热量。

(2)增进胃肠蠕动,维持正常饮食。

(3)维持神经系统的正常功能。

(4)预防和治疗脚气病。

若体内缺乏维生素 B_1 时,可引起脚气病,如水肿、消化不良、厌食、便秘。对神经系统的影响表现为易疲劳、打瞌睡、失眠、头痛、烦躁易怒、四肢末梢神经痛、感觉异常等,影响心血管系统时,易引起心肌扩大且弹性降低,心律失常等。

6.维生素 B_2 主要来源于食物中的乳制品、五谷类、糙米、麦麸、全麦制品、酵母、糖蜜、绿色蔬菜、紫菜、金针菜、红枣、花生、栗子、豌豆、大豆等。维生素 B_2 的主要生理功能:

(1)构成维生素 B_2 辅酶,参与细胞氧化还原作用,有助于三大营养素的代谢。

（2）维持正常生长，有利于组织修复及眼睛的健康。

（3）防止口、唇、舌发炎及嘴角裂痕。

缺乏时，易引起口舌发炎，脂溢性皮炎、头皮屑、脱发、角膜充血、眼睛发痒、畏光、白内障、尿道感染、排尿困难、疲倦乏力等。

7.烟酸主要来源于食物中的全谷类、核果、豌豆、豆类、芝麻、酵母、马铃薯、蔬菜类、牛乳、干酪等。烟酸的主要生理功能：

（1）在人体内转成烟碱酰胺腺嘌呤二核苷酸和烟碱酰胺腺嘌呤二苷酸磷酸，参与糖、脂肪及蛋白质的代谢，协助氧化作用的进行。

（2）以上二种辅酶参与 DNA 及激素的合成。

缺乏时易引起皮肤红肿粗糙、色素沉积、恶心、呕吐、肠炎及痴呆症等，也可导致舌苔厚、口臭、情绪激动等。

8.叶酸主要来源于食物中的全谷类，深绿叶蔬菜（如莴苣、菠菜、茼蒿等）、豆类（如扁豆、大豆、芽菜等）、酵母、牛乳等。叶酸的主要生理功能：

（1）有助于 DNA 的合成及 RNA 的合成。

（2）配合维生素 B_{12} 促进骨髓红细胞的生成，预防恶性贫血。

（3）维持肝脏及脑的正常运作。

（4）刺激胃酸分泌，维持正常食欲。

缺乏时易引起巨细胞性贫血，神经炎、舌炎、消化障碍、健忘、急躁、孕妇易造成妊娠毒血症、早产、胎儿畸形、智能障碍等。

9.维生素 B_6 主要来源于食物中麦麸、胚芽、花生、葵花子、全谷类、酵母、糖蜜、芽菜、芫荽、蔬菜、水果、荚豆类、乳制品等。维生素 B_6 的主要生理功能。

（1）其参与蛋白质与氨基酸分解或合成反应中的转胺、去氨基及去羧基作用。

（2）参与色胺酸转变成烟碱酸反应。

（3）制造抗体。

（4）促进血红素的合成。

（5）有助于维生素 B_{12} 的吸收。

（6）维持体内钾、钠的平衡。

缺乏时易引起肌肉无力、手足痉挛、关节炎、脾气暴躁、精神紧张、失眠、神经炎、贫血、体重减轻等。

10.维生素 A 主要来源于食物中动物肝脏、蛋黄、河蟹、乳制品、黄绿色蔬菜及水果，如胡萝卜、红薯、南瓜、茼蒿、枸杞、金针菜、红苋菜、雪里蕻、柿子、杏、哈密瓜、柳橙等。维生素 A 的主要生理功能：

（1）保持上皮细胞，如皮肤、黏膜、消化道、泌尿系、眼等的正常功能。

（2）维持正常视觉循环。

（3）防癌、增强抵抗力。

（4）是正常骨骼、牙齿生长发育所必需的。

缺乏时易引起夜盲症、干眼症、角膜软化、发育不良、肌肤粗糙、角质化、产生暗疮、抵抗力下降、易感染,严重时胎儿生长停止。

11.维生素 D 主要来源于食物中蛋黄、猪肝、鱼肝油、牛奶、牛油、干酪、人造牛油、经营养强化的谷类制品、面包等,从日光照射中获取是最主要的来源。维生素 D 的主要生理功能:

(1)提高钙、磷吸收能力,促进骨骼、牙齿形成。

(2)维护人体神经系统,肌肉及血液凝固作用。

(3)增加血钙于肾中的再吸收作用。

缺乏时易引起钙吸收不良,佝偻病、骨质疏松症、骨折、近视、失眠、蛀牙、齿槽脓肿等。

12.维生素 E 主要来源于食物中的全谷类制品、干豆类、坚果种子类、核果、荚豆类、植物油、深色蔬菜等。维生素 E 的主要生理功能:

(1)是人体的抗氧化剂。

(2)保护细胞膜及多元不饱和脂肪酸不被氧化。

(3)保护红细胞。

(4)预防血液凝结及强化血管壁。

缺乏时易引起溶血性贫血,肾上腺、垂体正常功能减低,易患血管病及癌症,孕妇易发生流产。

13.钙 主要来源于食物中乳制品、动物骨骼、鱼类、蛋类、坚果种子类、玉米、山芋以及全谷类、大豆及豆制品、绿色蔬菜等,但木耳、菠菜、空心菜因含有较多的草酸盐,因此不利于钙的吸收。钙的主要生理功能:

(1)构成骨骼和牙齿并维持其健康。

(2)维持肌肉的收缩及调节心跳。

(3)帮助血液凝固。

(4)传导神经兴奋所必需。

(5)人体细胞中酵素作用所必需。

缺乏时易引起骨质疏松症、佝偻病、软骨症、神经紧张、急躁、失眠、肌肉抽筋痉挛、发麻刺痒、经期不适等。

14.磷主要来源于食物中乳制品、全谷类、豆类、干果种子类等。磷的主要生理功能:

(1)形成高能磷酸根。

(2)构成骨骼及牙齿,参与糖、脂肪、蛋白质的代谢。

(3)维持正常神经传导。

缺乏时易引起发育不良、体重下降、疲倦、龋齿、精神紧张、神经障碍等。需注意的是钙、磷在吸收时相互影响,最理想的方式是钙、磷按 1:1 的比例同时补。

15.铁主要来源于食物中动物血、肝脏、豆腐、瘦肉、蛋类、坚果种子类、酵母、绿色蔬菜、全谷类、糖蜜、干果类、葡萄、柿子、桃、枣等。铁的主要生理功能:

(1)形成红细胞中的血红素。

(2)人体细胞呼吸,氧化功能所必需。

(3)促进人体中酶的活性。

缺乏时易引起缺铁性贫血、皮肤苍白、易疲倦、便秘、四肢无力、呼吸困难、头晕等。

16.碘主要来源于食物中海带、海苔、海藻、紫菜、鹿角菜、发菜、蕈类以及食盐等。碘的主要生理功能：

(1)足合成甲状腺素的主要成分,与人体控制能量释放速率有关,协助消耗多余的脂肪。

(2)促进生长发育,维护毛发、肌肤、指甲、牙齿的健康。

缺乏时易引起甲状腺肿、急躁敏感、体重减轻、心慌、易怒、缺乏活力、发质干燥且粗糙。易导致胆固醇增高及甲状腺癌。

17.锌主要来源于食物中全谷类、酵母、坚果类(如核桃、南瓜子、花生、葵花子、栗子、杏仁等)、牡蛎、海带、海鱼、瘦肉、肝、禽、荚豆类等。锌的主要生理功能：

(1)生长及产生能量所需酶的1/2。

(2)促进人体免疫系统功能,有助于防癌。

(3)为细胞消化、吸收、代谢作用所需。

(4)帮助伤口愈合,维护皮肤及眼睛健康。

缺乏时易引起生长发育迟滞、易受感染、指甲、毛发、皮肤不健康、食欲缺乏、味觉差。

18.镁主要来源于食物中的新鲜绿色蔬菜(如菠菜、甜菜、甘蓝菜等)全谷类、坚果种子类、乳制品、豆类等。镁的主要生理功能：

(1)调整酸碱平衡,是神经兴奋传导所必需的。

(2)帮助骨骼正常生长,维持肌肉的兴奋性。

(3)作为代谢反应的催化剂,参与蛋白质的合成,调节体温。

缺乏时易引起肌肉痉挛、颤抖、心律失常、易患忧郁症、精神不振,孕妇易发生不明原因的流产,胎儿易发生畸形等。

19.锰主要来源于食物中全谷类、坚果种子类、干豆类、绿色蔬菜、酵母等。锰的主要生理功能：

(1)直接影响骨骼的生长、血液的形成。

(2)参与蛋白质、核酸的合成,是糖、脂肪代谢中所必需的。

(3)能协助细胞再生,并维持中枢神经的正常功能。

缺乏时易引起食欲下降,体重减轻,性激素水平降低、性功能障碍。孕妇严重缺锰可导致惊厥、甚至死亡,胎儿出生后可产生骨骼畸形或软骨病等。

三、孕期不应忽视的另类营养

糖、脂肪、蛋白质以及维生素、矿物质是机体新陈代谢所必需的。这些物质通过食物可以获取。但是除了这些物质外,机体新陈代谢不可缺少的另类物质,那就是氧气、水和阳光。氧气可以从空气中获取,特别是新鲜空气含有充足的氧,对于孕妇来说新鲜空气和阳光与食物同等重要。但在现实生活中,往往不被重视,以致部分孕妇出现这样或那样的问题,甚至对胎儿造成不利影响。因此新鲜空气、水和阳光成了孕妇不可忽视的另类营养。

(一)新鲜空气

新鲜空气对于居住在大城市的孕妇的获取比食物中的营养素更难。因为生活在大城市里树木、绿地的人均占有量较乡村少得多,而且各种大气污染、环境污染更比乡村重得多,因此,获取新鲜空气是城市孕妇极为重要的问题。为此生活在大城市中的孕妇要想方设法多参加户外活动,特别是利用早晨、傍晚以及节假日,在阳光充足的时候多到大树下,绿地旁,最好到公园去散步,活动一下身体,增加身体中的有氧代谢,对于胎儿的生长发育是大有好处的。另外,居室也要注意开窗通风,特别是冬季,每天上午9点到10点要开窗通风1个小时,下午半小时。室内也可以养儿盆吊兰、芦荟等.以起到净化室内空气的作用。

有一个问题需引起孕妇高度注意,那就是居室装修造成的污染。新婚夫妇往往都会住进新装修过的房子,即便是经过一段时间的通风,也还是有残余的污染,如:甲醛、苯、氨等有毒物质需要2~3年的时间才能完全挥发。因此,孕妇最好居住在没有经过装修或是老房子内,以免影响胎儿正常生长发育。

(二)水

水在人体内含量最多,占成年男性体重的60%左右,占女性体重的55%左右,占婴儿体重的77%左右。体内一切化学反应均在以水为溶剂的环境中进行。水还直接参与体内的代谢过程,如水解、氧化反应等。体内的营养物质,无机盐及代谢产物都靠水来运送,同时还组成缓冲体系以维持体液适宜的酸碱度,水还具有调节体温,滑润关节的重要功能。

水是所有营养物质中最平凡,但也是最重要的。如果体内没有水,一切新陈代谢将会停止。水如此重要,也并不是越多越好,人体内水的需要量也是相对恒定的,一般成年人每日水的需要量占体重的4%左右,即一个60kg重的成年人,每日水的需要量即为60×4%=2.4(kg),也就是说一个成年人每天需要约2 400mL的水。其中食物中的含水量约900mL,体内氧化过程中产水约300mL,因此,成人每日最低需要饮水量为1 200mL。孕妇的需水量根据孕期不同,水的增加量也不相同,孕初期增加的水量比中后期要少。一般情况下在三餐中加一些汤类,在两餐之间多喝些温开水就可以了。但后期,若有下肢水肿的情况下,在限制食盐的同时,也要适当控制水的入量。

(三)阳光

人体内所需的钙、磷主要是从食物中摄取,但如果体内缺乏维生素D,就会造成钙、磷吸收和利用障碍,而维生素D的主要来源是通过阳光照射作用,在皮肤中形成。如果孕妇缺乏日光照射,就会引起维生素D缺乏,维生素D缺乏必然引起钙、磷吸收、利用减少,孕妇易引起骨软化症,表现为贫血、清瘦、动作迟缓、体力不支、腰酸、腿疼、手脚抽搐。胎儿钙、磷缺乏易引起营养缺乏,骨骼、牙齿生长发育迟缓,甚至患先天性佝偻病等。因此,选择日光浴也像摄取其他营养物一样,是必不可少的。日光照射的最佳时间一般是4~10月份的上午8时至下午5时,11~12月份和3月份的上午9时至下午3时,而1~2月份仅在中午12时至下午1时才是最好的时刻。但晒太阳时应注意,隔着玻璃的阳光是没有紫外线的,对于维生素D的形成是没有作用的。

四、孕期不宜食用的食品

孕期的食物选择比平时更应严格,因为食物中的某些成分不仅对孕妇和胎儿的健康不利,还会引起流产、早产、胎儿畸形等。因此,孕妇必须自觉地加以控制,即便是非常喜欢的食物也不能随心所欲。

1.辣味食品 常见的辣味食物有辣椒、芥末、山榆菜、咖喱等。辛辣刺激不仅会引起胃肠道不适,严重时可造成胎儿流产、早产等。

2.油腻食品 常见的有油炸、油煎食物,肥肉、香肠、高脂的鱼、鹅、鸭、畜类的头肉等,不仅影响消化吸收,更重要的是对胎儿不利。

3.易引起中毒的食品 如山野菜、野蘑菇类,不常食用的鱼类等,对过敏体质的孕妇还应注意异体蛋白的摄入,如蛹、豆虫、虾、螃蟹、海蛎子等。孕妇食用后可引起过敏反应,严重时引起流产。

4.冷饮冷食如夏季冰箱放置的饮料、水果、凉食等,过冷刺激胃肠道,易引起胃肠道痉挛,反射性引起子宫收缩,影响胎儿生长发育。

5.人工制成的成品食物 如火腿、鸡、鸭、松花蛋、鱼罐头、各类加工储存时间较长的肉类等,由于在制作过程中添加的色素、香精、防腐剂等化学物质,有的含有大量的铅等,这些成分都不利于母儿健康,若长期食用,易造成胎儿慢性中毒,而影响正常的生长发育。

6.兴奋性食品 如咖啡,可可、红茶等饮料,不仅使孕妇兴奋,易引起子宫收缩,而且还对胚胎时期的细胞分裂有干扰。

7.滋补类食物 如甲鱼因性味咸寒,有较强的通血络、散瘀块的作用,故易引起流产。桂圆、荔枝孕妇食用后易出现心悸、燥热、口干、便秘,甚至引起流产、早产等。人参进补后可导致气盛、阴虚、火旺而引起呕吐、水肿及高血压症状,甚至引起流产及早产等。除此之外,鹿茸、鹿胎、蜂王浆等补品都不利于母儿的健康。

8.其他食物 如久存的老南瓜、发芽的土豆、青色的番茄、鲜黄花菜、鲜木耳、用化肥生发的豆芽,用农药喷洒过的蔬菜、加工食品及罐头、腌制的酸菜、味精、木瓜、苦瓜、薏米、马齿苋、山楂等,都对胎儿的牛长发育不利,甚至引起胎儿畸形、流产、早产等。

9.禁食烟、酒、浓茶、可乐型饮料,不吃槟榔、远离毒品。

第五节 围生期健康教育

围生期足指从母体怀孕第28周开始到婴儿出生后的7天为止。围生期健康教育的内容包括怀孕28周到胎儿出生前以及分娩期及胎儿出生后的7天内的母子健康指导。此期健康教育的重点是如何确保母子平安。此期是孕妇最关键的时期,不仅并发症多,而且多种因素都可导致早产、难产及死产。进入此期,孕妇要高度注意自身的各种细微变化,并对自己的各方面条件进行评估,了解分娩先兆、正常分娩过程及分娩过程中如何与医师进行默契的配合,做好分娩前的各项准备,同时也包括心理准备。

一、产前准备

1.心理准备进入围生期,孕妇要进一步推算预产期,在确定理论推算日期后,提前或推后15天均属正常分娩。甚至在围生期内,胎儿及其附属物由子宫、阴道排出体外都在正常分娩范畴。因此,进入此期,孕妇要充分做好分娩的心理准备,除了禁止性生活,禁止盆浴,禁止一切不良刺激(包括心理创伤),加强营养,保持良好的心理状态和充足的睡眠,按时监测胎动和胎心音外,还要对自身情况进行评估。

2.产前自我评估指导 首先对自己的年龄进行评估,一般说来,女性最佳的生育年龄在26~30周岁,如果自身年龄小于18周岁或大于35周岁时,应该密切观察自己的下肢及面部是否有水肿以及水肿的程度,阴道分泌物有无血性、脓性、水样,其分泌物的气味是否恶臭等。有无头痛、头晕、眼花、胸闷、恶心、呕吐、呼吸困难、皮下散布出血点,甚至发生抽搐等。如果出现任何异常,均应及时到医院就诊。

其次对自己的腹形进行评估,如果进入围生期,腹部较小,或腹部过大,甚至伴有腹壁胀痛、心慌、气短、不能平卧等情况,应及时到医院进行B超检查,排除胎儿宫内发育迟缓,羊水过少或羊水过多、子宫移位、胎儿畸形等情况。

3.了解临产先兆所谓临产,就是分娩开始,在分娩之前会出现一些异常的表现,称作临产先兆,常见的临床先兆主要表现有子宫不规律的收缩、见红和破膜。

(1)子宫不规律的收缩:初产妇常在分娩前2~3周开始。常表现为轻微腰酸和腹部变硬,开始持续时间较短,一般不超过30秒,多发生在夜间。随着预产期的临近,这种现象逐渐变得明显,但仍无规律性,这就是所谓的子宫收缩引起的。

(2)见红:是由于子宫收缩和宫口扩张,子宫颈内口附近的胎膜与子宫壁分离,毛细血管破裂而有少量出血和宫颈黏液混合而排出,这种由阴道排出少量血性黏液的现象就叫作见红。孕妇发现见红,就应到医院做好分娩的准备,等待分娩。

(3)破膜:就是胎膜破裂。在临产前,如果孕妇感觉有水样物自阴道流出,即说明胎膜破裂。胎膜破裂后,子宫腔通过阴道与外界形成了通道。此时孕妇应立即绝对卧床,同时注意外阴部的清洁,可使用无菌会阴垫。如果此时产妇仍未到医院时,应立即与医院的120联系,请医生随车来接迎。如果已在医院者,应立即报告医师,做好分娩的准备。此时孕妇一定要注意不要下床活动,不要如厕,不要增加腹部压力,如咳嗽等。以免脐带脱出,引起胎儿宫内窒息。

4.了解分娩知识 分娩就是在怀孕28周后,胎儿及其附属物即胎盘,胎膜、脐带、羊水等从子宫内排出体外的过程。此期虽然也有不足40周的胎儿出生,但如果经过良好的护理,婴儿可以存活。

分娩过程能否顺利进行,取决于产力、产道及胎儿三个因素,如果这三个因素均正常,且能相互适应,则分娩就可以顺利进行。

(1)产力:就是分娩_的动力,是将胎儿及其附属物从子宫内排出的力量,包括主要力量和辅助力量两部分。子宫收缩力决定着整个分娩过程的进展,其主要作用为使子宫颈口开大及胎先露部下降,是分娩过程中的主要力量。而腹压的增加及肛提肌的收缩作用为辅助力量。临产后,子宫由不规律的收缩,逐渐变为规律性的收缩,收缩强度由弱到强,收缩时间由30秒逐渐增强变频,间歇时间由10分钟逐渐缩短,初产妇经过12~16小时,经产妇为1~2小时,宫口接近开全,此时宫缩时间约持续1分钟,而间歇时间缩短为

1~2 分钟。

（2）产道：是胎儿娩出的通道，包括骨产道和软产道两部分。骨产道是指孕妇的骨盆，骨盆的大小、形态及其与胎儿的比例，是胎儿顺利娩出的关键。软产道是指子宫下段、子宫颈、阴道及盆底肌肉及韧带等软组织构成弯曲通道。在临产时，随着子宫收缩，软产道逐步扩张，发生变薄、拉长等变化，以利于胎儿的通过。

（3）胎儿：胎儿能否顺利通过产道，除产力、产道两个因素外，还取决于胎儿的胎位、胎儿的大小及有无发育异常情况。

胎儿最佳的分娩胎位为头位，其次为臀位。当头位或臀位时，胎体的纵轴与骨盆轴向一致，胎儿容易通过。但如果胎头过大，与骨盆不称或胎头持续性枕后位或枕横位，胎头高直位甚至仰伸成为额先露或面先露等均会造成分娩困难。如果胎儿体重超过 4000g，或过期妊娠，都会由于胎儿与骨盆不称发生难产。胎儿发育异常，也是难产的主要原因，如胎儿脑积水、联体双胎或其他畸形等。

二、正常分娩过程的了解及产程中的配合指导

1.正常胎儿分娩过程可分为三个阶段，即三个产程。

（1）第一产程：指子宫从有规律性的宫缩开始，到子宫颈口完全扩张。所谓规律性的宫缩是指子宫收缩时间持续 30 秒以上，而间歇时间在 10 分钟以内，并逐渐增强变频，且伴有子宫口的开大及胎头下降，初产妇需 12~16 小时，经产妇需 6~8 小时。

（2）第二产程：子宫颈口开全到胎儿娩出，初'产妇为 1~2 小时，经产妇约需 1 小时。

（3）第三产程：从胎儿娩出后到胎盘娩出，需 5—15 分钟，一般不超过 30 分钟。

2.分娩过程中产妇的配合指导　在分娩过程中，除了产力、产道、胎儿之要素是关键外，产妇自身调节也是重点因素之一。

在第一产程，该期持续时间长，而且由于宫缩，常造成产妇不适或腹痛。此期产妇要精神放松，避免焦虑、恐惧心理，在宫缩时，应尽量分散注意力，有条件时，可选择喜欢的电视节目或听轻音乐，在宫缩时做深呼吸，并用两手轻揉下腹部。如果腰骶部疼痛，可用手或拳头压迫疼痛部位，以减轻疼痛。如果宫缩不剧烈时，产妇应抓紧时间睡觉，以免第一产程过长，使产妇体力消耗过多，引起宫缩乏力。在宫缩间歇时，要注意抓紧时间进食，以储备能量。但应避免过饱，以免引起呕吐。此期由于胎头下降，压迫膀胱和直肠，可有便意，不管能否排便，都要做排便动作，并尽量排空大小便。但如果出现阴道流血或流水时，应绝对卧床，禁止入厕，并立即报告医师。此时如果有便意也不要用力，并做腹式呼吸，以代替用力，这样不仅可以减轻疼痛，而且可以防止脐带脱出。同时要严格遵守医师的嘱咐，储备好精力。

在第二产程，由于宫缩强烈，产妇会有强烈的腹痛。但作为产妇一定要有坚强的毅力，多想一想，盼望已久的宝宝就要与妈妈见面了，心情会放松一些。当胎头下降，产妇会有排大便的感觉，但是一定要在医师的指导下用力。为了便于产妇用力，产床两边设有床档，产妇可将两手用力握住床档，双脚蹬在产床上，做好屏气动作。随着宫缩，医师会指导其用力屏气。当宫缩间歇时，医师会指导将全身肌肉放松，安静休息。如果用力不当，易造

成体力过多的消耗,使宫缩乏力,影响产程进展和胎儿娩出。经过几次强烈宫缩,胎头就会显露出来,此时宫缩不可过强。医师会指导其张口哈气,以解除腹压作用。在宫缩间歇时医师会指导其稍向下用力,使胎头缓慢娩出。胎肩部娩出时,也要注意配合做好屏气动作,避免宫缩过强,胎儿急速冲出,而引起会阴撕裂伤。

在第三产程,胎儿娩出后,产妇稍作休息,需 5~15 分钟时,胎盘开始娩出。此时也要配合医师做好屏气用力动作,使胎盘顺利娩出。

三、分娩期的膳食指导

孕妇进入分娩期,由于胃肠道受挤压较重,血液循环受影响,消化吸收功能减弱。再加上子宫收缩引起的疼痛,使产妇的食欲降低。另外,产妇的焦虑、恐惧、睡眠不好等都可使体力消耗较大。有人做过统计,子宫收缩一次消耗的能量,相当于健康人上一层楼梯所消耗的能量。一般情况下,产妇的平均产程为 12~16 小时,而子宫收缩平均为 3~5 分钟 1次,那么在整个过程中,子宫收缩所消耗的能量相当于上 200 多层楼梯所消耗的能量。此期若不注意补充营养,将会导致产妇筋疲力尽,严重的影响宫缩及胎儿的娩出。因此,产妇在分娩期的膳食结构,显得极为重要。一般情况下,应根据产妇的喜好,准备营养丰富,宜消化而且清淡的流质或半流质饮食,如鸡蛋糕、面条、糕点、稀饭、蛋白粉、藕粉等,但注意一次进食不宜过饱,应少食多餐。在接近分娩时,可给予果汁、蛋花汤或去油肉汤等。不宜进食高脂、高蛋白食物,以免引起恶心、呕吐等。若产妇进食量少,且产程较长时,为了补充热量,可给产妇提供优质巧克力。因巧克力不仅含有蛋白质、糖类,而且含有无机盐和维生素,所以是分娩时产妇较为理想的辅食。

如果产妇体力消耗严重,而产程义相对较长,且产妇不能进食时,应及时给予静脉输入葡萄糖以补充能量,防止引起宫缩乏力,而影响胎儿的娩出。

四、分娩后 1 周内产妇的护理指导及健康教育

分娩后,由于产妇在分娩过程中消耗大量的体力,引起过度疲劳,再加上精神得到放松,此时应注意睡眠。在得到充分休息后,随着身体各部位的复原,食欲也开始增加,此期应注意以下几方面的内容。

(一)母体的变化及自我护理

分娩后母体的主要变化是腹部。由于胎儿及其附属物的排出,子宫由妊娠末期的剑突下二横指,立即收缩到脐下 4~5cm,但产后 24 小时可再轻度升高到脐上,之后每天可下降 2cm,约需 6 周的时间子宫才能恢复到正常大小。如果子宫收缩较慢时,从产后第 1天起,每天进行腹部自我按摩,以促进子宫的收缩,同时也能促进肠蠕动,对盆底肌肉的恢复也有好处。如果产后子宫收缩不佳,且伴有阴道流血较多时,应及时就诊,以排除胎盘或胎膜残留。

恶露是分娩后从阴道内流出的含有血液、坏死的蜕膜等黏液样的分泌物。产后 3 天内的恶露为红恶露,颜色鲜红,量多,含有大量的血液、小血块及蜕膜组织。3 天后颜色变淡,其中的血液含量较少,有较多的坏死蜕膜组织。此期要保持外阴的清洁,使用消毒会

阴垫,并勤更换,每次大便后,使用温开水冲洗外阴,并使用消毒纸巾擦干,以防引起感染。正常恶露为血腥味,如果恶露为腐败臭味,并有颜色的改变,如变为砖红色时,应注意及时与医师联系,以排除胎盘残留或合并感染。

乳房在妊娠后因受孕激素及雌激素的影响而发育增大,而在分娩后,两种激素水平的突然下降,乳腺腺泡突然失去激素的控制而开始泌乳。产后 1~2 天内分泌的乳汁为初乳,色黄,内含丰富的蛋白质,尤其是球蛋白,容易消化,并含有初乳小体及大量抗体,能使婴儿在初生阶段具有防御感染的能力,3~4 天后乳汁变为白色,质较浓,内含蛋白、脂肪、糖类和必要的维生素,非常有利于婴儿的生长发育。此时的乳腺分泌功能旺盛,分泌出的乳汁排到小叶内的腺管,再汇集到输乳管,每个小叶的输乳管开口于乳头表面。如果此时因孕期乳房护理不到位,而乳头内陷未解除时,可影响婴儿吸吮,使乳汁排出受阻,极易引起乳腺炎。因此,婴儿出生后,应早期吸吮。如果有乳汁排出不畅,可及早用吸乳器,吸出乳头及乳汁,防止乳汁淤积引起乳腺炎。同时,产妇切记不要挤压,因为挤压同样易引起乳腺炎。可做乳房轻轻按摩,或让爸爸代替婴儿吸吮,以促进乳汁分泌和排出。

褥汗是分娩后产妇皮肤排泄功能旺盛的表现,因为产妇在怀孕期间,体内有过多的水分潴留,分娩后潴留在皮下的水分可通过汗腺排出体外,以睡眠时和刚睡醒时出汗最多,数日后好转。出汗多时,应注意及时更换被汗水浸湿的衣服,以免受凉。同时要注意保持室内空气新鲜,定时开窗通风,但禁止对流风,特别注意禁忌冷空气直吹产妇和婴儿,以防感冒。

(二)产妇的休息与活动

分娩后,由于产妇过度疲劳和精神紧张,充足的休息是十分重要的。分娩后应注意睡眠,每天保证 8~9 小时的睡眠时间。睡眠不仅有利于恢复体力、精神复原,更重要的是有利于乳汁的分泌。

如果没有异常情况,经过充足的睡眠后,大约在产后 8 小时开始下床活动。开始可在床边站立,逐渐在床边活动—室内活动—自行入厕。在产后第二天,可试着在室内步行。但有会阴切开或剖宫产者,可适当推迟下床时间。产后第 1 周,产妇不要过度疲劳,也不能沐浴。出汗时,可用湿热毛巾擦拭,但应注意避免受凉。

从产后第 3 天开始,试着进行产褥期体操的练习。由于怀孕期子宫增大,腹部肌肉过度伸展,失去原来体形,再由于分娩时胎头下降,盆底肌肉、筋膜、韧带都明显松弛,或受到不同程度的损伤。在分娩后,早锻炼既可帮助子宫收缩复旧、畅通血液循环,防止子宫脱垂,又能促进乳汁分泌。

产褥期体操是根据产妇的特点设计的,对于恢复体态健美具有良好的效果。

1.腹部运动　产妇取仰卧位,两臂伸直上举放在头两侧,深吸气,尽量使胸廓上移,腹部下陷,然后将双臂伸直,向前下摆动,头部随之抬起,向前坐起,反复练习。

2.增加腹直肌张力　取仰卧位,双上肢向胸前平伸,然后向前下方摆动,抬起上半身,双下肢并拢,脚尖尽量伸直,双腿不离开床面,持续 5 分钟后,再缓慢平躺,如此反复进行。也可将双腿伸直,交替抬起片刻,然后放平,反复练习。

3.加强臀肌力量取仰卧位,双足底平放在床上,并保持适当的距离,使下肢用力。臀部尽量抬高,背部也尽可能离开床面,然后放松,使臀部复位。重复练习数次。

4.加强肛提肌锻炼取仰卧位,两腿微屈,双膝分开,双手掌放在其双膝内侧,再用力合拢双膝,并使劲缩肛。也可在仰卧的基础上,双下肢并拢,然后有节奏的缩腹、提肛、收臀,持续数秒钟后,自然放松,如此反复进行。

以上四个步骤轮番进行,每次 10~20 分钟,每天 1~2 次。顺产者于产后第 2 或第 3 天即可进行。会阴侧切、剖宫产者或体质虚弱者,要根据体力恢复情况,以下床活动不感觉困难为基准。

另外,在进行运动前,先哺乳,使乳房松弛,排空大、小便,以早饭前及晚饭后较适宜。在进行锻炼时,还应注意保持室内温湿度适宜,空气新鲜,心情放松,避免受凉感冒及过度疲劳。

(三)产妇的膳食指导

产妇经过十月孕胎及分娩,身体发生了较大的变化,特别足内分泌及代谢功能增强,消化功能减弱,再加上体力消耗过大,都是产妇在分娩后需要休养调整和恢复的。更重要的是分娩后,需要充足的乳汁哺育宝宝成长,这一切都需要营养物质作基础,而产后营养素的主要来源就是膳食。因此,产妇的膳食显得尤为重要。膳食的搭配既要营养丰富,又要利于产妇的消化吸收,还要有利于促进乳汁的分泌和婴儿的消化吸收。所以产妇的膳食指导是健康教育的重要内容之一。

1.分娩结束后 应立即饮用温热红糖水 200mL,以后每天饮用 200~400mL,既补充了热量,又因红糖中含较多的铁、锌、镁等无机盐,同时补充了矿物质,有利于红细胞的生成。对产后补血、乳汁的分泌、排尿通畅、子宫收缩复位、控制产妇肥胖等都有一定的作用。一般情况下连续饮用 10 天左右效果最好,不宜超过 15 天,若饮用时间过长,反而会引起贫血。

2.分娩后的首次进食 以小米粥最适宜,其次为蛋花汤、甜藕粉、蛋白粉等,逐渐进蒸蛋羹、豆腐脑、肉羹等。小米粥可每天 2~3 次,因小米与稻米相比,粗纤维含量高 2~7 倍,铁含量高 1 倍,维生素 B_1 高 1.5~3.5 倍,维生素 B_2 高 1 倍,所以产后要适当多吃些小米,有利于身体的恢复。但应避免偏食,还应与稻米搭配。

3.从分娩后第 2 天开始 逐渐增加蛋白质、脂肪、维生素及矿物质的含量。主食仍以米面为主,副食中适当多增加鱼、肉、蛋、禽类、豆制品、动物内脏和蔬菜、水果等。

鸡蛋含有丰富的蛋白质、铁和 B 族维生素,且价值高,易吸收利用,对产妇的身体恢复和乳汁分泌都有好处。但鸡蛋的摄入量也要适当,一次吃得太多,不易被消化,且容易增加肝脏的负担,一般每天 5~6 个为宜。

汤类对于促进乳汁分泌具有重要的作用,同时也能促进食欲及消化吸收。因此,汤类是产妇不可缺少的饮食,以鸡汤、猪蹄汤、骨头汤、蛋汤、豆腐汤、青菜汤为主,也可做鲫鱼豆腐汤、蘑菇汤、木耳汤、银耳汤、番茄鸡蛋汤等。

分娩后产妇对脂肪的需要量要比怀孕时多。若母乳膳食中脂肪供给量不足,每千克体重少于 1 克时,将会影响乳汁的分泌量,并且乳汁中脂肪含量较低,营养价值下降,对婴儿生长不利。产妇每日脂肪供应量以 60~80 克较适宜。脂肪的选择以植物脂肪为主、动物脂肪为辅。但应避免油煎、油炸食品。

(四)产妇的饮食原则

1.摄取足够的热量:因为人乳100mL含热量约70kcal(kcal=4.286J),而母体热量转变为乳汁热量的效率只有80%,也就是说产妇摄入90kcal热量,才能产生100mL乳汁。若产妇平均每日分泌乳汁850mL,则必须每日额外增加约800kcal热能,才能满足分泌乳汁的需要。次外,哺育期的产妇基础代谢升高10%~20%。如此看来,一个哺育期的产妇,每日应比正常妇女食物热量增加1000kcal左右,才能保证母婴的身体需要。

2.摄取足够的高生物价蛋白:一般情况下,一个产妇平均每天分泌850mL乳汁,以每天100mL乳汁含有1.2g蛋白质来计算,则每天分泌的乳汁中含有9~10g蛋白质,如果从食物蛋白转化为母乳蛋白的转化效率70%~80%,那么每天分泌乳汁所消耗的蛋白质为15~20g。因此,产妇要保证每天分泌足量的乳汁,必须比正常妇女多摄入20~30g高生物价蛋白质食物,如牛奶、蛋、禽、畜肉、鱼、豆类等。据报道,产妇多食用鱼类食物,有利于婴儿的智力发展和脑部的成长与发育。

3.适当摄取脂肪类食物:如鸡汤、猪蹄汤、骨头汤、禽类动物的汤等,但应避免高脂肪、油炸类食物,以免引起母婴消化吸收不良。

4.摄入足够的维生素与纤维素:为保证乳汁中各种营养成分的相对稳定,满足乳儿生长发育的需要,乳母膳食中必须摄入一定量的维生素。其中维生素A每日比普通妇女增加350μg,主要来源于食物中的胡萝卜、南瓜、茼蒿、哈密瓜、柳橙等。因为维生素A的吸收利用必须有维生素E及维生素B族的充分配合,所以建议在进食含维生素A高的食物时,如胡萝卜,必须与含维生素E丰富的植物油、豆制品及干果种子类食物同时进补。如常食用的胡萝卜炒肉丝就是很好的补充方法。维生素E每日比普通妇女增加3mg,宜选用的食物有全谷类制品、荚豆类、植物油、深绿色蔬菜等。维生素D增加5mg,除了食物中的奶类、经营养强化的谷类制品、面包外,还要注意多晒太阳,婴儿还要适当的补充鱼肝油、以促进骨骼的生长发育,预防佝偻病。维生素K是此期婴儿体内较缺乏的维生素,因为维生素K在母乳中的含量较少,出生1周内的婴儿其肠管仍呈无菌状态,不能合成,所以此期除了乳母膳食中增加含维生素K丰富的食物,如绿色蔬菜、马铃薯、水果、豆类、牛奶、海藻类等,还要每天补充约5mg的维生素K。此外,常在出生后给予肌内注射1~2次。维生素B族,具有促进人体代谢及消化吸收的作用,同时还具有促进乳汁分泌的作用,建议产妇每日增加0.3~0.5mg为宜。主要的食物来源有全谷类制品、糙米、豆类、种子类、酵母、绿色蔬菜、奶类等。维生素C有促进骨骼及结缔组织胶原的合成,刺激铁的吸收,帮助钙的代谢,增加免疫力的功能,产妇维生素C的摄入每日要比普通妇女增加40mg左右,才能满足母婴的需求。维生素C主要存在于新鲜的蔬菜水果中,如柳橙、柠檬、柑橘、番茄、草莓、大枣、甜瓜、青椒、各式芽菜中,只要乳母不偏食、挑食,是不会缺乏的。

另外,产妇因为在怀孕时,消化道长期受压,产后卧床等很容易造成便秘。因此,应注意增加含纤维高的食物,如芹菜、菠菜、糙米、全麦制品、植物根茎类食物等,以促进肠蠕动及食物的消化吸收。

5.摄取适量的矿物质:矿物质是指动植物燃烧后所存留的灰粉。存在于人体组织中的无机元素,约占人体重量的 4%,人体中含有 16~20 种矿物质,主要有钙、磷、镁、硫、钠、钾、氯、铁、碘、铜、锌等。这些矿物质,参与人体内的许多反应,如消化、吸收、代谢等,如磷有助于维生素 B 族的吸收,维生素 C 有助于铁的吸收,维生素 D 有助于钙的吸收。磷还参与糖、蛋白质及脂肪的代谢,婴儿期缺乏磷,可造成发育不良、精神不振、疲倦等,但如果是过量也可能会出现低血钙。一般情况下,产妇每天摄入 1 100~1 300mg 为宜。磷主要存在于乳制品、全谷类、豆类、干果种子类的食物中,磷与钙的吸收相互制约,若食物中磷过高,会抑制钙的吸收,造成钙的大量流失,食物中最理想的钙磷比例是 1:1。因此,产妇中钙的每日摄入量也应是 1100~1300mg。钙的主要食物来源有乳制品、鱼类、蛋类、豆制品、骨头、虾皮、海带、芝麻酱、玉米、山芋、绿色蔬菜等,倘若食物中仍不能保证足够的摄入量,可适当补充钙粉、乳酸钙、钙糖等。铁对产后的产妇以及婴儿的成长都具有重要的意义,首先促进产妇造血系统的活跃,有利于产妇身体的复原。铁还是婴儿生长发育所必需的微量矿物质,若此期铁的摄入不足,可造成婴儿缺铁性贫血,表现为皮肤苍白、倦怠等。哺乳期的妇女每日铁的摄入量应在 13~18mg 为宜。铁主要来自食物中动物肝脏、血、豆制品、蛋类、瘦肉、芝麻酱、桂圆、绿色蔬菜及种子类食物。碘是婴儿生长发育不可缺少的矿物质,有利于维护毛发、肌肤、指甲、牙齿的健康,是合成甲状腺素的主要成分。产妇每天碘的摄入量应在 120~180mg。碘主要来源于食物中的海产品,如海带、海藻、紫菜、食盐等以及蕈类食物。锌也是婴儿生长发育不可缺少的,如果摄入不足,可造成婴儿生长发育迟滞,抵抗力低下,指甲、毛发、皮肤发育不健康。产妇每天锌的摄入量应在 15mg 左右。锌主要来自食物中全谷类、酵母、南瓜子、核桃、荚豆类等。

6.其他

(1)除了各种营养物质外,补充足够的水分对泌乳非常重要。产妇应养成多饮开水的习惯,一般在哺育前或两次哺乳之间饮开水,果汁或牛奶等,对乳汁的分泌具有促进作用。

(2)产妇的饮食,不仅影响到自身健康,更重要的是影响婴儿的生长发育,甚至影响孩子的一生。另外产妇抽烟、饮酒、饮浓茶、咖啡、可乐或含咖啡因的刺激性饮料,或食用咖喱、辣椒等刺激性食品,都会影响婴儿,引起烦躁、哭闹等,甚至婴儿易生疮、疖等,产妇若食用柿子、西瓜、苦瓜、高粱等性寒的食物过多时,易引起婴儿腹痛,腹泻和夜间啼哭。豆豉、麦芽有抑制乳腺分泌作用,因此为禁忌食物。麦乳精也含有大量的麦芽糖,也是不宜饮用的食品之一。

(3)哺育期间,若产妇需要使用药物,一定要在医生的指导下,以免药物经乳腺分泌到乳汁中,对婴儿产生不利的影响。最应引起注意的药物如避孕药、麻醉药、镇静药、利尿药、抗组胺类药以及某些易致敏的药物等。若产妇必须使用上述药物时,最好在服药期间,停止母乳喂养。

(4)充分的乳汁分泌是保证母乳喂养的必要条件。而乳汁分泌会受情绪、压力、紧张、焦虑、疲劳、悲伤等不良因素的影响,产妇保持良好的心理状态和积极的情绪非常重要。因此,产妇要注意调节自己的情绪,尽量减少或避免不愉快的事情发生,以保汪乳汁的正常分泌,保证婴儿的健康成长。

五、产后 1 周内新生儿护理的健康教育

(一)正常新生儿判断

正常新生儿是指胎龄 37~42 周,体重超过 2 500g,身长 47cm 以上,没有任何畸形和疾病。我国新生儿平均体重为 3 200g,男性比女性重约 100g;平均身长 50cm,男性比女性稍长 0.6cm;新生儿的头围一般在 34cm;胸围一般在 32~33cm,胸围比头围小 1~2cm。外观特征:头大、头长占身长的 1/4、躯干长、四肢短、皮下脂肪丰满,皮肤红润,胎脂少,只有在颈部、腋窝部及腹股沟等有褶皱的部位可有少许胎脂。乳头、乳晕清晰可见,乳房可以触摸到小硬结。指(趾)甲超过指(趾)端。四肢呈屈曲状,足底有较深的纹理,男婴的睾丸已下降到阴囊,女婴的大阴唇盖住小阴唇,头发清晰可见,颅骨质硬、耳郭发育良好,断脐后,哭声响亮。

(二)足月健康新生儿功能反射

1.觅食反射如触碰新生儿一侧面颊部时,可反射性地向该侧转头。如果轻触上唇时,可见噘唇动作.似觅食状。

2.拥抱反射将新生儿平放在床上,使其取仰卧位,如果使床震动,可见新生儿出现拥抱反射,即二臂外展、伸直、继而向胸前屈曲。

3.交叉伸腿反射轻按住新生儿一侧膝关节,使该侧下肢伸直,此时若刺激该侧足底时,可见对侧下肢先屈曲,再伸直、内收。

4.肌张力测试

(1)仰卧姿态:将肘及膝关节屈曲,膝稍离床面,可见颈后部与床面之间无空隙。

(2)围巾征:一手托新生儿的手,使其触及对侧肩部,同时可用另一手托扶婴儿的肘部,正常时肘不过中线。

(3)前臂弹回:新生儿仰卧,上肢自然屈曲时,轻轻拉住手,使肘部伸直,然后放松,正常者可见前臂迅速回到屈曲状态。

(4)仰卧扶坐:一手托住新生儿肩背部,使其从仰卧位扶到坐位。若胎龄在 38 周以上的新生儿,接近直坐位时,能前屈颈部使头、颈与躯干处于一条直线上,达 3~5 秒或更长时间。

(5)腘角:将新生儿仰卧放平,在骶部保持与床面接触,两髋关节屈曲的条件下,一手提起两侧小腿,另一手测量一下大腿与小腿之间的角,正常为 80°~90°。

(6)足背屈角:握住新生儿小腿,使膝关节伸展,同时用指按足底使足背屈,测量足背与小腿前面形成的角,正常约为 40°。

(三)新生儿出生后生理体重下降的原因及对策

因为新生儿娩出后,由于自主呼吸的建立,从呼吸道中排出部分水分,皮肤离开宫腔那温暖、舒适的羊水而周围的环境变得干燥,从皮肤蒸发中丢失一部分水分。新生儿出生后,胎粪、胎尿被排出体外,而且最初几天新生儿由于进奶量和进水量都不足,所以新生儿出生后 2~3 天内体重会有所下降,一般下降的体重可达出生时体重的 6%~9%,最多不超过 10%(200~250g),大多在出生后 3~4 天开始回升,7~10 天可恢复到出生时的体重。

若出生后喂养护理得当,可以使生理体重下降程度减轻。因此,在新生儿出生后30分钟即开始喂温开水,接着让其吸吮母乳,环境温度保持在23~25℃,相对温度在55%~60%,以减少体重的丢失。

如果新生儿体重下降的过多,超过出生时体重的10%,或恢复过晚、过慢,应及时查找原因,如母乳量不足,喂水过少,室温过高或过低,空气过于干燥等,应及时纠正,若为新生儿疾病所致,应及早进行治疗。

(四)新生儿护理指导

新生儿出生后30分钟内应与母体皮肤接触,而且应与母亲放在同一个卧室。因为新生儿皮肤的角质层尚未发育成熟,真皮较薄,纤维组织稀少,容易被外物渗透及受摩擦的刺激。因此,新生儿的衣服和尿布应选用纯棉、无色、质地柔软的材料。而且新生儿的包被应清洁、卫生,包被不要过紧,严禁捆绑四肢、限制肢体活动。目前提倡冬季让新生儿睡婴儿睡袋,这样既保暖,又能使四肢活动自如,还可以防止新生儿吸吮手指和用手抓伤自己的皮肤。目前认为,新生儿手指触摸衣物,还有利于智力的发育。

新生儿的尿布除了柔软、舒适外,还要吸水性良好。因为新生儿皮肤娇嫩,抵抗力较低,所以尿布应保持干燥、清洁,如果尿湿应及时更换。换下的尿布可用弱碱性皂液漂洗干净,在日光下曝晒3~4小时。如果没有太阳光时,可用熨斗烫干,亦可达到消毒、清洁、干燥的目的。给新生儿换尿布时,应一只手将双脚抬起,另一只手将湿尿布抽出,然后将臀下铺一毛巾,用纱布浸温开水,由前向后轻轻清洁臀部,特别是大便后,更应清洁干净,然后用消毒纸巾吸干水分,再将干净的尿布换好,但尿布不宜裹得太紧,以免影响男婴外生殖器的血液循环,女婴易引起尿路感染。

(五)新生儿母乳喂养指导

母乳是哺育宝宝最理想的营养品,母乳中含有婴儿生长发育所需要的所有的营养成分,而且母乳中含有其他任何一种代乳品所不拥有的特殊成分——抗体。抗体可以增强新生儿的免疫力和抵抗外界不良因素侵袭的能力,有防止胃肠道及呼吸道感染的作用。因此,母乳喂养是任何一种喂养方式所不能替代的。母乳喂养对母亲的身体健康也是有利的,通过哺乳,可促使子宫收缩和复原,还有资料表明,哺乳还可以降低乳腺癌的发病率,也可以预防骨质疏松症。母乳喂养还可以增进母子之间的感情,有利于宝宝的身心健康。

分娩后初次哺育的时间,传统的观念认为产后第2天母乳分泌较多时,才开始哺乳,甚至有的将初乳弃掉,等乳汁变为白色时,才开始哺乳,这是非常错误的认识和做法。因为初乳中不仅含有宝宝生长发育所需的各种成分,而且含有大量的球蛋白、微量元素及多种免疫物质。初乳中的免疫球蛋白及免疫反应细胞,特别是分泌型免疫球蛋白A,被新生儿吸收后,不易被胃酸和消化酶破坏,大部分贴在消化道黏膜上,可通过肠道黏膜吸收到血液中,然后被转运到呼吸道和泌尿道黏膜的表面上,从而可有效地防止呼吸道和消化道感染,这就是哺乳期的婴儿获得免疫力最主要的途径。另外,母乳中还含有宝宝大脑发育所必需的物质——半乳糖和不饱和脂肪酸以及影响大脑发育的甲状腺激素及其他天然化合物。因此,母乳喂养又有利于促进宝宝大脑的发育。据有关专家研究表明,母乳喂养能增高智商,英国剑桥大学的营养学专家对7~8岁儿童做智商测试,发现吃母乳长大的儿童平均智商要比人工喂养的儿童高 10 分。

初乳的重要性不仅仅体现在人类，即使在其他的哺乳类动物中也同样有神奇的作用，像猴子、猩猩、熊猫等，若得不到妈妈的初乳喂养，也是很难成活的。

因此，初乳新新牛儿来说，是非常珍贵的营养品，而且也是不易多得的天然保健品。作为母亲，不管是从事什么样的工作，也不管是有何种原因，请您珍惜初乳，让它伴随着您的爱心，全部倾注到您的宝宝身上。

初乳如此珍贵，分娩后一定要早让宝宝吸吮，现在主张，分娩后 30 分钟内让宝宝与母体皮肤接触时，就开始让宝宝吸吮。早吸吮还有利于促进乳腺的分泌，有利于促进母婴身心健康。

母乳喂养是哺育婴儿最好的方式，新妈妈是否已掌握了哺育的姿势，如果您还不十分熟悉，请您借鉴一下以下几方面的内容。

首先母亲的哺乳姿势应正确，常用的姿势有坐式、侧卧式和怀抱式。在分娩后第 1 天内，母亲可能由于身体虚弱或伤口疼痛，选择侧卧位，上身尽量前倾，一侧上肢支撑起上半身.使乳头靠近宝宝的嘴，另一手拇指与其余四肢分开，拇指在上，其余四肢托起乳房的下部，使乳头、乳晕均能被宝宝含在口中，这样才能使宝宝吸吮时不会感到疲劳，吸吮才会有效，同时产妇也不会因宝宝过度牵拉而感到疼痛和造成乳头破损。待母体身体康复后，可选用坐式或怀抱式进行哺乳。宝宝的体位以仰卧，头偏向母亲侧为宜，以免发生呛咳。

初次哺乳时，宝宝可能还不习惯，不知道寻找乳头，此时，乳母可用乳头触碰宝宝的上唇中部，当宝宝张嘴时，顺势将乳头放进宝宝的口中。有的宝宝即使将乳头放进了口中，仍不知吸吮，此时，乳母可将乳头上下震动，使乳头触碰上颚及舌体以刺激宝宝吸吮。第一次哺乳，可能会由于乳汁分泌较少，使宝宝感到疲劳，所以初次哺乳时间应短，让宝宝休息后，再让其吸吮另一侧乳房。

哺乳的时间，传统的观念是每 2~4 小时 1 次，目前认为应按需哺乳，只要宝宝做出想吸吮的动作时，或产妇感到胀奶时，可让宝宝吸吮 1 次。每次吸吮时间不宜太长，喂奶量不宜太多，每次不宜超过 30mL。因为新生儿胃肠道的消化吸收功能还不是很完善，特别是第一次消化乳汁，还是一个逐渐适应的过程，若哺乳量过多，会引起宝宝吐奶、呛噎及消化不良等。

新生儿的胃呈水平位，而且食管和胃接连部位的贲门括约肌还迟缓无力，且新生儿的胃容量只有 30~35mL，所以新生儿哺乳时，速度不宜过快，量不宜过多，且在吸吮过程中，有气体被吞咽到胃中，所以喂奶后，不论宝宝是否入睡，都应将其抱起，使其上身直立，胸腹部紧贴母亲的胸前，头部靠近母亲的肩部，用手掌轻轻拍打婴儿背部，令其打嗝，使胃内空气排出。然后轻轻放在床上，让其保持右侧卧位躺一会。这样可有效地防止溢奶，又可防止溢奶时发生呛噎。

在母乳哺乳时，应保持心情舒畅，用慈母的眼光与宝宝进行交流，用手轻轻抚摸宝宝的头部及肢体，宝宝会表现得非常安静、自信。哺乳后，宝宝会很快进入甜美的梦乡，并不断的抿起小嘴巴，向妈妈表示自己的幸福和快乐。

（六）新生儿饮水卫生

1.饮水对新生儿的重要性 水对于新生儿来说是重要的营养物质,也是新生儿体内含量最多的成分,约占新生儿体重的77%,水在身体内起着非常重要的作用。

（1）维持体温恒定:体内一切化学反应均在以水为溶剂的环境中进行,还直接参与体内的代谢过程,并将代谢过程中产生的热通过血液循环,迅速均匀地分布到全身多个部位,水的蒸发热较大,在维持体温恒定中起着非常重要的作用。

（2）促进物质代谢:水在体内并不以纯水存在,而是均匀地分布在组织细胞中,其中约占体重40%的水分布在细胞内液,15%分布在细胞间液,5%分布在血浆中。体内所有的营养物质和代谢产物均溶解在水中,体内的新陈代谢过程都离不开水,如体内的水解和氧化反应等,都是在水的促进下进行的。水还可以促进营养物质的消化吸收,又可以运输营养物质和代谢产物到相应的器官进行能量转化和废物排泄。

（3）润滑作用:水是泪液、唾液、关节润滑液、呼吸道黏膜湿润液等的主要成分。

新生儿由于新陈代谢旺盛,生长发育迅速,水的需要量较成人多,而且肾小管对水分的再吸收功能较差,水分的排出较多,因此,更需要补充较成人更多的水分。一般情况下,每日每千克体重需要 100~150mL 的水分才能保证体内的新陈代谢。例如一个新出生的宝宝体重按 3kg 计算,每日的总需水量应为 450mL 左右,除去乳汁中的水分 360mL 左右,尚有 90mL 的水需要另外补充。

2.补充水的方法 新生儿喂水时间,应安排在两次哺乳之间,90mL 的水应分 6 次补给,每次 15mL 左右。喂水时间应安排在白天,夜间因为考虑到母婴的睡眠,尽量少喂水。如果在夏季天热,宝宝出汗多时,应适当增加水的补充量,但不要过多。喂水时,除白开水外,也可以适当补给不含盐的菜汁、新鲜果汁、蜂蜜水等,喂水的方式,可用奶瓶、滴管等,若用奶嘴时,出水孔一定要适当,过大易发生呛咳,过小易引起吸吮费力使宝宝不愿吸吮,造成喂水困难。另外,喂水时应将宝宝的头偏向一侧,并慢慢给予,以免发生呛咳。

（七）新生儿洗澡指导

新生的宝宝由于胎脂附着较多,加之皮脂腺分泌比较旺盛,皮肤油脂比较多,而且新生的宝宝还经常溢奶、吐奶,使颈部皱褶处潮湿,细菌容易在此生长繁殖。因此,新生儿洗澡是一项非常重要的护理措施。因为新生儿皮肤娇嫩,且抵抗力较低,所以洗澡的用物必须清洁,最好是专用。特别是浴盆、浴巾、小毛巾等。其中浴巾、小毛巾要选用优质纯棉、柔软、没经过漂染、且吸水性良好,对宝宝刺激性小的材料制成。沐浴露、爽身粉应选用中性、对宝宝刺激性小的、品质纯正温和的产品。另备消毒脱脂棉球 3~5 个,无菌棉签及75%的乙醇。室温要保持在 28~30℃,水温要求 38~40℃。可用成人前臂内测试水温,以感觉稍温即可。关闭门窗,避免对流风。给宝宝脱去衣服,用左手臂托住头、颈、背,使宝宝仰卧,用右手托起臀部,慢慢地放入水中。若脐带尚未脱落或脐部有分泌物时,应注意勿将脐部弄湿,用右手拿脱脂棉球,蘸生理盐水由鼻梁向外擦洗眼睛,换另一个棉球擦洗另一个眼睛,然后擦洗面部,应注意勿将水进入眼睛、鼻腔、口腔及耳道内。继之取适量沐浴露,按下列顺序清洗头部、颈部、腋下、前胸、腹部、背部。上肢、手、臀部、会阴、下肢、脚等,颈部、腋下、肘窝、腹股沟及腘窝有皱褶处,应轻轻将皱褶深处的皮脂清洗干净,用清水彻底冲净。最后将两腿分开,将会阴部用清水冲洗干净。若为女婴,应另备温开水冲洗外阴部。洗毕将宝宝抱出,放在准备好的浴巾上,将宝宝包裹,吸干皮肤上的水分,用棉球进一步擦干皱褶处的水分,然后涂上爽身粉,用无菌棉签蘸 75% 乙醇(脐部有分泌物时用 0.5% 碘伏)由里向外消毒脐部 2 遍,必要时用脐带包包好。臀部涂护臀膏,必要时清洁女婴大阴唇及男婴包皮污垢后,给宝宝穿好干净的衣服,用包被包裹,送回妈妈的身边。整个洗澡过程动作要轻快,时间不宜超过 8min,避免受凉感冒。

正确的皮肤护理是宝宝一生的健康基础,每天给宝宝沐浴,能让宝宝清洁,感觉舒适,有利于促进血液循环,对保护皮肤,预防感染可起到积极的作用。

(八)新生儿脐部护理

新生儿脐带未脱落前,脐带残端仍与体内相通,一旦脐部感染,极易引起败血症,所以新生儿脐部护理显得尤为重要。除了保持脐部敷料清洁、干燥外,应注意观察有无渗血、渗液,若发现局部敷料被浸湿时,应及时报告医师,或及时到医院就诊。在每天沐浴后,立即用无菌棉签蘸 75% 乙醇,从脐部向外,以螺旋方式慢慢向外涂擦,消毒直径约 6cm,用同法消毒三遍,然后擦净脐周的污物,血痂等,更换无菌纱布。若发现脐周潮红或有分泌物,并有臭味时,可用无菌棉签蘸 0.5% 碘伏,由内向外消毒脐轮两遍。如有脓性分泌物,用 3% 过氧化氢液清洗,待干后涂 1% 甲紫。经处理仍不见好转时,应及时去医院就诊。

一般情况下,脐带脱落需要 5~7 天时间,脐带脱落后 3~4 天内仍要保持脐周清洁、干燥,并每天用 75% 乙醇擦拭 1~2 次,直至脐轮完全愈合为止。

(九)新生儿抚触指导

新生儿抚触可以由医护人员做,也可以由妈妈或家庭护理人员做,抚触的目的主要是刺激宝宝的淋巴系统,增强抵抗力。增加宝宝的睡眠,改善睡眠质量。帮助稳定宝宝暴躁的情绪,减少哭闹。有利于宝宅的生长发育,促进消化液的分泌,有利于宝宝的消化吸收。若妈妈为新生的宝宝进行抚触时,妈妈温柔的抚触可给宝宝带来被爱的满足和安全、自信的感觉,促进宝宝思考和判断能力及独立个性的形成,同时又能促进母婴情感交流。通过母婴皮肤的密切接触,宝宝的一些反应还会刺激母亲的垂体分泌两种激素,即促乳素和催产素,从而有利于乳汁的分泌和子宫的复原。

抚触前将室温调到 26~28℃,关闭门窗,保持环境安静,可放一些柔和的音乐,若有条件时,可选用远红外线操作台,台面温度调至 36℃ 左右,准备好宝宝需更换的衣服、尿布和包被以及婴儿润肤油。抚触的时机最好选择在哺乳后 1 小时及沐浴后,将宝宝放在操作台上,操作者将手洗净,并用温水浸泡,擦干后在手心放一些润肤油,抚触的具体步骤如下。

1.脸部　将涂润肤油的双手,轻轻放在宝宝前额中心处用拇指往外推压,划出一个微笑状,然后用同样手法抚摸眉头、眼窝、人中、下巴等,以达到舒缓脸部肌肉的目的。

2.胸部　将两手放在宝宝的两侧肋缘,然后右手轻轻滑向左肩部,再慢慢复原,左手用同样方法进行,反复数次,以达到顺畅呼吸循环的作用。

3.手部　将宝宝的双手放在躯干两侧,然后用一只手捏住宝宝的胳膊,从肩部轻轻向下挤捏到腕部,再用手指按摩手腕数次,用同样方法按摩另一侧。然后于双手掌心夹住宝宝的小手臂,上下轻轻搓攘,并用拇指轻拈宝宝的手腕、手掌心及手指反复数次,以达到增强手部灵活性的目的。

4.腹部将一手涂润肤油后,放在宝宝的上腹部,然后按顺时针方向按摩腹部,但在脐痂未脱落前不要按摩,可用指尖在宝宝腹部从您的左侧向右侧移动,反复数次,有助于促进胃肠蠕动。

5.腿部宝宝取仰卧位,一只手托起宝宝的小腿,另一手按摩大腿、小腿至踝部,然后按摩踝及足部。同样方法按摩另一侧。然后将双手涂润肤油,用手掌夹住小腿,上下搓攘,并用拇指轻轻按摩踝、足掌、足跟及足趾。以达到促进腿部活动的协调功能。

6.背部将宝宝俯卧,头偏向一侧,双手涂润肤油后,放在宝宝的背部,然后从颈部向下按摩,并用指尖轻轻按摩脊柱两边的肌肉,反复数次,以达到舒缓背部肌肉的目的。

7.抚触时间　一般情况下,新出生的宝宝每次 15 分钟为宜,每天 3 次。稍大一点时,可增至每次 20 分钟左右,若宝宝哭闹,应及时停止操作。若宝宝看起来很高兴时,可稍增加几分钟。

8.抚触注意事项　要注意用目光与宝宝交流,并用语言不停地与宝宝说话,动作要轻柔,禁忌用力,按摩背部,宝宝俯卧时,应注意不要影响宝宝呼吸,若发现宝宝不舒适时,应停止操作。若天气冷时,应注意少暴露抚触部位,以免受凉引起感冒。宝宝身体状况不佳时,不宜进行抚触。

(葛明秀　孙艳敏　李芳　刘强　王燕)

第二十一章 产褥期

产褥期是指从胎盘娩出到生殖器官完全恢复,这段时间称产褥期。一般需要6~8周的时间。

第一节 产褥期母体的变化

产褥期母体的变化很大,主要是由妊娠过程中母体发生的变化,经过分娩,又逐渐恢复到妊娠前的状态。产褥期由于母体体力消耗很大,身体比较虚弱,对各种外因刺激抵抗力下降。同时由于分娩过程中,软产道组织的损伤,乳汁的分泌等,都是影响母体健康的重要因素。因此,产褥期的生理卫生显得尤为重要,不仅产妇要了解,而且家属也要了解,以便帮助产妇顺利地度过这一重要的时期,避免出现病理现象。

一、生殖系统的变化

1.子宫的变化产褥期变化最大的是子宫,由妊娠足月时子宫约重1000g,逐渐恢复到妊娠前的50g左右。胎盘娩出后,子宫肌肉立即收缩,成为质硬的器官,前后壁靠近,宫腔至扁平状,宫壁厚4~5cm,仍有阵缩样收缩,但间隔逐渐延长,在产后24小时内收缩较强,48小时后阵缩消失。由于子宫口肌肉的收缩,使子宫峡部肌层变厚,内腔变窄,与子宫体形成一卵圆形器官,子宫下段在产后6小时内收缩最强,几天后恢复正常紧张度。宫颈在产后呈袖口状,短而松弛,12小时内呈腔状,24小时后长度增加,宫口渐小,1周后基本恢复正常外形,10天后完全闭合。宫底在胎盘娩出后,平脐或稍下方,以后每天下降1~2cm,10天左右进入盆腔,产后6周,子宫体基本恢复正常大小。

(1)子宫内膜:胎盘和胎膜从蜕膜海绵层分离娩出后,剩下的部分蜕膜厚薄不一,使得宫腔高低不平。子宫收缩后,由于缺血,使所剩的蜕膜表层逐渐坏死脱落,随恶露自阴道排出。子宫内膜的基底部再生新的子宫内膜,除胎盘附着部位外,产后10天左右,子宫内膜基本修复。

(2)胎盘附着面:胎盘附着面的修复较其他部位晚,产后子宫收缩使胎盘附着面很快缩小,其表面粗糙不平,螺旋小动脉断端形成血栓。到第2周末,胎盘附着面已缩到直径4cm大小,血管内血栓机化,表面坏死组织向内生长,在产后6~8周完全愈合。

2.阴道的变化 由于胎儿在娩出过程中使阴道过度扩张,皱襞消失,表层上皮、结缔组织以及肌层都受到不同程度的损伤。分娩后阴道松弛,皱襞较少,阴道壁肌纤维张力以及受损的组织逐渐恢复,约在产后 3 周基本恢复。在卵巢功能恢复前,由于雌激素水平低,阴道黏膜较平坦,上皮薄,充血,易发生阴道炎。

3.外阴　若分娩时损伤不严重,或无损伤,产后阴道充血水肿不明显,可在 2~3 天内恢复,若产时会阴侧切或裂伤,根据其损伤的程度,一般于产后 5~10 天恢复,若会阴处疼痛,出现硬结要注意有无感染现象发生。

二、乳房的变化

乳房在妊娠后开始发生变化,在胎盘分泌的大量雌、孕激素的作用下,乳房内 15~20 个乳腺小叶的腺泡发育增大,腺泡与乳头之间的乳腺管增粗,管壁增厚。当胎盘娩出后,孕激素、雌激素水平突然下降,从而解除对垂体生乳素的抑制作用,使乳腺开始分泌乳汁。产后 1~2 天内乳腺分泌较少,色黄,但其内含有丰富的蛋白质,尤其是球蛋白量多,容易消化,并含有初乳小体及大量抗体,是婴儿初生阶段获得免疫力的唯一营养素。3~4 天后,腺体开始大量分泌,乳汁开始增多,色变白,质浓厚,内含丰富的蛋白质、脂肪、糖类和维生素、矿物质等,是婴儿生长发育最好的营养品。

三、循环系统的变化

分娩后由于巨大的子宫突然收缩变小,对下腔静脉的压迫也随之解除,下肢静脉回流增加；再加上组织间液回吸收逐渐增加,使之母体的血液循环量在 24 小时内明显增加,为 15%~30%,心脏负担骤然增加。因此,产后要卧床休息,增加睡眠,特别是有心脏疾患的产妇,更应注意。

四、消化系统的变化

分娩后,由于子宫对消化道的压迫解除,消化道淤血减轻,消化吸收能力明显增强,但因产后卧床以及腹肌、盆底肌肉松弛,使肠蠕动减少,易发生便秘。因此,多加强下腹部按摩,多进粗纤维食物及蔬菜,加以预防。

五、泌尿系统的变化

分娩后,由于抗利尿激素分泌的减少,加上妊娠时体内潴留过多的水分开始排出,所以尿量较多。由于妊娠期导致的肾盂及输尿管生理性扩张,在产后 3~4 周内可逐渐恢复。产后由于腹壁松弛,再加上产时先露对膀胱三角区的压迫,黏膜充血、水肿,也可因为产时会阴侧切及裂伤所致的疼痛,使产妇产生排尿恐惧等原因,易发生尿潴留。因此,分娩后 4 小时内应自主排小便,以免引起尿潴留。

六、内分泌系统的变化

由于妊娠后,胎盘的逐渐发育形成,胎盘具有旺盛的分泌功能,因而孕期体内的内分泌变化较大。分娩后,由于胎盘的娩出,体内妊娠期发生的内分泌改变逐渐恢复至未孕时期。卵巢功能也于产后 4~6 周恢复,月经可在产后 3 个月左右恢复,第一、二次月经不一定是排卵月经,一般在第三、四次月经恢复排卵。但因受个体差异、遗传及是否哺育等因素的影响,每个人都不相同,也有的产后月经尚未恢复,因为有性生活而导致怀孕。

七、腹壁的变化

妊娠期,由于子宫膨胀,使腹壁肌纤维拉长,部分弹力纤维断裂,而使孕妇,特别是初产妇腹部出现紫红色妊娠纹,腹直肌因分离而使下腹正中线出现色素沉着。产后随着子宫回缩,腹壁的妊娠纹逐渐变为白色,下腹正中线的色素也逐渐消退,腹壁变得松弛。因此应加强腹部锻炼,恢复体态。

第二节 产褥期的健康教育

产褥期,是产妇身体复原的时期,由于此期机体抵抗力较低,所以护理不当,易引起终身疾病。

一、一般要求

产后需有一个舒适、安静的休养环境。室内空气新鲜,温湿度适宜。一般情况下,要保持室温在 22~24℃,相对湿度在 50%~60%,床铺干燥、平整,每天开窗通风 2 次,每次 15~30 分钟。但应避免对流风直接吹向母婴。既防止感冒,又要避免中暑。产后 24 小时应卧床休息,进半流质饮食,多喝开水及红糖水,每天测量体温、脉搏、呼吸、血压 2 次,如有异常及时请医师处理。

二、乳房护理

分娩后第一次哺乳前,应先用温热水,必要时用肥皂水洗净整 个乳房,乳头应重点清洗,如有痂垢,可用植物油浸软后,用无菌棉 签蘸温热水彻底擦洗,若乳头内陷仍未纠正时,可用吸乳器吸出, 反复纠正无效者,可试用 5mL 注射器外套或消毒塑料眼药水空瓶,将瓶开一小孔,将细端套上橡皮盖,倒扣在乳头上,用注射器接细针头刺入橡皮盖,抽出瓶(或针筒)中的空气,使之形成负压,使乳头被吸出,持续数分钟后取下,再用手指轻轻牵拉,捻转乳头,使之不再回缩。清洗后,让婴儿吸吮。

每次哺乳前,产妇还应洗净双手,用消毒纱布或无菌棉签蘸温水清洗乳头后,再进行哺乳。哺乳时,应注意观察婴儿的吸吮力,并注意勿使乳房堵住宝宝的鼻孔,以防引起窒息。如果宝宝在哺乳时睡觉,应及时停止哺乳,以防乳汁流入口腔引起呛咳,甚至误吸入气管。一次哺乳时间不宜过长,一般不超过 20 分钟,或根据宝宝的需求喂哺。如果吸吮时间过长易引起乳头皲裂,甚至诱发乳腺炎。

产后泌乳的早期,乳房会有充血的表现,也会有胀痛、发热的感觉,此时可用热毛巾行湿热敷,不仅可以减轻不适,还能促进乳汁的分泌。如果乳房过度充盈,局部触之有坚硬结节时,除有疼痛感觉外,还会有体温略升高。此时,可及时吸出乳汁,使乳房排空,配合热敷、按摩,方可奏效。

三、会阴护理

产后由于子宫腔内及阴道等处黏膜尚未修复完善,而且产后 3~6 周内,仍有恶露自阴道排出,加之会阴侧切、裂伤等极易引起会阴部、子宫内膜及泌尿系感染。因此应加强此期的会阴护理。

产后 30 天内,可每天用 1:1000 的苯扎溴铵(新洁尔灭)溶液擦洗外阴,并用温开水冲洗 1~2 次,注意擦净血迹及恶露。每次大便后,可用温开水冲洗会阴部。擦洗的原则是自上而下,自前而后,每个棉球只用一次。冲洗时同样遵循这个原则。冲洗毕,用无菌棉球或纱布擦干,更换消毒会阴垫。会阴垫要保持清洁、干燥,污染后应及时更换。同时应注意保持内裤的清洁、干燥,每日更换清洁内裤,以保持会阴清洁。

冲洗液严禁流入阴道,以免引起上行感染。会阴护理时,应注意观察局部情况,如有红肿、创面愈合不良或创面有脓性分泌物,恶露有恶臭味时,应及时请医师诊治。

四、注意下肢血液循环

剖宫产、难产,或者有心脏疾患的产妇,由于产后体力疲惫虚弱,伤口疼痛,活动受限,卧床时间较长,其下肢静脉血液回流缓慢,较易淤积于静脉内,容易引起下肢静脉血栓形成。主要表现为下肢体表温度降低.自觉酸胀、麻木,患肢可有水肿,或肢体变粗。如有此种现象,应及时请医师处理。

预防措施:产后卧床时,应注意加强双下肢的锻炼.如每天伸屈下肢 2~3 次,每次 5~10 分钟,或将下肢上抬,每次持续 3~5 分钟。若活动不便时,可请家属帮助,或给予按摩。以促进下肢的血液循环,防止血液淤积。若情况允许,应从产后第 2 天开始下床活动。

五、合理的休息与活动

妊娠和分娩带来的身体变化和体力的消耗,大约需要 6 周的时间才能完全复原。产后充分的休息和睡眠可以消除疲劳,促进组织修复,增强体力,有利于乳汁的分泌。若产后身体无其他并发症,要求第 1 天卧床休息,从第 2 天开始,可以逐渐下床活动,但每天必须保证 8 小时以上的睡眠,才能利于体力的恢复和乳汁的分泌。

活动也要适当,避免疲劳和负重过度,如果在此期不注意休息与活动,不进行科学的锻炼,容易引起腰背和关节酸痛,盆底肌肉托力恢复欠佳而致子宫脱垂,直肠、膀胱、阴道壁膨出等终身疾患。另外,身体疲劳和精神忧虑,还会影响食欲,同样会使乳汁分泌减少。

科学合理的锻炼,不仅能预防下肢静脉血栓,而且还促进腹壁肌、盆底肌的张力恢复,使子宫、阴道、膀胱、直肠等复原。产褥期除了每天床边活动外,还应注意以下几种锻炼方式。

1.子宫复旧运动 产后 24 小时开始,每天坚持床上俯卧 2 次,每次 15~20 分钟。分娩后 10 天开始做膝胸卧锻炼,每日 2 次,每次 15 分钟左右,以预防或纠正子宫后倾。应注意宜在哺乳后进行,勿挤压乳房,防止乳腺炎的发生。

2.腹肌收缩运动　取平卧位,双臂放在身体两侧,然后慢慢举起一腿,使其与躯干垂直,持续 1 分钟左右,然后再慢慢放下。同样举起另一腿,如此交替 5~6 次。然后将双手交叉放在枕部,使身体慢慢坐起,再慢慢躺下,如此反复 10 次,每日进行 2 次,不仅有利于腹肌的收缩,而且可以促进下肢血液循环,防止久卧引起的下肢静脉血栓形成,还有利于促进呼吸运动。

3.盆底肌、肛提肌收缩运动取仰卧位,双臂放在身体两侧,支撑床面,双下肢屈曲,足心紧贴床面,使臀部离开床面,然后慢慢放下,如此反复 10 余次。也可以仰卧位,双下肢并拢,或将两足在踝部上下交叉,用力将会阴和肛门肌肉收缩并上提臀部,然后放松,如此反复 20 次。

以上两动作可连续进行,每日 2 次,有助于盆底肌、肛提肌的收缩,又可促进局部的血液循环,防止子宫脱垂及直肠、阴道壁脱出。

4.上肢肌肉收缩运动　取坐位,双上肢平行前举,然后外展侧平,肘部屈曲,前壁内收,背部肌肉尽量收缩,肩部外展,如此反复 15~20 次,每日 1~2 次,有利于促进上肢及臂背部肌肉收缩及血液循环。

六、性生活指导

产褥期,原则上不宜进行性生活,特别是恶露未干净时,绝对不能进行性生活。因此期子宫内膜尚未修复完善,抵抗力较差,性交时,易造成子宫内膜炎。同时,性交时,对阴道及宫颈的刺激,不利于局部的恢复。若必须进行性交时,应使用阴茎套,防止细菌进入。

分娩 3 个月后,子宫内膜基本修复完善,可有节制地进行性生活,但必须采取有效的避孕措施,如放置宫内节育环,使用阴茎套等,但禁止服用避孕药物。因药物能通过乳汁给婴儿造成不良影响。

七、产后 6 周的健康检查指导

由于妊娠、分娩引起的一系列生理、病理变化以及分娩过程中的创伤,在产后经过 6 周的休养和调理,基本得到恢复。在此期进行健康检查,以便了解全身及生殖器官是否达到良好状态,有无疾病形成,为以后的休养和活动提供依据。

1.测量血压　许多孕妇在临产前有血压升高的现象,产后经过一段时期的休养,应该得到恢复,若此时仍有血压偏高现象,应注意查找原因,必要时遵医嘱应用药物治疗。

2.妇科检查　其检查的内容主要是子宫复原情况,恶露有无异常,阴道壁有无膨出,宫颈、阴道及会阴损伤是否愈合良好等情况。若子宫复原不良。应进一步检查有无再孕。若恶露不尽时,应进一步检查宫腔内有无残留物,并根据检查情况,指导是否进一步治疗以及是否可以进行正常的性生活等。

3.乳房检查　主要是检查有无乳腺炎症、乳头皲裂以及乳汁分泌的情况,并指导正确哺乳及如何保护哺乳期的乳房等。

4.进行相应的疾病检查　如曾患有妊娠高血压综合征及慢性肾炎者,需进行尿常规及蛋白检查;曾有贫血及产后出血较多者.需进行血红蛋白及红细胞计数检查;曾有泌尿系感染者,需进行尿常规或尿培养检查;如果曾有糖尿病、心脏病、高血压、阑尾炎及其他妇科疾病以外的病症,除进行妇科检查外,还应到相关科室进行相应的检查。同时,如果产妇自觉有哪些不适还应及早进行检查,以便及时治疗。

5.其他 在进行检查的同时,医生还会对计划生育的有关知识给予指导,以便采取合理的避孕措施,避免连续妊娠给母婴造成不良影响。

(葛明秀 李芳 郑 颖 吴金芝 刘娇)

第二十二章　异常妊娠期

第一节　妊娠剧吐

【基本概念】

妊娠后出现食欲缺乏、恶心、呕吐、头晕、倦怠、畏寒、心悸等早孕反应,大都不影响正常营养的摄入和日常工作, 常于妊娠 12~16 周后可自行消失. 若早孕反应严重, 呕吐频繁,不能进食,造成脱水、酸中毒等代谢障碍者称为妊娠剧吐。

【病因】

其确切的病因至今尚未探明,目前的研究方向主要为临床、精神、社会因素,并对生化检测结果进行分析,目前公认的致病因素有:

1.内分泌因素妊娠早期内分泌系统有很大变化,如母血中绒毛膜促性腺激素浓度在受孕第 1 周很快上升,于孕 10 周时达高峰,以后逐渐下降,此时正是孕吐发生的时间。一旦妊娠中止,孕吐反应也随之消失。双胎、葡萄胎、绒癌等使母血中绒毛膜促性腺激素增高,其孕吐症状也较正常妊娠妇女重。也有人认为绒毛膜促性腺激素的水平与胃酸成反比,即前者浓度升高时,胃酸浓度就降低,胃酸的多少直接影响胃肠蠕动,胃酸低时,胃肠蠕动减少。故早孕时胃的排空要比正常人延缓 50~130 分钟,食物在胃内停留时间长,易引起反蠕动波而出现恶心、呕吐。也有人认为妊娠后雌、孕激素水平增高,与妊娠呕吐有一定的关系。

2.精神、神经因素　在早孕阶段,子宫内感受器不断受到刺激、冲动传到大脑皮质,可引起各种不同反射。当大脑皮质与丘脑下功能失调时,可产生病因性呕吐。妊娠期自主神经系统的敏感性随个体差异变化很大,故每个人的孕吐严重程度也不相同。此外,孕早期胚胎绒毛的碎屑等妊娠异物进入母血后可引起母体发生剧烈变态反应,也是引起自主神经系统紊乱的原因。精神紧张、心理因素也可能是妊娠呕吐的原因之一。

【临床表现】

主要为严重呕吐及由此引起的失水、失盐和饥饿状态。

1.剧烈反复呕吐,闻到食物气味或想起食物,有时闻到异味即出现呕吐,以晨起为重。呕吐物主要是胃内容物,呕吐严重时,也可见胆汁或带血的胃内容物。

2.脱水,体重迅速下降,口干舌燥,眼窝下陷,皮肤褶皱,肌肉松弛,全身无力,轻微体温升高,脉搏稍快,血压偏低等。

3.精神萎靡不振,口腔有烂苹果味,化验尿酮体呈弱阳性,二氧化碳结合力降低,常合并低钾、低氯等电解质紊乱现象。

4.血及尿浓缩,血白蛋白升高,尿少、尿比重升高,严重者可出现无尿。

5.出血及黄疸,呕吐严重而治疗不及时,可出现因营养不良、维生素缺乏导致的血管脆性增加,表现为黏膜、骨膜、视网膜出血,大细胞性贫血,肌无力、深反射消失。因糖原不足使肝实质受损,严重时可致肝小叶中心坏死。脂肪变性,血中碱性磷酸酶升高,胆红素、尿胆原增加,全身可出现黄疸。

6.心血管系统症状,可出现心律失常、心动过速、心电图显示 T 波高耸、基底变宽,P 波消失和 QRS 波异常增宽,末梢血管舒张、血压下降,严重时可发生心力衰竭。

7.神经系统症状,常出现神情倦怠、嗜睡、神志不清、谵语,严重时可发生昏迷。

【实验检查】

1.血液检查项目 如红细胞计数、血红蛋白、血细胞压积、胆红素测定、钾、钠、氯及非蛋白氮、二氧化碳结合力和缓冲碱等血液化学分析。

2.尿液检查项目 如尿量、尿比重、酮体、钠、氯化物等。

【治疗原则】

1.一般治疗 呕吐严重者应严格卧床休息,禁食、记出入量等。

2.止吐常用抗组胺制剂,如异丙嗪、苯海拉明等。

3.镇静药 根据大脑皮质及皮质下神经中枢平衡失调情况可选用溴化钠、安钠咖(苯甲酸钠咖啡因)等。

4.纠正脱水、酸中毒及电解质紊乱 给予静脉补液,其每日液体入量≥3000mL,氯化钠 9g,氯化钾 6g 及碱性液,碱性液常用乳酸钠或碳酸氢钠,其用量可根据下列公式计算:

5%碳酸氢钠溶液量(mL)=(23-患者血 CO_2-CP 毫摩尔数)×千克体重×0.5

1/6M 乳酸钠溶液量(mL)=(23-患者血 CO_2-CP 毫摩尔数)×千克体重×1.8

5.补充营养如葡萄糖、维生素 B 族和维生素 C,可加适量的胰岛素。必要时静脉输入高营养液。

6.鼻饲 若长时间不能进食者,可考虑鼻饲流质。

【健康教育指导内容】

1.如何合理膳食

(1)呕吐严重时,可暂禁饮食。症状控制后,可进少量流质,如米汤、蛋汤、虾仁木耳鸡蛋汤等。开始应少量多餐,以不再呕吐为宜,逐渐加量,并逐渐过渡到半流质、软饭、普通饮食等。

(2)饮食以清淡、易消化、营养丰富为宜,如煮鸡蛋、乳类、动物瘦肉、鱼类、虾、全谷类、植物根茎类、深绿色蔬菜如菠菜、茼蒿、莴苣、青椒以及番茄、蕈菇类等,以补充足够的蛋白质、热量、维生素及矿物质,保证胚胎发育及胎儿的生长需要。

(3)多吃新鲜水果:如富含维生素 C 的橘子、甜瓜、草莓等,富含钾的香蕉、橘子、富含铁质的葡萄、桃子、大枣等。

(4)适当添加辅食,如点心、饼干,也可以多食用于果种子类,如花生、葵花子、开心果、腰果、松子、杏仁、瓜子等,以补充糖、蛋白质、脂肪、维生素及矿物质。

2.如何合理休息

(1)呕吐严重时,应严格卧床休息,减少活动,以减少能量的消耗。

(2)症状好转后,应适当活动,并注意到户外活动,以便呼吸新鲜空气。特别是早饭前和晚饭后,到公园散散步,不仅有利于氧的获得,同时有利于增进食欲、促进睡眠和调节情绪。

(3)症状缓解后,不要急于从事过重的体力劳动和较剧烈的活动,以免引起疲劳,使呕吐再度出现。

(4)避免长期卧床。因长期卧床,不利于胎儿的生长发育,也会使机体的免疫力下降。

(5)根据天气变化,活动前后及时增减衣服,防止感冒。

3.如何进行心理护理

(1)向孕妇讲解妊娠剧吐的有关知识,指导孕妇正确认识,保持良好的心理状态,积极克服困难,度过这一时期。

(2)保持积极向上的情绪,树立信心,配合治疗,努力克服恶心、呕吐。

(3)多参加室外活动,特别是晨晚间,多到公园、绿地及环境优美的地方散步,呼吸新鲜空气,调节情绪,以增进食欲。

(4)从心理上努力克服厌食的困难,试着进食,开始先吃自己喜欢的食物,以流质为主,少食多餐,逐渐增加食物的品种和食物的量,以保证不引起呕吐为宜。

(5)指导孕妇自我掌控情绪,如听一些轻松、愉快、活泼的音乐.多看少儿电视节目,以唤起对未来宝宝的憧憬和热爱,以增强进食的欲望。

(6)尽量避免接触自己不喜欢的食物或环境,避免不良刺激。

第二节 流 产

【基本概念】

妊娠 28 周前,胎儿体重小于 1000g,身长短于 35cm,由阴道自然排出称为流产。流产发生在孕 12 周前,称为早期流产,发生在孕 12~28 周称为晚期流产。

无其他原因而流产的称为自然流产,若母体因疾病须人工终止妊娠的称为治疗性流产,人为地终止妊娠者称为人工流产。

【病因】

1.孕卵本身异常 主要是因为卵子或精子存在缺陷,或因遗传基因、染色体、染色质及酶的异常所导致的。这可能是早期流产的主要原因。

2.致孕卵异常的原因 如母体缺乏维生素、叶酸、透明质酸酶等重要物质,或因母体患急性传染病、性病、化学药物中毒、接触放射线或蜕膜炎、羊膜炎、绒毛膜炎等因素,均可造成孕卵发育障碍,使妊娠物变性而发生流产。

3.内分泌失调 雌激素过多与黄体酮不足,常是早期流产的原因之一。

4.母体自身疾病致使血氧、营养物质供应不足,如高热、贫血、心衰、肝肾疾病以及结缔组织疾病等急慢性病均可引起流产。

5.父母血型不合等同族免疫性疾病 如母体产生自身免疫 IgG 型抗体,通过胎盘屏障而影响孕体继续生长或发生免疫排斥现象而流产。

6.母体生殖器官发育畸形或异常 如子宫发育畸形或异常发育,子宫后屈、黏膜下子宫肌瘤、先天性宫口松弛、宫颈管过短等使已发育到中期的妊娠难以继续。

7.外部因素如性交、劳累、外伤、检查等。

【临床表现】

临床上以阴道流血和持续性或阵发性下腹疼痛为主, 可根据发生流产的类型不同,其临床表现也不尽相同。

1.先兆流产 妊娠 28 周前,阴道有少量流血,然后出现阵发性轻微下腹痛、腰酸、宫口未开、胎膜未破、子宫大小与妊娠月份相符,尿妊娠试验阳性。

2.难免流产 阴道流血较多,腹痛较重,宫口已开,流产不可避免。

3.不全流产 胚胎或胎儿已排出,胎盘部分或全部遗留于子宫内,影响子宫收缩,出血多或迁延出血,宫口不闭合,子宫阵缩已停止,腹痛缓解。严重时可发生出血性休克。

4.完全流产 胚胎及其附属物已全部排出,出血停止,腹痛消失,宫口闭合,妊娠终止。

5.滞留流产 胚胎死亡而未能自行排出,子宫小于妊娠月份,阴道不规则流血,妊娠试验转阴。由于胚胎物的滞留与自溶,使凝血活性酶等凝血物质进入母体血循环,因此有导致弥散性血管内凝血(DIC)的可能。

6.急迫性流产 下腹坠痛剧烈,出血量多,宫口虽未开,但有血块排出,宫颈软化、颈管缩短,妊娠很难继续。

7.习惯性流产为连续 3 次发生自然流产者。

【并发症】

1.大出血显性外出血可致失血性休克。

2.感染各型流产均可合并感染,轻者致子宫内膜炎,重者可导致腹膜炎,脓毒血症、败血症或中毒性休克。

3.严重休克时可造成急性肾功能衰竭。

4.胎盘息肉 部分绒毛小叶,被血块或炎性纤维包裹,有功能的绒毛小叶仍可使妊娠试验呈阳性反应。

【治疗原则】

1.防治流产发生包括先兆流产和习惯性流产,均应给予一般治疗和保胎治疗。如卧床休息、禁止性生活、给予镇静药、维生素 E 以及黄体酮等治疗。习惯性流产应以预防为主。

2.多次、反复的大量出血应警惕难免流产或不全流产所造成的大出血。对确诊滞留流产者应提前采取防范 DIC 的措施,如尽快清除宫腔内容物、止血、抗感染治疗。

3.对急迫流产者,有时可经保胎治疗,继续妊娠,但多数胚胎已衰变或死亡,不宜保守治疗。应在备血、输液情况下静脉滴注缩宫素促其流产。

4.防治感染不全流产无感染时,应及早刮宫,以防继发感染,并及早应用抗生素治疗。对已发生感染但出血量不多时,可先给予大量抗生素后,再进行清宫处理,或在静脉应用大剂量抗生素的同时,给予清宫处理,并同时给予甲硝唑、林可霉素(洁霉素)等,以防止厌氧菌感染。

5.对大量出血的流产,如难免流产及不全流产,唯一止血的方法是清宫。

(1)孕 12 周以内者,可选用吸宫或刮宫术。

(2)孕 12 周以上者,宫口开大一指者,应用指搔术或钳刮术,即先用手指或卵圆钳在另一手从腹部握住宫底的指压和引导下,进入宫腔夹取胚胎组织,边缓缓向外牵出,边注射缩宫药,促使子宫收缩。

(3)感染性流产刮宫时,可用缩宫药,但切忌按摩和挤压子宫,严禁宫肌直接注射强缩宫药,以防细菌沿宫肌血液循环和淋巴系统蔓延。

(4)滞留流产或有感染粘连的退变胚胎组织,不宜勉强一次彻底清除,可在无活动出血情况下分次刮宫。

(5)刮宫术后,宫腔过大而宫缩迟缓者,应设法全身用药及采用局部刺激的方法,必要时,可行宫腔内纱布填塞术。

(6)若因宫颈瘢痕或宫体瘢痕,不宜用强缩宫药使宫颈扩张促其流产。对已有子女的患者,可考虑采用阴道式子宫切开术进行彻底清宫。

(7)子宫内口松弛症所致晚期流产的防治,多见于习惯性流产。因多次流产前常无明显征兆,突然发生胎膜破裂,很快娩出新鲜无畸形的胎儿。对此,可于孕 16~22 周时给予手术矫治。

【健康教育指导内容】

1.如何合理膳食

(1)饮食应营养丰富,清淡易消化,多食新鲜蔬菜、水果。

(2)忌食辛辣刺激性食物,忌烟、酒、咖啡、浓茶。

(3)对需保胎治疗者,应注意补充蛋白质、糖类及维生素、矿物质等,但忌食甲鱼、人参、桂圆、荔枝等补品以及中药薏米、马齿苋等,也不宜食用山楂、槟榔等,因这些物质均有不同程度的刺激宫缩作用,容易引起再次流产。

2.出院指导内容有哪些

(1)注意卧床休息,保持良好的精神状态,消除思想顾虑和精神紧张,正确面对现实,增强战胜疾病的信心。

(2)注意腹痛、阴道流血及阴道分泌物情况,若腹痛持续不止,或伴有阴道流血,阴道分泌物有异味者,应及时复诊。

(3)保持外阴清洁、干燥,使用消毒卫生巾,并及时更换。每日更换内裤,必要时可用消毒液擦洗外阴,每日 2 次。

(4)注意观察体温的变化,每日至少测体温 2 次,若体温超过 37.5℃,持续 24 小时以上者,应及时到医院诊治。

(5)暂禁性生活,对清宫者至少 1 个月,对保胎者,在妊娠前 4 个月内应禁性生活。在整个妊娠期应限制性交次数,以免引起宫缩,出现再度流产、早产,胎儿宫内感染等情况。

(6)对保胎者,还应注意妊娠反应是否中止,腹形变化与妊娠月份是否相符等。同时注意胎儿的发育是否正常,有无胎心音或胎动,是否发生胎死宫内现象。

第三节　异位妊娠

【基本概念】

胚胎种植在正常发育的子宫内膜以外的部位,统称为异位妊娠,俗称"宫外孕"。按其种植和发育的部位不同,可分为输卵管妊娠、卵巢妊娠、腹腔妊娠、复合妊娠。

【病因】

1.输卵管炎症,如非特异性炎症及结核、淋病、非细菌性炎症等所造成的管腔狭窄、褶皱粘连、凹陷、隆起和纤毛摆动异常等。

2.输卵管本身发育异常,如卵管憩室、副伞端(盲端)、双管、部分双管及过长(超过 12cm)。

3.输卵管周围粘连、扭曲、纤曲及盘曲等,使输卵管蠕动受限、阻碍孕卵运行。

4.输卵管外存在肿瘤压迫使管腔变窄,移位及输卵管被拉长。

5.输卵管部位手术后瘢痕形成。

6.肠系膜、大网膜、盆腔腹膜、卵巢、输卵管内膜及子宫肌间有异位的子宫内膜时,可发生腹膜妊娠、卵巢妊娠、输卵管及宫肌壁妊娠。

7.输卵管的异位子宫内膜使管腔狭窄,但未完全梗阻,可影响卵管蠕动及纤毛摆动功能,使孕卵运动受阻。

8.宫内放置节育器时,易发生异位妊娠。

9.多次妊娠、流产及刮宫等,或子宫内膜局部病灶所致子宫内膜瘢痕、缺损或炎症,易促使孕卵运行到宫颈管内着床。

10.其他因素,如服用避孕药或其他激素、生殖道发育异常或创伤、概率性或原因不明的输卵管伞端吸收卵子功能减退、子宫后壁浆膜蜕变反应等。

【临床表现】

1.症状

(1)腹痛:突然发生,撕裂或刀割样的剧痛,自下腹一侧开始向全腹扩散。

(2)闭经史:一般可有停经 6~8 周史,但约有 1/4 或更多者无闭经史。

(3)阴道流血:量少,色暗红,可有蜕膜组织或管型排出。

(4)其他症状:如晕厥、无力、休克、肛门坠胀感、口渴、尿少等,有的可在腹部扪及包块。

2.体征

(1)休克征:常见于急性出血者,表现为面色苍白、四肢湿冷、神志恍惚、贫血貌、脉搏细弱、血压下降等。

(2)血腹症:下腹部有明显的压痛,反跳痛及腹肌紧张,可有移动性浊音。

(3)盆腔检查:子宫呈球形,略增大,可有浮动感,与闭经月份可不相符,子宫旁可及明显触痛性包块,宫颈举痛。

【特殊检查】

1.后穹隆穿刺　是用针管经侧后穹隆进入腹腔,可于盆腔最低位置处吸出血水样液体,不凝固,显微镜下可见到边缘褶皱呈草莓状的陈旧红细胞。

2.诊断性刮宫或将排出物进行病理检查　为蜕膜组织,约有 1/3 患者出现腺体高度弯曲呈锯齿状,胞质呈泡沫状或空泡状,核浓染,参差不齐等过度分泌型子宫内膜。

3.腹腔镜检查　常用于输卵管妊娠未破裂或完全流产呈陈旧性时。但有血腹征时不宜采用。

4.B超检查可显示子宫大小,宫腔内有无妊娠物,附件包块等,有助于诊断输卵管、卵巢、腹腔、残角、憩室和宫肌壁妊娠,有血腹征时,可显示腹腔中液体平面段,以提示有内出血存在。

5.妊娠试验妊娠试验常为阳性,但妊娠试验阴性者也不能排除异位妊娠的存在。

6.淀粉酶测定可从腹腔抽出液中测定淀粉酶的活性,可以鉴别输卵管或其他脏器出血。

【治疗原则】

1.非手术治疗　适应于无运动性出血,病情无加剧趋势,又恐惧手术者,对有再生育要求者,应尽量选择保守治疗。

(1)化疗:常应用甲氨蝶呤(MTX)包块内注射或全身用药。

(2)中药煎服:原则活血化瘀。

(3)中药外敷:可用中药包块腹部外敷加热敷,以加速包块的吸收。

(4)后穹隆切开:放出积血、积脓及血块。

(5)抗生素治疗:应用抗生素预防感染。

2.手术治疗 适应于急性出血或经保守治疗包块吸收缓慢者。

(1)术前需做血常规、血型、血生化及交叉配血,并根据血型及失血情况准备同型血。

(2)术前应纠正休克。

(3)手术原则:切除病灶,结扎止血,根据病灶情况决定是否需子宫全切。

【健康教育指导内容】

1.如何合理膳食

(1)饮食应高蛋白、高热量、高维生素易消化,并少食多餐,有利于消化和吸收。

(2)术后 6 小时内禁饮食,6 小时后可进流质饮食,应禁糖、禁奶,以免产气过多。

(3)忌食辛辣、刺激性食物,禁烟酒。

(4)术后 24 小时,可进普通饮食,但应多食蔬菜、水果及粗纤维食物,以保持大便通畅,防止大便秘结。

2.如何合理休息

(1)术后 6 小时,应去枕平卧,避免抬头及用力更换体位,可进行下肢活动。

(2)6 小时后可在床上活动,并试着下床活动,但应保证充足的休息和睡眠。

(3)术后第 2 天,可在床边活动,入厕、洗漱、进食均可自理。

(4)术后第 3 天,逐渐增加活动量,并试着进行床边锻炼。

(5)术后第 4 天,恢复正常起居,但仍应注意休息,避免疲劳。

(6)保守治疗者应绝对卧床休息,保持大便通畅,尽量避免咳嗽、打喷嚏等增加负压的情况,防止诱发宫缩。

3.出院指导内容有哪些

(1)休息环境应安静、舒适,室内温、湿度应适宜,空气应新鲜。

(2)消除顾虑,调节好心态,增强抵抗力。

(3)加强营养,促进身体康复。

(4)注意观察伤口有无红肿、硬结、疼痛等情况,必要时及时复诊。

(5)每日进行腹部按摩 2~3 次,每次 10~15 分钟,必要时腹部热敷,以促进局部血液循环,防止肠粘连。

(6)伤口拆线 1 周后方可淋浴,注意预防感冒。

(7)保持外阴清洁卫生,每日更换清洁内裤,分泌物多时,应每日用温水冲洗会阴 1~2 次,并使用消毒会阴垫。

(8)1 个月后方可进行性生活。

(9)注意避孕。若需再生育者。应在 1 年后再孕为宜。

第四节　母子血型不合

【基本概念】

妊娠期母子血型不合是由于母亲的血型与胎儿的血型不相符而引起的同族免疫性疾病。是引起新生儿溶血症的主要原因之一。以黄疸、贫血、水肿、肝脾大为主要体征。高胆红素血症对脑组织的损害可引起新生儿严重智力障碍等不可逆性后遗症,也可导致流产、死胎及新生儿生后死亡。

【病因】

母子血型不合的原因是夫妻血型不相匹配引起的。目前发现在溶血症者有 20 个血型系统,160 多个血型抗原。我国目前主要有 3 种,即:Rh 溶血症、ABO 及 MN 溶血症,其中以 ABO 血型不合最多见,但病情相对较轻,危害性小,常被忽视,Rh 血型不合较少见,但病情严重,常致胎儿宫内死亡或新生儿核黄疸。MN 不合极少,仅占 1‰。

1.ABO 血型不合　ABO 血型不合引起的胎儿溶血性变态反应,主要是由于 O 型血的女性与 A 型、B 型或 AB 型血的男性婚配后,其孕后胎儿的血型很可能是 A 型或 B 型,A 型血红细胞内有"A"抗原,同样 B 型血红细胞内含有"B"抗原,而母体是 O 型血,其血清中含有 A 和 B 两种凝集素,也就是 A 和 B 抗体。母为 O 型血时,血清中的血型抗体主要是 IgG,而 A 型或 B 型血清中的血型抗体主要是 IgG。因 IgG 分子量较小,所以可以通过胎盘进入胎儿血循环,IgG 则很少能通过胎盘。当胎儿血为 A 型或 B 型时,则血液中含有 IgM 抗体,易与母体进入胎盘的 IgG 相遇,在补体存在的条件下,容易发生凝集反应而溶血。

2.Rh 因子不合,据统计我国汉族女性 Rh(+)者占 98.8%,而(−)性者仅占 0.11%,男性均高于女性。因此,汉族人群中 Rh 血型不合者发病率很低。若父母皆为纯合子 Rh(+)者,其子女均为纯合子 Rh(+)。若父母皆为 Rh(−)者,其子女皆为 Rh(−)。若父为纯合子 Rh(+),母为 Rh(−),则子女皆为杂合子 Rh(+)。若父为杂合子 Rh(+),母为 Rh(−),则子女中有一半机会为 Rh(−),另一半为杂合子:Rh(+)。当母为 Rh(−),而怀有 Rh(+)子女时,红细胞若有机会进入母体,刺激母体产生抗 D 免疫抗体,此种抗体(主要是血型抗体 IgG)可通过胎盘进入胎血循环,当含量达到足够浓度时,即可发生红细胞凝集而溶血。因此,临床上第一胎正常,而从第二胎开始常发生流产或死胎。

【临床表现】

1.常不明原因的发生死胎、死产或新生儿出生后死于病理性黄疸。

2.黄疸,生后 24~48 小时出现,且迅速加深,出现越早,病情越重。

3.贫血和水肿,新生儿出现不明原因的贫血,低蛋白性全身水肿,重者出现心衰,肺水肿而死亡。

4.肝、脾大,代偿性髓外造血活跃。

5.神经系统症状:早期可表现为嗜睡、吸吮反射及肌张力减弱,随着病情加重,逐渐进入痉挛期,表现为发热、凝视、肌张力增高、角弓反张、尖叫,多数可因肺出血或呼吸衰竭而死亡。有的可同时伴有窒息、低蛋白血症、低血糖、酸中毒、感染及早产等。

6.后遗症,有的经过治疗痊愈后,大约在出生后第2个月,可出现手足徐动症、眼球运动障碍、听力障碍、智能障碍及釉质发育不良等。

【特殊检查】

1.血清抗体滴定度测定妊娠 32 周后,每周测定 1 次。Rh 血型不合,抗体效价在 1:32 以上,ABO 血型不合,抗体效价在 1:512 以上,提示病情严重。

(1)抗人体球蛋白试验:若阳性,说明血清中有抗体存在。

(2)胶体介质试验:若出现凝集,说明有不完全抗体存在。

(3)木瓜酶实验:若出现凝集,说明有完全抗体存在。

(4)盐水凝集试验:若出现凝集,说明有完全抗体存在。

(5)抗体释放试验:已致敏红细胞黏附的血型抗体在一定物理条件下可被解离出来,然后再测定抗体。

(6)母子血型鉴定及测定特异性抗体与其效价是诊断母子血型不合的主要依据:

①Rh 血型不合:coombs 试验,直接试验(+)。Rh 免疫抗体测定,胶体介质和木瓜酶试验,C001TIbs 伺接试验(+),其中一项即可明确诊断。

②ABO 血型不合:抗体释放试验(+),改良 coombs 试验直接(+),游离抗体试验(+)。

2.羊水检查 羊水穿刺后测定羊水胆红素量:0.03~0.06 为警戒值,>0.06 为危险值。羊水抗力效价测定:1:8~1:16,提示胎儿已受溶血损害,1:32 以上病情转危重。

3.病理学检查死胎呈贫血、水肿。新生儿死亡,皮肤明显黄染,血液检查有大红细胞,网织红细胞明显增多,肝脾增大,胎盘增生,水肿、体积增大。骨髓组织增生。

【治疗原则】

1.妊娠期

(1)终止妊娠前 2 周进行 10 天的综合治疗。

①吸氧,每日 2 次,每次 20 分钟。

②维生素 K 2~4mg,每日 1 次。

③维生素 C500~1000mg 加入 25%葡萄糖 40mL 内静脉注射,每日 1 次。

④维生素 E30mg,每日 3 次,口服。

(2)中药茵陈汤加减。

(3)引产:当抗体效价达危险值,孕妇自觉全身乏力,食欲差、子宫明显增大,胎心音出现杂音,母体抗体效价突然升高或降低,羊水呈深黄色且胆红素含量增加,均应积极引产和立即结束分娩。

(4)宫内输血治疗:以 Rh(−),O 型血与母血清无凝集的浓缩红细胞 80~150mL,输入胎儿腹腔内。

2.分娩期

(1)做好换血准备,观察胎心变化,10%戊四氮100mg,尼可刹米(可拉明)0.375g,氢化可的松25mg稀释后静脉注射,补充葡萄糖及维生素C。

(2)分娩期:严格防止胎儿损伤,胎儿娩出后立即断脐,以防母体过多的抗体进入新生儿体内。断脐时保留10~12cm长的脐带。脐带血做血型、Rh因子、胆红素、coornbs试验。并做好红细胞、血红蛋白、有核红细胞及网织细胞计数。

3.围生期及新生儿处理

(1)孕28周时注射抗D免疫球蛋白300μg,产后72小时内再注射300μg。若产时或产后发现Rh血型不合者,可在产后注射300μg。

(2)新生儿治疗

①药物治疗:血胆红素在68μmol/L以下者。

白蛋白:1g/kg,或血浆25mL/次,1~2/d。

酶诱导剂;苯巴比妥5~8mg/(kg?d),尼可刹米100mg/(kg?d)。

维生素K 4mg/d,以防止出血。

肾上腺皮质激素:泼尼松1~2mg/(kg?d),或氢化可的松6~8mg/(kg?d)。

②光疗:当胆红素升高达12~15mg%时,可进行光疗。以波长420~470nm的蓝光箱治疗效果最好。在无蓝光治疗仪时,可用普通日光灯、太阳光或电灯泡代替,持续1~2天。因光照可使间接胆红素氧化成水溶性产物,经胆汁排出体外。

③换血:对经治疗不好转,而胆红素持续升高大于340μmol/L,早期出现核黄疸、严重贫血或心衰者,应给予换血治疗。

④全身治疗:补充能量,维持水、电解质平衡,控制感染以及早喂奶,可在奶中加入5%葡萄糖盐水,能刺激胃肠蠕动,引进肠道细菌,加速肝、肠胆红素的循环与排泄。亦可口服活性炭悬液,每次0.75g和琼脂等。

【健康教育指导内容】

1.如何合理膳食

(1)饮食:应高蛋白、高热量、高维生素,易消化流质或软食。

(2)注意补充维生素C:如多吃新鲜的水果、蔬菜,如橙子、柠檬、柚、番茄、草莓、石榴、甜瓜、大枣、青椒、菠菜,各式芽菜等。

(3)多吃含维生素E高的食物:如全谷类、干豆类、坚果种子类,植物油、绿色蔬菜以及肉、蛋、奶油、鱼肝油等。以增加胎盘对氧和葡萄糖的利用。

(4)忌食:甲鱼、人参、桂圆、荔枝、山楂、薏米、马齿苋等易引起宫缩和流产的食物。

(5)禁烟、酒、咖啡、浓茶以及辛辣等刺激性物质。

(6)忌吃槟榔或忌嚼槟榔的习惯,因槟榔易引起流产、死产及畸胎。

(7)产褥期:应注意饮食营养,有新生儿水肿时,乳母应减少盐的摄入。

(8)新生儿期:应以母乳喂养为宜,注意适当补充水分。

2.如何合理休息

(1)引产前,应绝对卧床休息,避免增加腹压的动作。

(2)引产后应适当卧床休息,以促进身体的康复。

(3)保胎期在无宫缩的前提下可适当活动,但勿疲劳和重体力劳动,不易进行增加腹压的劳动和锻炼。若可疑宫缩或近预产期时,应绝对卧床休息。

(4)新生儿室要保持安静,温、湿度适宜,保证新生儿充足的睡眠和良好的休息。

(5)黄疸严重时,应采用蓝光治疗箱进行照射治疗。在治疗期间应注意新生儿的休息和睡眠,勿过多刺激。

3.出院指导内容有哪些

(1)合理休息,加强营养,促进身体康复。

(2)分娩或终止妊娠者,应注意保持会阴部清洁卫生,使用消毒卫生巾,勤更换清洁内裤,防止感染。

(3)新生儿应加强营养,以母乳喂养为宜,保持环境清洁卫生,温湿度适宜,避免各种不良刺激,增强抵抗力,防止呼吸道、消化道感染。

(4)注意观察新生儿有无异常,如眼球运动障碍、听力障碍、智力障碍、智力低下等异常发育情况,并及早到医院诊治。

(5)孩子在以后的生活中,也要引起注意,如在献血或接受别人的供血时,应提前向医护人员说明情况,以免引起严重的不良后果。

第五节　胎儿宫内发育不良

【基本概念】

由于各种原因使胎儿在宫内发育障碍,其各项发育指标均小于同孕龄者,或体重低于同孕龄平均值的 2 个标准差者。常有两种情况,其一为早产低体重儿,即出生时体重低于孕龄,孕 37 周前分娩者。其二为足月低体重儿,即出生体重低于 2 500g,满 37 周分娩。

【病因】

1.Ⅰ型(匀称型)主要原因为染色体异常、畸变、畸形、宫内感染,孕母在 20 岁以下,因子宫发育不完善,供给胎儿营养不足,高龄妊娠伴血管硬化样改变,近亲结婚或妊娠物与母体间不相似,父母体质小的遗传因素。

2.Ⅱ型(不匀称型)多由于孕期并发症,胎盘功能不良或脐带异常所致胎儿营养不良,出生时体重与身长不匀称。

3.Ⅲ型(混合型、中间型)由营养不良、胎盘因素等多种病因所致。

【临床表现】

1.测量妊娠宫底高度增长缓慢,与正常孕月不相符。

2.B超测得胎儿双顶径小于正常孕月儿,且胎盘发育及羊水与胎儿不相符。

3.尿雌三醇曲线测得38周的胎儿处于-2SD以下,提示胎儿有严重代谢不足。

4.羊水中磷脂酰甘油测定,孕34周后,超声测双项径(BPD)≤8.7cm,而羊水中AFPG为(+),提示有80%的婴儿为小样儿。

5.阿托品试验:孕妇静脉注射阿托品1mg4~6分钟后,胎心率不发生变化或增加<5~10bpm,说明胎盘供血少,胎儿缺氧。

6.羊水3—甲基组氨酸与肌酐摩尔比值测定,>8时有意义。

7.产前评分 Wennegren 等用产前评分法预测:

(1)前一胎婴儿体重出生时≤2 500g,孕28周以上,身长≥35cm。1分

(2)孕期血压≥140/90mmHg。1分

(3)肾病、慢性尿路感染或本次无症状菌尿。1分

(4)吸烟。2分

(5)本次妊娠出血或有宫缩、早产先兆。1分

(6)孕妇体重增加不足。1分

(7)孕妇腹围减少或不增。1分

(8)宫底下降或不增。3分

≤3分者为正常儿。4分可疑,应警戒。>4分诊断即可成立。

【治疗原则】

1.一般治疗

(1)积极治疗妊娠并发症,如妊高征、贫血、心、肾疾病及甲状腺功能亢进等。

(2)戒烟酒,禁用麻醉品,停止接触有害物质。

(3)左侧卧位,减少子宫压迫腹主动脉,以改善子宫血液循环。

(4)补充孕妇营养,促进胎儿脏器成熟。

2.吸氧3~5次/天,15~30分钟/次,以增加血氧浓度。

3.糖疗 最佳时间是胎儿发育最旺盛的32周前,孕37周后有效率可达50%。常用10%麦芽糖500mL静脉点滴,每分钟70~80滴为宜,每日1次,5天为1个疗程。休息2天后可重复应用。一般3个疗程后各参数可达正常值。

4.氨基酸疗法 一般静脉滴注,也有将复方氨基酸直接注入羊膜腔内,由胎儿咽下。

5.药物疗法 如组织呼吸赋活剂、维生素E、维生素C,β-受体兴奋药、ATP、辅酶A、叶酸、维生素B$_{12}$等。

6.分娩时机的选择

(1)可以继续妊娠的条件。治疗后胎儿发育恢复;无内、外科并发症、母体情况稳定;胎盘功能正常或好转;胎盘宫内监护情况良好。

(2)选择性分娩。①有并发症,维持孕期达 37 周,胎儿已成熟,为防止再次发育停滞或宫内窘迫,可考虑结束分娩。②经治疗后未见好转,且胎盘功能逐渐不足时,应在积极促胎儿成熟下结束分娩。③根据宫内窘迫的监测结果,决定是否结束分娩。

7.分娩方式的选择

(1)胎方位、胎动及胎心均正常者应争取阴道分娩。

(2)胎儿储备力差、胎盘功能不良等情况下,应考虑采取剖宫产。

8.加强产时及新生儿期的监护在分娩过程中,应加强胎儿宫内监护,若出现宫内监护异常,应及早干预。分娩时要充分做好各项抢救准备工作,胎儿娩出后,要及时、彻底清理呼吸道,尤其对胎粪污染的清理,出生后要积极纠正酸中毒,尽早补糖,并防止出血和感染。

【健康教育指导内容】

1.如何合理膳食

(1)加强营养,以高蛋白、高糖、高维生素的饮食为宜,尤其应注意糖的补充,以给胎儿增加足够的热量,促其生长发育。

(2)多食新鲜的蔬菜水果,特别注意补充叶酸和维生素 B_{12},食物中含叶酸及维生素 B_{12} 丰富的有全谷类、豆类、牛奶、菠菜、茼蒿、莴苣、动物肝脏、牛肉、海藻类及酵母等。

(3)戒烟酒及辛辣等刺激性强的物质。忌咖啡、浓茶及碳酸饮料。

(4)不宜进补甲鱼、桂圆、荔枝、山楂、人参等,因这些补品易引起子宫收缩,使胎儿加重缺血、缺氧。

(5)多食含维生素 C 和维生素 E 丰富的食物,如青椒、芫荽、菠菜、各式芽菜以及甜瓜、番茄、大枣、橘子、草莓、全谷类食品、干豆类、新鲜麦胚芽、坚果种子类、植物油、肉、蛋、奶、奶油、鱼肝油以及绿色蔬菜等,有助于增加毛细血管的通透性,疏通微循环,抑制血小板凝集,改善脂类代谢。

2.如何合理休息

(1)注意适当卧床休息,应取左侧卧位,尽量避免仰卧或右侧卧位,以减轻子宫体对腹主动脉的压迫,有利于胎儿的血液供应。

(2)保持轻松、愉快的心情,避免不良的精神刺激。

(3)经常到户外活动,呼吸新鲜空气,有利于胎儿缺氧的改善。

(4)休息环境应安静,避免噪声,每日保证 8~9 小时的睡眠。

(5)避免重体力劳动,过度疲劳及精神高度紧张的工作。

(6)睡前用温热水沐浴或泡脚,以促进血液循环。

(7)多听轻松、愉快的音乐,保持全身放松。

3.如何全身监测 在治疗期间,应注意观察治疗效果,如每日测记胎动数,每周测量宫高、腹围、体重、尿 E/C 或 E3/24h、超声测量胎儿双顶径、胸、腹周径、肢体长度、头围和羊水量,以掌握胎盘功能改善情况。

同时注意观察血压,有无水肿,是否合并其他疾病及应用药物是否对胎儿有不良影响情况。

4.如何进行心理护理

(1)鼓励孕妇保持情绪稳定,尽量减少冲动。

(2)鼓励其通过听轻音乐、看喜爱的电视节目或儿童电视节目,调节自己的情绪,减轻焦虑及不愉快的情绪。

(3)积极配合医护人员的治疗和护理,争取及早达到胎儿发育的理想状态。

(4)保持良好的心理状态,增强战胜疾病的信心。

(5)尽量使全身肌肉放松,以减轻宫壁对胎儿的压迫。

(6)注意自身调节,学会转移注意力的方法,如参加室外活动、与朋友聊天、外出旅游等,避免思想高度关注在胎儿问题上。

5.出院指导内容有哪些

(1)出生时为小样儿的,生后应注意定期测量身高、头围、胸围以及肢体发育、智力发育等情况,并与正常新生儿进行比较,以便了解其生长发育情况。

(2)因小样儿各系统功能发育较正常儿为差,因此,出生后应注意加强营养,加强各方面的护理,增加抵抗力,预防感染。

(3)小样儿在围生期死亡率较正常新生儿高 6~8 倍,所以出生后有条件时,应让其住新生儿重症监护室,以帮助其渡过难关,逐渐适应环境。

(4)小样儿以母乳喂养最适宜,母亲应注意加强营养,调节饮食结构,提供足量、优质的母乳,有利于小样儿的生长发育速度。

第六节　早产

【基本概念】

早产是指孕期在 28~37 周出生,出生时体重在 1000~2 499g,各器官脏器发育尚未成熟。

早产儿是围生儿死亡的主要原因,比足月儿死亡率高 11~16 倍,占新生儿死亡率的首位。

【病因】

1.孕妇方面

(1)种族和地区性,白种人较黑种人发病率低,寒带低于热带,东方人居中,可能与遗传等因素有关。

(2)孕妇身材矮小(<160cm),体重低(<50kg),血容量低者发病率高。

(3)胎次多,年龄小,分娩间隔<2 年者发病率高。

(4)营养不良,有烟酒嗜好,吸食毒品者。

(5)不严格执行产前检查者。

(6)精神过于紧张,体力劳动过重者。

(7)妊娠合并感染,如急性传染病、流感、肺炎、肾炎甚至无症状性菌尿。合并妊娠高血压综合征、心脏病、高血压、甲状腺功能亢进、糖尿病、贫血、性病等。

(8)子宫畸形,如双子宫、双角子宫、纵隔子宫、宫口松弛等。

(9)医源性因素。

(10)社会因素,如卫生习惯、民间风俗、劳动、生活条件等。

2.胎儿、胎盘方面因素　如胎膜早破、宫内感染、多胎妊娠、羊水过多、母子血型不合、胎盘功能不全、前置胎盘、胎盘早剥、双胎等。

【临床表现】

1.出现不规律宫缩,伴有少量血性分泌物。

2.75%宫颈缩短,宫口开大,胎先露下降、胎膜破裂、胎儿娩出。

【治疗原则】

1.预防治疗　在孕 25~28 周,根据过去流产史及孕妇所患疾病,胎儿宫内发育情况,估计有早产可能者,应争取早期做宫颈环扎术。

2.治疗

(1)一般治疗:如左侧卧位、静脉输入平衡液、氨基酸或血浆,尽量减少妇科检查。可做肛诊,了解宫颈、羊膜、先露情况。

(2)宫缩抑制药:在宫口开大 4cm 前,如无继续妊娠禁忌证者,可试用药物治疗。

①乙醇:抑制垂体后叶素分泌,抑制 PGF2a 的合成和释放,刺激胎儿肾上腺皮质激素的合成,但肝功能不良者禁用。

常用 5%葡萄糖盐水稀释乙醇达 9.5%~10%,首次剂量 7.5mL/(kg·h),持续 2 小时,继之以 1.5mL/(kg·h)的速度维持 10 小时,停药后若出现宫缩,可重复用 1~2 个疗程。

②硫酸镁:常用 5%葡萄糖液 500mL 加硫酸镁 4g 静脉滴注,以后以每小时 1~2g 的速度维持,直至宫缩停止。

③β 受体兴奋药:

沙丁胺醇(舒喘灵)100~200mg 溶于 5%葡萄糖溶液中静脉滴注,开始以每分钟 10~15 滴,以后每隔 10~15 分钟加速每分钟 10 滴,最快至每分钟 80 滴,好转后可改口服,直至宫缩停止。

间羟舒喘宁溶于 5%葡萄糖盐水中静脉滴注。第 1 天为 10mg/min 的速度维持到宫缩缓解,以后改皮下注射或口服,每 6 小时 0.2~0.25mg。

其他药物,如羟苄麻黄碱、氨茶碱、罂粟碱、吲哚美辛(消炎痛)、阿司匹林等。

(3)防止早产儿呼吸窘迫综合征,可在分娩前 24 小时给予糖皮质激素以促胎儿肺成熟,防止肺透明膜病变。

(4)分娩的处理：

①分娩不可避免时,停用保胎药及镇静、麻醉药,防止胎心率减缓。

②必要时产前应用止血药,防止新生儿颅内出血等情况。

③分娩方式选择:胎位、胎儿良好,可试用阴道分娩,胎位不正或臀位时,应及早准备剖宫产。

④提倡母乳喂养,以增强新生儿的抵抗力。

【健康教育指导内容】

1.如何合理膳食

(1)孕期应加强营养,饮食以高蛋白、高热量、高维生素和富含矿物质、适量脂肪为宜,以增加胎儿的营养与供给。

(2)多食新鲜的蔬菜、水果,特别是含维生素 C、维生素 E、维生素 K 高的蔬菜、水果,如橘子、大枣、草莓、番茄、甜瓜、绿叶蔬菜等含有丰富的维生素 C,绿叶蔬菜、麦胚芽中含有丰富的维生素 E、菠菜、马铃薯及海藻类含有丰富的维生素 K。

(3)在两餐之间添加副食,如点心、饼干、花生米、开心果、松子、葵花子,各种瓜子等,以补充糖、蛋白质、脂肪、维生素及矿物质等。

(4)不宜进补甲鱼、桂圆、荔枝、山楂、人参等,避免引起宫缩而早产。

(5)戒烟、酒、浓茶、咖啡、碳酸饮料及辛辣等刺激性物质。

2.如何合理休息

(1)卧床休息,左侧卧位,以减少自发性宫缩。

(2)环境应安静,避免一切不良刺激。

(3)积极消除各种引起腹压增加的因素,如便秘、咳嗽、用力屏气等。

(4)睡前可用温热水泡脚,有条件时可行温水浴,以促进全身血液循环。

(5)睡前喝温热牛奶 200mL,以增加睡眠质量。

3.如何进行心理护理

(1)保持良好的心理状态,避免焦虑、恐惧心理。

(2)正确认识该病的发生发展过程。

(3)积极配合医务人员的治疗和护理以及健康指导。

(4)自我调节情绪,不去考虑不愉快的事。要学会转移注意力,如当心情不畅时,可听听轻音乐,看看喜闻乐见的电视节目以及报纸、书籍等,尽快从不愉快的情景中走出来。

(5)正确面对治疗过程中的不适,如应用 β-受体兴奋药时,会出现心悸、手颤、头晕等情况,停药后会自动消失。

(6)早产儿出生后因对周围环境适应能力差,常发生各种疾病,且死亡率高,因此要有充足的心理准备。早产儿出生后应住早产儿监护室,对新生儿的护理、喂养等均应严格按照早产儿的护理常规进行,才能提高其生存率。

第七节 前置胎盘

【基本概念】

胎盘附着于子宫下段,甚至胎盘下缘达到或覆盖宫颈内口,称前置胎盘。是妊娠晚期出血的主要原因,属妊娠期的严重并发病,直接危及母子安全。

分类 以胎盘位置与宫颈内口的关系作为分类依据,临床分为四型。

Ⅰ型:又称Ⅰ度或低置胎盘,胎盘的下缘伸展至子宫下段近子宫内口部。

Ⅱ型:又称Ⅱ度或边缘性,胎盘下缘达子宫内口。

Ⅲ型:又称Ⅲ度或部分性,胎盘下缘超过子宫内口缘,即覆盖部分子宫内口。

Ⅳ型:又称Ⅳ度或中央性、完全性,胎盘将子宫内口全部覆盖。

【病因】

1.部分宫内膜萎缩或瘢痕,使蜕膜血运不足。例如短期内重复妊娠或感染及刮宫创伤等蜕膜发育不健全,胎盘代偿性增大且薄,呈膜状、瓣状、分叶状、伪足状,且易合并植入性胎盘。

2.孕卵直接种植到下段,受精卵滋养层发育不良而迟缓,至孕卵下移到子宫下段后才种植。

3.包蜕膜在孕3个月后继续维持血液供给,部分滑泽绒毛膜不退化,使胎盘主体部分面积增大或构成下段附着的分叶状胎盘。

【临床表现】

1.症状妊娠20周后,尤其妊娠晚期发生反复的、无痛性的阴道流血,出血常无任何原因,出血发生的早晚、量的多少,与前置胎盘的类型有关。完全性的前置胎盘出血发生早,出血量多,次数也多,而低置胎盘往往临产时发生出血。由于反复出血,孕妇可有贫血。大量失血孕妇可发生休克,并因缺氧而发生胎儿窘迫,甚至胎死宫内。

2.体征胎头常高浮,胎位常为臀位或横位,有时在耻骨联合上方可听到胎盘杂音。

【特殊检查】

1.B超检查准确率达95%以上,但对后壁前置胎盘假阳性率高。

2.放射性同位素扫描定位确诊率可达90%以上。

3.胎盘软组织造影 如羊膜腔造影、膀胱造影、直肠造影及血管造影,虽确诊率可达100%,因副作用多,不被常用。

【治疗原则】

采取期待治疗还是终止妊娠取决于孕期、胎儿能否存活、出血量多少,再根据妊产次、胎位、是否已临产及宫口开大的程度来决定终止妊娠的方式。

1.期待疗法妊娠 37 周前,出血不多时可采用,孕妇卧床休息,密切注意出血情况,纠正贫血,改善孕妇的一般状况,并定期监测胎儿情况等方式,期待妊娠 37 周或 37 周以上。

2.宫缩抑制药 常用沙丁胺醇(舒喘灵)4mg,即刻服;或 2mg 于半小时后口服;或 1mg 于 4~8 小时后口服。

3.输血加宫缩抑制药治疗 常可收到良好的效果。

4.硫酸镁常用第 1 小时 4g 静脉滴注,以后 1g/h 维持静脉滴注。

5.终止妊娠。妊娠 37 周后发生出血,或虽然不足 37 周,但经反复多量出血,或一次大量出血造成休克时,应考虑终止妊娠。

6.分娩方式选择急性大失血,不能立即阴道分娩时,或妊娠 37 周后发生出血,宫颈条件不成熟,或完全性前置胎盘不宜阴道分娩,或有胎儿危象时,可考虑剖宫产。若临产过程中,宫口已开大,虽然发生前置胎盘出血,但能在短期内结束分娩时,可考虑阴道分娩。

【健康教育指导内容】

1.如何合理膳食

(1)饮食应高蛋白、高热量、丰富的维生素和矿物质为宜。

(2)反复出血或有贫血时,应多食含铁丰富的食物,如动物肝脏、动物血、全谷类、坚果种子类、绿色蔬菜、葡萄、柿子、桃子、大枣等,以促进血红蛋白的合成。

(3)多食含叶酸高的食物,如动物肝脏、牛肉、牛奶、豆类、深绿色蔬菜等,以促进红细胞的生成,预防贫血。

2.如何合理休息

(1)适当卧床休息,提高睡眠质量。

(2)有阴道流血时,应绝对卧床休息,以减少出血量。

(3)对确诊前置胎盘时,应注意在日常生活中,避免增加腹压,以免引起出血。

(4)妊娠 20 周后,虽无阴道流血,也应避免重体力劳动和过度疲劳。

3.如何心理护理

(1)加强心理护理,减轻焦虑、恐惧。

(2)向孕妇解释妊娠晚期出血的主要原因,指导其在日常生活中应引起高度重视,注意自身的变化,发现异常及时就诊。

(3)说明前置胎盘的类型,并指导产妇定期做产前检查。

(4)鼓励孕妇加强营养,增强体质,以增强抵抗力。

(5)若发生阴道流血时,应指导孕妇绝对卧床休息。注意观察出血量,若出血多时应及时住院治疗。

(6)说明前置胎盘给孕晚期及分娩时造成的影响,并让其有足够的心理准备,密切配合医师选择最佳分娩方式。

第八节 胎儿窘迫

【基本概念】

胎儿在宫内发生缺氧、酸中毒,危及胎儿健康和生命的称为胎儿窘迫。在临床上可分为急性及慢性窘迫两种。又可按胎儿缺氧及酸中毒分为代偿期和失代偿期。

1.代偿期

(1)低氧消耗:如胎动减少,是一种保护性抑制的减少代谢消耗。

(2)心血管调节:增加心排血量,外周血管收缩以增加每分钟的循环血量而增加氧。

(3)酸中毒时胎儿血红蛋白结合氧的释放量增加。

(4)利用无氧代谢供给能量。

2.失代偿期 胎儿心血管及中枢神经系统对缺氧非常敏感,短期缺氧可自身调节,保证脑供血,但长时间缺氧,代偿功能衰竭引起心衰及脑损伤,可直接威胁胎儿生命。

【病因】

1.母体循环血氧含量不足

(1)孕妇患严重的心脏病或心衰等。

(2)孕妇严重贫血。

(3)高热。

(4)急性失血性疾病。

(5)肺功能障碍。

(6)大量应用镇静药、麻醉药。

(7)长期卧位致下腔静脉压迫综合征。

(8)长期吸烟、饮酒不利于母子健康。

2.子宫局部血液循环障碍

(1)子宫过度膨胀,肌张力增高,宫壁间血管外周阻力增加。

(2)产力异常:如发生宫缩不协调或高张性宫缩时,使宫腔内的压力≥绒毛间隙的平均压,因而血液循环缓慢,几乎停止。

(3)滞产:长时间胎盘血流反复受到干扰。

(4)早破水:因羊水早破,宫缩时宫壁直接压于胎盘和肢体,且宫壁所受的抗力不均匀。

(5)不适当应用缩宫素引起宫底及下段不协调收缩。

3.胎盘绒毛气体交换功能障碍

(1)胎盘早剥和前置胎盘可破坏绒毛和胎盘血间的接触面。

(2)胎盘绒毛本身的病理改变:如绒毛膜炎、胎盘水肿、胎盘内纤维蛋白沉积,广泛梗死等,波及面>10%时将引起死胎。胎盘功能低下,约有一半并发宫内发育不良、宫内窘迫、死胎占所有妊娠的 5%~20%。合并有血管性病变的高危妊娠,如妊高征、慢性高血压、肾病、糖尿病、过期妊娠等,多伴发胎盘输氧功能障碍。

4.脐带血液循环障碍脐带某些病理情况,如真结、扭曲、绕胎颈、脐带过短、脐带胶质少、脐带血管栓塞、血肿、脐带脱垂等以及由于羊水过少,宫缩或胎动而使脐带受压或受牵扯,均会引起胎血流供应障碍或神经体液调节异常。

5.胎儿血管功能障碍

(1)严重的先天性心脏功能障碍,血管畸形等。

(2)药物或失血所致的胎儿低血压、心衰等。

(3)长时间缺氧引起血管脆性增加,出血、心肌缺氧、全身静脉淤血,颅内出血,脑缺氧,神经调节失调,胎儿排便,缺氧后代偿性呼吸加大,当吸入胎粪样羊水,更会增加缺氧酸中毒,构成恶性循环,后果严重。

6.感染母体感染,尤其是宫胎感染,会导致胎儿酸中毒。

【诱因】

羊水早破、宫颈功能不全缝合术、性交、阴道炎、羊膜腔穿刺后等均可引起宫内感染,是胎儿宫内窘迫的直接诱发原因。

【特殊检查】

1.胎心监护其监护图的异常表现有:

(1)早期减速,呈"V"形减速,反复出现,下界低于 100 次/分。

(2)晚期减速,反复出现,呈"U"形减速,出现频率超过宫缩次数的 30%。

(3)变异减速,与宫缩无关,最低至 60bpm,多提示脐带受压所致急性缺氧。

(4)基线变异<5bpm 或消失,胎儿危险,新生儿死亡率增加。

(5)外激惹试验呈无反应型或持续心动过速,或心动过缓均为不良征象。

2.羊水检查　当脐带静脉血氧含量下降 30%时,胎儿的胃肠平滑肌可表现出缺氧性的蠕动增加,肛门括约肌松弛而排便。使羊水粪染,故羊水检查可明确缺氧程度。

Ⅰ度污染:羊水呈淡绿色,提示有慢性缺氧,尚有代偿。

Ⅱ度污染:羊水呈深绿色,较黏稠,提示存在急性缺氧,有代偿。

Ⅲ度污染:羊水多呈黄褐色,糊状,量少,为亚急性缺氧,胎儿近于无耐受力。

3.胎儿脑电图检查　胎儿脑电图的变化可提示缺氧酸中毒情况。

4.B 超检查观察胎动及胎儿宫内情况。

【临床表现】

1.急性胎儿窘迫主要发生于分娩期,多因脐带因素,如脐带脱垂、绕颈、打结等,胎盘早剥、宫缩过强且持续时间过长等也可引起。

(1)胎心率变化:胎心率>180/min 或<120/min,胎心晚期减速,变异减速基线缺乏变异。

(2)羊水胎粪污染。

(3)胎动:表现胎动过频,继而减弱及次数减少,进而消失。

(4)酸中毒:胎儿头皮血 pH<7.20,PO$_2$<1.3kPa,PCO$_2$>8.0kPa。

2.慢性胎儿窘迫　多发生在妊娠末期,往往延续至临产并加重,多为孕妇患全身疾病,妊娠胎盘功能减退或胎儿因素所致,胎动次数减少是胎儿窘迫的重要指标。描记胎心率 20~40min,胎动时胎心率加速不明显,基线变异率<5/min,提示胎儿窘迫。

【治疗原则】

1.一般治疗,如孕妇左侧卧位,应用镇静药,补充糖、蛋白质等营养物质,保证充足的睡眠等。

2.宫缩抑制药,如 β 受体兴奋药、硫酸镁、前列腺素抑制药、阿托品等。

3.宫缩间歇应给予破水以缓解宫内高张力。

4.纠正酸中毒。

(1)纠正母体酸中毒,静脉应用胰岛素,5%碳酸氢钠或乳酸钠。

(2)羊膜腔内注射碳酸氢钠,在剖宫产前 15~20 分钟内羊膜腔注入效果最好。

(3)脐静脉注射碳酸氢钠,出生后立即进行脐静脉注射。

(4)静脉应用 10%葡萄糖,在酸中毒早期或慢性缺氧时效果好。

5.吸入纯氧,以间断吸入为佳,即吸氧 30 分钟,间隔 15~20 分钟,可提高脐静脉氧分压 30%。

6.兴奋药的使用,以咖啡咽和尼可刹米(可拉明)效果为好。

【防治要点】

1.母体左侧卧位,吸纯氧、补充葡萄糖,纠正酸中毒,适当兴奋药。

2.上述治疗后 2 小时无效者,立即结束分娩。

3.避免使用大量镇静药,尤其当估计分娩时间在药物发挥作用的时间之内时。

4.控制缩宫素浓度与滴速,身边备好宫缩缓解药。

5.合并其他难产因素时迅速给予剖宫产术。

【健康教育指导内容】

1.如何合理膳食

(1)进高蛋白、高热量、高维生素和富含矿物质的饮食,特别注意糖的补充,除食物中含糖外,应注意添加糖果、点心等。在糖类中,以麦芽糖为最好,因麦芽糖不刺激胰岛素分泌,只在细胞内直接转化分解而不提高血糖水平,又可抑制产生游离脂肪酸,缓解酮症酸中毒。

(2)多食用含维生素 C 丰富的食物,如橙子、柠檬、柚、番茄、草莓、石榴、甜瓜、青椒、菠菜、大枣等,以改善血管通透性和脆性。

(3)适当饮用咖啡、可乐及茶等,以提高兴奋性。

(4)忌烟、酒及辛辣等刺激性食物。

2.如何合理休息

(1)绝对卧床休息,左侧卧位,以改变子宫、胎盘、胎儿及母体肾脏的血液循环,缓解腹腔静脉压迫综合征。

(2)保证良好的休息与睡眠,以减轻机体的耗氧量。

(3)避免探视,保持安静,减少不良刺激。

3.如何进行心理护理

(1)向孕妇及家属讲解本病的有关知识及目前国内外的治疗方法,帮助其缓解心理压力。

(2)向其解释目前的病情及下一步的处理方案。

(3)指导其密切配合治疗及护理工作。

(4)帮助其增强战胜疾病的信心,提高抗击疾病的能力。

(5)给予心理安慰,以减轻焦虑、恐惧心理。

(6)需要剖宫产者,应向孕妇及家属交代清楚,并说明其必要性和重要性,以取得其合作。

第九节　娠合并心脏病

【基本概念】

妊娠期母体心脏功能发生病理变化,或患有心脏疾病的妇女妊娠,均是危及母子健康的重要因素。产妇死亡率接近 2%。

【妊娠对心脏病的影响】

妊娠期心血管系统有所改变,以适应妊娠代谢增加,胎儿生长发育以及代谢物质排泄的需要。孕妇血容量增加,心排血量亦增加。妊娠晚期巨大的子宫对下腔静脉的压迫;外周阻力的增加;分娩时血流动力学的改变;宫缩时暂时血容量上升等,都会给心脏加重负担,一旦母体失去代偿能力,就可能发生严重情况,甚至危及母子生命。

【心脏病对妊娠的影响】

心功能较佳,代偿功能较好的孕妇,在妊娠期间对生理改变多能适应。但如果孕妇患有风湿性心脏病,心功能Ⅰ或Ⅱ级者,对分娩时的血流动力学改变以及体力负担多能承受。如果患有先天性心脏病,如房间隔缺损、动脉导管未闭或室间隔缺损者,特别是手术后的孕妇,心功能佳者也可以经受妊娠及分娩。但心脏病患者,妊娠后并发贫血、感染、妊高征等情况时,容易使心脏功能发生衰竭,而影响母子的安全。

【心脏代偿功能的临床分级】

根据孕妇对日常体力活动的耐受能力,将心脏代偿功能分为四级:

Ⅰ级：孕妇一般体力活动不受限制，做一般日常劳动无心跳、气短、与正常人无明显差别。

Ⅱ级：孕妇对一般体力活动稍受限制，劳动后有轻度心悸、气急，休息后好转。

Ⅲ级：孕妇对一般体力活动显著受限制，如轻微劳动即有疲劳、心悸、呼吸困难等表现，不能做重体力劳动。

Ⅳ级：不能胜任轻微活动，甚至休息时也有心力衰竭的表现，或目前正应用洋地黄类强心药物的孕妇。

一般情况下，心功能Ⅰ、Ⅱ级的孕妇，过去无心力衰竭病史，在产前精心照顾下，多数能负担妊娠分娩；心脏功能Ⅲ级以上的妇女合并妊娠后死亡率高，原则上不宜妊娠。

【常见妊娠合并心脏病的临床表现】

1.风湿性心脏病可表现为心率快，于二尖瓣区可闻及舒张期隆隆样杂音，有时发生心房纤颤。伴有急性左心衰竭时，心界向左扩大，可听到收缩期吹风样杂音，肺内可闻及湿啰音，产妇不能平卧，咳泡沫血痰。妊娠合并风湿性心脏病，如心功能在Ⅲ级或以上者，易发生心力衰竭、心房纤颤、肺、脑栓塞以及亚急性细菌性心内膜炎等，母子预后较差。

2.先天性心脏病 如房间隔缺损、肺动脉瓣狭窄、动脉导管未闭、室间隔缺损以及主动脉缩窄，常表现为胸骨左缘听到吹风样收缩期杂音及舒张期杂音，常不伴有发绀；而法洛四联症、艾森门格综合征等，妊娠期及分娩时均有较大的生命危险，一般情况下不宜妊娠。

3.妊娠高血压综合征性心脏病 多起病急，全身小动脉痉挛，冠状动脉痉挛致心肌缺血、缺氧，水钠潴留使心肌水肿，血液浓缩，黏稠度高等均使心脏负担加重，情况严重时发生急性左心衰竭，对母子健康有一定危险。

【处理原则】

1.对风湿性心脏病伴有肺动脉高压、慢性心房颤动、高度房室传导阻滞、活动性风湿病、并发细菌性心内膜炎、先天性心脏病有明显发绀或肺动脉高压者，妊娠后应高度重视，应进行严格的孕期检查，若经检查确定不适宜继续妊娠者，应在妊娠12周前终止妊娠为宜。

2.严格产前检查，一般1~2周1次为宜，如有并发症应及时入院治疗。如孕期一般情况良好，可于妊娠38周时入院待产。

3.每次产前检查均应进行心肺听诊，记录心率，注意体重及血压的变化，如有水肿应卧床休息，注意尿量，必要时应用速尿、双氢克尿噻等，同时注意钾的补充。

4.每2~4周常规化验尿蛋白、镜检及血红蛋白，以便早期发现异常情况，及时给予纠正。

5.每次测量宫高、腹围，每4~8周进行B超检查1次，以了解胎儿生长发育情况，及时发现异常情况，及时给予处理。

6.洋地黄类药物，若合并心衰者，可给予地高辛0.25mg，每日2次，根据情况调整用量。在每次给药前数脉搏，如脉搏低于60/min，应停药。

7.分娩期，产程开始应给予抗生素预防感染，产程中适当应用镇静药和镇痛药。当心率超过 110/min,为防止心力衰竭,应给予快速作用的洋地黄制剂。当胎儿娩出后在产妇腹部放置沙袋加压,以防止腹压突然减低而发生心力衰竭。产后立即给予镇静药,如皮下注射吗啡 10g 或苯巴比妥钠 0.2g, 使产妇尽快安静。必要时可用缩宫素 10~20u 肌内注射,以防产后大出血。

8.产褥期,产后 1 周内,尤其是 24 小时内,由于回心血量骤然增加,仍然容易发生心力衰竭。因此,应保证产妇良好的休息,必要时给以小剂量镇静药,应用抗生素预防感染。若心功能Ⅲ级以上者,不宜哺乳。

【健康教育指导内容】

1.如何合理膳食

(1)饮食应给予高蛋白、高热量、高维生素、富含矿物质,如钙、铁等。

(2)若合并贫血者,应注意补充含铁高的食物如动物血、肝脏、豆腐、坚果类、全谷类、葡萄、柿子、大枣及绿色蔬菜等。同时注意补充维生素 B_{12} 及叶酸,食物中含量高的有乳制品、豆类、酵母、牛肉、动物肝脏、深绿色蔬菜等。

(3)注意补充维生素 C,食物中含量高的有橙子、柠檬、番茄、石榴、草莓、甜瓜、青椒、菠菜、各式芽菜等。

(4)应用利尿药时,应注意补充钾,食物中含钾高的有全谷类、黄豆、牛乳、干果种子类、香蕉、橘子、马铃薯及绿色蔬菜等。

(5)有水肿时,应适当限制钠盐,除了少进食盐外,应注意食物中含钠高的海带、虾米、味精、调味品、咸味副食品的入量。

(6)应注意少食多餐,宜进质软、易消化的食物。但应注意补充粗纤维食物,以保证大便通畅。

(7)忌烟、酒、浓茶、咖啡及辛辣等刺激性食物,远离毒品。

2.如何合理休息

(1)心功能Ⅰ、Ⅱ级时,可适当活动,如到公园、绿地旁散步,以呼吸新鲜空气,增加氧的供应。

(2)保证充足的休息和睡眠,以活动后不感觉疲劳为宜。有时活动后会有轻度心慌、气急,但休息后好转者应量力而行,避免劳累。

(3)若心功能Ⅲ级或以上者,即使在无自觉症状时,也要每天卧床 10 小时以上,并且保证一定的午休时间。

(4)休息的环境应安静,避免噪声干扰。

(5)若出现心功能不全症状时,应绝对卧床休息,并遵医嘱适当应用镇静药。

(6)进入产程后,应在医师指导下,应用镇静、镇疼药,以减轻产妇体力的消耗。

(7)分娩后 24 小时内是心脏负担较重的时期,应绝对卧床休息,保证充足的睡眠,可在医师指导下应用镇静剂。

(8)保证大便通畅,避免便秘时用力而加重心脏负担。

(9)若心脏功能在Ⅱ级以上者,不宜进行母乳喂哺,应实行人工喂养,以保证产妇良好的休息,减轻心脏负担。

3.如何进行心理护理

(1)向孕妇讲明心脏病合并妊娠,或妊娠合并心脏病具有一定的风险,特别是心功能Ⅲ级以上者,应严格遵医嘱休息和孕期保健,并按时到医院做产前检查,以降低危险因素,减轻心脏疾病对母子的危害。

(2)帮助孕妇了解心脏病妊娠的有关知识,以减轻焦虑、恐惧心理。

(3)指导病人自测脉搏、胎动,若脉搏>100/min,在应用洋地黄类药物时<60/min;胎动活跃或次数过少,不应惊慌、紧张,应及时到医院就诊,或报告医师。

(4)若出现心功能Ⅲ级以上者,应指导孕妇入院观察,呼吸困难时给氧吸入,尽量减轻孕妇的不适,保持心态相对稳定。

(5)若产后一切顺利,应指导产妇勿过度兴奋,以免加重心脏负担。

(6)心功能在Ⅲ级以上者,产后不宜母乳喂哺,应做好产妇的心理安慰,配合医师给予退奶。

4.出院指导内容有哪些

(1)注意休息,避免劳累。

(2)在病情允许的情况下,适当活动有利于促进机体的康复。

(3)保持会阴部清洁、卫生,防止产褥期感染。

(4)保持室内温度在20~24℃,相对湿度在50%~60%,空气新鲜,每日2次开窗通风,但应避免对流风,以防感冒。

(5)注意心功能情况,若出现心慌、气急、呼吸困难时应及时就诊。

(6)产后6周内禁止性生活。

(7)产后6周到医院复查。

二、妊娠合并病毒性肝炎

【基本概念】

妊娠后感染肝炎病毒,引起母体甲、乙、丙、丁、戊型肝炎。据报道发病率为0.25%~1.6%,一般认为急性病毒性肝炎可发生在妊娠各期,以中期感染多见,且病情较重,常危及母婴健康。

【病理生理】

人体的肝脏具有代谢、转化、解毒、防御等重要功能,正常妊娠时因身体新陈代谢旺盛,代谢产物增加,加上胎儿代谢产物的排泄,使肝脏负担加重,妊娠晚期肝脏血流相对降低,功能低下,因此,当妊娠合并肝炎时,病情往往加重。若同时合并妊娠高血压综合征时,肝脏小动脉可发生痉挛,肝脏受损,甚至发生急性或亚急性肝坏死。妊娠早期感染者,因早孕反应使营养不能保证,重症者可发生肝脏损害,如急性黄色肝萎缩。又因肝细胞损害,严重影响了维生素K的吸收以及凝血因子的合成,肝内纤维蛋白原合成减少,血液中缺乏凝血酶原及纤维蛋白原,导致出血倾向,而且易导致流产、早产、胎盘早剥、死胎,产后出血及弥散性血管内凝血等。

【临床表现】

急性期主要表现为消化道症状,如恶心、厌食油腻、呕吐、右上腹不适或胀痛、腹泻、乏力、发冷发热,也有个别者开始有呼吸道症状,伴有黄疸者往往发病1周后即出现皮肤、巩膜黄染、尿色深黄。继之皮肤瘙痒,病情加重,可有失眠、精神症状,甚至谵妄、肝昏迷等。

慢性迁延性肝炎者;或有明显的急性期过后,症状减轻,转氨酶下降;也有的急性肝炎症状不明显,只有乏力,在产前常规检查时才发现,肝脏可轻度肿大,临床症状不明显。

【特殊检查】

1.实验室检查　甲型肝炎急性期谷丙转氨酶明显升高。乙型肝炎急性期也有升高。慢性肝炎时,血清脑磷脂胆固醇絮状试验常阳性,麝香草酚浊度试验升高。乙型肝炎时,乙肝表面抗原阳性。

2.B超检查,可了解肝脏的大小、质地等。

【预防】

1.加强孕期营养,增加抗病能力。

2.严格食品卫生,不吃生、冷、不洁的食物,不吃未经彻底加热或煮沸过的食物。

3.注意个人卫生,做到饭前、便后洗手,讲究个人卫生。

4.尽量不外出就餐,避免与肝炎病人同桌共餐,或密切接触乙型肝炎病毒携带者。

5.对有肝炎接触史的孕妇,应及早注射丙种球蛋白。

【治疗原则】

主要是积极治疗各型肝炎:

1.药物治疗　大剂量的维生素和葡萄糖,如维生素 B_1、维生素 B_6、维生素 B_{12}、维生素C、维生素 K 等,给予高糖饮食和静脉补充葡萄糖,同时选用保肝药物。

2.中药治疗　以清热利湿为主,常用茵陈蒿汤加减。

3.重症肝炎的治疗。

(1)控制饮食:每日蛋白质摄入量在 0.5g/kg 以下,同时给予大量的葡萄糖,每日200~300g,给予多种维生素,注意水、电解质平衡。

(2)胰岛素应用:在补充葡萄糖的同时,加适量胰岛素和氯化钾,以促进葡萄糖的转化。

(3)防治肝昏迷:若出现肝昏迷前驱症状时,可给予谷氨酸钠或谷氨酸钾每日 25~30g或静脉滴注 γ-氨酪酸,每日 2~4g。

(4)左旋多巴:对已发生肝昏迷者,可给予左旋多巴 0.1~0.2g 加入 5%~10% 葡萄糖溶液 500mL 中静脉滴注。

(5)纠正脑水肿:可给予 20%甘露醇或 25%山梨醇。

(6)对症处理:如 DIC、休克、急性肾功能衰竭、心力衰竭、水和电解质平衡失调等,均应及早处理。

4.产科处理

(1)妊娠早期,应选择终止妊娠。

(2)中、晚期,除了病情严重外,目前不主张终止妊娠。

(3)分娩期,正确处理产程,预防产后出血及感染,预防胎儿窘迫,以减少围生儿死亡。

(4)产褥期,以预防感染为主,应选用对肝脏无损害的抗生素,如青霉素、氨苄西林(氨苄青霉素)、先锋霉素等。定期复查肝功能,尽量不哺乳,以减少产妇体力消耗和防止对婴儿的传染。

【健康教育指导内容】

1.如何合理膳食

(1)饮食应高糖、高维生素,适量蛋白质为宜。

(2)葡萄糖的入量应在 200~300g/d,少食多餐,睡前可补充甜食。

(3)重症肝炎时,应限制蛋白质入量,一般应限制在 0.5g/(kg?d)以下。

(4)脂肪入量,一般不特别限制,建议占总能量的 25%~40%。

(5)注意补充含维生素 B_1、维生素 B_6、维生素 B_{12}、维生素 C、维生素 K 高的食物,如乳类、全谷类、坚果种子类、酵母、豆类等含有丰富的维生素 B 族,番茄、草莓、橙子、青椒、菠菜、各式芽菜等含有丰富的维生素 C,牛乳、菠菜、马铃薯、大豆、海藻类等含有丰富的维生素 K。

(6)禁烟、酒、茶及辛辣等刺激性食物。

2.如何合理休息

(1)合理休息,避免疲劳,以增强抵抗力。

(2)适当进行户外活动,如到公园散步,轻松的活动等。

(3)避免重体力劳动及过度运动。

(4)保证环境安静和充足的睡眠。

(5)重症肝炎时,应卧床休息,避免不良刺激。

3.如何进行心理护理

(1)向孕妇解释妊娠合并肝炎时并发妊娠高血压综合征的发病率比正常妊娠者高18%左右,产后出血发生率比正常高 9%左右。并发重症肝炎时,其流产、早产、死胎、死产及新生儿死亡率明显增多。让其有充分的心理准备,并积极进行治疗。

(2)端正心态,做好消毒隔离,避免传染给他人。

(3)产前检查应到隔离诊室,避免与正常孕妇密切接触。

(4)重症者伴有腹胀、恶心、黄疸、皮肤瘙痒时,应及时就诊,在医师建议下进行休息和治疗,避免焦虑、恐惧。

(5)分娩时应到隔离待产室和隔离分娩室,要正确对待,避免自卑心理。

(6)产后尽量与婴儿保持适当的隔离,不易母乳喂哺及进行各种婴儿护理,以免传染给婴儿。

4.出院指导内容有哪些

(1)注意卧床休息,保证充足的睡眠,以免加重肝脏负担。

(2)加强营养,特别注意补充葡萄糖和维生素,以保护肝脏。

(3)适量的蛋白质和脂肪,肝功能破坏较重者,应给予适当限制。

(4)注意遵医嘱用药治疗,发现异常情况,及时就诊。

(5)避免与婴儿密切接触,如不宜母乳喂哺,不要用嘴亲吻婴儿等。最好由他人护理婴儿,以免引起婴儿感染。

(6)产妇的餐具使用后应先消毒再清洗,并单独放置。不宜与婴儿食具放在一个容器中洗涤,更不能混洗。

(7)产妇的衣服、被褥应定期消毒,不宜与婴儿尿布、衣服放在一个容器中洗涤,更不能混洗。

(8)遵医嘱按时复诊,产后6周常规进行复诊。

三、妊娠合并泌尿系统疾患

【基本概念】

妊娠期间合并泌尿系统疾患,最常见的有慢性肾炎,急性肾盂肾炎和急性膀胱炎。

(一)慢性肾炎

妊娠期间合并慢性肾炎,即慢性肾小球肾炎。本病是由于感染溶血性链球菌后引起的全身性变态反应性疾病,急性期诊疗不彻底,或无明显急性期症状转变而来。其发病率为0.27%左右。

【慢性肾炎对母婴的影响】

主要取决于肾脏病变损害的程度及妊娠期是否并发妊高征。妊娠期间特别是妊娠晚期,母血常处于高凝状态,如合并妊高征时,常使血液浓缩,肾小动脉痉挛、肾皮层缺血等。胎盘绒毛血管可有纤维素样物质沉积及母体螺旋动脉硬化.胎盘血液供应受阻,母儿物质交换受到不同程度的影响,易造成胎儿宫内生长发育迟缓,严重时发生氮质血症,导致胎死宫内,围生儿死亡率增加。

【临床表现】

主要表现为水肿、高血压、贫血、重者有肾功能不全。子宫常小于孕月,特别是妊娠20周以前出现水肿、蛋白尿、管型尿或高血压者,即使无明显肾炎病史者,也可疑为慢性肾炎。

【实验室检查】

尿中可见蛋白、管型及少量红、白细胞。血浆蛋白低,白蛋白/球蛋白(A/G)倒置、尿酸、尿素氮升高。

【治疗原则】

1.一般治疗　如休息、加强营养、低盐饮食、左侧卧位等。

2.密切监护母子情况　如血压、水肿、尿常规、尿比重、血清尿素氮、肌酐、血浆蛋白定量、24 小时尿蛋白的排出量、眼底的变化以及胎儿生长发育情况。

3.积极防治妊高征纠正贫血,预防感染等。

4.注意胎盘早期剥离　如在产前出现腹痛、阴道流血、胎动异常等,应注意是否有胎盘早剥现象,并及时处理。

5.提前终止妊娠如果肾功能减退较重,血压持续升高不易控制而胎龄小时,应提前终止妊娠。

6.引产　如果发现胎儿宫内发育迟缓、胎动减少、胎心增快或减慢、胎盘功能不良,胎儿已达 36 周时,应给予引产,使胎儿早日离开不良环境。

(二)急性肾盂肾炎

妊娠期间,由于各种原因引起尿路感染,感染上行侵犯肾盂黏膜组织后,继而侵犯肾实质。多由大肠杆菌所致。

【临床表现】

轻者可有腰痛、疲乏、发热、肋脊角可有叩击痛,重症者伴有恶心、呕吐、寒战、高热、体温可达 39~40℃,肾区叩击痛。多为一侧,也可有两侧同时发病者。高热可引起流产、早产,妊娠早期高热可致胎儿神经管发育不良,因此,无脑儿的发病率较正常为多。妊娠晚期发生菌血症时易发生胎膜早破、胎儿宫内感染、胎死宫内。偶尔发生败血症、中毒性休克、尿毒症、肾功能衰竭等,严重危害母子健康。

【实验室检查】

血液检查可出现白细胞升高,以中性升高为主。尿液检查可见尿中有大量的白细胞和聚集成团的脓球,尿液细菌培养为阳性。

【治疗原则】

1.一般治疗卧床休息,左侧卧位,多饮水,高热者给予静脉补液,每日水的入量不少于3000mL。

2.选用敏感且对胎儿影响小的抗生素,如青霉素、庆大霉素、氨苄西林(氨苄青霉素)、先锋霉素等。

3.严密监测胎心及宫缩,警惕流产、早产、胎膜早破及胎死宫内等。

(三)急性膀胱炎

妊娠期发生尿路感染上行至膀胱,引起膀胱黏膜的充血水肿,是妊娠期常见的并发症。特别是妊娠早期及妊娠最后 1 个月,膀胱易受增大子宫的压迫,而造成血液循环不良,极易发生感染。

【临床表现】

主要症状是膀胱刺激征,如尿痛、尿急、尿频,如治疗不彻底可反复发作,有时可有肉眼血尿。

【实验室检查】

取中段尿检查可见大量的红细胞和白细胞。血中白细胞可升高。

【治疗原则】

1.一般治疗,如休息、多饮水、加强营养、增强抵抗力。

2.妊娠36周前可用热水坐浴,以减轻症状。

3.药物治疗,可选用敏感而且对胎儿影响小的抗生素,如吡哌酸、呋喃咀丁、庆大霉素、氨苄西林等口服或静脉应用,一般治疗至症状消失后5~7天,以免治疗不彻底而复发。

【健康教育指导内容】

1.如何合理膳食

(1)加强营养,饮食应高蛋白、高热量、高维生素易消化为宜。注意铁及钙的补充。

(2)慢性肾炎者,应根据水肿情况给予少盐或无盐饮食。

(3)多吃新鲜的蔬菜、水果,以补充维生素。

(4)急性肾盂肾炎和急性膀胱炎者应多饮水,每天保证在3000mL左右,以稀释尿液,促进毒素排泄。

(5)忌食易引起宫缩的食物及补品,如甲鱼、山楂、桂圆、荔枝、人参、马齿苋、薏米、槟榔等,以免引起宫缩而导致流产。

(6)若发生贫血时,应注意补充铁质及叶酸,食物中含量高的有动物肝脏、血、豆腐、乳类及新鲜的绿色蔬菜及水果。

2.如何合理休息

(1)急性期应卧床休息,保证充足的睡眠。

(2)病情稳定后,可适当活动,特别注意增加室外活动量,以呼吸新鲜空气,有利于胎儿生长发育。

(3)避免疲劳及精神紧张。

(4)环境应安静,室内温湿度适宜,空气新鲜,以保证良好的休息。

(5)高热时,可给予温水擦拭上下肢及颈部、腋窝、腹股沟及腘窝等大血管表浅部位,以利于散热。

(6)高热骤降时,应注意卧床休息,多饮热水,以防虚脱发生。

(7)出汗多时,应及时更换内衣内裤,防止受凉感冒。

(8)血压高时,应注意更换体位时,动作要慢,勿用力屏气,如便秘等,以防引起短暂性脑供血不足。

(9)头晕、胸闷、体质虚弱时,不宜单独外出,以防发生意外。

3.如何预防

(1)加强个人卫生,应勤洗澡、勤更衣,每日清洁外阴,保持外阴清洁、干燥,防止细菌集聚及在此繁殖。

(2)加强营养,加强户外活动,增强体质,增加抗病能力。

(3)合理休息,避免精神刺激,保持良好的心理状态。

(4)积极治疗感染性疾病,如口腔炎症、扁桃体炎、阴道炎、上呼吸道感染以及泌尿系感染,防止病原菌扩散。

(5)注意孕妇性生活卫生,特别妊娠前3个月和后3个月,应尽量减少性生活次数,以免引起不良后果。

(6)避免过度疲劳和严重的精神创伤,以免细菌乘虚而入。

(7)注意自身异常变化,发现不适及时到医院诊治,防止疾病发展。

(8)注意胎动及胎心音监测以及子宫大小,以便了解胎儿生长发育情况。

四、妊娠合并糖尿病

【基本概念】

妊娠合并糖尿病包括在原有糖尿病的基础上合并妊娠:妊娠前为隐性糖尿病,在妊娠后进展为临床糖尿病及妊娠后发生糖尿病两种情况。

【妊娠期间肾糖阈及葡萄糖负荷的变化】

正常妊娠期肾糖阈降低,妊娠妇女常发生血糖正常却有尿糖出现,这是由于:肾小球对葡萄糖滤过率的增加大于肾小管对葡萄糖的再吸收所致。妊娠早期空腹血糖偏低,一方面是因为胎儿生长发育的需求,使能量消耗增加,另一方面是早孕反应进食量少所致。妊娠中期以后胎盘形成,胎盘所分泌的生乳素、雌激素和黄体酮都在不同程度上对抗胰岛素。因此妊娠中、晚期正常孕妇的血糖比孕前升高,糖尿病孕妇较非糖尿病孕妇血糖高峰更高。因此在妊娠合并糖尿病应用胰岛素治疗时,妊娠早期需要减少胰岛素用量,而妊娠晚期需要增加胰岛素用量。

【胎盘的通透性对胎儿的影响】

胎盘的通透性具有选择性,小分子的可以通过,而分子大的则不能通过,胰岛素为多肽大分子,不能透过胎盘,而葡萄糖分子小可以透过胎盘进入绒毛血管被吸收,当母亲患糖尿病时,血糖升高,葡萄糖透过胎盘,使胎儿血糖也升高,刺激胎儿胰岛细胞产生较多的胰岛素。胎儿出生后,脱离母体高血糖环境,而胰岛素仍然处在亢进状态,新生儿易发生低血糖。若孕妇发生酮症酸中毒,则胎儿宫内死亡的发生率明显升高。

【糖尿病对孕妇及胎儿的影响】

1.对孕妇的影响

(1)妊高征的发病率是普通妊娠的 4 倍,先兆子痫的发病率高达 40%。

(2)羊水过多的发生率增高 10 倍。

(3)巨人儿发生率增高,因此剖宫产率明显增高。

(4)产后出血率明显上升。

(5)孕妇合并感染率增高,如宫内感染、产褥感染、皮肤感染等,可使处于静止期的结核病、慢性肾盂肾炎等再度复发。

2.对胎儿的影响

(1)巨大儿发生率高。

(2)先天畸形发生率为非糖尿病孕妇的 4 倍。

(3)呼吸窘迫综合征在出生后 3 天内可高达 20%。

(4)新生儿低血糖发生率高。

(5)流产、早产和死产的发生率高。

【临床表现】

1.病史特点　多数有家族遗传史。过去生育史往往提供糖尿病的线索,如不育、习惯性流产、胎死宫内、胎儿畸形、巨大儿、胎儿宫内生长迟缓、新生儿死亡等情况。

2.症状及体征　多数有多饮、多食、多尿症状。有反复发作的外阴、阴道念珠菌感染、皮肤瘙痒、肥胖、水肿、视力障碍、末梢神经炎、个别重症者可表现为消瘦。

【特殊检查】

1.实验室检查　反复出现尿糖阳性,葡萄糖耐量试验阳性。

2.心电图检查可了解心脏功能情况,有无冠状动脉血管病变等。

3.眼底检查　了解视网膜病变。

4.肾功能检查　了解肾脏是否受累,有无肾功能减退情况。

【治疗原则】

1.妊娠早期合并糖尿病　若发生严重心血管病变、肾功能减退或眼底增生性视网膜炎等,应及早终止妊娠。

2.饮食控制适当控制饮食,应保持在能从事日常工作,而不发生低血糖反应为宜。

3.药物治疗　根据餐前半小时尿糖定性,皮下注射胰岛素。尿糖"+"时不注射,"++"注射 4U,"卅"注射 8U,"卌"注射 12U。严重时配合静脉用药。

4.严密监测胎儿宫内情况如胎心音、胎动、有无畸形、发育是否良好,有无巨大儿等,根据胎儿成熟情况选择分娩时机。

5.分娩时机的选择若血糖控制良好,无产科并发症时,应在严密观察下期待足月产。若 24 小时 E。持续低值或突然下降50%以上,胰岛素需要量突然显著减少,胎动比原来减少一半以上,OCT(+),糖尿病控制不良或同时有妊高征或糖尿病血管病变时,应根据胎儿成熟度,提前终止妊娠。一般认为在孕 37~38 周分娩为宜,因妊娠 36 周后,孕周越长,胎儿宫内死亡率越高。

6.分娩方式的选择 对于病程长、病情比较严重、胎儿过大或有相对头盆不称、胎位不正、有死胎、死产史,或有血管病变和其他并发症者,原则上以剖宫产为宜。对于血糖控制良好、母子均无异常情况者,可在严密观察下试产,如出现产程延长或引产失败者,为避免代谢紊乱加重,应及时行剖宫产。手术前3小时内停止使用胰岛素,以免胎儿娩出后发生低血糖。

临产过程中,如经阴道分娩时,应根据产妇宫缩情况,如产程长、产妇宫缩乏力时,可适当给予静脉应用葡萄糖和胰岛素,必要时应行阴道助产术,以缩短第二产程,无论采取何种方式分娩,均应严格执行无菌操作技术,严防产程感染。产后及早应用抗生素,加以预防。

7.新生儿处理 不论妊娠周数或出生体重如何,所有新生儿均应按早产儿处理,密切注意低血糖、低血钙、呼吸困难综合征的发生。

(1)若新生儿出生后出现面色苍白、肌肉震颤和痉挛,应即刻测血糖,如果足月儿血糖<1.65mmol/L,未成熟儿<1.1mmol/L即可诊断为新生儿低血糖。应立即给予50%葡萄糖液数滴从口角滴入,每30分钟1次,直至症状消失。若效果不佳,可静脉滴注20%葡萄糖溶液40~50mL,直至症状消失。

(2)若发生呼吸困难综合征时,应立即给氧吸入,保暖,密切注意呼吸变化。

(3)若新生儿血钙低于1.75mmol/L时,即为新生儿低钙血症,应给予静脉应用10%葡萄糖酸钙。

(4)若新生儿红细胞比容>65%时,应考虑换血治疗。

(5)若出现高胆红素血症时,应首先处理红细胞增多症,随着红细胞数下降高胆红素血症可随之减轻。 【健康教育指导内容】1.如何合理膳食 (1)孕妇合并糖尿病时,因胎儿需要营养素维持正常的生长发育,故不应过分限制热量。一般情况下每日食用全谷类食物350~400g为宜,蛋白质每日每千克体重1.5~2.0g,脂肪可不受限制。

(2)注意补充维生素,特别是维生素B族,以及维生素C、维生素E、维生素K及叶酸等。食物中含量高的有全谷类、乳类、豆类、蛋类、坚果种子类、绿色蔬菜及水果等。

(3)注意矿物质的补充,特别是钙、铁尤为重要。食物中含钙、铁量高的有动物内脏、血、乳类、豆类、坚果种子类、全谷类、绿色蔬菜及水果。

(4)适当限制含糖高的水果及植物根茎类。

(5)忌食糖、糖果及含糖高的饮料等。

(6)忌烟、酒、茶、可乐饮料及辛辣等刺激性食物。

(7)出现酮症时,应根据尿糖定性,在医师指导下进食。

(8)注意调节饮食量,使血糖保持在相对稳定的水平,防止过度限制饮食而发生低血糖反应。

2.如何合理休息

(1)保持良好的休息和充足的睡眠。

(2)从事力所能及的日常工作,避免疲劳及重体力劳动。

(3)多进行室外活动,如到公园内或绿地旁散步等,呼吸新鲜空气,调节情绪。

（4）每天保证 1 小时左右的午休时间,以缓解疲劳。

（5）若出现并发症时应卧床休息。

（6）妊娠晚期,尽量多活动,以促使胎头入盆,但疑有宫缩时应注意卧床休息。

3.并发症的预防有哪些

（1）妊娠后要定期进行孕期检查,特别应注意血糖的变化,并根据血糖调整饮食,防止发生低血糖、高血糖及酮症酸中毒等。

（2）注意头晕、乏力、视物不清、水肿情况、定期测量血压、防止妊娠高血压综合征的发生。

（3）妊娠 16~20 周时应做血清 AFP 测定及 B 超检查,以便及早发现胎儿畸形。胎儿开放性神经管缺陷在糖尿病孕妇中较非糖尿病孕妇高 10 倍以上。

（4）妊娠晚期应每周测量宫底高度、腹围、体重,定期测量胎头及双顶径,以了解胎儿宫内发育情况,及时发现羊水过多、巨大儿和胎儿宫内发育迟缓,对发现异常倾向者,应及时进行调控。

（5）妊娠期间若外出活动或参加劳动时,应随身携带糖果及点心等,若感到饥饿时,应进食少许,以防发生低血糖反应。

（6）注意孕期卫生,定期沐浴、更衣,每日清洁会阴,每晚睡前用温水泡脚,尽量避免性生活,特别是妊娠前 3 个月和后 3 个月,以免引起感染性疾病及胎儿宫内感染。

（7）分娩后,每日用消毒液冲洗会阴 2 次,并使用无菌会阴垫,防止产褥期感染。

（8）随气温变化,及时增添衣服,防止感冒。

4.如何进行心理护理

（1）向孕妇讲解妊娠合并糖尿病易发生的并发症,让其有足够的心理准备,并指导其加强预防,如注意孕产期卫生、预防感冒、定期进行孕期检查等。

（2）保持良好的心理状态,避免各种不良的精神刺激。

（3）自我控制情绪,如在心情不畅时要注意多听轻音乐、看喜闻乐见的电视节目、与朋友聊天、看报纸、书籍等,将不良的情绪指向外界。

（4）经常进行户外活动,观赏花木、美景等,使心情舒畅。

（5）出现身体不适时,应及时到医院就诊,多向医师请教不明白的问题,以减轻焦虑、恐惧心理。

（6）树立正确的人生观,正确面对现实,如出现胎死宫内等情况时,要正确对待,密切配合医师进行处理,并尽快从不愉快的情境中走出来、尽快调节好情绪。

（7）鼓励孕妇树立战胜疾病的信心,以增强抵抗疾病的能力。

五、妊娠合并贫血

妊娠期合并贫血,是妊娠期最常见的并发症,最常见的是缺铁性贫血,其次为巨细胞性贫血,较少见的是再生障碍性贫血。

（一）缺铁性贫血

铁是人体中必需的微量矿物质之一,其中 75% 存在于血红素中,5% 存存于肌红蛋白中,其余以铁蛋白及含铁血红素的形式存在于肝脏、脾脏及骨髓中。孕妇缺铁主要是由于吸收不足,损失过多和机体需要量增大所引起的。妊娠后由于胎儿的生长发育所需要的铁量在 300~400mg,孕期血容量增加需铁量在 500~600mg,以及胎盘形成需要的铁,早孕反应影响铁的摄入等,均可使铁的需要量增加,如果补充不足,使血清铁降低,进而影响血红素的合成,临床上表现为贫血。

【贫血对母儿的影响】

1.对母体的影响

(1)严重贫血易引起心力衰竭。

(2)贫血孕妇发生妊娠高血压综合征要比正常孕妇高 2 倍。

(3)贫血使孕妇抵抗力降低,易诱发产褥感染。

(4)孕期贫血对分娩时出血的耐受力差,由于贫血而致死者,占孕产妇死亡的 20%~30%。

2.对胎儿的影响 母体贫血时,胎盘及胎儿的血氧供应均不足,常导致胎儿宫内发育迟缓,出生后发病率及死亡率均增高。胎儿宫内死亡率增高 6 倍。其中 50%死于缺氧。临产时胎儿窘迫可高达 35.6%。

【临床表现】

孕妇面色略显苍白,易疲劳、无力、头晕、心慌、水肿等。由于贫血,机体抵抗力降低,容易患感染性疾病。同时因贫血不能耐受分娩时的劳累,及产后出血的影响,可能发生心力衰竭及产后失血性休克。严重贫血可致胎儿营养缺乏,致胎儿宫内生长迟缓、早产、胎死宫内、胎儿宫内窘迫、围生儿死亡等。

【实验室检查】

血红蛋白低于 100g/L,红细胞低于 $3.5×10^{12}$/L,红细胞比容低于 30%,血涂片中可见小细胞,血清铁 50mg%。

【治疗原则】

1.妊娠期

(1)硫酸亚铁 0.3~0.6g,每日 3 次,口服。

(2)维生素 C100mg,每日 3 次。

(3)10%稀盐酸 10~20 滴,每日 3 次,口服。

(4)其他铁剂,如右旋糖苷铁、山梨醇铁等。

(5)输血或白蛋白,在妊娠后半期,若血红蛋白<60g/L 时,应少量多次输红细胞或全血,以防止心力衰竭发生。若血浆蛋白过低者,可同时补充人体白蛋白。

2.分娩期 当胎儿前肩娩出时,即给予静脉推注缩宫素(催产素),以缩短第三产程,减少子宫乏力性出血,及早给予吸氧,防止休克的发生。

3.产后及早应用抗生素,以防感染,并继续补充铁剂。

(二)巨幼红细胞性贫血

叶酸是合成核酸所必需的物质,有利于 DNA 和 RNA 的合成,当缺乏时,脱氧核糖核酸形成减少,在红细胞成熟过程中,核的发育跟不上胞质的成熟。因此,妊娠期巨幼红细胞性贫血的主要原因为叶酸缺乏。

【巨幼红细胞性贫血对母儿的影响】

妊娠早期缺乏叶酸,可促发流产。严重巨幼红细胞性贫血可致早产、死产,且小样儿发生率比正常妊娠为高。但若早期发现,早期治疗,则对胎儿生长发育影响不大,对孕妇可引起贫血性心脏病、产后休克、感染等并发症。

【临床表现】

主要表现为面色苍白、心慌、气短,消化道症状,如食欲缺乏、胃痛、呕吐、腹泻、舌炎等。还可伴发低热、水肿等。

【实验室检查】

红细胞计数与血红蛋白量下降,平均红细胞容积大于 94fl,平均红细胞内血红蛋白含量大于 32pg,血清叶酸降至 0~3ng/mL。周围血涂片可见大而深染的红细胞。

【治疗原则】

1.叶酸常给予 5~10mg,每日 3 次,口服。

2.输血若贫血严重时,可考虑少量多次输血。

3.维生素 C 及铁药两者均有促进血红蛋白合成的作用,可根据贫血的程度遵医嘱给药。

4.补充维生素 B_{12} 因维生素 B_{12} 有促进红细胞形成、再生及预防贫血的作用。

(三)再生障碍性贫血

再生障碍性贫血主要表现为严重的全血细胞减少,包括红细胞、白细胞及血小板均减少。其病理特点是红骨髓容量不足,造血功能减退或衰竭,妊娠合并再生障碍性贫血者较少见。

【临床表现】

主要表现为逐渐发生的衰弱、乏力、苍白、低热、活动后心悸、气促,病情进一步发展可出现全身皮肤黏膜出血。急性者表现为起病急、发热、口腔咽喉部常发生坏死性炎症并伴全身感染、出血,病情发展较快,预后恶劣。

若病情较重时,可发生流产、早产及死胎。孕妇多死于颅内出血、心力衰竭及严重的呼吸道、泌尿道感染。若产妇抵抗力低下,易发生产时及产后感染。

【实验室检查】

可见血红蛋白、红细胞、白细胞、血小板及网织红细胞均减少。

骨髓涂片中可见有核细胞甚少,幼粒细胞、幼红细胞及巨核细胞均减少,淋巴细胞相对增多。

【治疗原则】

1.妊娠 3 个月内者.不宜继续妊娠,可在做好输血准备的前提下,给予人工流产。

2.妊娠 4 个月以上者,原则上不主张终止妊娠,可少量多次输血和支持治疗。

3.药物治疗以纠正贫血、预防感染和防治出血为原则。

4.妊娠末期,可使用泼尼松(强的松)10mg,每日 4 次,对有毛细血管渗血者,疗效较好。

5.分娩方式选择,原则上争取阴道分娩,适当缩短第二产程,以减少屏气用力以防内脏出血。第三产程可应用大剂量宫缩药,以减少出血,同时备新鲜血液。

6.临产后及产后给予广谱抗生素,以防止感染。

【健康教育指导内容】

1.如何合理膳食

(1)饮食应高蛋白、高热量、高维生素和富含矿物质为宜。

(2)三餐中均应有含铁高的食物,如动物肉、鱼、禽肉、猪肝、猪血、豆腐以及深绿色蔬菜等。同时注意钙的补充,以促进铁的吸收。

(3)每餐中均应有含维生素 C 高的食物,如番茄、青椒、菠菜、各种芽菜等。餐后注意多吃富含维生素 C 的水果,如大枣、橙子、柠檬、柚、草莓、石榴、甜瓜等。

(4)巨幼红细胞性贫血者,还应注意补充含维生素 A、维生素 E、维生素 B 族、叶酸以及锌、硒的食物,如含维生素 A 丰富的食物有乳类、动物肝脏、鱼卵、胡萝卜、青椒、柿子、杏、哈密瓜等。含维生素 E 高的食物有肉、乳类、蛋类、植物油、奶油、鱼肝油、干豆类、伞谷类及绿色蔬菜等。含维生素 B 族高的食物有全谷类、干豆类、乳类、动物内脏、坚果种子类、绿色蔬菜等。含叶酸丰富的食物有全谷类、豆类、牛乳、牛肉、动物肝脏、酵母及深绿色蔬菜等。含锌丰富的食物有全谷类、坚果类、荚豆类及酵母等。含硒丰富的食物有全谷类、乳制品、大豆、胡萝卜、葡萄、胚芽等。叶酸因受热易破坏,因此含叶酸高的蔬菜如茼蒿、莴苣叶最好生食,不宜煮或炖食。

(5)忌烟、酒、咖啡、茶及辛辣等刺激性食物。

2.如何合理休息

(1)保证良好的休息和充足的睡眠。

(2)根据个人的体力情况,从事力所能及的劳动,避免过度疲劳。

(3)适当进行户外活动,如散步等,以呼吸新鲜空气。

(4)当血红蛋白<70g/L 时,应卧床休息。

(5)如果出现头晕、乏力时,不宜独立到较远处活动,以防晕倒发生意外。

(6)天气炎热时,不宜长时间在日光下曝晒,以防发生虚脱。也不宜在高温环境中长时间停留,以防中暑。

(7)保证每天 1 小时左右的午休,以恢复体力。

3.如何预防

(1)妊娠后,应注意饮食结构,按照孕期保健指导进食。

(2)特别应注意铁的代谢平衡,适当多吃含铁丰富的食物,在补充铁剂时,应同时注意补充钙,以帮助铁的吸收。但在短期内大量补充铁剂应注意防止铁中毒。

(3)若出现早孕反应,进食少,或呕吐严重时,应及时到医院就诊,在医师指导下补充铁剂、钙剂等。

(4)多吃蔬菜、水果等含维生素高的食物.特别是含维生素 A、维生素 B、维生素 C、维生素 E 以及叶酸的食物。

(5)积极治疗各种感染件疾病、肾脏疾病及胃肠疾病,以保证营养素的摄取和利用。

(6)定期做孕期检查,发现异常,及早治疗。

(7)孕妇注意自我感觉的变化,勿让妊娠反应掩盖贫血症状,而延误治疗时机。

(8)若确诊为贫血者,应严格遵医嘱进行治疗、休息和饮食,将并发症降到最低点。

六、妊娠合并急性阑尾炎

【基本概念】

妊娠后,由于增大的子宫压迫以及抵抗力下降,宜发生阑尾炎。据报道,在孕妇中急性阑尾炎的发病率占 0.28%~0.75%,在所有阑尾炎患者中占 2%。

【妊娠与阑尾炎的相互影响】

妊娠期间发生阑尾炎后,病情多较严重,妊娠期盆腔充血,阑尾亦充血,因此炎症常发展迅速,容易发生穿孔和坏死。有约 2%的孕妇发生死亡,有 10%左右的胎儿发生流产、早产而死亡。由于炎症后引起的菌血症,以血行传播至胎儿,易造成胎儿宫内感染,出生后易患新生儿肺炎等。

【临床表现】

妊娠早期症状与非妊娠时相同,如开始可有恶心、呕吐等上消化道症状,胃部或上腹部不适,然后转移至右下腹痛,检查发现有麦氏点处压痛、肌紧张和反跳痛。妊娠中晚期并发阑尾炎时,其症状及体征均不典型,压痛点可升高,由于腹壁松弛,其肌紧张往往不明显。由于子宫增大贴近腹前壁将阑尾掩盖,右下腹局部压痛及反跳痛也不突出。若局部症状重时,很可能已有腹膜炎存在,体温可升高达 39~40℃,脉搏在 110/min,即所谓体温与脉搏分离倾向。

阑尾炎常引起子宫收缩,可出现流产及早产。

【治疗原则】

1.手术治疗 不论妊娠期长短,一经确诊,原则上应采取手术治疗。因为妊娠期间阑尾炎病情发展快,若延误诊断或治疗,易造成阑尾局部穿孔或弥漫性腹膜炎,对母子危害性大。

2.抗生素治疗　术中及术后均应给予足量的抗生素,控制感染。

3.镇静止痛　术后48小时内,常规给予镇静止痛药。

4.保胎治疗　手术时,一般对妊娠不加干涉,术后应用黄体酮保胎一周。

5.非手术治疗　对症状极轻微或诊断不清者,应采用非手术治疗,即应用适量的抗生素控制感染。

【健康教育指导内容】

1.如何合理膳食

(1)术前12小时禁食,4~6小时禁水。

(2)一般硬膜外麻醉术后6小时内禁饮食,6小时后可进流质。开始量应少,逐渐增加,第2天可进半流质饮食,以后根据肠道功能的恢复情况,逐渐进少渣的软食到普食。但若合并腹膜炎时,必须待肛门排气后,才逐渐恢复进食。

(3)饮食以高蛋白、高热量、高维生素和富含矿物质的食物为宜,以保证胎儿生长发育的需求。

(4)避免易引起宫缩的食物,如甲鱼、山楂、荔枝、桂圆、人参、薏米、马齿苋等,以防止出现流产和早产。

(5)忌烟、酒、咖啡、浓茶及辛辣等刺激性食物。

2.如何合理休息

(1)急性期或症状较重者,应卧床休息。

(2)术后第一天即可下床活动,有利于促进肠蠕动,预防肠粘连。

(3)出院后2周可恢复正常生活及活动,但应避免疲劳。

(4)阑尾炎症状较轻者,可在保守治疗的同时,适当休息,避免劳累。

(5)避免增加腹压的劳动及活动。

(6)每天保证1小时左右的午休时间.以恢复体力。

3.出院指导内容有哪些

(1)出院后2周内仍应注意休息,可适当活动,但避免用力和疲劳。

(2)2周后可恢复正常的工作及生活,但1个月内避免增加腹压的劳动或活动。

(3)出院后3~5天内禁用强泻剂和灌肠,以免增加肠蠕动以及刺激引起宫缩,而造成阑尾残端结扎线脱落或缝合裂开,或引起流产、早产等。

(4)注意自觉症状,如有腹胀、腹痛、呕吐及大便次数出现异常等情况时,应及时就诊。

(5)在发生阑尾穿孔、腹腔内有脓肿形成,而出现较重的腹膜炎者,术后半年至一年内慎用易引起腹胀的食物,如豆类及豆制品、红薯等。

(6)定期进行孕期检查,以保证胎儿的正常生长发育。

第十节　高危妊娠

【基本概念】

凡在妊娠期母儿有某种并发症或有某种致病因素足以危害母儿健康或导致难产者,均称为高危妊娠。

1.高危妊娠的范围包括

(1)孕妇年龄小于 16 岁或大于 35 岁。

(2)有异常妊娠史,如自然流产、异位妊娠、早产、死产、死胎、难产(包括剖宫手术史)、新生儿死亡、新生儿溶血性黄疸、新生儿畸形或有先天性遗传性疾病等。

(3)各种妊娠并发症,如妊高征、前置胎盘、胎盘早剥、羊水过多或过少,胎儿宫内生长迟缓、过期妊娠、母儿血型不合等。

(4)各种妊娠并发症,如妊娠合并心脏病、糖尿病、高血压、肾脏病、肝炎、甲状腺功能疾患,血液病(包括贫血)、病毒感染(如风疹、水痘等)。

(5)可能发生分娩异常者,如胎位异常、巨大胎儿、多胎妊娠、骨盆异常、软产道异常等。

(6)胎盘功能不全。

(7)妊娠期接触大量放射线、化学性毒物或服用过对胎儿有影响的药物。

(8)盆腔肿瘤或有手术史者等。

2.高危围生儿包括

(1)胎龄<37 周或>42 周。

(2)出生时体重<2 500g。

(3)小于胎龄儿或大于胎龄儿。

(4)出生后 Apgar 评分 0~4 分。

(5)产时感染。

(6)兄弟姐妹有严重新生儿病史或新生儿期死亡者等。

【高危妊娠监护的重要性及意义】

凡高危妊娠的孕妇称为高危孕妇。高危孕妇本身具有一定的风险性,加之胎盘功能及胎儿生长发育均受到不同程度的影响,甚至引起流产、早产、胎死宫内、死产、新生儿死亡等。因此,对高危孕妇实施监护,对保证母儿健康,降低母儿死亡率都具有重要意义。由于所处孕期不同。因此,监护的内容也不相同。

早孕期重点是确定高危程度,在全面评价的基础上论证是否继续妊娠。中期重点是通过羊水细胞的遗传学检查,羊水中甲胎蛋白测定,B 超检查等确定胎儿有无遗传疾病或畸形。晚期重点监护胎儿宫内状况、胎盘功能及胎儿的成熟度。根据监护结果进行全面论证,确定是否继续妊娠,选择最适宜的分娩时机和分娩方式,以减少围生儿的死亡率和发病率。

【胎儿生长发育的监护】

1.测量孕妇宫底高度、腹围、体重增长情况,可以了解生长发育情况。

(1)宫底高度:指从耻骨联合上缘到宫底的高度。一般从妊娠 20 周开始,每 4 周测量 1 次,孕 28 周后,每 2 周测量 1 次,孕 36 周后,每周测量 1 次。从孕 20~34 周开始,子宫底高度,平均每周增长约 1cm。孕 34 周后宫底增高速度减慢。通常认为宫底高度在 30cm 以上,胎儿已成熟。若宫底高度低于同孕周宫底高度的第 10 百分位数,则子宫过小,提示胎儿生长发育迟缓或羊水过少。若高于第 90 百分位数时,则子宫过大,提示有巨大儿、双胎或羊水过多的可能。

(2)腹围:从下腹最膨隆处测腹部 1 周的周径。

(3)体重:每周测量 2 次。

每次测量后,应详细记录,根据宫底高度、腹围及体重增长情况,可以了解胎儿是否增长过快及生长发育迟缓,特别注意胎儿宫内死亡的评估。

2.胎心率监测 妊娠 15~16 周起可以通过多普勒胎心听诊仪听到胎心音。妊娠 18 周后,可以用普通胎心听诊器听到胎心音。若听不到胎心音,应进一步查找原因,排除异常妊娠及死胎的可能。正常胎心率为 120~160/min,若胎心率>160/min,或<120/min,或有心率失常时,应进一步行胎心监护或 B 超检查,以排除胎儿宫内缺氧或心脏畸形等情况。

【胎动监测】

胎动是反应胎儿宫内状态的一种形式,可以借此了解胎儿宫内情况。正常情况下,自妊娠 16 周开始,孕妇自己可感到胎动,妊娠中期胎动活跃,足月时,因胎体增加,其活动空间相对减小,因此胎动也相应减少。虽然胎动次数因人而异,但至少 4/h 以上。但胎动过于频繁,应提示有胎儿宫内缺氧或宫内窘迫的可能。若胎动过少甚至胎动先频繁,后消失,应注意胎儿宫内死亡。

【胎盘功能检查】

胎盘功能是否良好,是决定胎儿在宫内安危的重要因素,对高危孕妇进行胎盘功能检查是极为重要的。

1.雌三醇(E3)测定

(1)24 小时尿 E3 测定,妊娠 36 周后 24 小时尿液监测,正常值为 15~30mg/24h。当 E3<12mg/24h,或 E3 排出较前减 30%~40%,或低于前 3 次的平均值,均提示胎盘功能减退,胎儿已处于危险之中。但在孕妇肾功能损害,使用青霉素、大剂量皮质激素,利尿药以及胎儿肾上腺萎缩或无脑儿,胎盘硫酸脂酶与芳香化酶缺乏时,E3 排出也可减少。此时应结合血浆中 E3 测定,做出正确判断。

(2)尿雌激素/肌酐(E/C)比值:因妊娠期尿中肌酐在 24 小时内排出量波动范围小,比较恒定,故 E/C 比值可反映 E3 的水平。且不受孕妇用药、输液、肾功能及尿标本收集等方面的影响,只要收集孕妇晨间随意尿即可监测。一般情况下足月妊娠 E/C 比值在 15

以上为正常值,10~15 为警戒值,10 以下为危险值。

(3)血浆 E3 测定:采用放射性同位素氚(3H)标记的放射免疫法测定血浆中游离 E3 值,孕 32 周以后,血浆中 E3 含量经多次测定均在 4mg/mL 或突然下降达 30%以上,提示胎儿、胎盘功能减退。

2.胎盘催乳素测定(HPL)　妊娠 34 周后,正常情况下血浆浓度可维持在 7.75~10.6μg/mL, 妊娠晚期可达 11.0μg/mL。多次测定可动态观察胎盘功能。如果连续观察 HPL 值有下降的趋势,提示胎儿、胎盘功能下降。如果 HPL 在 4.0μg/mL 以下,提示胎儿死亡。此项监测对于胎儿宫内发育迟缓、妊高征具有重要意义。

3.妊娠特异性糖蛋白检查(Sp1)其测定方法:

(1)单向辐射状免疫扩散法:敏感度为 2~3μg/mL。

(2)电泳免疫测定法(火箭免疫电泳):敏感度 1mg/L。

(3)激光混悬计:敏感度 0.7μg/mL。

(4)放射免疫法:敏感度高,1~8μg/mL,在排卵后 20~28 天可检出。

(5)酶标免疫法:敏感度为 5μg/mL,用半定量法于孕 5 周可检出。

如果连续测定发现血清 Sp1 低值,应结合其他检查与临床情况,可判断胎盘功能,预示胎儿预后。是监护高危妊娠及胎儿预后的重要指标之一。

4.血清催产素酶测定催产素酶由胎盘合体细胞产生,随妊娠进展而增加,足月时可达妊娠早期的 10 倍,产后 1 周消失。若持续低值,提示胎盘功能减退,5mg/(dl·h)为警戒值,2.5mg/(dl·h)为危险值,若此值急剧降低时,表示胎盘急性功能障碍。

5.血清耐热性碱性磷酸酶(HSAP)测定　因其正常与异常值界限不清,其价值意见不一,若能连续测定做动态观察,或与其他方法合用,仍有实用价值。

6.缩宫素激惹实验(OCT)若为阳性,提示胎盘功能减退。

7.阴道脱落细胞检查　如涂片中有大量成堆的妊娠舟状细胞,嗜酸细胞指数<10%,致密核少,提示胎盘功能良好。如涂片中妊娠舟形细胞消失或极少,表层细胞增多,嗜酸细胞指数>10%,致密核指数>20%,有外基底细胞出现,提示胎盘功能减退。

【B 超检查】

1.胎心显示　于妊娠 7 周起即可看到心脏跳动,以肯定胎儿是否存活。

2.观察胎位从胎头所在的部位即可判断为何种胎位。

3.测定胎龄及胎儿生长情况　可以判断胎儿的生长发育是否良好。

4.诊断胎儿有无畸形　对于无脑儿、脑水肿、脊柱裂、先天性心脏畸形、肾积水、多囊肾,明显的消化道及泌尿道畸形、胎儿腹 K、水肿等情况,均可协助诊断。

5.诊断多胎妊娠

6.羊水定量诊断羊水过多、羊水过少等异常情况,也有助于过期妊娠、胎儿生长迟缓的诊断。

7.胎盘定位及了解胎盘的情况如低置或前置胎盘、胎盘早剥、胎盘成熟度等。

8.诊断慢性胎儿宫内窘迫　以测量羊水量、胎动、胎儿呼吸及胎儿张力(即胎儿伸屈活动能力)、并加上胎心监测无应力试验观察胎动时有无胎心率加速反应),五项指标来估计胎儿,每项正常时评分为 2,记分为 10 时表明胎儿情况良好,若记分低,则表明胎儿有宫内窘迫存在。

【羊膜镜检查】

通过羊膜镜检查,可于产前或产间观察羊水的情况,尤其是有无胎粪污染,羊水的颜色,借此了解胎儿宫内状况。正常羊水呈半透明状,如有胎脂漂浮,则羊水呈白色浑浊状,先露高时,因反射少可呈青色。如胎儿有宫内缺氧,有胎粪排出时,则羊水可呈黄色、草绿色或墨绿色。但当胎头入盆后,前后羊水不相通,此时后羊水虽被胎粪污染,而前羊水尚可正常,可出现假阳性。羊膜镜在连续见察下,对过期妊娠等引起的慢性胎儿窘迫的诊断有一定价值。

【胎心监护】

1.外监护可用于产前、产间,通过超声心音图式腹部心电图等方法,获得胎心信号,再通过监护仪变为声能,借此了解胎心情况。

2.内监护 当宫口开大 3cm 以上破膜后,将螺旋电极置胎儿头皮上,可连续测得胎儿心电图。

(1)正常胎心率图形:正常胎心率基线为 120~160/rain,胎心每跳与每跳之间不同称为短期可变性,正常的变动范围为 5~25/rain,胎心率在 1 分钟内有 3~8 个较大的波动,为正常的胎心长期可变性。

(2)心动过速:胎心率>160/min,持续 10 分钟以上,可见于孕妇发热、甲亢、用药及胎儿缺氧等情况。

(3)心动过缓:胎心率<120/min,常见于胎儿严重缺氧,迷走神经兴奋,或胎儿有先天性心脏病时。

【胎儿头皮血气分析】

当有胎心监测异常或出现胎粪污染时,可进行胎儿头皮血气分析,根据结果决定分娩处理。胎心监护与血气分析相结合,使诊断胎儿窘迫与新生儿出生时窒息的符合率可达到 90%。

1.方法 当宫口开大 3cm 时,破水,以羊膜镜暴露胎儿头皮,局部以碘酊、乙醇作常规消毒后,做 1~2mm 长,1~2mm 深的切口,以毛细血管出血做血气分析。因头皮毛细血管的血气值与脐动脉血气结果相近,故借此了解胎儿缺氧情况。

2.正常值 pH 为 7.25~7.35,氧分压为 2.7~3.3kPa(20~25mmHg),二氧化碳分压为 5.3~6.0kPa(40~45mmHg),剩余碱<−110。

3.注意事项

(1)羊膜镜压在头皮上勿过紧或过松,过紧易影响头皮血液循环,过松易使羊水溢入术野,均影响结果的准确性。

（2）取血时应在宫缩间歇期进行,对结果影响较小。

（3）取血后,应立即进行血气分析,以防氧化而影响结果。

（4）取血时应严格无菌技术操作,以防引起感染。局部应压迫止血到不出血为止。

【治疗原则】

1.病因治疗　针对引起高危妊娠的不同因素,采取相应的治疗。如积极治疗妊娠并发症,定期进行孕期检查,发现异常情况,积极处理等。

2.一般治疗　加强营养,卧床休息,积极纠正贫血等。

3.提高胎儿对缺氧的耐受力。

（1）10%葡萄糖溶液 500mL 加维生素 C 2g 静脉缓慢滴注,每日 1 次,5~7 天为 1 个疗程,必要时重复治疗。

（2）吸氧常用间歇吸氧,每日 3 次,每次 30 分钟。

（3）维生素 E 常用 30mg,每日 3 次,口服。

（4）肝素合剂　如低分子右旋糖酐 500rag 加肝素 25rag 加丹参注射液 10mL 缓慢静脉滴注,每日 1 次,7 天为 1 个疗程。可与（1）同时应用。

4.终止妊娠根据胎龄、宫高、胎动、胎心率的变化,尿液或血浆 E3 测定,胎心监护仪的无应激试验（NST）、宫缩素激若试验（OCT）羊水 C/S 比值、肌酐测定、超声双顶径值以及胎盘功能、胎儿成熟度等进行综合评价,并多次重复、动态观察,对继续妊娠严重威胁母儿健康及生命者,应考虑终止妊娠。其方法有引产和剖宫产两种。具体采取哪种方法,需根据高危妊娠的病情,胎儿、胎盘功能状况,子宫颈成熟情况综合考虑。对需终止妊娠而胎儿成熟度较差者,可给予地塞米松 5mg,肌内注射,每 8 小时 1 次,连续 2~3 天,或用倍他米松 12~24mg,肌内注射,每日 1 次,连续 2 天。当在取羊水检查胎儿成熟度时,可同时向羊膜腔内注射地塞米松 10rag,可于 24~48 小时内提高胎儿的成熟度。对已进行引产者,如产程进展缓慢,出现胎儿窘迫等,可立即改为剖宫产。

5.产时处理对决定阴道分娩者,应密切观察产程中胎心及宫缩的变化,可应用胎心监护仪监测胎心的变化,产妇给氧吸入,并尽量缩短第二产程,如无胎位异常,应及时给予人工破膜,观察羊水量及性状,如羊水中混有胎粪而产程不能在短时间内结束者,应考虑剖宫产结束分娩。

6.新生儿处理　无论自阴道分娩或剖宫产均应做好新生儿抢救准备。新生儿娩出后首先清除呼吸道的羊水和胎粪。呼吸障碍明显者,可行气管插管加压吸氧,必要时行人工呼吸,以尽快恢复自主呼吸,也可从脐静脉注入 25%~50%葡萄糖溶液 10mL 加尼可刹米 25mg 加维生素 C100mg,对缓解窒息有一定效果。对早产儿,母亲患糖尿病,母儿血型不合、新生儿有感染以及手术产儿,应根据具体情况给予重点治疗和相应的护理。

【健康教育指导内容】

1.如何合理膳食

（1）加强营养:高危妊娠的孕妇大多存在胎儿生长发育受影响的情况,因此加强孕妇营养,保证胎儿正常生长发育是保证母儿健康的关键。故孕妇原则上应给予高蛋白、高热量、高维生素、适量脂肪和矿物质的饮食,但应根据孕妇有无妊娠并发症及并发症的性质及程度在医师指导下合理进食。

(2)如妊娠合并糖尿病者:应适当限制糖的入量,多食绿色蔬菜及含糖低的水果,以免胎儿巨大,而影响母儿健康。

(3)如妊娠合并贫血、高血压、肝、肾、心脏及甲状腺等疾病时,应根据专科医师的指导,进行营养补充。

(4)高危妊娠的孕妇原则上不宜进食易引起宫缩的食物,如进补时不宜食用甲鱼、人参、桂圆、荔枝等,也不宜食用对子宫平滑肌有兴奋作用的山楂、薏米、马苋齿、木瓜、苦瓜等。另外,猪肝虽含有丰富的蛋白质、维生素、铁质、热量及脂肪,但因现在饲料中添加过多的催肥剂,会影响胎儿的生长发育,故不宜多食。腌制的酸菜、不新鲜的蔬菜、各种加工的熟食品等,均含有不同程度的亚硝酸盐和添加剂,均有导致胎儿畸形的危险因素,故不宜食用。

(5)烟、酒、茶、咖啡、可乐饮料及辛辣等刺激性食物,均会对胎儿造成一定的影响,故高危孕妇应远离。

2.如何合理休息

(1)休息对高危孕妇非常重要,妊娠本身给孕妇带来不同程度的生理变化,如果妊娠合并某些疾病,则更应该引起高度注意。原则上在日常生活中无不适的高危孕妇,可适当活动及进行力所能及的工作。但日常活动时,引起心慌、气短、头晕、乏力时,应适当卧床休息。

(2)每天保证充足的睡眠,原则上每天睡眠不少于8~9小时。另外,还要保证1~2小时的午休。但睡眠要有规律,并不是不论什么时间想睡就睡,晚上一般在9点入睡,早晨6点起床,若身体状况较好者,在起床后,可到户外散步,或到公园呼吸新鲜空气等。

(3)高危孕妇,由于受各方面因素的影响,往往睡眠质量较差,因此,保持环境安静、室内温、湿度适宜非常重要。孕妇的卧室应安排在向阳处,并每天开窗通风,以保持室内空气新鲜,室内可放几盆具有空气净化作用的花卉,如吊兰、芦荟等。

(4)为了保证高危孕妇的睡眠质量,可每晚在睡眠前喝温热牛奶1杯,并用温热水泡脚,有条件者,可行温热水沐浴,有下肢水肿者,在上床后可将双下肢靠墙或床头抬高,坚持10分钟左右,放下休息一会,反复数次,以促进下肢静脉回流,减轻下肢水肿,有利于消除疲劳,改善血液循环,促进睡眠。

(5)妊娠晚期的高危孕妇,由于身体状况较差,故卧床时间相对较长,在卧床时,尽量采取左侧卧位,长时间卧床者可与右侧卧位交替,但避免仰卧位,以免压迫腹主动脉和下腔动脉而引起仰卧综合征。另外,在长时间卧床后,当需要起床时,应先坐起,再慢慢下床。并要扶物站起,避免引起头晕,或倾倒。下肢水肿较重者,卧床时应将双下肢略抬高,以利于血液回流。

3.如何预防并发症

(1)注意观察自身变化,如面色、水肿、体重、尿液颜色等,发现异常及时到医院就诊。

(2)注意自身感觉的变化,如头痛、头晕、视物不清、腹痛、胎动过频或过缓及有其他异常感觉,均应及时到医院就诊。

(3)自妊娠16周开始,应注意胎动情况,每天数胎动3~4次,若胎动少于3次/小时,或过于频繁时,均应及时到医院就诊。

(4)注意妊娠期阴道分泌物及流出物情况,如阴道分泌物过多,且有异味,或颜色呈红色或黄褐色时,或有阴道流血等,无论何种原因,均应及时到医院就诊。

(5)高危孕妇有并发症时,应到正规医院就诊,在医师指导下,选用对胎儿影响小的药物治疗,且忌自己购药或到个体诊所购药,以免药物质量存在问题,造成胎儿中毒或畸形等。

(6)高危孕妇,原则上妊娠后应避免性生活,特别是妊娠前3个月和后3个月应禁忌,以免引起流产、早产、胎儿宫内感染等。

(7)定期进行孕期检查,并在产科医师指导下,根据情况到相关的专科门诊就诊,如妊娠合并内、外科疾病等。

(8)严格进行孕期保健,如饮食、活动、休息、衣着、起居等,均应在医师的正确指导下进行。

(9)高危孕妇,要注意了解相关知识,特别应注意阅读围生期健康教育指导手册等,以增强防病意识,提高自我保护能力,将危险因素降到最低程度。

(郑 颖 孙艳敏 葛明秀 王 燕 刘娇)

第二十三章 异常分娩期

第一节 异常分娩

异常分娩是指由于各种原因引起分娩过程中出现危及母子健康的不良情况，俗称"难产"。难产是由于各种原因引起分娩进展受阻。常见的主要因素为产力、产道和胎儿的异常。

一、产力异常

产力是指迫使胎儿从子宫内娩出的力量，包括子宫收缩力、腹压和肛提肌收缩，其中以子宫收缩力为主要力量。产力异常的原因，目前仍不十分清楚，但与下列因素有直接关系。

1.头盆不称或胎位异常是继发性宫缩乏力最常见的原因，主要因为胎先露部不能有效地紧贴子宫下段及子宫颈部下降，因此不能引起有力的反射性宫缩。

2.全身因素如产妇精神紧张、饮食不佳、过度疲劳、体力消耗过大、体质虚弱、产妇合并慢性疾病等。

3.子宫因素子宫壁过度伸展，如双胎或多胎妊娠、羊水过多、巨大儿等，使子宫肌纤维失去正常收缩力。子宫形态异常，如子宫畸形，子宫肌瘤剔除术后等，使子宫的极性及对称性发生异常。

4.内分泌因素临产后参与分娩过程的雌激素、缩宫素、孕激素、前列腺素、乙酰胆碱含量不足或分泌不协调等，均可使子宫肌肉敏感性降低，收缩力减弱。

5.其他如临产后产妇营养不足，得不到良好的休息，过早应用镇静、止痛药或因膀胱充盈影响先露部下降等，均可引起子宫收缩乏力。

（一）子宫收缩乏力

【临床表现】

1.潜伏期延长潜伏期是指进入产程后宫口开大 3cm 以前。正常产妇一般需要 8 小时左右，如果超过 16 小时仍未达 3cm 时，称为潜伏期延长。

2.活跃期延长或停滞 活跃期是指白宫口开大 3~10cm。正常产妇需 4 小时左右，如果超过 8 小时，或宫颈扩张<1.2cm/h，称活跃期延长。如果宫口扩张过程停滞 2 小时以上为活跃期停滞。

3.胎头下降延缓或阻滞 最大倾斜阶段，宫颈口扩张 9~10cm，胎头下降速度<lcm/h，

称胎头下降延缓;停滞>1小时,称胎头下降阻滞。

4.第二产程延长及滞产　第二产程初产妇超过2小时,经产妇超过1小时,称为第二产程延长。若第二产程超过1小时,胎头下降无进展,或总产程超过24小时,称为滞产。

【对母儿的影响】

1.对母体的影响　因子宫收缩乏力,产程延长,产妇进食少,得不到休息、体力消耗过度,易造成产妇疲惫、肠管胀气、排尿困难等,这些因素又可造成子宫收缩乏力,出现滞产,形成恶性循环。严重的可发生脱水、代谢性酸中毒、胎膜早破,多次肛诊又可增加感染机会。又由于子宫收缩乏力,胎先露下降缓慢,难以完成内旋转,胎头压迫盆底软组织过久,致使受压组织缺血、缺氧、水肿、坏死,脱落形成生殖泌尿道瘘。产后可因子宫收缩乏力发生大出血、胎盘和(或)胎膜残留。

2.对胎儿的影响　胎膜早破、羊水流尽、胎儿长时间不娩出,可使子宫壁紧裹胎体,影响胎盘血液循环。因影响胎盘血液供应,易造成胎儿窘迫。由于产妇处于脱水、酸中毒状态,也使胎儿血的pH值受到影响,胎儿易发生酸中毒,也是胎儿宫内窘迫的原因之一。由于胎先露下降缓慢,加之宫内窘迫,使剖宫产的发生率增加。

【治疗原则】

1.第一产程处理

(1)一般治疗:鼓励产妇进食,做好思想工作,必要时给予哌替啶(杜冷丁)100mg肌内注射,使产妇休息。或给予5%~10%葡萄糖液500~1000mL,内加50%葡萄糖液100~200mL,加维生素C1g,加氯化钾1~2g静脉滴注;有酸中毒时,应根据CO_2结合力值给予5%碳酸氢钠。

(2)加强子宫收缩:经上述处理后,产妇周身情况改善,但产程仍无进展时,可选用下列方法:

①未破水时,可给温肥皂水灌肠,以促使排便和排空膀胱。

②手术破膜,如果胎头未衔接时,应慎重。破膜后,应用抗生素预防感染。

③应用缩宫素,如缩宫素5U加入5%葡萄糖或生理盐水内静脉滴注。开始应慢滴,以后根据子宫收缩情况调节滴速,以子宫收缩持续30~40秒,间歇3分钟左右为宜。

④应用前列腺素,促进宫颈成熟,诱导宫缩,但必须严密观察。

⑤应用地西泮,促进宫颈口扩张。

⑥针刺穴位,刺激宫缩。

(3)经上述处理产程仍无进展,或出现胎儿窘迫、早产、有感染倾向时,应考虑改剖宫产。

2.第二产程处理

(1)先露未过坐骨棘,时间达到或超过2小时,出现胎儿窘迫时,还应考虑改剖宫产。

(2)先露着冠后,可先于合谷穴位针刺得气后,再注入缩宫素0.5U,效果良好。

(3)若先露近+3,可行阴道助产,如考虑使用胎头吸引术或产钳助产术。

(4)若宫口全开,胎头拨露达1小时,肛查发现胎头水肿,锁骨重叠,变形严重,胎头后方或前方空虚,需行阴道检查以排除头盆不称。可给予双侧阴部神经阻滞术,使会阴、阴道松软,利于手术操作。

3.第三产程处理 多数宫缩乏力产妇,产后有大出血倾向,为了预防产后出血:

(1)胎盘娩出后,下腹部加沙袋压迫。

(2)立即肌内注射缩宫素10~20U和麦角新碱0.2mg,或5%~10%葡萄糖液500mL,内加缩宫素10~20u静脉滴注。必要时根据宫缩情况,适当加大缩宫素剂量。

(3)给予抗生素静脉应用,以预防感染。

(4)抽血做血交叉配血,准备新鲜血,以防大出血及休克的发生。

(二)子宫收缩过强

【临床表现】

1.协调性子宫收缩过强 子宫收缩的节律性、对称性和极性均正常,但宫缩力量强,子宫内压力>6.7kPa(50mmHg),宫缩较频,可2~3分钟1次,持续长达60秒甚至更长,如无头盘不称及胎位异常,产程进展很快,宫口迅速开大,总产程不超过3小时,即称为急产。产妇腹痛程度重,胎儿可出现宫内窘迫,新生儿窒息、颅内出血、产伤的发生率亦高,分娩后易造成宫缩乏力而致产后出血。由于急产,感染的概率往往升高。

处理原则,减弱宫缩,可用硫酸镁及镇静药物,吸氧,做好产后出血、感染的预防及新生儿的抢救准备。

2.不协调性子宫收缩过强 最常见的是出现子宫痉挛性狭窄环,宫缩强、频率快,上下段失去协调性,子宫上段肌肉变厚,下段肌肉变薄,在上下段交界处,胎体较细的部位,如胎儿颈部、腰部处形成狭窄环,使胎儿在宫内严重缺氧,产妇腹痛严重,辗转不安。

处理原则:停止使用一切刺激子宫收缩的药物,应以哌替啶等镇静、止痛药以解除痉挛,也可用硫酸镁静脉应用,或乙醚吸入麻醉,以使狭窄环松解。若经处理不见好转,胎儿有一定危险时,应考虑剖宫产结束分娩。

二、产道异常

包括骨产道异常和软产道异常两种情况。骨产道异常,如骨盆狭小,不对称等。软产道异常,如阴道纵隔、横隔、双子宫、双角子宫、阴道旁囊肿等。无论何种原因造成的产道异常,均可使胎儿的娩出受阻。

(一)骨产道异常

1.骨盆入口平面狭窄按其程度可分为Ⅲ级:

Ⅰ级临界性狭窄,即骶耻外径18cm,除巨大儿外,多能经阴道分娩。

Ⅱ级相对性狭窄,即骶耻外径为16.5~17.5 cm,需经试产才能决定能否经阴道分娩。

Ⅲ级绝对性狭窄,即骶耻外径<16cm,不宜经阴道分娩,必须施行剖宫产。

2.中骨盆及骨盆出口平面狭窄 根据狭窄程度也可分为Ⅲ级:

Ⅰ级 临界性狭窄,即坐骨棘间径10cm,坐骨结节间径7.5cm。

Ⅱ级相对性狭窄,即坐骨棘间径 8.5~9.5cm,坐骨结节间径 6.0~7.0cm。

Ⅲ级绝对性狭窄,即坐骨棘间径≤8.0cm,坐骨结节间径≤5.5cm,常见于漏斗骨盆和横径狭窄骨盆两种类型。

3.骨盆两个平面狭窄 骨盆外形属女性骨盆,骨盆入口、中骨盆及骨盆出口平面均狭窄,每个平面径线均小于正常值 2cm 以上,称均小骨盆。多见于身材矮小的妇女。

4.畸形骨盆有先天畸形及疾病,如髋关节、骶髂关节或胸腰椎结核病变或外伤等所致畸形。

【诊断】

1.病史初产妇要了解过去是否患有佝偻病、婴儿瘫、骨和关节结核等,经产妇重点了解过去分娩史,如有无巨大儿、产程过长、剖宫产及难产等。

2.周身检查 主要了解是否存在身高不足 145cm,驼背、脊柱侧弯或前凸胸廓、有无畸形或菱形窝不对称现象,有尤尖腹或悬垂腹等。

3.腹部检查 主要了解是否存在头盆不称现象。

4.骨盆测量

(1)骨盆外测量:对角径小于正常值 2cm 或以上者均为小骨盆;骶耻外径<18cm 为扁平骨盆;坐骨结节径<8cm,耻骨弓角度<90°为漏斗骨盆。

(2)骨盆内测量:对角径<11.5cm 为骨盆入口平面狭窄。坐骨棘间径<10cm 为中骨盆平面狭窄。坐骨结节间径<8cm,坐骨结节间径与出口后矢状径之和<15cm 为骨盆出口平面狭窄。

【骨产道异常对母儿的影响】

1. 对产妇的影响 主要是胎先露不能衔接入盆发生胎位异常造成子宫收缩过强,易出现病理缩复环,如处理不及时,有发生子宫破裂的可能。又因胎先露部对狭窄骨盆衔接不良,易发生胎膜早破。若胎头长时间卡在骨盆入口处,压迫'软产道,可使受压的局部组织水肿、缺血、坏死以致脱落。产后易形成泌尿生殖道瘘,产程延长使产妇疲惫,过度消耗,易发生酸中毒、感染,以致衰竭。

2.对胎儿的影响 主要是胎先露部不能填充骨盆入口,常发生胎膜早破、引起脐带脱垂,严重威胁胎儿生命,甚至引起胎儿死亡。产程延长,胎头长时间受挤压而变形,可发生颅内缺氧和出血,新生儿感染性疾病和其他并发症的发生率也相应增高。

【治疗原则】

1.骨盆入口平面狭窄,轻度头盆不称,胎儿不入时可在严密监护下试产,但产程不宜超过 6~8 小时的试产过程。如胎头不能入盆时,应及时行剖宫产。

2.中骨盆及出口平面狭窄,若宫口已开全,双顶径下降至"O",可行阴道助产。若双顶径停滞在"O"以卜,应及时行剖宫产结束分娩。

3.均小骨盆,若胎儿较小,胎位正常,宫缩好,可经阴道试产。在试产过程中应严密观察胎头下降速度及宫缩情况,发现异常应及时改用剖宫产。

4.若有明显的骨盆畸形、头盆不称,或骨盆出口平面过于狭窄时,原则上不宜试产,均应采取剖宫产。

(二)软产道异常

1.外阴异常　如会阴坚韧、外阴水肿、会阴瘢痕等,常可引起胎儿娩出受阻,胎儿窘迫,甚至发生窒息。

2.阴道异常如先天性阴道横隔、阴道纵隔、阴道瘢痕性狭窄、阴道肿瘤、阴道囊肿等,均使胎儿无法正常通过而发生滞产。

3.宫颈异常如宫颈坚韧、强直、瘢痕、水肿、宫颈息肉和肿瘤均可影响胎先露的正常下降,是引起滞产的原因之一。

4.子宫异常　如先天性双子宫、双角子宫、子宫肌瘤、子宫脱垂等,均可造成分娩受阻。

5.其他　如卵巢肿瘤、骶前部腹膜后肿瘤等,均可对产道形成不同程度的堵塞,而影响胎儿的下降。

【处理原则】

软产道异常引起难产临床上并不多几见,但往往被忽略,易引起处理上的被动。软产道异常关键在于妊娠早期的全面妇科检查,以便早期预防。原则上有软产道异常者均应选择剖宫产。在特殊情况下,如来不及手术时,外阴坚韧者,可选择会阴侧切术,以挽救胎儿。如宫颈坚韧或水肿时.可试用镇静药或解痉药静脉或宫颈注射。

(三)胎位及胎儿异常

【胎位异常】

除枕前位为正常胎位外,其余均为异常胎位,如枕横位、枕后位、臀位、面先露、额先露、肩先露、复合先露等。病因为:

1.骨盆异常常见于骨盆入口前半部较窄及中骨盆狭窄,造成内旋转受阻,从而易形成持续性枕横位或枕后位。

2.胎头俯屈不良　主要见于以枕后位入盆时,胎儿不易俯屈造成的。

3.其他如子宫收缩乏力、头盆不称、前置胎盘、复合先露、胎儿过大、胎儿发育异常、腹壁异常松弛、悬垂腹等均影响胎头俯屈及内旋转。

(1)持续性枕横位和枕后位

临床表现:由于胎儿俯屈不良.胎儿枕骨直接压迫直肠,自觉肛门坠胀及便意感,产妇易过早屏气用力,造成极度疲劳,宫颈水肿及胎儿宫内窘迫等。

腹部检查:可在宫底扪及胎臀、胎背常偏向母体后方或侧方,在腹前壁常可触及胎儿肢体,胎心音在脐下偏外侧最响亮,此时多为枕后位。

肛门检查:如为枕横位,矢状缝与骨盆横径一致,大小囟门各在骨盆侧方。如为枕后位,胎头矢状缝位于骨盆斜径上,可扪及大囟门在前、小囟门在后。

阴道检查:可直接触及胎头矢状缝、大、小囟门及耳朵,并能从胎儿耳郭位置确定胎头方位。以双顶径和坐骨棘的关系及有无头盆不称决定分娩方式。

B超检查:对胎膜早破、宫口已扩张、产程停滞、胎儿宫内窘迫,有感染倾向的诊断,有非常积极的意义。

对母儿的影响:

对母体的影响主要是产程延滞、产妇疲劳,易发生酸中毒及软组织水肿。阴道助产易发生软组织受损,其产后出血、感染的机会增加。若产道被胎头压迫时间过长,可因缺血、坏死、组织脱落而形成泌尿生殖道瘘。

对胎儿的影响主要是产程延长使胎头受挤压时间过长,发生宫内窘迫的概率增加。手术助产可使胎儿遭受不同程度的损伤,严重时可引起新生儿窒息、颅内出血、产伤,使同生儿伤亡率大幅增加。

处理原则:

第一产程,应密切观察宫缩、产程进展情况、胎心、产妇的血压及全身情况,并根据评估,选择最佳分娩方式。

第二产程,在严密监测各项指标后,应重新全方位进行评价,对阴道分娩有一定困难时,均应及早选择剖宫产。对决定阴道分娩者,应在密切观察下,正确处理产程中的有关问题。

(2)面先露:较少见,发生率为2‰,常可见有额左前、额左横、额左后、额右前、额右横、额右后,其中以额左前及额右后多见。多于临产后发现,往往来不及选择手术,此时应沉着冷静,可待软组织充分扩张后,使用产钳助产,以迅速结束分娩过程。若长时间不能娩出胎儿,有死胎的危险。

(3)额先露:持续性额先露较罕见,其产伤及胎儿死亡率极高,严重危及母儿健康,原则上不易阴道分娩,应从先露在骨盆入口平面衔接不良、胎头高浮中引起高度注意,及早选择剖宫产。

(4)高直位:高直位是指在骨盆入口平面胎头的矢状缝落在骨盆入口的前后径上,胎头枕骨贴近耻骨联合者。其发生率为0.5%~1%。高直位主要造成胎头衔接和下降困难,宫颈扩张缓慢,长时间的压迫使宫颈水肿和胎头水肿发生率增高,对母儿危害极大,原则上不宜选择阴道分娩。因此在进入产程后,应密切观察胎头下降的速度,若发生胎头入盆及下降困难时,应及早改为剖宫产。

(5)臀先露,较为常见,发生率为3.5%,常见的有骶左前、骶左横、骶左后、骶右前、骶后横及骶右后6种。根据先露的部位又分为单臀位或腿直臀位、混合臀位或完全臀位、足位或不完全臀位。臀先露对母子危害较重,常可引起产程延长、羊水早破、产后出血或感染、子宫颈及会阴裂伤、胎儿颅内出血、骨折、臀丛神经损伤、宫内窘迫,甚至造成死产。

预防:

妊娠32~36周时,若确诊为臀位,应指导孕妇用胸膝卧位进行矫正。方法:孕妇排便后,松解裤带、双膝跪在床上,双足背贴紧床面,面部靠近床面,双肘支撑上半身,前臂平放在头两侧,尽量使胸壁靠近床面,每次持续15分钟,每日3次,连续1周,常可使臀位转为头先露。

外倒转术,目前较少应用。

激光针灸至阴穴有一定的效果。

处理原则:

由于臀位阴道分娩的胎儿预后不良,因此,目前不主张阴道分娩。对明确诊断为臀位的孕妇,均应向孕妇及家属解释,争取剖宫产。对在特殊情况下,来不及剖宫产者,第一产程应严密观察,妥善处理,避免胎膜早破和脐带脱垂。如有胎足脱出,应压抵会阴部,直至宫口开全。进入第二产程应做好会阴侧切及抢救新生儿的准备。在严密监测各项生命指标的前提下,要先慢后快,稳、准、快的将臀部、肩部及头部娩出。必要时用产钳助娩,严防胎儿损伤。

(6)肩先露,是胎体横卧于骨盆入口处,胎体纵轴和母体纵轴相垂直。先露部为肩。是对母子最不利的胎位,占分娩总数的0.25%。肩先露分为肩左前、肩左后、肩右前、肩右后4种。足月正常胎儿不可能娩出,必须经剖宫产,否则,胎儿多在产时死亡。

(7)复合先露,主要是在先露为头或臀时.伴有一侧肢体共同入盆,临床上较少见,约为0.1%。因易造成梗阻性难产,危及母儿生命,故应及早行剖宫产。

【胎儿异常】

常见的有胎儿畸形,如脑积水、无脑儿、联体胎等和巨大胎儿,即胎儿出生时体重≥4000g。无论是畸形胎儿或巨大胎儿,均可导致难产。畸形胎儿大多不能存活,故一经确诊,应及早终止妊娠,原则是保护母体安全。巨大胎儿为了保证母子平安,应选择剖宫产。

预防:

异常分娩的关键在于预防,特别应注意定期进行孕期检查和孕期保健。

1.妊娠后,如果孕妇身高在145cm以下,或孕妇有驼背、头颈歪斜、脊柱畸形、双肩不对称或患有骨和关节结核者,均有异常分娩的可能。在妊娠晚期,应全面评估,选择最佳分娩方式,避免异常分娩的发生。

2.妊娠3个月前,应进行全面的妇科检查,以排除子宫、卵巢病变及其周围肿瘤、囊肿,宫颈、阴道及会阴部异常等。对有异常者,均应认真做好记录,并依此作为选择分娩方式的依据。

3.妊娠中期,应对胎儿进行B超检查,对畸形胎儿,如无脑儿、脑积水及其他畸形儿,应及早终止妊娠。

4.妊娠晚期,应定期进行产前检查,根据胎儿生长发育情况,严格测量骨产道,分析是否存在头盆不称现象,并依此作为选择分娩方式的依据。

5.对妊娠32周后的臀位,应及时采取矫正措施,如指导孕妇正确进行胸膝卧位以及针灸、激光、中药、外倒转术等。

6.对臀位矫正失败以及出现胎位异常者,均应及早选择剖宫产。

7.如在产程中,发现先露部下降受阻,或出现滞产者,无论何种原因,均应立即改为剖宫产。

8.在第二产程,若发现面先露、额先露、臀先露、肩先露、复合先露及高直位、胎儿异常者,均应及时改为剖宫产,以避免发生意外。

9.在正常分娩过程中,产妇要遵医嘱正确进食、休息和用力.防止体力过度消耗,引起宫缩乏力。

10.妊娠晚期,孕妇要注意加强活动,避免长期卧床,合理增加营养,勿过多进高糖食品,防止巨大胎儿,并增强体质,为分娩蓄积体力。

11.有妊娠并发症的孕妇,应在医师指导下,及早到医院进行观察,并根据孕妇全身评价结果,选择最佳分娩时机和分娩方式,将婴儿的健康系数提到新的高度。

12.对于边远乡村的孕妇,即使孕期检查一切正常,在预产期到来之前,也要及早到条件较好的大医院准备分娩,避免临产时来不及选择分娩医院而使母子受到这样或那样的不利影响。在出现意外情况时,失去抢救时机。

第二节　胎膜早破

【基本概念】

在产程开始之前胎膜破裂称为胎膜早破。是早产和围生期胎儿死亡的最常见的原因之一,占分娩总数的 10% 左右。

【病因】

1.创伤　腹部受到外力的冲击或孕妇摔倒、阴道内诊、妊娠后期性交产生机械性刺激所致。

2.胎位不正如骨盆狭窄、或头盆不称时、先露部和骨盆入口衔接不良、使前羊水囊压力不均、或羊水过多、双胎使宫腔内压力增高、或胎膜自身发育不良等。

3.子宫颈病变　如先天性宫颈内口功能不全造成宫颈内口松弛。

4.下生殖道感染　如细菌、病毒、弓形虫等感染后引起胎膜受损。

5.其他如严重咳嗽、过度疲劳、过度用力屏气等,另有部分原因尚不十分明确。

【临床表现】

孕妇可突然感到有水自阴道流出,时多时少,持续不断,肛诊触不到羊膜囊,向上推动胎先露部有水流出。阴道酸碱度检查 pH 在 7~7.5,阴道液检查,可见到羊齿状或金鱼草样透明结晶及少量小十字形透明晶体。羊膜镜检查,看不到羊膜囊,可直视胎儿先露部。

【对母儿的影响】

胎膜早破易引起脐带脱垂、胎儿肢体脱垂。若羊水大量流失,易使子宫颈口扩张延缓造成滞产。如果羊水流尽,可造成干产。最终子宫壁紧裹胎儿身体,引起子宫收缩不协调,胎儿血液循环受阻,易发生胎儿窘迫以致死亡。胎膜早破,使羊膜腔与外界相通,易引起感染。

【预防】

1.加强孕妇保健知识教育,指导孕妇避免引起胎膜早破的因素,如不过度疲劳、妊娠晚期禁忌性生活、外出活动时不到人群密集的地方或公路两旁,勿进行使腹压增加的劳动或持重等,以免引起胎膜早破。

2.加强营养,进高蛋白、高维生素和富含矿物质及适量糖和脂肪的食物,以增强体质。但不宜营养过剩,防止出现巨大胎儿。

3.定期进行孕期检查,发现胎位不正,如臀位、横位时,应及早矫正。对其他胎位不正,若临床矫正困难或不能矫正者,应在预产期到来之前,在医师指导下,及早到医院观察。

4.妊娠晚期应注意加强个人卫生,保持会阴部清洁,每天更换清洁内裤,防止引起感染。

5.加强孕期保健,注意随气温变化及时增减衣服,防止感冒及其他疾病。

6.若发现阴道流水,应立即到医院就诊,以便及早给了,相应的处理,避免引起并发症及不良后果。同时应注意保持外阴清洁,使用消毒会阴垫,防止引起感染。

【处理原则】

1.若胎头已入盆,无其他产科并发症的孕妇,应保持外阴清洁,等待自然分娩。

2.若孕龄>37周,破膜12小时仍无产兆,应常规使用抗生素预防感染。若24小时后仍不能分娩,可用缩宫素静滴引产。

3.若孕龄<37周,羊水流出不多,胎儿一般情况良好,孕妇要求保胎时,可保持外阴清洁,孕妇绝对卧床休息,抬高床尾或抬高臀部,以减少羊水流出和避免脐带脱垂。同时应用抗生素和镇静药,使用子宫松弛药,并在严密观察下延长胎龄。

【健康教育指导内容】

1.如何合理膳食

(1)饮食宜高蛋白、高热量、高维生素和富含矿物质,以补充营养,增强体质。

(2)应少食多餐,以软食和半流质为宜,以免引起消化不良。

(3)食物中应含有丰富的纤维素,以促进肠蠕动,防止发生便秘。

(4)对孕龄<37周,需要保胎者,进补时应忌食易引起宫缩的食物,如甲鱼、人参、桂圆、荔枝、山楂、薏米、马齿苋、木瓜、苦瓜、槟榔等,以防引起早产。

(5)忌烟、酒、浓茶、咖啡及辛辣等刺激性食物。

2.如何合理休息

(1)绝对卧床休息,防止胎膜及脐带娩出。

(2)避免精神紧张和焦虑、恐惧。应在医师指导下合理休息和睡眠。

（3）注意自我调控情绪,防止激动。

（4）注意转移注意力,如在心情不畅时,可选择听轻音乐,喜欢的歌曲、电视娱乐节目等,以转移注意力,使心情放松。

（5）若需要保胎者,应绝对卧床,训练卧位排便,以防胎肢及脐带脱出。在卧床时,应将臀部抬高20°左右,以减少羊水流出。

（6）长时间卧床时,应注意采取以左侧卧位为主,也可短时间改换右侧卧位,但避免仰卧位,以避免宫体压迫腹主动脉或下腔静脉。

第三节 脐带异常

【基本概念】

因脐带先露、脱垂或绕颈等,阻碍了胎儿的血液循环,易造成胎儿窘迫,甚至引起死亡。因此,脐带绕颈是较严重的并发症之一,其发生率约为0.5%。

【病因】

主要由于胎先露异常,如肩先露、足先露、复合先露等以及头盆不称、胎膜早破、脐带过长、羊水过多、胎头未衔接前人工破膜及手法转胎头等因素引起的。

【临床表现】

在产程中,产妇主诉胎动过频或减少。腹部听诊或胎心监护可发现胎心率变慢或快慢不均。偶有在耻骨联合上闻及胎心杂音。若改变产妇卧位时,胎心音或胎心率均有好转。未破膜时,肛诊可触及搏动条索状物。如已破膜,可在无菌条件下行阴道检查,可触及或见到脱垂的部分脐带。若有搏动,证明胎儿尚存活,若发生脐带绕颈,较松者不影响血液循环时,对胎儿威胁较少.若较紧,或引起第二产程延长,胎头迟迟不衔接,个别可引起胎盘早剥。可对胎儿造成不同程度的损害。

【对胎儿的影响】

视脐带异常发生的时间,是否受压和影响胎儿血液循环情况不同,对胎儿的危害也不同。若发生在临产前,胎膜未破时,只在宫缩时脐带一时性受压而有胎心的变化。如胎膜已破,脐带被压于先露与骨盆壁之间,脐血流可能被阻断,则胎儿迅速因缺血、缺氧而死亡。

【处理原则】

关键在于是否迅速解除脐带受压和(或)选择最佳分娩时机,挽救胎儿生命。

1.对脐带隐性脱垂,脐带先露及脐带绕颈紧或达 2 周及以上者,应速行剖宫产。

2.若脐带已脱出宫颈口,且胎心有力时,应立即停止使用缩宫药,并立即用手将先露部经宫颈口上推,以解除脐带受压,同时尽快将脱出的脐带回纳,并用 37℃左右的无菌水浸湿无菌棉纱,塞入阴道下 1/3 处,以防脐带再次脱出。

3.产妇应绝对卧床,臀部抬高,争取在最短时间内行剖宫产。

4.做好抢救新生儿窒息的一切准备工作。

5.对宫口近开全或已开全,胎头低,胎心音好者,应迅速行阴道助产,如产钳、胎头吸引、臀牵引,内倒转术等,以尽量缩短胎儿在母体内的时间。

6.若胎心音已消失,脐带血管搏动停止,可等待其自然分娩。

【预防】

1.对双胎、臀位、横位等胎位不正者,应在预产期到来之前,到医院住院观察。

2.对胎膜早破者,应立即取平卧位,禁止蹲便或坐便,在运送过程中应将臀部抬高,并指导孕妇避免用力或增加腹压,以免脐带脱出。

3.对于临产后胎头高浮、臀位、横位或有胎膜早破者,禁止灌肠。

4.妊娠晚期及临产前应常规进行 B 超检查,以了解胎位有无异常及脐带过长或绕颈,以便早期进行预防。对发现脐带先露时,应指导孕妇取胸膝卧位,让其自然回纳。

5.对胎位不正、胎膜早破者,应首选剖宫产,不宜进行阴道试产。

6.若在第二产程发现哳带异常者,在紧急情况下,应在产房内立即进行剖宫产术,以抢救胎儿生命。

7.对脐带脱垂还纳成功的产妇,应进行持续胎心监护,同时准备剖宫产。

8.对分娩过程中发现胎心音弱时,应考虑有脐带受压或绕颈的可能,应立即行阴道助产,结束分娩。同时做好抢救新生儿窒息的准备。

9.在分娩过程中,可疑脐带受压,且胎心音强弱不一时,应及早给产妇吸氧,静脉推注 50%葡萄糖液 60mL 加维生素 C100mg 加尼可刹米 0.375g,以改善胎儿宫内缺氧,并赢得抢救时机。

【健康教育指导内容】

1.如何进行心理护理

(1)对确诊脐带异常的孕妇,应向其详细解释病因,临床常出现的症状和体征,说明可能对胎儿造成的威胁以及积极的处理方法,指导孕妇密切配合医护人员,做好胎动、胎心音监测,采取积极的预防措施,争取将危险因素降到最低点。

(2)指导孕妇,保持良好的心态,增强战胜疾病的信心。

(3)指导孕妇树立正确的人生观,正确面对现实。

(4)指导孕妇学会自我调控情绪的方法,通过转移注意力,如听音乐、看电视及看报纸、书刊等进行自我放松,以减轻焦虑、恐惧。

(5)如有异常感觉及时与医护人员沟通,并从中得到安慰。

（6）避免一切不良刺激,保持积极向上的心态,迎接挑战。

2.如何合理膳食

（1）加强营养,给予高蛋白、高热量、高维生素易消化的饮食,以增强体质。

（2）少食多餐,防止进食过饱而增加腹部压力。

（3）食物中应富含粗纤维,如芹菜、菠菜、韭菜及植物根茎类等,以促进肠蠕动,防止便秘而增加腹部压力,易使脐带脱出。

（4）忌烟、酒、辛辣等刺激物质。

3.如何合理休息

（1）若确诊为脐带异常者,无论胎膜是否破裂,均应卧床休息。以左侧卧位为主。

（2）若胎膜未破,有脐带先露可能者,应适当采取胸膝卧位进行矫正。

（3）对胎膜已破而发生脐带脱出阴道者,无论是否已入院,均应绝对卧床、并抬高臀部,在转运过程中及大小便时均不能坐起。

（4）对胎动及胎心音良好,又已入院观察者,应注意抓紧时间睡眠,避免精神过度紧张和疲劳。

第四节　子宫破裂

【基本概念】

子宫体部或子宫下段在妊娠期或分娩期发生裂伤称为子宫破裂。是严重的产科并发症之一。多发生于经产或者多产妇。

【原因】

1.胎儿先露部下降受阻　如骨盆狭窄,头盆不称、胎位异常、胎儿畸形、盆腔肿瘤等均可造成胎儿先露部下降受阻,引起子宫强烈收缩,使子宫下段被拉长、变薄,胎儿先露部将薄弱处撑破而引发子宫破裂。

2.子宫瘢痕破裂如曾做过剖宫产手术、子宫肌瘤剔除、子宫穿孔修补术后,在妊娠晚期或分娩期,在强大压力下发生瘢痕处破裂。

3.子宫收缩药使用不当　在胎儿娩出前,使用宫缩药不恰当,引起子宫强烈收缩,也是子宫破裂的原因之一。

4.手术损伤　如宫口未开全做臀位牵引术或产钳助产致使宫颈撕裂,向上延伸到子宫下段,内倒转术或穿颅术操作不当等,亦可引起子宫裂伤。

5.子宫肌壁发生病理变化　如先天性子宫畸形、发育不良、曾经有吸宫、刮宫、中期引产、手取胎盘或创伤、感染等均可使子宫肌壁发生退行性变,增加产时破裂的机会。

【临床表现】

1.子宫先兆破裂 多见于产程延长,胎先露下降受阻者。下腹痛较重、烦躁、大声喊叫、呼吸急促、脉搏细数,腹部检查时,子宫下段膨隆,明显压痛,可能触到缩复环,胎位触不清,胎心音时快时慢,产妇可见肉眼血尿。

2.子宫破裂

(1)完全性子宫破裂:子宫壁完全破裂,宫腔与腹腔相通。产妇突然感到一阵撕裂样剧痛,然后腹痛停止,继之出现面色苍白、脉搏细数、血压下降,自觉胎动消失。腹部检查在下腹部一侧可清楚地扪到胎儿,产妇满腹压痛、反跳痛,可有移动性浊音,胎心音消失。阴道检查,先露部回缩,宫颈口缩小。

(2)不完全性子宫破裂:子宫肌层全部或部分破裂,但胎膜层尚未破裂,宫腔与腹腔未相通。症状较完全破裂为轻,胎儿仍在宫腔内,但腹部可有局限性压痛,胎心音可不规则,出血多时可发生休克。

【处理原则】

1.子宫先兆破裂.发现有先兆破裂可能时,应立即抑制子宫收缩,如迅速给予乙醚吸入,哌替啶100mg肌内注射,迅速行剖宫产结束分娩。

2.如发现子宫已破裂时,应立即在抗休克治疗的同时手术,根据子宫破裂的部位及程宁,决定行子宫全切或次伞切除术。

3.在手术的同时,给予抗生素预防感染。

4.输新鲜血或血浆,迅速补充血容量。

5.术中注意观察有无阔韧带内血肿,以便全面有效进行止血。

6.术中注意先将子宫下段与膀胱剥离,以免误伤膀胱。

【预防】

1.尽量不做人工流产。

2.建立围生期孕妇保健卡,详细记录曾经有无吸宫、刮宫、难产、剖宫产、中期引产以及宫腔感染等情况。

3.定期进行孕期检查,及早发现胎位不正。有头盆不称,骨盆狭小、胎位不正者,不宜试产,应选择剖宫产分娩。

4.对有剖宫产史者,应在预产期到来前,入院观察,并禁止阴道分娩。

5.对发生产程延长,但宫口已开全者,应及早施行助娩术。

6.分娩过程中,如出现宫缩乏力时,切勿用力压迫宫体助产。

【健康教育指导内容】

心理护理

1.安慰产妇.帮助其减轻焦虑、恐惧心理。

2.向产妇解释已发生的情况,并说明处理措施。

3.向产妇及家属解释病情,说明立即手术的必要性以及预后情况,征得同意后,签订知情同意书。

4.向产妇家属下达病危通知书。

5.帮助产妇树立正确的人生观,正确面对现实,增强战胜疾病的信心。

6.给予产妇关心和同情,使产妇不感到孤独和寂寞。

7.向产妇家属详细解释病情,及时报告病情变化及处理措施,稳定其情绪,正确而对现实。

第五节 羊水栓塞

【基本概念】

在分娩过程中,羊水进入母体血液循环,引起肺栓塞、休克、弥散性血管内凝血(DIC)等一系列严重临床症状的一组综合征。其特点是起病急、病情凶险,产妇死亡率在70%~80%,是产妇死亡的主要原因之一。

【病因】

1.子宫收缩过强、急产是羊水栓塞的好发因素。

2.胎膜早破、前置胎盘、胎盘早剥、子宫破裂、剖宫产是发生羊水栓塞的诱因。

【病理】

在分娩过程中,如果羊水通过绒毛膜、羊膜裂隙、子宫壁与胎盘之间的静脉窦等进入母体血液循环,其羊水中的胎粪、粘蛋白、角化上皮细胞、毳毛、胎脂等在肺小动脉和毛细血管内形成栓塞,羊水中的有形物质可作为抗原刺激母体引起变态反应,使小支气管痉挛,肺动脉压升高。羊水成分又能激活凝血系统和纤溶系统,消耗大量的凝血物质,而导致DIC。

【临床表现】

1.急性休克期 多在分娩时或分娩后短时间内发生,或在剖宫产时及中孕流产钳刮时发生,常先有烦躁不安、寒战、呕吐等先驱症状,继之出现呛咳、呼吸困难、发绀、心率快、肺部有湿啰音、随之出现抽搐、昏迷、血压迅速下降或消失,直至呼吸循环衰竭而死亡。若能幸存,先出现短暂的血液高凝状态,迅速转变成凝血功能障碍期。

2.出血期 部分产妇渡过急性休克期后,而出现持续性阴道流血不止,流血不凝,并伴有全身出血倾向,如咯血、鼻出血、皮肤黏膜出血、血尿、注射针孔出血、切口创面出血等。

3.急性肾功能衰竭期 DIC 使全身重要脏器发生微血管栓塞,血液灌注量减少,肾脏最易受到损害。常表现为少尿、无尿和尿毒症征象。

【特殊检查】

1.X 线胸片 可见双肺弥散性点片状浸润阴影,以肺门为中心,呈扇形分布,轻度肺不张。

2.心电图检查 可有 ST 段压低、T 波倒置等、提示右心房、右心室扩张、心肌缺血、劳损等。

3.实验室检查

(1)血小板计数:外周血中血小板计数明显减少,常低于 $100×10^9/L$。

(2)血浆纤维蛋白原测定:常低于 1.5g/L。

(3)凝血酶原时间:正常值为(12±0.5)秒,常超过正常值 3 秒以上。

(4)优球蛋白溶解时间:常在 90 分钟以下。

(5)血浆鱼精蛋白副凝集试验(3P 试验):呈阳性反应,但需注意的是当 DIC 晚期尤纤维蛋白单体存在时,则血浆可呈阴性反应。

(6)凝血酶时间:正常为 16~18 秒,DIC 时可延长 3 秒以上。

(7)血浆纤维蛋白原降解产物(FDP)免疫试验:正常滴定效价为 1:8,此时可增高至 1:16 以上。

(4)(5)(6)(7)为反映纤溶活性的确诊试验,如筛选试验中有两项为阳性,再加上纤溶确诊试验中有一项为阳性,结合临床,DIC 诊断可成立。

(8)外周血涂片检查:可见异形细胞,破碎的细胞可超过 2%。

(9)血液沉淀试验:若取上腔静脉或下腔静脉血,可发现鳞状上皮细胞以及胎儿脱屑物。

【治疗原则】

1.吸氧应立即给予吸氧.行气管插管后,正压给氧,必要时气管切开。

2.抗过敏治疗 立即建立静脉通道,静脉注射地塞米松 20~40mg,以后以 20mg 加入液体内维持静脉滴注。

3.解痉药物 如根据病情选用罂粟碱、阿托品、氨茶碱等。

4.抗休克治疗 首选右旋糖酐-40,输新鲜血及血浆。补足血容量后选用多巴胺、间羟胺(阿拉明)、苯胺唑啉等。

5.纠正心衰 常选用毛花苷 C0.4mg 加入 50%葡萄糖液 20mL 内静脉缓注,亦可酌情选用吗啡或哌替啶。

6.预防肾功能衰竭 常选用呋塞米,20%甘露醇等静脉应用。

7.纠正酸中毒常选用 5%碳酸氢钠静脉滴注。

8.凝血障碍的治疗

(1)肝素:常用量为 0.5~1mg/kg。首剂 500mg 加入生理盐水 100mL 中静脉滴注,1 小时内滴完,每 4~6 小时重复 1 次,或将肝素溶于液体中静脉滴注。

(2)补充凝血因子:常用抗凝血酶Ⅲ(AT-Ⅲ)与肝素辅因子同用,可取得较好的疗效。

(3)抗纤溶药物:在纤溶亢进期选用 6-氨基己酸、对羧基苄胺、氨甲环酸(止血环酸)、氨甲苯酸(止血芳酸)等。

9.预防感染常选用广谱抗生素静脉应用。

10. 产科处理原则上在改善母体呼吸循环功能并纠正凝血功能障碍后, 尽早去除病因。如在第一产程,应迅速剖宫产,结束分娩。如在第二产程应及早助产分娩。对于无法控制的阴道大出血者,应及时行子宫切除术。

【预防】

羊水栓塞一旦发生,严重威胁母儿生命。因此预防是非常重要的。

1.中期妊娠行钳刮术时,应先破膜,使羊水流出后再进行钳刮,以防羊水经胎盘附着面的血窦进入母血循环。

2.避免宫缩过强,在使用缩宫素引产或催产时,应专人观察,并常规从低浓度开始,遇急产或宫缩过强者应适当应用宫缩抑制药。

3.若人工破膜,应选在宫缩间歇期进行,切不可在宫缩高峰时刺破胎膜,人工剥膜易损伤子宫壁及宫颈内膜小血管,增加羊水栓塞的机会,故不宜选用。

4.严格掌握阴道手术产的指征,避免宫颈裂伤。剖宫产时应先吸去羊水,然后娩出胎头,切口应避开胎盘。如遇前置胎盘附着于子宫前壁时,应做子宫体部切口。当切开宫壁,看见胎盘时,应继续切开胎盘娩出胎儿,不宜将胎盘剥离后刺破胎膜娩出胎儿。

5.行羊膜腔穿刺术时,应有明确指征,对穿刺有困难时,应放弃,以免发生胎盘损伤、胎盘后血肿形成等,这些均是羊水栓塞的危险因素。

【健康教育指导内容】

1.向产妇详细解释病情变化及需要进行的操作,如根据病情需要应改为剖宫产、阴道助产及手术等,以免产妇过度恐惧。

2.向家属重点解释病情,说明情况十分危急,需要采取的急救措施如剖宫产、子宫切除等,征得同意后,签订知情同意书。

3.向家属下达书面病危通知书,简要说明母子处于十分危急之中,正在全力抢救。

4.让家属有充分的思想准备,正确面对病情突变,稳定情绪,并积极配合医师进行抢救,如立即准备资金,以备取血时用。

5.安慰家属,避免过度恐惧,保持镇静,随时与医护人员取得联系。

6.胎儿娩出后,不要过于兴奋,因母亲仍处在垂危状态,仍需进行抢救。

7.告诫家属做最坏的打算,因为此病的死亡率高达 80%左右,不过医护人员会千方百计进行抢救,决不放过一丝希望。

8.请家属保持镇静,在指定的地点等候,医师会根据病情变化随时与其联系。

第六节 产后出血

【基本概念】

产后出血是指胎儿娩出后 24 小时内,阴道流血量达到或超过 400mL 者。是产妇死亡的主要原因,产后出血的发生率可达 2%左右。

【病因】

1.子宫收缩乏力 是最常见的原因。多见于产程延长,产妇过度疲劳,子宫过度膨大,如双胎、羊水过多、巨大儿等,子宫本身异常、前置胎盘、妊高征、重度贫血、多胎分娩以及临产后过多使用镇静药、麻醉药等,均可引起子宫收缩乏力,诱发产后出血。

2.胎盘因素如胎盘剥离不全、胎盘剥离后滞留、胎盘嵌顿、胎盘粘连、植入性胎盘、胎盘部分残留等。

3.软产道损伤 如宫颈裂伤及会阴、阴道裂伤。

4.凝血功能障碍如妊娠合并血液病、重症肝炎以及发生死胎、重度胎盘早剥、重度妊高征、羊水栓塞等,均可造成凝血功能障碍而引起产后出血。

【临床表现】

若出血慢时,开始多无明显症状,血液多在子宫腔或阴道内潴留,其特征是在宫缩时出血量少,在松弛时出血量多。当出血量达到一定量后,可自阴道流出,产妇可出现口渴、打呵欠、头晕、恶心、呕吐、烦躁不安、胸闷、呼吸急促、出冷汗、面色苍白、脉搏细数、血压下降等休克征象,如抢救不及时,可危及生命。

【治疗原则】

1.迅速查找原因,采取相应的止血方法。

(1)按摩子宫:用手经腹壁按摩子宫底部,刺激子宫收缩,促使子宫壁血窦闭合而止血。

(2)应用子宫收缩药:如立即肌内注射缩宫素 10U 或麦角新碱 0.2mg,同时静脉应用。也可用前列腺素 E2a0.5~1.0mg 经腹壁注入子宫肌层内,止血效果较好。

(3)子宫内填塞纱布法:常因填塞松紧不当,效果不佳,且易感染,不作为首选。

(4)子宫内髂内动脉结扎止血法。

2.若为软产道裂伤时,应及时、准确地缝合修补伤口。

3.若为胎盘因素,应尽快予以相应的处理。

4.若为凝血功能障碍,应及时请内科医师协助处理,早期给予肝素等药物进行止血。

5.子宫切除,若经上述处理,仍不能有效止血时,可考虑行子宫切除术。

6.抗休克,在止血的同时,迅速建立有效的静脉通道,及时输全血、血浆、血浆代用品及葡萄糖液,以补充有效的血容量,维持正常血压。

7.预防感染,静脉应用广谱抗生素,以预防感染。

8.对症处理,如纠正酸中毒,预防急性肾功能衰竭,补充凝血因子等。

【预防】

1.妊娠期

(1)积极治疗妊娠高血压综合征及各种贫血。

(2)对妊娠合并肝炎及凝血机制障碍等有出血倾向者,应在预产期到来之前就要住院观察,并做好出血的抢救准备,如准备好止血药物、备血等。

(3)估计有产后出血者,应选择技术条件较好的医院分娩。

(4)曾经有人工流产、引产以及多产史的产妇,在产前要详细向医生说明。

2.产时

(1)正确、全面的评估产妇临产时的情况,特别应注意有无产后出血倾向,对有可能发生产后出血倾向的产妇,在产时应重点监护,并做好抢救的各种准备工作。

(2)严密观察、正确处理产程,防止产程延长。

(3)尽量缩短第三产程,及时协助胎盘娩出,但不可过于牵拉脐带,防止胎盘剥离不全。胎盘娩出后应仔细检查胎盘及胎膜是否完整.如有可疑,应及时查找原因并立即处理。

(4)掌握好会阴侧切的时机.提高会阴缝合技术,避免阴道血肿形成。

(5)掌握手术适应证,避免软产道损伤。

(6)及时应用缩宫药。

3.产后

(1)产后 2 小时内应在产房留观,每 30 分钟按压宫底 1 次,并经常询问产妇有无口渴、心慌、烦躁、想睡觉的感觉,如有可疑之处,应认真检查全身情况。

(2)每 30 分钟测量血压、脉搏、呼吸 1 次,若有血压下降趋势,或脉搏细弱,呼吸急促时,应引起高度重视。

(3)回病房后,指导产妇正确估计阴道出血量,并嘱产妇如有口渴、心慌、烦躁时.应及时报告医护人员,并鼓励产妇排尿,以排空膀胱,有利于观察子宫回缩情况。

(4)嘱产妇,如产后有鲜红色血液持续自阴道流出时,应立即报告医护人员。医护人员应引起高度重视,并采取紧急抢救措施。

(5)凡产后出血的产妇,需转院时,应做好相应的紧急处理,备好急救物品、药品并由医护人员护送。估计有危险时,禁止转院。

【健康教育指导内容】

1.如何合理膳食

(1)饮食应以高蛋白、高热量、高维生素和富含矿物质的食物为主。

(2)食物中增加铁的含量,如多食含铁高的猪肝、猪血、牛肉、猪肉、豆腐、禽肉、鱼等。

但避免一餐中上述物质过多,吃的过饱,防止引起消化不良。

(3)三餐中应增加汤类,如大骨汤、虾米汤、豆汁、乳类等,以补充钙质。

(4)注意增加新鲜的绿色蔬菜,如菠菜、茼蒿、苔菜等。

(5)食物中的蛋白质应选用易消化的优质蛋白,如蛋类、乳类、动物瘦肉、各类鱼肉等,特别应注意补充甲鱼,因具有刺激子宫肌肉收缩的作用,有利于促进止血。

(6)忌茶、咖啡、可乐饮料及辛辣、油炸、不宜消化的食物。

(7)尽量少食生、冷、凉拌菜,以防引起消化、吸收障碍。

2.如何合理休息

(1)保持室内环境安静,温、湿度适宜及空气新鲜。

(2)保证足够的睡眠,协助产妇照顾新生儿,以减轻产妇的负担。

(3)避免各种不良刺激,尽量减少探视。

(4)临睡前可用温热水泡脚,以促进血液循环,提高睡眠质量。

3.如何进行心理护理

(1)向产妇解释产后出血的有关知识,并指导产妇如何放松自己,如多睡眠,多想高兴的事,多观察宝宝可爱的面容等。

(2)指导产妇保持心情舒畅、增进食欲、合理进食,以促进体力恢复。

(3)指导产妇增强康复的信心及战胜疾病的能力。

(4)指导产妇不要想不愉快的事,把一切希望寄托在孩子身上,淡漠不良记忆,振作精神,有利于提高机体的免疫力。

(5)多给予产妇安慰、关心、同情、支持,帮助其消除焦虑、恐惧心理。

(6)指导产妇进行自我情绪的调节,如心情郁闷时,可听听音乐,看看幽默小说、漫画以及电视节目等,以转移注意力。但每次时间不宜太长,避免疲劳。

(7)憧憬未来,向往美好的生活,保持健康向上的心态,有利于身心的康复

(葛明秀 郝秀丽 王 燕 刘娇 曹翠君)

第二十四章　产科麻醉和新生儿复苏

产科手术麻醉涉及母体和新生儿安危,其麻醉实施和管理特点与其他专科手术麻醉有所不同。随着孕妇生理上所发生的一系列变化,其机体各系统器官功能也会发生相应改变。手术麻醉前,必须针对这些变化考虑麻醉处理,做到既要保证母子安全,又要满足手术要求。妊娠妇女易合并心脏病、糖尿病等其他疾病,有的甚至并发病理妊娠(如子痫等),这些并发症在产妇分娩过程中有可能会加重或病情恶化,一方面会对母子安全构成严重威胁,另一方面无疑也会增加麻醉管理难度。此外,手术麻醉前应全面考虑术前用药以及麻醉药可能会对母子产生的影响,正确选择及合理应用。对于产科手术病人,要求麻醉方法尽可能做到安全、简捷且能满足手术需要。拟行急诊手术产妇,麻醉医师应了解病理产程的经过,全面估计母子情况。其中呕吐、误吸是产妇死亡的原因之一,应强调做好麻醉前准备,特别是各种急救措施的准备。对因胎儿窘迫、早产、双胎等需实施剖宫产术的产妇,术前应尽量避免使用抑制性药物。对于宫内死胎、内倒转或毁胎等手术,麻醉期间应尽力保护产妇安全。

第一节　常用麻醉药对母体与胎儿的影响

一、麻醉性镇痛药

1.哌替啶

母体静脉注射哌替啶50mg后,2min内胎儿血中即可检测出,6min后母体与胎儿血药物浓度即可达到平衡。若改为肌肉注射,则胎儿血中哌替啶出现时间延迟,浓度也降低。哌替啶体内生物降解需2~3h,若50~100mg于产妇胎儿娩出前1h肌注,娩出的新生儿与未用药者无明显差异;娩出前2h肌注,新生儿呼吸抑制率明显升高;肌注后4h娩出者,新生儿呼吸性酸中毒的程度增加。因此,临床上哌替啶以在胎儿娩出前1h内或4h以上使用为宜。鉴于通常情况下难以对胎儿娩出时间做出精确估计,因此用药时间应以越接近胎儿娩出越好。此药有促宫缩作用,即在不影响子宫肌张力的情况下,使宫缩频率和强度增加,缩短第1产程。若新生儿因哌替啶出现呼吸抑制,可用丙烯吗啡0.1~0.25mg经脐静脉注入拮抗。

2.吗啡

由于此药透过早产儿血脑屏障的浓度大于哌替啶,故禁用于早产孕妇。副作用主要有恶心、呕吐和头晕等,目前在产科已很少使用,常被哌替啶所取代。

3.芬太尼

脂溶性很强,易透过血脑屏障进入脑,也易于从脑重新分布到体内其他组织,尤其是肌肉和脂肪组织。在第 2 产程经硬膜外间隙注入(0.1mg),可获得良好的镇痛效果,同时使宫缩加强。临床上常与局麻药联合用于产科镇痛或无痛分娩。药物作用特点是起效快,持续时间短。

二、静脉麻醉药

1.硫喷妥钠

用于第 2 产程不影响子宫收缩,药物可迅速通过胎盘,但胎儿的摄取量与母体所用剂量不成正比关系。药物在妊娠妇女体内半衰期比非妊娠妇女长 2~3 倍。健康新生儿的 Apgar 评分与所用药物剂量及脐静脉血中的药物浓度间无直接相关性。大剂量可能会抑制新生儿呼吸,故剂量应限制<7mg/kg。胎儿窘迫急需行剖宫产术时,由于巴比妥类药似有脑保护作用,仍可考虑以此药麻醉诱导。

2.氯胺酮

具有催产、镇痛、增强子宫肌张力和收缩力的作用,对新生儿无抑制,偶尔可引起新生儿肌张力增强和躁动(发生率 2%)。氯胺酮静注 1.5mg/kg,可作为全麻诱导,或于胎头娩出时静注 0.25mg/kg,也可于会阴切开时静注 0.6~0.7ms/ks。此药禁用于有精神病、妊娠高血压综合征或有子宫破裂先兆的孕妇。

3.异丙酚

起效迅速,维持时间短,麻醉后病人苏醒快,催眠效能是硫喷妥钠的 1.8 倍。此药可透过胎盘,大剂量(>2.5mg/kg)用于产妇,可抑制新生儿呼吸。用于全麻诱导或维持,多数产妇发生低血压,应慎重。

4.γ-羟丁酸钠(γ-oH)

用于难产和胎儿窒息,具有增加宫缩频率和速度、强化催产药物药效和促进宫缩的作用。γ-OH 可透过胎盘,预防胎儿缺氧性脑并发症的发生。剖宫产术时,当因胎儿出现代谢性酸中毒而需快诱导时,可先注入 γ-OH 40~60mg/kg,随后注入 2.5%硫喷妥钠 3mg/kg 和琥珀胆碱 1~2μg/kg,进行诱导插管,并以吸入和肌松药维持麻醉,可改善非机械性原因引起的胎儿心率变化。患有严重妊娠高血压综合征、先兆子痫或低钾血症的产妇,禁用此药。

三、镇静安定药

1.安定(地西泮)

此药容易透过胎盘,母体静脉注射 10mg 在 30~60s 内,或肌注 10~20mg 在 3~5min 内即可进入胎儿。母体肌注 10mg 40min 后,母胎血内的药物浓度达到平衡,其后胎血浓度又复增加,此与胎儿血浆蛋白对安定有较强的亲和力有关。安定在新生儿体内半衰期为 30+2.2h,但 4~8d 后仍可检出其代谢产物(去甲安定)。此药可引起新生儿血内游离胆红素浓度增高,易诱发核黄疸。临床上对于产钳和臀位分娩,安定比吸入麻醉所引起的并发症少,适用于产科麻醉。小剂量安定也可与芬太尼、哌替啶合用,以消除产妇紧张、恐惧感,缓解疼痛而无呼吸抑制作用。

2.咪唑安定(咪达唑仑)

该药对胎儿的影响,目前尚不十分清楚。咪唑安定亲脂性较强,可迅速透过胎盘,但透过量少于安定,药物作用(抗焦虑、催眠、抗惊厥)强度为安定的1.5~2倍。此药本身无镇痛作用,但可降低吸入全麻药的MAC,与麻醉性镇痛药有协同作用。有一定的呼吸抑制,对血流动力学也有影响,产科麻醉时只宜用于不适用硫喷妥钠病人的全麻诱导用药。

3.氯丙嗪

主要用于先兆子痫和子痫病人,达到解痉、镇静、镇吐和降压作用。母体肌注12.5~25mg后1.5~2min可通过胎盘,对子宫无明显影响。过量可引起中枢抑制。少数敏感者用药后可出现一过性黄疸,有严重肝损害者禁用。氯丙嗪的抗应激作用可能会潜在提高新生儿复苏成功率。临床上常与哌替啶、异丙嗪合用。

4.异丙嗪

母体静注1.5min后即可在脐静脉血中检出,药物对子宫肌张力无影响。极个别产妇用药后可出现躁动。目前临床上随着氟哌利多普遍应用,氯丙嗪、异丙嗪应用已越来越少。

四、局部麻醉药

局麻药注入硬膜外间隙后,母体静脉血局麻药浓度可在20min左右达到峰值,脐静脉血药浓度在30min达到峰值。不同的局麻药受多种因素影响如局麻药血浆蛋白结合力、分子量、脂溶性和分解代谢等,进入胎盘的移行速度各异。

(一)酯类局麻药

此类局麻药包括普鲁卡因、氯化普鲁卡因、丁卡因等,在母体内大多经血浆或肝内假性胆碱酯酶水解,也在胎盘内水解,故移行至胎体内的量有限,较为安全。普鲁卡因局部浸润,3~5min即可通过胎盘,但对胎儿呼吸及产妇子宫收缩均无影响。由于此类局麻药作用可靠,渗透性较强,作用持续时间也较长,不良反应也不多,故目前在产科麻醉中仍被广泛使用。

(二)酰胺类局麻药

此类局麻药如利多卡因、布比卡因、罗哌卡因等,大部分在母体肝脏经酶的作用而失活,不被胎盘分解,其代谢过程远较酯类局麻药缓慢。利多卡因注入硬膜外间隙3min后,胎儿血药浓度约为母体血药浓度的一半,加用肾上腺素可降低母胎血药浓度,但不能减缓局麻药透过胎盘的速率。大量用酰胺类局麻药的不良反应较酯类局麻药多。临床上,布比卡因、罗哌卡因是无痛分娩常选用的药物。其中罗哌卡因由于具有作用强、对运动神经阻滞作用较布比卡因弱(0.125%以下浓度可产生感觉、运动阻滞分离)、血浆蛋白结合率95%、心脏毒性较布比卡因低等特点,是产科麻醉较为理想的局麻药。

五、吸入麻醉药

1.氧化亚氮(笑气)

可迅速透过胎盘,母体与胎儿血药浓度差为55%~91%,且随吸入时间延长而成比例增加。氧化亚氮对产妇呼吸、循环、宫缩(子宫肌张力、宫缩频率)有增强作用。用于产妇分娩镇痛多采取半紧闭法做间歇吸入,在第1产程末宫缩前20~30s即可开始。通常情况下以氧化亚氮3L/min与氧3L/min混合(氧化亚氮∶氧=1∶1)吸入,氧化亚氮浓度最高不得超过70%。

2.氟烷

对子宫收缩力有较强的抑制作用。吸入2~7min,当母体血药浓度达780mg/L左右,即可透过胎盘。吸入浓度一般应低于0.5%,而且应做间断吸。被抑制的子宫对催产素依然敏感。氟烷吸入麻醉下脐静脉血氧分压明显升高,娩出的新生儿皮肤红润,可能与氟烷松弛子宫肌、改善子宫胎盘血流有关。鉴于氟烷对子宫有较强的抑制作用,故经阴道分娩的产妇禁用。

3.安氟醚、异氟醚

安氟醚镇痛作用比氟烷略强,低浓度吸入对子宫收缩的抑制较轻,但麻醉诱导比氟烷慢。异氟醚与上述强效吸入麻醉药一样,能引起与剂量相关的子宫收缩抑制,浅麻醉时对子宫抑制不明显,对胎儿也无明显影响。异氟醚吸入深麻醉对子宫有较强的抑制,容易引起分娩子宫出血,同时对胎儿也会产生不良影响。

4.七氟醚、地氟醚

七氟醚较氟烷更易透过胎盘,且对子宫收缩的抑制程度强于氟烷。相比之下,地氟醚可迅速透过胎盘,对母体血流动力学影响程度较异氟醚弱。由于肌松效应在相同MAC条件下强于异氟醚和氟烷,因此对产妇子宫肌的抑制作用也较强。

六、肌肉松弛药

(一)去极化肌肉松弛药

临床上目前使用的去极化肌肉松弛药唯有琥珀胆碱。由于琥珀胆碱脂溶性低,在体内可迅速被胆碱酯酶分解,因而在常用剂量范围内,极少向胎儿移行,新生儿体内亦无此药。若用量>300mg或单次大剂量注射,仍可能会有小部分药物移行至胎儿。胆碱酯酶活性异常的产妇,使用琥珀胆碱,偶尔可引起母子呼吸抑制。

(二)非去极化肌肉松弛药

目前临床上常用的非去极化肌肉松弛药有阿曲库铵(卡肌宁)和维库溴铵(万可松)。近年来新的非去极化肌肉松弛药逐年增加,如美维松、罗库溴铵、哌库溴铵和杜什氯铵等,使得临床用药有更多的选择,满足不同产科手术的麻醉需要。针对产科麻醉所使用的理想非去极化肌肉松弛药须具备起效快、持续时间短、很少透过胎盘、新生儿排除该药迅速等条件,与其他非去极化肌肉松弛药相比,阿曲库铵理化特点较接近上述条件。阿曲库铵是大分子量的季胺离子,脂溶性低,50%与蛋白结合,故透过胎盘屏障受限。对于早产儿来说,尽管产妇在使用阿曲库铵时仅微量通过胎盘,但要注意并防止胎儿娩出后短时间(15min)内可能发生的残存肌松现象,表现为新生儿颈部屈肌和伸肌主动收缩力减弱。

第二节 产科手术麻醉

一、术前准备

(一)产妇准备

产科手术通常有择期和急症手术两类,但大多数产科手术属急症性质。手术麻醉前需进行下列各项准备工作:

1.熟悉病史

手术前应详细了解产妇的产程经过、既往史、药物过敏史和心理及精神状态,认真做好解释工作,消除紧张情绪和顾虑。

2.完善检查

麻醉前须进行各种必要的辅助检查,如心电图,血常规,出、凝血时间,条件许可的情况下,应做胸透或摄胸片。

3.胃肠道准备

主要了解产妇术前进食、进饮情况。产妇胃排空时间延长,胃内压增加,手术前禁食至少6h,有一定的预防功效。尤其是新入院的产妇,若估计有手术可能,应尽早开始禁食、禁饮,并以葡萄糖液静脉滴注维持能量。对于饱胃者,术前应尽可能设法将胃内容物排空。手术麻醉期间产妇呕吐、误吸最好发于全麻诱导期、镇痛或镇静药过量、椎管内麻醉阻滞平面过广等情况下,一旦发生呕吐、误吸,会对产妇和胎儿构成严重威胁,甚至造成致命后果。

4.积极治疗并存疾病

尤其是急症手术产妇,往往合并有其他疾病,如合并心脏病、糖尿病、妊娠高血压综合征等,麻醉和手术创伤易使上述这些并存疾病恶化,从而威胁到产妇和胎儿安全。术前应积极给予对症处理或治疗,将重要脏器功能及全身状况调整到最佳状态。对妊娠高血压综合征、先兆子痫、子痫以及引产期或有大出血可能的产妇,应详细了解术前用药情况(包括药物种类、剂量、给药时间),以避免用药错误或影响麻醉用药。

(二)胎儿情况评估

术前通过超声波和X线检查、胎儿心电图、羊水分析以及各种激素测定(如雌三醇、胎盘泌乳素、甲胎蛋白等),可对胎盘功能和胎儿情况做出全面估计,制订手术麻醉计划,为紧急产科处理创造条件。临床上还常于手术麻醉前通过观察胎儿心率和胎动情况,评判有无胎儿宫内窘迫,并同时做好新生儿急救复苏准备。通过尽早了解和处理胎儿在产程和手术麻醉中的异常情况,对降低围生期新生儿死亡率有积极意义。

（三）麻醉前用药

一般情况下可给予适量镇静药（如安定、异丙嗪）和/或抗胆碱能药物（如阿托晶、东莨菪碱），禁用吗啡等对胎儿呼吸有抑制作用的药物。若手术麻醉需要，可在胎儿娩出前3~5min 或娩出后，静脉注射哌替啶 25~50mg 和异丙嗪 25mg，作为辅助麻醉。术前胃排空不充分或未禁食、禁饮者，应给予抗酸药，如静注胃复安 10mg。

（四）麻醉及急救物品准备

为保证产妇和胎儿安全，手术麻醉前麻醉医师必须亲自检查并准备好各种物品，如麻醉机、氧气、吸引装置、急救设备（面罩、咽喉镜、气管导管、口咽通气道）、急救药品等，方便随手取用。

二、麻醉方法

产科麻醉方法的选择主要应依据产妇和胎儿情况、设备条件以及手术者和麻醉医师的技术水平而定。无论采取哪一种麻醉方法，产妇麻醉前均应常规静脉补液，并做好输血准备。麻醉期间必须保持呼吸道通畅，充分供氧，尽力维护循环功能稳定，注意防止并及时纠正可能发生的仰卧位低血压综合征。

（一）局部浸润麻醉

国内尤其是基层医院常用，特别是饱胃产妇或重危产妇（失血性休克）胎儿宫内窘迫时，为尽快取出胎儿，往往采用此种麻醉方法。局部浸润麻醉时，产妇对切口疼痛多能耐受，但到腹膜后特别是切开子宫壁取胎儿时，往往难以忍受。由于镇痛不全、宫缩仍然存在和肌肉不够松弛，手术操作难度较大。此外，局麻药用量过大有引起母胎中毒的可能，特别对子痫或高血压产妇，发生中毒的概率更高。

（二）硬膜外麻醉

这是产科手术首选的麻醉方法，其镇痛效果可靠，腹壁肌松完善，在满足手术条件的前提下，麻醉平面和血压比较容易控制。在麻醉平面不超过 T8 情况下，既可消除宫缩痛，又对宫缩无明显抑制，对胎儿呼吸循环无影响。若用于剖宫产术，穿刺点常选择 L1~L3 间隙，向头端置管（导管置入硬膜外腔 3cm），麻醉药可选用 1.5%~2%利多卡因、0.5%~0.75%布比卡因或罗哌卡因，用药量较非孕妇少 1/3，局麻药液中可加用 1:（20 万~40 万）肾上腺素。当胎儿取出后，麻醉平面有可能会升高，应当警惕，及早采取预防和处理。硬膜外导管术后还可保留，用于术后镇痛。

（三）蛛网膜下腔麻醉（脊麻）

迄今为止，依然是产科手术麻醉的一种选择。脊麻经济、简便易行、潜伏期短、效果确切，但麻醉平面控制有一定难度，且术后头痛的发生率较高，个别病例术后头痛处理棘手。选用脊麻时，局麻药用量为常用剂量的 1/3~2/3。局麻药于蛛网膜下腔内易向头端扩散，应通过局麻药比重和产妇体位小心调节麻醉平面，一般控制在 T6~T8 以下为妥。当麻醉平面超过 T6 时，会出现宫缩乏力、子宫出血增多、血压下降等情况，危及母胎安全，要及时处理，加快输液，必要时静脉给予小剂量麻黄碱（10~15mg）或多巴胺（1~2mg）提升血压。

（四）蛛网膜下腔-硬膜外腔联合阻滞

简称脊麻-硬膜外联合阻滞,近年来已广泛用于产科剖宫产手术。此麻醉方法既能体现蛛网膜下腔阻滞用药量小、潜伏期短、起效迅速、效果确切等特点,又具有连续硬膜外阻滞灵活性好、可控性强,且可用于术后镇痛等优点。由于此法所用蛛网膜下腔穿刺针很细(26G),尖端为笔尖式,对硬脊膜损伤小,脊麻后头痛的发生率明显降低。产妇脊麻局麻药用量为非孕妇的 1/2~2/3,即可达到能满足手术要求的麻醉平面。脊麻后也可能会出现血压下降,可采用脊麻超前扩容方法,先输入 500mL 晶体或胶体液,必要时可给予麻黄碱。

（五）全身麻醉

全身麻醉优点在于能消除产妇紧张、恐惧心理,麻醉诱导迅速,能确保呼吸道通畅,心血管功能可控性好,适用于精神高度紧张、精神病、严重心脏病、病情危重或不适宜行其他麻醉方法(如腰椎疾病、感染)的产妇。麻醉不宜过深,力争在尽可能短的时间内(5~10min)取出胎儿,以减少对胎儿的呼吸循环抑制。主要缺点是气管插管困难的概率较高,麻醉期间有可能会发生呕吐或胃内容物反流,若因此发生误吸会造成严重后果。此麻醉方法的实施,不仅需要完善的设备,而且麻醉医师还需要有较高综合技术水平。麻醉管理不当,会导致新生儿呼吸、循环功能抑制。

为防止麻醉期间产妇发生呕吐、反流误吸,可采取的措施:

(1)手术前严格禁食。

(2)麻醉前常规给予阿托品、胃长宁,以增强食管括约肌张力。

(3)快速诱导插管可预先给予小剂量非去极化肌松剂(如维库溴铵 1mg)以消除去极化肌松剂(琥珀胆碱)引起的肌颤。

(4)气管插管时压迫环状软骨使食管闭锁。

(5)术后待产妇完全清醒后拔除气管导管,危重病人带管送 ICU 继续监测治疗。

三、常见产科手术的麻醉及意外情况处理

（一）剖宫产术的麻醉

产妇进行剖宫产术最常见的原因是滞产、胎儿窘迫、头盆不称、既往有过子宫手术或剖宫产术史等,麻醉方法的选择很大程度上取决于产妇全身状况、手术的紧迫程度、宫内胎儿情况。

1.局部浸润麻醉

适用于饱胃、脐带重度脱垂、严重胎儿宫内窒息需紧急手术的产妇。

2.蛛网膜下腔麻醉(脊麻)

若无禁忌,脊麻是剖宫产术简便、快速且效果可靠的麻醉方法。蛛网膜下腔穿刺实施前,产妇应预先开放静脉通路和输液。局麻药应配制成重比重液,麻醉平面控制在 T6 以下。血压下降、心动过缓是常见并发症,应预先准备好阿托品和麻黄碱。

3.硬膜外麻醉

目前绝大多数择期剖宫产术产妇均采用此麻醉方法,局麻药可选用 1.6%~2.0% 利多

卡因、0.5~0.75%布比卡因或罗哌卡因。局麻药中加入适量芬太尼(50~100μg),可减少子宫操作时的不适感。术前硬膜外腔已置管行无痛分娩的产妇,急诊剖宫产术时可直接利用原硬膜外导管实施有效的硬膜外麻醉。为使局麻药起效迅速,可碱化局麻药液,每10mL局麻药液加碳酸氢钠1mL。术后也可利用硬膜外导管实施镇痛。

4.全麻

若拟行剖宫产术的产妇不适于或拒绝实施椎管内麻醉,或预计剖宫产术中可能会发生大出血以及需要子宫充分松弛者,可选择全麻。此外,合并有精神病、严重心脏疾病、心力衰竭或子痫昏迷的产妇,也适合采取全麻下行剖宫产术。

麻醉诱导可采用硫喷妥钠(<4mg/kg)或氯胺酮(1~2mg/kg)、琥珀胆碱(1~2mg/kg),下颌松弛后即可进行气管插管,吸入低浓度(0.5%~0.75%)安氟醚或异氟醚维持浅全麻。胎儿娩出脐带钳夹后,若母体麻醉过浅,可适当提高吸入麻醉剂浓度;或适量静注芬太尼等阿片类镇痛药加深麻醉。肌松药可选用阿曲库铵(0.5mg/kg)或维库溴铵(0.05mg/kg)等非去极化肌松药,但用量须减少,避免胎儿发生呼吸抑制或窒息。

(二)妊娠高血压综合征的麻醉

妊娠高血压综合征(又称妊娠中毒症,简称妊毒症或妊高征)临床上可分为5种类型,即:①妊娠水肿;②妊娠高血压;③妊娠蛋白尿;④先兆子痫;⑤子痫。其中妊娠高血压、妊娠蛋白尿和先兆子痫应与妊娠合并慢性高血压或慢性肾炎鉴别,子痫则应与癫痫、癔病、尿毒症、糖尿病和脑血管意外所引起的抽搐相鉴别。麻醉前首要是治疗高血压、低血容量和凝血功能障碍,并预防或终止抽搐发生。此类产妇入院后大多已采取各种措施治疗高血压和防止抽搐发生,而且往往需要通过急症剖宫产术尽快终止妊娠,因此围麻醉期管理应注意以下几个问题。

1.低钠血症、低血容量

为减轻水、钠潴留,一般对产妇都采取低钠(2~4g/d)饮食和限制液体入量(2 500mL/d)措施,同时还给予利尿药促进排尿。因此产妇手术麻醉前很有可能存在一定程度的脱水,甚至会出现低钠血症和/或低血容量,麻醉前应警惕并积极进行纠正。

2.镇静解痉和降压药对母胎影响

(1)硫酸镁:具有降低血管张力,抑制神经肌肉活动,防止抽搐,减轻血管痉挛,改善脑、肾缺氧等多种作用。临床应用时要严格控制好剂量,不同的血镁浓度下对机体影响不同,如血镁浓度达4mmol/L时可阻止抽搐,10mmol/L时膝反射消失,12~15mmol/L时呼吸受抑,30mmol/L时可引起心脏停搏。此外,镁还抑制子宫肌张力和减慢子宫收缩频率,引起宫缩乏力和新生儿呼吸、反射抑制。麻醉前对已用镁剂治疗的产妇,应检测血镁浓度、膝反射和呼吸情况,呼吸减慢者(<16/min)应静脉注射10%葡萄糖酸钙,以拮抗镁中毒,麻醉中应相应减少肌松剂用量。

(2)利血平:由于能促使体内儿茶酚胺消耗和/或释放受阻,因此麻醉手术期间对升压药反应迟钝或敏感性降低。

(3)肼苯哒嗪:具有中等强度的降血压效果,其作用是小动脉扩张、外周阻力降低,使子宫胎盘和肾血流都增加。能直接或间接降低升压药的升压效应。

(4)其他:前列腺素、优降宁、酚噻嗪类药。

3.并发症或意外

应对凝血功能进行评估,尤其在严重先兆子痫时,必要时补给血小板、鲜冻血浆等。

4.麻醉方法选择

紧急情况下可采用局麻,并静脉辅用镇痛药,但局麻药中严禁加入肾上腺素类药物。硬膜外麻醉较为理想,为临床上首选麻醉方法,镇痛平面控制在 T8 以下,既可通过减轻外周血管阻力和心脏后负荷使血压降低,又能达到满意镇痛和肌松的麻醉效果。对已采用肝素治疗的妊高征产妇,禁用硬膜外麻醉,以防因椎管内出血或血肿形成压迫脊髓或脊神经根,导致截瘫。病情严重的产妇应采用气管内麻醉,麻醉诱导力求平稳,尽量减轻应激反应,插管前给予小剂量芬太尼以缓解插管引起的血压波动,避免使用氯胺酮。

5.麻醉管理

手术麻醉期间在镇痛完善的前提下,要力保病人安静,避免各种不良刺激,维护心血管功能稳定,防止血压大幅度升降,血压控制在(140~150)/90mmHg 对母婴最有利。同时要确保呼吸道通畅,供氧充分,防止缺氧和二氧化碳蓄积。术中注意适当补充血容量,纠正酸碱失衡和水电解质紊乱。术前有出血倾向的病人,术中要严密观察手术野渗出血情况,及时输血。积极处理产妇术中可能出现的并发症(如心衰、肺水肿、DIC 等),同时做好新生儿窒息的抢救准备。术中基本监测项目应包括 ECO、SpO2、NIBP 和尿量,条件许可情况下应做动脉血气分析。

(三)前置胎盘与胎盘早剥的手术麻醉

前置胎盘与胎盘早剥对母体和胎儿的影响主要为产前或产后出血,以及继发病理生理性损害,因产妇失血过多可导致胎儿宫内缺氧(窘迫)或死亡。对于出血量大或保守治疗效果不好的产妇,应采取紧急终止妊娠措施(如剖宫产术)。

1.麻醉前准备

根据产妇失血量的多少,重点评估循环功能状态和贫血程度。除进行血、尿常规和必要的生化检查外,要重点检测凝血功能,如血小板计数、纤维蛋白原定量、凝血酶原时间和凝血酶原激活时间等。疑有 DIC 和急性肾功能衰竭发生,应进行 DIC 过筛试验。胎盘早剥是妊娠期间发生凝血功能障碍最常见原因,特别是宫内死胎情况下,产妇很可能会发生凝血功能异常和 DIC。

2.麻醉方法

麻醉方法选择应依据产妇病情轻重、手术缓急程度和宫内胎儿情况(胎心率、死胎)综合考虑。

1)硬膜外麻醉:仅适用于出血少、全身情况尚好(无凝血功能异常、休克)、胎儿心率正常,或通过治疗(吸氧)胎儿宫内窘迫情况(胎心率)有所改善的产妇。

2)全身麻醉:对有活动性出血且伴失血性休克,以及有明确的凝血功能异常和 DIC 临床表现的产妇,全身麻醉是唯一安全的麻醉方法。为了确保产妇和胎儿安全。须在尽可能短的时间内(5~10min)实施剖宫产术,选择全麻能迅速完成麻醉诱导过程,节约时间。

3)麻醉管理:在密切监测生命体征(HR、SpO2、NIBP)的同时,要着重注意下列几个 I

司题：

（1）凝血异常和大出血：为预防可能出现的凝血异常和大出血，开放多条静脉通路，并确保通畅。必要时应进行深静脉穿刺（股静脉、锁骨下或颈内静脉），特别是对术前大出血和/或低血容量休克的产妇尤为重要，在保证快速、大量输液、输血的同时，监测 CVP。

（2）急性肾功能衰竭：预防急性肾功能衰竭发生，术中应监测尿量，尿量<30mL/h 应及时补充血容量。尿量<17mL/h 应高度怀疑急性肾衰发生，除给予利尿剂外，还应针对血尿素氮和肌酐测定结果，进行相应处理。

（3）DIC：根据临床体征和症状（如手术野渗/出血情况），并结合凝血功能监测数据，及时做出正确的判断，积极处理。

（四）多胎妊娠剖宫产手术麻醉

多胎妊娠的并发症（如产后出血）要高于单胎妊娠，其中产妇腹围增大、腹内压增高、腹主动脉和下腔静脉受压、膈肌抬高导致限制性通气困难等，是麻醉实施和管理的主要难题。

1.麻醉选择

剖宫产术多采用下腹部横切口，硬膜外阻滞是首选的麻醉方法。此种麻醉方法对母胎生理影响很小，镇痛完善，肌松满意。手术麻醉中应注意充分供氧，产妇平卧位下右髋部抬高 20°，可预防仰卧位低血压综合征的发生。

2.麻醉管理

麻醉前开放上肢静脉通路，监测 ECG、SpO2、NIBP 同时，用胶体液适度扩容。麻醉中纯氧吸入，维持循环功能稳定，麻醉平面控制在 T8~S5，范围内即可满足手术要求。与单胎相比，多胎妊娠新生儿死亡率相应增加，新生儿呼吸窘迫的发生率也上升，术中要做好新生儿急救复苏准备，器械设备和药品必须充足。根据术中产妇失血量、尿量和子宫收缩力，判断并防范产后出血。

（五）仰卧位低血压综合征处理

1.对母胎生理功能不良影响

产妇平卧位下增大的子宫体对母胎的不良影响主要表现为：

（1）椎管内压力增高：这是由于约 90%临产妇平卧时下腔静脉受子宫压迫，甚至完全阻塞，下肢静脉血将通过椎管内和椎旁静脉丛及奇静脉回流至上腔静脉，从而导致椎管内静脉丛怒张，硬膜外间隙变窄和蛛网膜下腔压力升高。

（2）胎盘功能受损：产妇平卧时腹主动脉也可受压，并由此影响或削弱肾和子宫胎盘供血，一定程度妨碍了胎盘的气体交换，导致胎盘功能受损。

（3）仰卧位低血压综合征：约有 50%临产妇平卧时会出此综合征，其主要原因是巨大的子宫体对腹后壁大血管的压迫，临床表现为低血压、心动过缓、虚脱或晕厥。

2.防范和处理措施

为预防仰卧位低血压综合征的发生，手术麻醉中产妇应采取平卧位下手术台向左侧倾斜 30°体位，或垫高产妇右髋部使其向左侧倾斜 20°~30°，以此减轻或避免妊娠子宫体对腹后壁大血管的压迫。与此同时，应常规开放上肢静脉并保持通畅，给予预防性输液。

若调整体位后血压纠正不满意,可适量给予升压药(如麻黄碱),并尽可能在最短的时间内取出胎儿。

(六)羊水栓塞急救处理

1.病因

产妇分娩过程中,羊水从子宫内膜小静脉进入母体,或在胎盘早剥、异位胎盘时胎盘边缘血窦破裂,或子宫破裂或剖腹产等时,羊水经敞开的子宫血窦进入母体循环,皆可引起羊水栓塞。羊水栓塞是产科严重并发症之一,病死率极高。

2.临床表现

羊水栓塞的病程大致可分为三个阶段:休克、心肺功能和凝血功能障碍(DIC)、急性肾衰。临床表现主要有两大类:

(1)急性心肺功能衰竭和中枢神经系统严重缺氧者表现为肺部啰音、发绀、气急、休克、抽搐和/或昏迷;

(2)少数存活者表现为凝血功能障碍和宫内出血,休克出现早且与出血量多少不符,很少发生心肺功能衰竭。

3.急救处理

发生羊水栓塞时,应采取的主要急救处理措施,剖宫产时立即取出胎儿。

(1)对呼吸、循环衰竭或心搏骤停者,即刻行气管内插管并给予正压呼吸,积极纠正或改善缺氧状况。用强心利尿剂防治心衰。心搏骤停者行心肺复苏。

(2)选用 α 受体阻滞药,并适时给予支气管扩张药(如异丙肾上腺素),降低外周血管阻力和缓解肺血管痉挛。纠正肺动脉高压可选用吗啡、阿托品、654-2、酚妥拉明等药物,解除肺血管痉挛和/或扩张肺小动脉。

(3)对于过敏性休克产妇,可选用抗过敏药,如大剂量激素(地塞米松、氢化可的松)和钙剂等。

(4)宫腔内出血和凝血功能障碍者须在严密血流动力学监测条件下输血补液,盲目快速输血输液对伴有肺动脉高压、高中心静脉压和高左房压患者,极有可能会诱发或加重心衰,严重时甚至会导致死亡。

(5)治疗凝血功能障碍可输注新鲜血、肝素和纤维蛋白。应用肝素宜早不宜迟,但应注意避免过量。凝血功能障碍进入纤溶期时,应以补充纤维蛋白原、纤溶抑制药和输新鲜血为主。

(6)对于安全度过呼吸、循环衰竭期,且出血倾向已得到控制的患者,临床上往往需行子宫全切术以彻底控制宫腔内持续出血。

四、分娩镇痛法(连续硬膜外阻滞自控镇痛)

参见第二十二章疼痛诊疗常规(第二节)。

第三节　新生儿复苏

一、新生儿窒息常见原因

(一)母体因素

1.伴发疾病

母体在妊娠期间伴有重要器官(心、肝、肾)疾病,或并发糖尿病、甲状腺功能亢进或低下、过度肥胖等,以及在分娩过程中产妇因脱水、代谢性酸中毒等影响胎儿的内环境,都会导致新生儿窒息。

2.妊娠或分娩异常

包括妊娠高血压综合征、过期妊娠或产程延长、胎位异常或多胎妊娠、胎儿头盆不称、宫缩乏力或强直宫缩、前置胎盘或胎盘早剥以及胎盘功能低下等情况,易发生新生儿窒息。

3.麻醉

麻醉用药和麻醉管理不慎,也是导致新生儿发生窒息的重要原因。如产妇在分娩过程中使用麻醉性镇痛药、吸入麻醉药或局部麻醉药,胎儿在药物抑制高峰时娩出,则很有可能发生新生儿窒息。椎管内麻醉期间严重血压下降或发生仰卧位低血压综合征,也是诱发新生儿窒息的危险因素。

(二)胎儿、新生儿因素

常见有早产、胎儿先天畸形、脐带异常(绕颈、脱垂)、胎儿宫内感染等因素,或胎儿在分娩过程中误吸胎粪、血液、羊水等,因呼吸道梗阻可造成新生儿窒息。此外,新生儿低体重、心肺功能不全、休克或脐带严重污染,也可发生新生儿窒息。

二、新生儿窒息严重程度评估

(一)分娩前胎儿监测

利用分娩前胎儿血液 pH 监测,可做出胎儿缺氧与否的诊断,如胎儿血 pH>7.25 可保证氧化充足,pH<7.20 说明肯定处于低氧状态。

(二)Apgar 评分法

1.Apgar 广评分表

2.临床意义

对新生儿出生后的全身情况的判断,目前多采用 Apgar 评分法(10 分制),利用心率、呼吸、肌张力、神经反射和肤色等 5 项指标,在胎儿娩出后 1min 和 5min 各评定一次,综合评判新生儿出生时状况。每项指标分为 0 分、1 分、2 分三种级别,其中评分 8~10 分,说明新生儿情况良好,5~7 分为轻度窒息,3~4 分为中度窒息,0~2 分为重度窒息。临床上,分值越低, 提示新生儿酸中毒和低氧血症越严重,1 分钟评分与酸中毒程度和存活率有关,

5min 评分与神经系统的预后关系密切。心率、呼吸和肌张力三项评分情况是决定新生儿复苏的重要指标,其评分值实际意义超过 Apgar 总评分。

三、新生儿复苏术

(一)基本条件

除急救人员(麻醉、产科、儿科医生)的专业技术水平外,新生儿复苏成功与否还与一些必备的基本设备和条件有密切关系,如红外线保温床、吸引器及相关装置、供氧装置或系统、吸氧面罩、呼吸器、婴儿气管导管、咽喉镜、婴儿通气道、"T"管装置、超声血流仪(用于血压监测)、SpO₂ 监测仪、脐血管插管用具,以及急救药品如阿托品、碳酸氢钠、氯化钙、多巴胺、肾上腺素、地塞米松和 25% 葡萄糖注射液等。复苏期间室温应维持在 34℃左右,尽量缩小新生儿皮肤与室内温度间的温差,预防低体温可能带来的不良影响。

(二)呼吸复苏

呼吸复苏的关键是迅速、彻底吸出呼吸道内的液体或胎粪,确保呼吸道通畅,并尽早张肺。必要时应进行气管插管,通过导管吸引和供氧效果更好。根据 Apgar 评分可大致判定拟采取的复苏措施:8~10 分者仅需吸引呼吸道分泌物;5~7 分者给予身体刺激和吸氧;3~4 分者需面罩加压给氧及静脉注射碳酸氢钠(3mL/KR),若呼吸不改善应行气管插管;2 分以下者立即气管插管加压给氧,同时纠正酸中毒。

1.气管插管术

新生儿颈短、喉头位置高,插管时将头放置正中前倾位,同时在甲状软骨上加压可使喉后移,利用直型或弯型喉镜很容易使其显露声门,顺利插入气管导管。导管粗细可依据新生儿体重,选用 2.5~3.5F 导管,导管进入声门下 1.5~2.0cm 即可固定,通过听诊和观察胸廓运动确认导管深度恰当与否。

2.人工呼吸

气管插管后接"T"管及呼吸囊行纯氧间歇正压呼吸,呼吸频率 30~40/min,潮气量 20~40mL,注意控制通气压力,以防肺泡破裂或肺损伤。若纯氧间歇正压呼吸后仍存在低氧血症($PaO_2<70mmHs$),可采用呼气末正压通气(PEEP)(2~3mmHs)提高氧分压。

3.拔管指征

当新生儿自主呼吸恢复(30/min),皮肤口唇颜色转红,有肌张力和张口反应(哭泣动作)时,说明情况良好,可考虑拔管。拔管后应观察 5~10min,若无缺氧迹象,可送回新生儿监护室,若呼吸不好或缺氧,可以面罩辅助呼吸,必要时重复气管插管。

(三)心脏复苏

1.心脏挤(按)压方法

除对心搏停止的新生儿外,苍白窒息伴心率低于 80~100bpm、对吸氧无反应的新生儿也应进行胸外心脏按压。操作者以两拇指放在胸骨中部,其余四指放在背后支持,按压频率 100~120/min,与呼吸频率之比为(4~5):1,每次胸骨按压下陷深度 1~2cm。注意不可按压胸骨下部,以免损伤腹腔内脏器。期间应密切观察心率、血压和瞳孔变化,心率> 120bpm 是心脏复苏满意的重要指标之一。若复苏效果不佳,应及时给予药物治疗,新生儿心脏复苏一般不进行电除颤。

2.复苏用药

为避免发生气胸、心肌损伤、心包积血等并发症,同时不影响心脏按压,新生儿复苏过程中不用心脏穿刺给药,给药通常经外周静脉或脐静脉,必要时也可经气管导管滴入(如肾上腺素)。常用急救药物适应证、剂量、用法和不良反应如下:

(1)阿托品:心动过缓时静脉注射 0.03mg/kg,可使心率增快,心动过速的同时可能会使心输出量减低。

(2)氯化钙:心排血量降低时,静脉注射 30mg/kg 可使心排血量增加,但有可能会引起心律失常。

(3)肾上腺素:心搏停止时静脉注射或气管内滴入 0.1mg/kg 有助于心脏复跳,心率增快的同时可能出现心律不齐。

(4)葡萄糖酸钙:心排血量降低时,缓慢(>5min)静注 100mg/kg 或持续静脉滴注 100~300mg/(kg·d),可使高镁血症新生儿心排血量增加,血压上升,但应警惕发生心律失常。

(5)多巴胺:低血压时静脉滴注 5~1μg/(kg?min)可使血压升高,与此同时心率也有所增快。

(6)异丙肾上腺素:心动过缓且对阿托品无反应或迟钝时可静脉点滴 0.5mg(加入 5% 葡萄糖液 250mL 中),增快心率的同时升高血压。心律失常和心动过速是常见的药物不良反应。

(7)纳洛酮:适用于麻醉药(镇痛药)引起的呼吸抑制,静脉注射 0.005~0.0lmg/kg 具有促使呼吸恢复、唤醒作用。

四、低血容量治疗

对窒息、早产、脐带钳夹过早(可失血约 30mL/kg)、胎盘早剥的新生儿,以及产妇产前、分娩过程中出血过多情况下,应高度怀疑新生儿低血容量。后者主要表现为面色苍白、四肢湿冷、刺激反应迟钝、毛细血管充盈时间延长、脉搏细弱、动脉及中心静脉压低。新生儿低血容量治疗时可利用超声血流仪测量血压,紧急情况下可通过脐动、静脉插管测压、输液输血和抽取血样。

低血容量治疗先静脉注射 25% 葡萄糖液 2.0mL/kg,随后静滴 10% 葡萄糖 4.0mL/kg,也可输注 5% 白蛋白 1~2g、平衡盐溶液 10~15mL/kg 或全血、血浆 10mL/kg。治疗期间应加强血压、心率监测,血容量过多可因颅内压增高导致脑水肿或脑出血。

五、纠正酸中毒

新生儿窒息时体内二氧化碳潴留和乳酸盐蓄积,会存在程度不等的呼吸性和/或代谢性酸中毒,复苏后若呼吸循环功能稳定,轻、中度酸中毒无须给予碱性药物,但 Apgar 评分<6 分者往往存在严重酸中毒,需及早纠正,否则复苏后并发症多,脑缺氧性损害加重。呼吸性酸中毒治疗除加强通气和积极治疗原发病(心衰、低血容量)外,还应给予适量碱性药物。如对 1min Apgar 评分<2 分、5min Apgar 评分<5 分的酸中毒新生儿,可先静注

2.0mmol/kg 碳酸氢钠(5%碳酸氢钠 1mL=0.6mmo1),随后再根据血气分析结果补充。碳酸氢钠用量计算公式为：

碳酸氢钠需要量(mmol)=[0.6×体重(kg)×(正常 BE 一实测 BE)]/4

(马永征)

第二十五章　常见妇科手术的麻醉

第一节　子宫及附件切除术

该类手术病人多以中、老年病人,可能伴有循环或呼吸系统疾病,且因长期失血常有贫血,各器官因慢性贫血可能有不同程度损害,应重视麻醉前纠正。

注意:本类手术除术前贫血或术中渗血较多者外,多数不需要输血。

第二节　巨大卵巢囊肿的麻醉

麻醉方法和药物的选择应该根据心肺功能代偿能力全面权衡。凡这类有呼吸、循环代偿不全而受伤切口在脐以下的中等大小肿瘤,可选用连续硬膜外阻滞,如巨大肿瘤促使病人难以平卧者,如检测属于良性囊肿,麻醉前可试行囊肿穿刺缓慢放液,同时经静脉补血浆或代血浆,然后选用清醒气管内插管,氟芬合剂、安定、氧化亚氮、肌松药复合浅麻醉,全程施行辅助呼吸,避免发生呼吸、循环骤变或其他并发症。

注意:(1)膈肌上升、活动受限,胸廓容积明显缩小,通气量受限,病人长期处于低氧和二氧化碳蓄积状态;又因肺舒缩受限,易并发呼吸道感染和慢性支气管炎。(2)巨大肿瘤可能压迫静脉、腹主动脉,使回心血量减少,下肢郁血浮肿,心脏后负荷增加。(3)巨大肿瘤压迫胃肠道,可致病人营养不良,消瘦虚弱,继发贫血、低蛋白血症和水、电解质代谢紊乱,麻醉前应尽可能予以纠正。

第三节　膀胱阴道瘘修补术

此手术需用截石位、半俯卧位、改良膝肘卧位等特殊体位,麻醉时要重视对呼吸、循环的影响。此外,此手术常需反复多次施行,手术时间长,渗血、出血较多,术前应真改善全身情况,术中根据失血量及时输血补液。手术以选用连续硬膜外阻滞为安全、简便;如果采用全麻,需行气管内插管、静吸复合麻醉为妥。

第四节　宫外孕破裂

为常见急症手术,麻醉处理主要取决于失血程度。麻醉前要对病人的失血量和全身状态作出迅速判断,并做好大量输血准备,以便抢救出血性休克。该类病人大多已处于休克状态，休克前期时，估计失血量为 400~600mL；如已达轻度休克，失血量为 800~1200mL；中度休克时为 1200~1600mL；重度休克时约为 2000mL。休克前期

或轻度休克时应在输血输液基础上,可选用小剂量硬膜外阻滞;中度或重度休克,经综合治疗无好转者,应酌情选用局麻或全麻。如病人尚合作或严重休克,可先在局部浸润麻醉下进腹止血,经补充血容量待休克好转后再给安定、氟芬合剂及氯胺酮复合麻醉。如选用气管内全麻,宜选用对心血管抑制较轻的乙托咪酯、x–羟丁酸钠、氯胺酮、琥珀胆碱复合麻醉。诱导时要严防呕吐误吸,麻醉中要根据失血量补充全血,代血浆和平衡液,并纠正代谢性酸中毒,维护肾功能。麻醉后应继续严密观察,预防感染及心、肺、肾的继发性损害。

第五节　宫腔镜检查与手术的麻醉

宫腔镜能直接检查宫腔形态及宫内病变,可直视,准确,能减少漏诊,并可取材活检,提高诊断准确性。许多妇科疾病可进行宫腔镜手术治疗。

1.宫腔镜检查麻醉特点

膨宫介质:基本要求为膨胀宫腔,减少子宫出血和便于直接操作。常用的有:

(1)二氧化碳:其折光系数为 1.00,显示图像最佳,气和出血可影响观察效果。有气栓的危险。预防方法为应用特殊的调压注气装置，限制每分钟流量<100mL，宫内压力<200mmHg(26.7Kpa),术后头低臀高位 10~15 分钟,可预防术后肩痛。

(2)低粘度液体:有生理盐水,乳酸林格氏液和 5%葡萄糖等。因其粘度低易于通过输卵管,检查操作时间过长,可致体液超负荷,故用连续灌流更安全。

(3)高粘度液体:有 32%右旋糖酐–70 和羟甲基纤维素钠液等。因粘度高,与血不融视野清晰。情况有过敏,Hyskon 液用量>500mL 会导致肺水肿和出血性子癫,羟甲基纤维素钠可引起肺栓塞。

2.麻醉选择

现代技术可在无麻醉下进行宫腔镜检查活检。宫腔镜下手术,依情可选用全身麻醉或脊麻–硬膜外联合阻滞。

该检查与手术可发生迷走神经紧张综合征,临床表现为恶心、出汗、低血压、心动过缓,严重者可致心搏骤停。故宫颈明显狭窄和心动过缓者尤应注意预防。

3.麻醉管理

除常规监测与输液外,主要应注意膨宫介质的不良反应与可能发生的并发症。迷走神经紧张综合征,该反应源于敏感的宫颈管,受到扩宫刺激传导至 Frankenshauser 神经节,腹下神经丛,腹腔神经从和右侧迷走神经,而出现临床上述综合征表现。椎管内麻醉的神经阻滞范围应达 T10–S5 全身麻醉应有一定的深度。阿托品有一定预防和治疗作用。

4.麻醉后管理

麻醉手术后,应送到麻醉恢复室,常规监测心电图、血压、脉搏、指脉血氧饱和度。以 CO_2 为膨宫介质者,术后可取头低臀高位 10~15 分钟可预防术后肩痛。以晶体液为介质者应注意有无体液超负荷或水中毒问题。待一切生命体征平稳后,方可离开麻醉恢复室。

(马永征)